Evidenzbasiertes Arbeiten in der Physio- und Ergotherapie

Sabine Mangold

Evidenzbasiertes Arbeiten in der Physio- und Ergotherapie

Reflektiert – systematisch – wissenschaftlich fundiert

2. aktualisierte Auflage

Mit 35 Abbildungen und 49 Tabellen

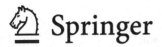 Springer

Dr. sc. nat. Sabine Mangold
Clinical and Regulatory Affairs Acrostak (Schweiz) AG
8409 Winterthur

Ergänzendes Material finden Sie unter http://extras.springer.com

ISBN 978-3-642-40635-5   ISBN 978-3-642-40636-2 (eBook)
DOI 10.1007/978-3-642-40636-2

Die Deutsche Nationalbibliothek verzeichnet diese Publikation in der Deutschen Nationalbibliografie;
detaillierte bibliografische Daten sind im Internet über http://dnb.d-nb.de abrufbar.

SpringerMedizin
© Springer-Verlag Berlin Heidelberg 2011, 2013

Planung: Barbara Lengricht, Berlin
Projektmanagement: Birgit Wucher, Heidelberg
Lektorat: Dr. Monika Merz, Sandhausen
Projektkoordination: Eva Schoeler, Heidelberg
Umschlaggestaltung: deblik Berlin
Fotonachweis Umschlag: © iStockphoto/Thinkstock
Zeichnungen: Christine Goerigk, Ludwigshafen
Herstellung: Crest Premedia Solutions (P) Ltd., Pune, India

Gedruckt auf säurefreiem und chlorfrei gebleichtem Papier

Springer Medizin ist Teil der Fachverlagsgruppe Springer Science+Business Media
www.springer.com

Vorwort zur 2. Auflage

Vergessen ist menschlich.

Gerade zu der Zeit, in die die Überarbeitung der 1. Auflage fiel, besuchte ich einen Fortbildungskurs im pharmazeutischen Bereich. Dort wurden Studienergebnisse in Form der »Relativen Odds« (mehr dazu finden Sie in ▸ Kap. 9.3.1 und 18.3.2) vorgestellt. Ich hatte schon längere Zeit keine Studien mehr für meine Arbeit ausgewertet und rätselte nun, ob es in diesem Fall für oder gegen die neue Behandlung sprach, wenn der Wert nahe Null lag. Die Antwort fand ich schnell in diesem Buch.

Therapeuten, Ärzte, Pharmazeuten und andere Fachleute im Gesundheitswesen – sie sprechen dieselbe Sprache, wenn es um Wissenschaft und evidenzbasiertes Arbeiten geht. Dieses Buch hilft Ihnen, diese Sprache zu lernen, damit Sie den steigenden Anforderungen nach Wissenschaftlichkeit und Nachweis von Wirksamkeit in den Gesundheitsberufen gerecht werden. So können Sie Ihre Patienten nach bestem aktuellem Wissensstand behandeln und interdisziplinär auf Augenhöhe argumentieren.

Und sollten Sie bereits ein Experte des Evidenzbasierten Arbeitens sein, dann wird Ihnen dieses Buch als Nachschlagewerk dienen – wie mir selbst.

Ich wünsche Ihnen viel Erfolg beim Erobern dieses so wichtigen und interessanten Gebietes!

Dr. Sabine Mangold
Winterthur, Juni 2013

Vorwort zur 1. Auflage

In den letzten Jahren wurde im deutschsprachigen Raum der Ruf von Seiten der Kostenträger im Gesundheitswesen und von Seiten der Berufsverbände immer lauter, die Wirksamkeit der therapeutischen Behandlungen nachzuweisen. Um dieser Aufforderung nachzukommen, sind praxisrelevante Forschungsarbeiten notwendig. In vielen Ländern – z. B. in den USA, Kanada, Holland und Australien – ist es bereits üblich, dass solche wissenschaftlichen Studien zwar nicht alle, aber zumindest ein Teil der Therapeuten und Therapeutinnen durchführen. Auch im deutschsprachigen Raum gibt es zunehmend Forschungsarbeiten, an denen sich Therapeuten und Therapeutinnen beteiligen. Zudem existieren die ersten nationalen und internationalen Studiengänge mit wissenschaftlicher Ausbildung, sodass sich die Anzahl der Publikationen aus dem deutschsprachigen Raum steigern wird.

Studien dienen nicht nur dazu herauszufinden, ob die bisherigen Methoden empfehlenswert sind. Sie untersuchen auch z. B., wie sich Erweiterungen oder Abweichungen von gängigen Methoden auswirken, und sie weisen die Wirksamkeit neu entwickelter Therapieansätze nach. Die Studien beschränken sich dabei nicht nur auf die Wirksamkeit von Behandlungsformen wie Bobath, Sensorische Integration etc., sondern sie untersuchen auch die Zuverlässigkeit und Aussagekraft bisheriger und neuer Messinstrumente, Ursachen von Krankheiten, Nebenwirkungen etc.

Wissenschaftliche Studien sind ein hervorragendes Mittel und eine Notwendigkeit, um die Qualität und Weiterentwicklung des Berufs zu gewährleisten und voranzutreiben. Daher wäre es schade, wenn nur ein kleines Publikum die Ergebnisse dieser z. T. sehr aufwändigen Studien nutzte. Vielmehr sollten alle Fachkräfte die Erkenntnisse in die Praxis integrieren. Gleichzeitig sind aber auch die praktischen Erfahrungen jedes Therapeuten wertvoll, sodass der Gedanke nahe liegt, Theorie und Praxiserfahrungen miteinander zu verknüpfen. Genau hier setzt eine sehr wertvolle Methode an, die evidenzbasierte Medizin (EBM), welche maßgeblich von der Evidence-Based Medicine Working Group der McMaster University in Hamilton, Kanada entwickelt wurde.

Die EBM stellt ein systematisches Konzept dar, Erfahrungen aus dem berufspraktischen Alltag mit den wissenschaftlich fundierten Erkenntnissen aus der Forschung zu verknüpfen, um so die bestmögliche Behandlung des Patienten zu gewährleisten. Es sei jedoch darauf hingewiesen, dass der Begriff »evidenzbasierte Medizin« weder geschützt noch eindeutig einer bestimmten Methodik zugeordnet ist. Viele verstehen unter EBM einfach das Lesen wissenschaftlicher Artikel zu einer Problemstellung. Das ist zu wenig. Vielmehr muss man stets überprüfen, ob die Artikel Hand und Fuß haben oder ob sie von schlechter Qualität sind. Vielleicht existieren auch noch weitere wichtige Artikel. Um sie zu finden, bedarf es einer systematischen Literaturrecherche. Die EBM auf höherem Niveau setzt also eine systematische Vorgehensweise voraus, wie sie die oben erwähnte Evidence-Based Medicine Working Group und weitere wissenschaftliche Fachgruppen und Fachleute ausgearbeitet haben.

Für Medizinalfachberufe lässt sich das Pendant zur EBM als evidenzbasierte Praxis bezeichnen. Synonyme sind beispielsweise Evidence Based Rehabilitation, Evidence-Based Health Promotion oder Evidence-based Decision Making.

Evidenz sollte man jedoch auch in der Praxis selbst sammeln, denn es ist nicht sicher, dass eine wissenschaftlich für gut befundene Vorgehensweise bei dem eigenen Patienten Erfolg zeigt. Es gilt deshalb, die Wirkung zu überprüfen, z. B. in Form systematischer Beobachtungen am Patienten. Zudem können Probleme auftauchen, welche z. B. das Verständnis, die Compliance oder das Verhalten des Patienten betreffen. Dazu bietet sich das Konzept der reflektierten Praxis an, mit welcher sich die praktische Arbeit in der Therapiesituation kritisch hinterfragen und analysieren lässt.

Evidenz zu sammeln, um daraus Konsequenzen für die praktische therapeutische Arbeit zu ziehen, kann und sollte folglich auf verschiedene Weisen geschehen. Das vorliegende Buch bietet eine Einführung in diese praxisrelevanten Methoden und vermittelt Grundkenntnisse, wie man die konkreten Schritte vollzieht. Ziel ist, den Leser und die Leserin zu befähigen, diese Schritte selbst durchzuführen, um so im individuellen Fachgebiet zu fundierten Entscheidungen für den Praxisalltag zu gelangen.

Eine weitere Form, Evidenz zu sammeln und zu verarbeiten, ist die eigene wissenschaftliche Forschung. Sie wird in den Gesamtkontext eingebettet, aber nicht ausführlich beschrieben, weil die Vermittlung der notwendigen Grundlagen den Rahmen dieses Buches sprengen würde. Das Erlernen der Literaturarbeit und des systematischen Vorgehens bei den systematischen Beobachtungen decken jedoch wichtige Punkte der wissenschaftlichen Forschung ab und sind eine gute Vorbereitung für eigene wissenschaftliche Studien.

Die Praxisbeispiele stammen aus der Ergo- und Physiotherapie. Die Methoden lassen sich jedoch auf Fragestellungen anderer Medizinalfachberufe und der Medizin anwenden, sodass sich das Buch nicht nur an Ergo- und Physiotherapeuten, sondern auch an Ärzte, Psychologen, Pflegefachleute, Logopäden, Hebammen etc. richtet. Wenn von Therapeutin oder Therapeut die Rede ist, dürfen sie sich daher gleichermaßen angesprochen fühlen.

- **Struktur und Gebrauch des Buches**

Die allgemeine Einführung beschreibt die Hintergründe des evidenzbasierten Arbeitens und stellt verschiedene Ebenen vor, auf welchen Evidenz in der Praxis und Wissenschaft gesammelt und verarbeitet wird. Nach der Einführung beschreibt das Buch 3 dieser Ebenen differenziert: die reflektierte Praxis, die systematischen Beobachtungen am Patienten und die evidenzbasierte Praxis (EBP) anhand wissenschaftlicher Literaturarbeit. Den größten Teil nimmt letzteres Thema ein. Die EBP unterscheidet verschiedene Themenbereiche wie beispielsweise die Wirksamkeit therapeutischer Interventionen, Prognose und Ätiologie. Jedem Themenbereich ist ein eigenes Kapitel gewidmet. Angaben über die Voraussetzungen für die EBP und Tipps zur Durchsetzung der Anforderungen sollen helfen, diese Methode am Arbeitsplatz zu etablieren. Abschließend zeigt das Buch Grenzen der EBP auf.

Leser und Leserinnen müssen das Buch nicht von vorne bis hinten durcharbeiten, um die entsprechenden Kapitel, die sie interessieren, verstehen zu können. Möchte der Leser sich beispielsweise über die Vorgehensweise der EBP bezüglich der Erfassungsinstrumente informieren, so kann er gezielt die betreffenden Abschnitte lesen. Allerdings wiederholen sich manche Gütekriterien bzw. Leitfragen bei verschiedenen Themenbereichen und sind deshalb nicht überall ausführlich beschrieben. Wo dies der Fall ist, steht ein Hinweis, in welchem Kapitel der Leser eine differenziertere Beschreibung findet.

Wer sich für weiterführende Themen (»Single-subject research design« und »Kritische Bewertung gesundheitsökonomischer Studien«) interessiert, für den stehen im Internet Zusatzinformationen bereit. »Gehen Sie auf http://extras.springer.com und geben Sie im Suchfeld die ISBN 978-3-642-40635-5 ein. Ebenfalls finden Sie dort Erläuterungen zu verschiedenen Studienarten« sowie kurze Zusammenfassungen der einzelnen Kapitel für »Eilige«. Ein Excelfile hilft, die Berechnungen der evidenzbasierten Praxis, welche im Buch beschrieben sind, einfach durchzuführen. Dazu sind nur wenige Daten, welche aus den wissenschaftlichen Artikeln hervorgehen, in deutlich markierte Felder einzutragen. Zusätzlich zu den Berechnungen bietet das Excelfile Interpretationshilfen.

- **Erklärung zur männlichen/weiblichen Schreibform**

In diesem Buch wird vorwiegend die männliche Schreibweise gebraucht. Stets sind dabei Männer und Frauen gemeint.

Für diese Form sprechen die bessere Lesbarkeit und die Tradition, mit der männlichen Form beide Geschlechter einzuschließen, im Gegensatz zur rein weiblichen Form. Dagegen sprechen die Erfahrungen der Autorin, die sich – wider besseren Wissens – spontan stets Männer vorstellt, wenn sie die männliche Form liest, und die auch aus kontextgebundenen Äußerungen anderer schließen musste, dass es ihnen ebenso geht. Äußerungen von Personen übrigens, welche die schwerer lesbare Doppelform heftig kritisierten und meinten, es wäre doch klar, dass bei der männlichen Form beide Geschlechter gemeint seien. Dies wäre eine Studie wert, falls es sie nicht schon gibt.

Als Kompromiss sind an einigen Stellen die männliche und weibliche Form aufgeführt, als Erinnerung und Aufforderung, an beide Geschlechter zu denken, zumal im Gesundheitsbereich Frauen quantitativ dominieren. Zudem sind viele Fallbeispiele hinsichtlich der Fachpersonen weiblich besetzt.

- **Danksagungen**

Als Erstes möchte ich mich beim ErgotherapeutInnen-Verband Schweiz (EVS) bedanken, welcher mich im Jahr 2000 angefragt hatte, einen Fortbildungskurs über das Thema evidenzbasierte Therapie zu halten. Dadurch entstand die Idee, dieses Buch zu schreiben, denn bei den Vorbereitungen zu diesem Kurs erkannte ich den Bedarf an geeigneter Literatur für Therapeuten und Therapeutinnen.

Bedanken möchte ich mich auch bei allen, welche mich darin förderten, das für dieses Buch notwendige wissenschaftliche und therapeutische Wissen zu erlangen.

Besonderer Dank gilt Prof. Dr. C. Schierz, der mir stets bei wissenschaftlichen Fragen zur Seite stand und durch hilfreiche Anregungen und Korrekturlesen einen wertvollen Beitrag für dieses Buch leistete.

Dr. Sabine Mangold
Winterthur (Schweiz) im Mai 2011

Angaben zur Autorin

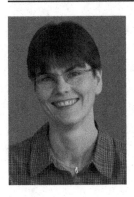

Dr. Sabine Mangold

- Seit Mai 2009 Managerin für klinische und regulatorische Angelegenheiten in der Medtech-Branche (verantwortlich v.a. für die Planung, Koordination und Überwachung präklinischer und klinischer Studien und für die internationale Zulassung von Medizinprodukten)
- November 2000 – Mai 2009 Postdoc und Senior Researcher in der neurologischen Rehabilitationsforschung im Schweizer Paraplegikerzentrum Balgrist
- 1999–2008 Dozentin u.a. für Ergo- und Physiotherapie an höheren Fachschulen und Fachhochschulen in der Schweiz
- 1996 Staatsexamen als Ergotherapeutin mit anschließender mehrjähriger Tätigkeit im Paraplegikerzentrum Nottwil (Schweiz) und in einer ambulanten Praxis in Zürich
- 1993 Promotion an der ETH Zürich in Naturwissenschaften (Dr. sc. nat.)
- 1989 Abschluss Biologiestudium in Tübingen (Dipl. Biol.)

Inhaltsverzeichnis

Methoden der evidenzbasierten Arbeit

1

Ein Therapeut bemerkt, dass sich der Zustand seiner Patientin verbessert hat. »Prima«, meint er, »meine Therapie ist erfolgreich«. »Irrtum«, behauptet eine böse Zunge, »dass sich ihr Zustand verbessert hat, liegt nur an der Selbstheilungskraft. Ohne die Therapie wäre sie sogar noch weiter gekommen«. Gut, wenn es eine wissenschaftliche Studie darüber gibt. Sie liefert Evidenz. Aber was ist überhaupt Evidenz? Bedeutet sie einfach »Beweis« und gelangt man zu ihr nur durch wissenschaftliche Studien? Nun – die Sachlage ist vielschichtiger, als viele annehmen.

1.1   Bisherige Praxis und Notwendigkeit wissenschaftlicher Studien

Die therapeutischen Ansätze basierten bisher v. a. auf **theoretischen Überlegungen**, **Beobachtungen** und auf »**trial and error**« (Versuch und Irrtum). Erschien eine Therapieform als erfolgreich, so etablierte sie sich im Laufe der Zeit, besonders, wenn sie eine angesehene Kapazität – in der Physio- und Ergotherapie häufig nicht aus den eigenen Berufsreihen – erarbeitete und verbreitete.

Erfolg wird häufig daran gemessen, dass sich der Gesundheitszustand des Patienten im Laufe der Therapie verbessert. Bekanntlich ist jedoch die Zeit eine Verbündete der Therapeuten und Ärzte, d. h. häufig verbessert sich der Zustand des Patienten durch den natürlichen Erholungsprozess. Wenn sich der Patient also erholt, ist das noch kein Grund anzunehmen, dass das auf die therapeutische Intervention zurückzuführen ist. Im Prinzip ist es sogar möglich, dass sich der Gesundheitszustand des Patienten ohne die Intervention stärker verbessert hätte. Aus diesem Grund braucht es wissenschaftliche Untersuchungen, welche die Wirksamkeit von Therapien überprüfen. Dieser Anspruch gilt auch für weitere Bereiche, z. B. für Erfassungsinstrumente. Der Therapeut muss sich darauf verlassen können, dass die Messungen stimmen, wenn er das Instrument richtig anwendet. Deshalb müssen Wissenschaftler bzw. wissenschaftlich ausgebildete Therapeuten und Therapeutinnen die Güte der Erfassungsinstrumente wissenschaftlich überprüfen.

Weder sollen diese Äußerungen auf eine konkrete Intervention anspielen noch bewerten, ob die heute gängigen Praktiken gut oder schlecht sind. Aber in der modernen Zeit muss sich die Praxis, sich auf Überlegungen und unsystematisch gesammelte Beobachtun-

gen und Erfahrungen zu verlassen, ändern. Vielmehr muss der alte lateinische Spruch gelten: »**quod erat demonstrandum**« (Was zu beweisen war).

Keinesfalls soll bezweifelt werden, dass es nicht nur sinnvoll, sondern sogar notwendig ist, theoretische Überlegungen (neuen) therapeutischen Methoden zugrunde zu legen – je nach Problemstellung, z. B. physiologische, psychologische, soziologische, ökonomische oder ergonomische Überlegungen. Auf diese Weise lassen sich erfolglose oder sogar schädliche Methoden am ehesten vermeiden. Wie das folgende – tatsächlich passierte – Beispiel aus dem medizinischen Bereich zeigt, reicht es jedoch nicht aus, sich allein auf die Logik theoretischer Schlussfolgerungen zu verlassen. Vielmehr ist die Umsetzung der logischen Schlussfolgerungen zu überprüfen, um die Praxis gegebenenfalls zu ändern (◻ Tab. 1.1).

Das Beispiel zeigt, dass der Einbezug wissenschaftlicher Evidenz die Behandlungsstrategie geändert hat. Was bedeutet nun dieser Begriff Evidenz (engl. Evidence) genau? Der folgende Abschnitt klärt diese Frage.

1.2   Begriffsdefinitionen

1.2.1   Definitionen der Begriffe Evidenz bzw. Evidence

Der Begriff Evidenz (engl. Evidence) wird vielfältig verwendet und meistens intuitiv, aber nicht immer zutreffend mit Wissenschaft assoziiert und als Beweis aufgefasst. Tatsächlich sind die Definitionen des im deutschen Sprachgebrauch verwendeten Begriffs Evidenz bzw. des englischen Wortes Evidence breit gefächert: Das eine Ende des Spektrums bewegt sich auf der vagen und subjektiven Ebene, denn man sieht die Evidenz als **Anhaltspunkt, Anzeichen, Augenscheinlichkeit** (◻ Tab. 1.2). Am anderen Ende spricht man ihr eine objektive Beweiskraft zu, hier gilt sie als **völlige Klarheit, Beleg** oder gar als **Beweis**.

Die evidenzbasierte Arbeit deckt grundsätzlich das gesamte Spektrum dieser Definitionen ab. Welche Definition im konkreten Fall gilt, hängt von der Methode ab, mit welcher man die Evidenz sammelt. Möglichst objektive und für viele Patienten gültige Evidenz erhält man durch die systematische Suche, Bewertung und Auswertung wissenschaftlicher Artikel. In diesem Fall lässt sich die Evidenz im Sinne von Deutlichkeit, völliger Klarheit, Beweis ansehen, sofern entsprechend gute wissenschaftliche Studien zur Verfügung stehen. Subjektivere und eventuell nur indi-

◘ Tab. 1.1   Reales Beispiel evidenzbasierter Medizin (Sackett et al. 1999, S. 5)

Beobachtung 1	Ventrikuläre Extrasystolen nach Myokardinfarkt bedeuten eine hohe Mortalitätsrate (Sterblichkeitsrate)
Beobachtung 2	Extrasystolen lassen sich durch bestimmte Medikamente unterdrücken
Schlussfolgerung	Werden diese Medikamente gegen ventrikuläre Extrasystolen verabreicht, so senkt sich die Mortalitätsrate
Umsetzung	Die Medikamente wurden bei Postinfarkt-Patienten mit Herzrhythmusstörungen verordnet
Einbezug von Evidenz	Wissenschaftlich glaubwürdige Studien (kontrolliert randomisierte Studien) zeigten, dass einige dieser Medikamente die Mortalitätsrate bei diesen Postinfarkt-Patienten eher erhöhten als senkten
Umsetzung	Diese Art von Medikamenten wurde den Postinfarkt-Patienten, bei welchen ventrikuläre Extrasystolen auftraten, nicht mehr verabreicht

viduell gültige Evidenz sammelt man direkt am Patienten, um herauszufinden, welche Vorgehensweise bei diesem Menschen die richtige ist bzw. sein könnte. Um auch hier die bestmögliche Evidenz zu ermittelt, sollte man systematisch vorgehen. Dazu stellt dieses Buch 2 Methoden vor:[1]
- die reflektierte Praxis,
- die systematischen Beobachtungen am Patienten.

Aber auch bei einer solchen systematischen Vorgehensweise passt diese Art der Evidenz eher zur Definition »anschauliche, intuitive Gewissheit; Augenscheinlichkeit«.

1.2.2 Auffassungen des Begriffs evidenzbasierte Praxis (EBP) bzw. Evidence-based Practice

> Der gesamte Ausdruck evidenzbasierte Praxis bzw. Evidence-based Practice bedeutet allgemein, dass die in der Wissenschaft und/oder Praxis gesammelte Evidenz als Basis für die Behandlung des Patienten und damit für das Praktizieren dient. Oder anders ausgedrückt: Aus der Evidenz leitet sich die Behandlungsstrategie ab.

◘ Tab. 1.2   Beispiele von Definitionen der Begriffe Evidenz bzw. Evidence

Quelle	Definition Evidenz/ Evidence
LEO-Online-Dictionary (2009)	Anhaltspunkt, Anzeichen, Beleg, Beweis, …
Fremdwörterlexikon (von Kienle 1982)	Anschauliche, intuitive Gewissheit; Augenscheinlichkeit
Duden. Rechtschreibung der deutschen Sprache (Drosdowski et al. 1996)	Deutlichkeit, völlige Klarheit

Statt des Begriffes Evidence-based Practice lassen sich in der Literatur auch Bezeichnungen wie Evidence Based Rehabilitation (Liedtke u. Seichert 2000), Evidence-Based Health Promotion (Perkins et al. 1999) oder Evidence-based Decision Making (Forrest u. Miller 2001) finden.

Evidence-based Practice oder ähnliche Begriffe sind nicht verbindlich definiert und entwickelten sich zu modernen Schlagwörtern. Viele verwenden sie, ohne sich näher damit befasst zu haben. Dementsprechend existieren verschiedene Auffassungen davon. In der Praxis trifft man auf viele Fachpersonen, die meinen, dass man einfach wissenschaftliche Literatur lesen und deren Ergebnisse in die Praxis übernehmen muss, um evidenzbasierte Praxis durchzuführen. Viele Autoren (z. B. Christiansen u. Lou 2001; Liedtke u. Seichert 2000; Jerosch-Herold 2000) verstehen da-

---

1   Eine weitere, aufwändigere Methode ist das Single-subject research design. Es handelt sich dabei um eine systematische Datensammlung und –analyse am einzelnen Patienten auf höherer, wissenschaftlich anerkannter Stufe. Eine genauere Beschreibung steht den Lesern und Leserinnen als Download unter http://extras.springer.com zur Verfügung.

gegen diesen Begriff als Pendant zur evidenzbasierten Medizin gemäß der **Evidence-Based Medicine Working Group** (Sackett et al. 1999), welche auf der systematischen wissenschaftlichen Literaturarbeit basiert. Das bedeutet, dass man systematisch Literatur zu einem Thema, z. B. über die manuelle Therapie, sucht und hinsichtlich der Beweiskraft, Wichtigkeit der Ergebnisse für die Praxis und Umsetzbarkeit kritisch beurteilt. Ein anderes Verständnis des Begriffes vertritt Wright (Wright 1999). Sie schließt 3 Methoden ein:

- die reflektierte Praxis (▶ Abschn. 1.3.1 und ▶ Kap. 2),
- die Suche, Bearbeitung und den Gebrauch existierender Evidenz,
- das Sammeln und den Gebrauch neuer Evidenz.

Sinnvoll ist, eine differenzierte Auffassung des Begriffes evidenzbasierte Praxis zu vertreten, denn durch die Vielfalt an Methoden gelangen die Praktizierenden sowohl an die wissenschaftliche Evidenz von **Patientengruppen** als auch an die Evidenz **individueller Patienten**. Laufen allerdings alle Methoden, Evidenz zu sammeln und zu verarbeiten, unter dem Namen evidenzbasierte Praxis, so erschwert das die Orientierung, von welcher speziellen Methode die Rede ist. Deshalb konkretisiert der folgende Abschnitt die Bezeichnungen der Methoden in diesem Buch.

1.3 Bezeichnungen der verschiedenen Methoden in diesem Buch

Die evidenzbasierte Arbeit setzt sich aus verschiedenen Methoden zusammen, Evidenz zu sammeln und zu verarbeiten. Sie alle als evidenzbasierte Praxis zu bezeichnen, führte zu Unklarheit. Die verschiedenen Methoden tragen in diesem Buch folgende Namen:

- Mit **evidenzbasierter Praxis** (EBP) bzw. Evidence-based Practice ist die Methode der systematischen Auseinandersetzung mit der wissenschaftlichen Literatur im Sinn der Methode der Evidence-Based Medicine Working Group (Sackett et al. 1999) und anderer Arbeitsgruppen gemeint. Damit entspricht diese Zuordnung derjenigen vieler anderer Autoren.
- Die **reflektierte Praxis**, die **systematischen Beobachtungen am Patienten** und die **eigene angewandte Forschung** werden konkret als solche benannt und heißen nicht pauschal EBP.
- Sind alle Methoden zusammen gemeint, wird der Begriff **evidenzbasierte Arbeit** verwendet.

Zur Übersicht über verschiedene Methoden der evidenzbasierten Arbeit, ◘ Tab. 1.3. Der nachfolgende Text liefert genauere Erklärungen und die spezifischen Kapitel detaillierte Beschreibungen dazu.

1.3.1 Überblick über die verschiedenen Methoden

Reflektierte Praxis

Die reflektierte Praxis beinhaltet die genaue Beobachtung und Analyse der eigenen praktischen Arbeit (Schon 1987; Perkins et al. 1999; Wright 1999). Sie bietet sich an, wenn Problemsituationen in der Praxis entstehen, z. B. wenn der Patient nicht kooperiert. Dabei können sowohl Verhaltensweisen, Reaktionen und Empfindungen des Patienten als auch des Therapeuten im Zentrum stehen. Die Reflexion erfolgt während und nach der Therapie. Aus den Schlussfolgerungen zieht der Therapeut Konsequenzen für die Praxis, z. B. eigene Verhaltensänderungen oder eine Abweichung von der bisherigen Behandlungsstrategie. Nach der Umsetzung überprüft er, ob sich die unbefriedigende Situation geändert hat.

Die reflektierte Praxis nimmt im Vergleich zur EBP und zur eigenen wissenschaftlichen Forschung **wenig Zeit** in Anspruch, da ein Teil davon direkt während der Therapie stattfindet und auch die nachträgliche Reflexion einen verhältnismäßig geringen Zeitbedarf einnimmt. Sie benötigt meistens keine zusätzliche Infrastruktur. Außerdem bedarf es keiner wissenschaftlichen Kenntnisse. Allerdings erbringt die reflektierte Praxis im Vergleich zu den anderen Methoden die **schwächste Evidenz**.

> ❯ Die reflektierte Praxis ist nützlich, wenn die Voraussetzungen für die EBP und die wissenschaftliche Forschung fehlen, sich noch keine Literatur über die Problemstellung des Patienten finden lässt, das Problem des Patienten sehr speziell ist, vielleicht auch im zwischenmenschlichen Bereich liegt, und sich keine angewandte Forschung lohnt bzw. bis auf eine Fallstudie keine Forschung möglich ist.

Systematische Beobachtungen am Patienten

Systematische Beobachtungen beinhalten die systematische Erfassung qualitativer oder quantitativer Daten am Patienten. Im Gegensatz zur reflektierten Praxis wird eine Situation zur Beobachtung oder Mes-

Tab. 1.3 Methoden, um an Evidenz zu gelangen

Verwendeter Name	Evidenzquelle	Erläuterungen
Reflektierte Praxis	Eigener Patient	Analyse der Beobachtungen während und nach der Therapie
Systematische Beobachtungen am Patienten	Eigener Patient	Systematische Datensammlung und -analyse am einzelnen Patienten auf einfacher Stufe
Evidenzbasierte Praxis (EBP)	Wissenschaftliche Literatur und eigener Patient	Systematische Suche wissenschaftlicher Literatur und kritische Beurteilung der Studien hinsichtlich der Beweiskraft, Wichtigkeit der Ergebnisse für die Praxis und Umsetzbarkeit; Einbringen der praktischen Erfahrungen und Berücksichtigung der Eigenschaften des zu behandelnden Patienten
Eigene angewandte Forschung	Eigene Patientengruppen	Mit wissenschaftlichen Methoden durchgeführte Datensammlung an vielen Patienten, Datenauswertung und Publikation
Klinische bzw. therapeutische Erfahrung	Patienten; Meinungen von Kollegen und Kolleginnen	Automatische Sammlung von Evidenz im Laufe der Zeit. Sie ist auch Bestandteil der anderen Methoden

Die letzte Zeile enthält streng genommen keine Methode. Die klinische bzw. therapeutische Erfahrung ist trotzdem aufgeführt, denn sie ist ein wichtiger Bestandteil des Praktizierens und der anderen Arten, Evidenz zu sammeln und zu interpretieren.

sung von Daten bewusst konstruiert. Den Unterschied zeigt das Beispiel Schmerz.

Beispiel Schmerz
- Bei der **reflektierten Praxis** könnte der Therapeut beim Patienten ein Schmerzverhalten während der Therapie beobachtet haben, was der Therapeut dann reflektiert, z. B. hinsichtlich des Ausmaßes und der Bedeutung der Schmerzen, der Ursachen und der Möglichkeiten zur Vermeidung.
- Bei den **systematischen Beobachtungen** dagegen probiert der Therapeut im vertretbaren Rahmen systematisch aus, wodurch und wie stark der Schmerz auftritt, beispielsweise in welcher Körperstellung, Gelenkwinkel oder Druck. Er dokumentiert die Ergebnisse sorgfältig. Zusätzliche Komponenten wie die Bedeutung des Schmerzes für den Patienten ergänzen die Erfassung.

Systematische Beobachtungen nehmen, vergleichbar mit der reflektierten Praxis, **wenig zusätzliche Zeit** in Anspruch, da sie als Erfassung in die Therapie eingehen. Die Vorbereitungen und Auswertungen sind in den meisten Fällen im Vergleich zur EBP und der wissenschaftlichen Forschung ebenfalls wenig zeitaufwändig. Zusätzliche Infrastruktur wird in der Regel nicht oder nur in begrenztem Rahmen benötigt, und es bedarf nur geringer wissenschaftlicher Kenntnisse.

Die **Evidenzstufe** ist bei den systematischen Beobachtungen etwas höher als bei der reflektierten Praxis, aber wesentlich niedriger als bei der EBP und der wissenschaftlichen Forschung. Trotzdem können sie für die Behandlung wichtig sein, da sie den **eigenen Patienten mit seinen individuellen Eigenschaften** ins Zentrum rücken. Allerdings müssen sie nicht bei jedem Patienten durchgeführt werden, sondern vor allem bei Unklarheiten, beispielsweise welches Hilfsmittel geeignet ist, welche Sitzneigung zu ungünstigen Druckverhältnissen im Rollstuhl führt etc.

Evidenzbasierte Praxis (EBP)

Die EBP beinhaltet die systematische Literaturrecherche anhand einer konkret formulierten Fragestellung und die Bewertung der Literatur hinsichtlich der wissenschaftlichen Qualität, Praxisrelevanz und An-

1

wendbarkeit. Anhand dieser Evidenz, welche auch die therapeutische bzw. klinische Erfahrung der Fachperson und die **Präferenzen des Patienten** mit einschließt, trifft der Therapeut eine Entscheidung über die weitere Behandlungsstrategie. Damit ist die EBP jedoch noch nicht abgeschlossen, denn der Therapeut muss wiederum überprüfen, ob die Anwendung im vorliegenden Fall wirklich zum Erfolg führt.

Die EBP ist **zeitaufwändig**. Sie ist dann sinnvoll und realistisch, wenn genügend Literatur über die Fragestellung vorhanden und zugänglich ist und wenn ausreichend Zeit neben der Patientenarbeit verbleibt, um die Bearbeitung der Literatur vorzunehmen.

Die EBP liefert **gute Evidenz** – vorausgesetzt, die Literatur passt wirklich zu der Fragestellung und steht auf einem genügend hohen wissenschaftlichen Standard.

Eigene angewandte Forschung

Die eigene angewandte Forschung ist die **aufwändigste Methode**, um Evidenz zu sammeln. Sie beinhaltet die Literaturrecherche entsprechend einer konkret formulierten Fragestellung, die Bearbeitung der Literatur, das Einholen der ethischen Bewilligung, die Sicherstellung der Finanzierung, die detaillierte Planung und Durchführung der Studie und die Veröffentlichung der Ergebnisse.

Die eigene angewandte Forschung ist sinnvoll, wenn keine geeignete Literatur vorliegt, z. B. bei einem seltenen Krankheitsbild oder einer neuen Methode. Die angewandte Forschung setzt genügend Zeit, eine erweiterte Infrastruktur, eine ausreichende Anzahl an Patienten und Patientinnen mit derselben Problemstellung und – je nach Aufgaben in einer Studie – wissenschaftliches Know-how voraus.

> **Eigene Forschung ist nur realistisch, wenn eine (Teilzeit-)Stelle speziell für diesen Zweck zur Verfügung steht oder wenn Wissenschaftler die Planung und Auswertung übernehmen, während die Therapeuten bei der Planung und Interpretation der Ergebnisse beratend zur Seite stehen und die Messungen am Patienten durchführen.**
> **Beide Optionen sind nicht einfach Zukunftsvisionen, sondern in manchen Kliniken bereits Realität – Tendenz steigend!**

Der Vorteil ist, dass die angewandte Forschung **gute Evidenz** erbringt – vorausgesetzt, die Studie bewegt sich auf einem genügend hohen wissenschaftlichen Niveau. Außerdem schneidet man sich eine eigene Studie gezielt auf die eigene Fragestellung zu, sodass man sich nicht mit Kompromissen, d. h. ähnlichen Problemstellungen, die sich nicht vollständig auf den eigenen Patienten übertragen lassen, zufriedengeben muss.

Die nachfolgenden Kapitel erläutern die reflektierte Praxis, die systematischen Beobachtungen und die EBP ausführlich. Die angewandte wissenschaftliche Forschung wird nicht speziell besprochen, da dies den Rahmen des Buches sprengen würde. Besonders die systematischen Beobachtungen und die EBP enthalten jedoch viele Elemente, die auch in der angewandten Forschung wichtige Bausteine sind, z. B. die Formulierung der Fragestellung, Literaturrecherche oder Planung bzw. Beurteilung der experimentellen Bedingungen. Den Lesern und Leserinnen, die sich für die angewandte Forschung näher interessieren, sei empfohlen, entsprechende Fachliteratur dafür heranzuziehen (Seale u. Barnard 1998; Bortz u. Döring 2006; French et al. 2001; Lewin 1986) und entsprechende Fortbildungskurse oder Aufbaustudiengänge zu besuchen. Anschließend ist es sinnvoll, z. B. als Mitarbeiter in einem Forschungsteam unter wissenschaftlicher Beratung und Begleitung zunächst kleinere Projekte zu bearbeiten, um die Forschungskompetenz zu erweitern. Bei genügender Erfahrung kann man sich dann an kompliziertere Forschungsfragen heranwagen.

Literatur

Bortz J, Döring N (2006) Forschungsmethoden und Evaluation für Human- und Sozialwissenschaftler, 4. Aufl. Springer, Heidelberg

Christiansen Ch, Lou JQ (2001) Evidence-Based Practice Forum – Ethical consideration related to Evidence-Based Practice. Am J Occup Ther 55(3):345–349

Drosdowski G, Müller W, Scholze-Stubenrecht W, Wermke M. (1996) Duden. Rechtschreibung der deutschen Sprache. Dudenverlag, Mannheim

Forrest JL, Miller SA (2001) Integrating Evidence-based decision making into allied health curricula. J Allied Health 30(4):215–222

French S, Reynolds F, Swain J (2001) Practical Research: A Guide for Therapists, 2. Aufl. Butterworth Heinemann, Oxford

Jerosch-Herold C (2000) Evidenz-basierte Praxis. Wie beweisen wir als Ergotherapeuten unsere klinische Wirksamkeit? Ergotherapie & Rehabilitation (5):13–19

von Kienle R (1982) Fremdwörterlexikon. Keysersche Verlagsbuchhandlung, Hamburg

LEO-Online-Dictionary (2009) http://dict.leo.org/. Zugegriffen 16. Dez. 2010

Lewin M (1986) Psychologische Forschung im Umriss. Springer, Heidelberg

Liedtke D, Seichert N (2000). Profitieren Physiotherapie und PhysiotherapeutInnen von den Methoden der »Evidence Based Medicine«? Physiotherapie SPV 36(12):14–19

Perkins ER, Simnett I, Wright L (1999) Creative tensions in Evidence-based Practice. In: Perkins ER, Simnett I, Wright L (Hrsg) Evidence-based Health Promotion. Wiley, Chichester England

Sackett DL, Richardson WS, Rosenberg W, Haynes RB (1999) Evidenzbasierte Medizin – EBM-Umsetzung und -vermittlung. Deutsche Ausgabe: Kunz R, Fritsche L. Zuckschwerdt, München

Schon D (1987) Educating the reflective practitioner: towards a new design for teaching and learning. Jossey-Bass, San Francisco

Seale J, Barnard S (1998) Therapy Research – Processes and Practicalities. Butterworth Heinemann, Oxford

Wright L (1999) Doing things right. In: Perkins ER, Simnett I, Wright L (Hrsg) Evidence-based Health Promotion. Wiley, Chichester England

Reflektierte Praxis

2

Das A und O im Therapiealltag ist das Miteinander zwischen Patient und Therapeut. Klappt es nicht, so gefährdet das nicht nur den Behandlungserfolg, sondern die Therapie wird auch eine Tortur für beide Seiten. Wirkt der Patient unkooperativ, misstrauisch, ablehnend, sollten beim Therapeuten die Alarmglocken klingeln. Den Kopf nun in den Sand zu stecken und nach dem Motto »Augen zu und durch« weiterzufahren, wäre vollkommen falsch. Häufig lässt sich das Problem lösen! Aber wie? Ist gerade kein Kollege zur Hand, den man um Rat fragen kann, muss man die Lösung selbst finden, am besten mit einer systematischen Vorgehensweise – so, wie sie die reflektierte Praxis bietet.

2.1   Herkunft und Konzept der reflektierten Praxis

Die reflektierte Praxis entwickelte **Donald A. Schön**[1] in den 1980er-Jahren für die Pädagogik. Die Methode sollte den Lehrern unter anderem helfen herauszufinden, warum ein Schüler nicht die erwartete Antwort gab oder warum er die Aufgabe nicht »richtig« löste, anstatt diesen Schüler einfach einer Kategorie der langsam Lernenden oder einer ähnlichen Kategorie zuzuordnen. Lehrer sollten vielmehr den gesamten Kontext überdenken, in welchem der Schüler die unerwartete Antwort oder »falsche« Lösung gab: Waren vielleicht die Instruktionen nicht eindeutig? Könnte ein anfängliches Missverständnis die spätere Verwirrung verursacht haben? Oder hätte der Lernende die Aufgabe besser visuell statt durch Erklärungen verstanden? Daher sei es notwendig, die Situation differenziert zu betrachten und genau zu analysieren, und hierfür entstand die reflektierte Praxis.

Zur reflektierten Praxis gehören die **reflection-in-action**, d. h. die Überlegung während der Situation, und die **reflection-on-action**, d. h. die Überlegung nach der Situation. Zusammengefasst beinhalten sie zunächst eine Überraschung, z. B. eine unerwartete Antwort des Schülers, dann die Analyse des eigenen Verhaltens und desjenigen des Schülers, eine erneute Aufgabenstellung und die Überprüfung, wie der Lehrende und Lernende die neue Situation wahrnehmen. Diese Schritte sollen helfen, die Situation zum Besseren zu verändern.

2.2   Reflektierte Praxis in Medizinalfachberufen und in der Medizin

Im Laufe der Zeit wurde die Methode der reflektierten Praxis auch für die Medizinalfachberufe und den medizinischen Bereich angepasst (Perkins et al. 1999, S. 10). Sie besteht aus mehreren Schritten:
- Der 1. Schritt beinhaltet gutes Zuhören und Beobachten, Hinterfragen, Ziehen vorläufiger Schlussfolgerungen und somit überlegtes Handeln während der Therapie.
- Im 2. Schritt reflektiert die Fachperson nach der Behandlung die Beobachtungen, die sie während der Therapie gesammelt hat, nochmals und analysiert die eigene, praktische Arbeit. Zudem sucht sie Gründe für die Beobachtungen. Wiederum zieht sie Schlussfolgerungen, um die Behandlungsstrategie entsprechend anzupassen. Danach setzt sie die Evidenz in die Praxis um, überprüft die Wirksamkeit und überlegt, ob sich auch Schlüsse für zukünftige Patienten daraus ziehen lassen.

> ❯ **Das 1. bzw. ursprüngliche Ziel der reflektierten Praxis ist, für den Klienten unbefriedigende und unpassende Vorgehensweisen aufzudecken, z. B. zweideutige Instruktionen oder eine für den Schüler ungünstige Lehrmethode.**

Dieses Ziel lässt sich direkt auf die Therapie übertragen. Wenn ein Therapeut z. B. bei einem Muskelstatus die Anleitung »Spannen Sie bitte den Armbeuger an« gibt, wird er auf Unverständnis stoßen. Fordert er dagegen den Patienten auf, die rechte Hand zur rechten Schulter zu bringen, führt er dies zudem noch selbst vor oder – noch besser – führt er die Bewegung zur Demonstration am Patientenarm durch, so erkennt der Patient, was von ihm erwartet wird.

Zusätzlich zum ursprünglichen Ziel der reflektierten Praxis lässt sich noch eine weitere Hilfe für die praktische Arbeit erkennen: Man kann diese Methode dazu benutzen, um individuelle psychologische Faktoren des Patienten und des Therapeuten im Kontext der Therapie zu analysieren, um die daraus gewonnenen Erkenntnisse in der Therapie mitzuberücksichtigen. Daraus ergibt sich ein weiteres Ziel:

> ❯ **Das 2. Ziel der reflektierten Praxis ist, die Therapiesituation besser zu verstehen und das Miteinander zwischen Patienten und Therapeuten zu erleichtern.**

---

1   In den englischen Texten und Referenzen findet man statt »Schön« häufig den Namen »Schon«.

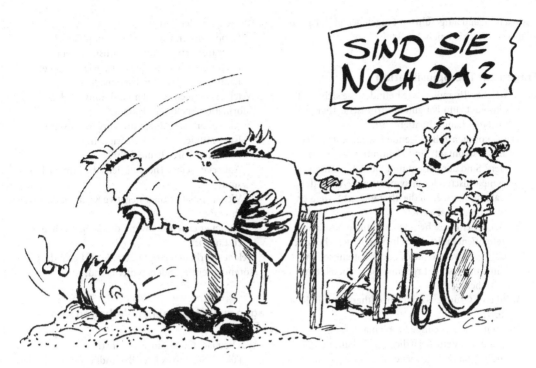

◫ **Abb. 2.1** Problemlösung

Dies ist ein nicht zu unterschätzender Punkt, denn es reicht nicht aus, selbst die bestmögliche Therapieform zu finden und anzubieten. Sie muss auch beim Patienten ankommen, er muss kooperieren, und dazu ist eine gute Atmosphäre zwischen Patienten und Therapeuten sehr hilfreich.

Die folgenden Abschnitte zeigen die verschiedenen Schritte der reflektierten Praxis auf und schlagen eine Reihe von Fragen vor, deren Beantwortung zur Lösung des Problems führen soll (◫ Abb. 2.1). Die Grundthemen stammen als Basis von Schön (1987), Perkins et al. (1999) und Wright (1999). Sie wurden hier erweitert und konkretisiert. Anwender und Anwenderinnen der reflektierten Praxis sollten die Liste für ihr Arbeitsfeld anpassen, d. h. für sie unpassende oder unwichtige Fragen ignorieren und weitere Fragen ergänzen.

2.3 Praktische Vorgehensweise

2.3.1 1. Schritt: Überlegungen während der therapeutischen Situation (reflection-in-action)

Der 1. Schritt der reflektierten Praxis ist die reflection-in-action, d. h. die Überlegung während der Situation. Er beinhaltet eigene Beobachtungen, Zuhören und Hinterfragen, die Analyse der daraus gewonnenen Informationen und das Treffen erster Entscheidungen, wie die folgenden Abschnitte differenzieren.

Beobachten, Zuhören, Hinterfragen

Zunächst einmal sind gutes Beobachten, Zuhören und Hinterfragen notwendig. Wie bei allen Schritten der reflektierten Praxis sollte dies auch bei der reflection-in-action überlegt und systematisch erfolgen. Anhand geeigneter Fragen lassen sich wichtige Faktoren identifizieren, welche zum Problem beitragen könnten. Die Fragen helfen, Informationen gezielter zu sammeln. Zu berücksichtigen sind nicht nur solche zum Patientenverhalten, sondern auch zur Therapiesituation und zur eigenen Person, dem Therapeuten.

Die nachfolgend aufgeführten Fragen geben Beispiele zu diesen verschiedenen Aspekten.

Fragen zur Therapiesituation

- In welcher Therapiephase befinden Sie sich (z. B. Erstkontakt zum Patienten, chronische Therapiephase eines Langzeitpatienten)?
  Dabei könnten z. B. folgende Fragen auftauchen:
  - Bei Erstkontakt: Sind Hemmungen vorhanden? Sind der Patient und Sie sich spontan sympathisch oder unsympathisch? Weiß der Patient, wozu er in die Therapie geht, weiß er, was ihn dort erwartet?
  - Bei der chronischen Behandlung eines Langzeitpatienten: Ist der Schwung in der Therapie dahin? Erwarten Sie oder der Patient so langsam ein besseres Ergebnis? Ist er übersättigt mit Therapie?
- Wird eine Gruppen- oder Einzeltherapie durchgeführt?
- Liegt eine vielschichtige Problematik vor?
  - Hat der Patient zusätzlich zur Behandlungsindikation (z. B. Schienenversorgung in der Handtherapie) andere gesundheitliche Einschränkungen (z. B. Schizophrenie, schwere Depression etc.)?
  - Liegen die Probleme nicht nur im Patienten begründet, sondern auch in seinem sozialen Umfeld?
- Ist die Therapieeinrichtung mit ihren Behandlungsschwerpunkten, Räumlichkeiten, Therapiegeräten und Material überhaupt geeignet für den Patienten?

Fragen zum Verhalten und Befinden des Patienten

- Was beobachten Sie am Patienten?
  - Versteht der Patient, was von ihm verlangt wird?
  - Gibt er die erwarteten Antworten (z. B. beim kognitiven Training), kann er die Bewegungsübungen entsprechend der Anleitung durchführen (motorisch-funktioneller Bereich) etc.?
  - Stellt er selbst Fragen, z. B. über sein Krankheitsbild oder über die Therapie?
  - Macht er Fortschritte? Entsprechen die Fortschritte Ihren eigenen Erwartungen bzw. Ihren Erfahrungen mit anderen Patienten?
  - Macht er einen über- oder unterforderten Eindruck?

- Wie reagiert der Patient?
  - Kooperiert er, wie ist seine Compliance?
  - Ist er fröhlich, verkrampft, unsicher, euphorisch, verschlossen, aggressiv, gelangweilt etc.?
  - Läuft er während der Therapie fort?
- Welche wichtigen verbalen und nonverbalen Informationen gibt der Patient?
  - Akzeptiert der Patient die Vorgehensweise?
  - Ist er mit der Therapie zufrieden?
  - Nimmt er Fortschritte wahr?
  - Äußert er selbst Therapieziele, die ihm wichtig sind?
  - Welche positive oder negative Kritik übt er an Ihnen?
  - Findet er es schade, wenn die Therapiesitzung zu Ende ist?
- Welches Verhalten empfinden Sie als besonders störend oder besonders motivierend?

Fragen zu Ihrem eigenen Verhalten und Befinden

- Was beobachten Sie an sich selbst?
  - Fühlen Sie sich bei der Behandlung des Krankheitsbildes kompetent genug?
  - Wo haben Sie Wissenslücken?
  - Fühlen Sie sich wohl im Umgang mit dem Patienten?
  - Sind Sie mit dem bisherigen Behandlungsergebnis zufrieden?
  - Bemühen Sie sich herauszufinden, was der Patient will oder nicht will?
  - Nehmen Sie eine für den Patienten geeignete therapeutische Haltung ein?
  - Bevormunden Sie den Patienten?
  - Haben Sie die notwendige Nähe zu dem Patienten, aber auch die notwendige Distanz?
    - Leiden Sie mit dem Patienten?
    - Identifizieren Sie sich mit dem Patienten?
    - Färbt sein Verhalten auf Sie ab?
- Wie reagieren Sie auf den Patienten?
  - Behandeln Sie den Patienten gerne?
  - Sind Sie fröhlich, entspannt, aggressiv, gelangweilt, etc.?
  - Haben Sie Angst vor dem Patienten?
- Welche eigenen Reaktionen empfinden Sie selbst als negativ?

Fragen zur therapeutischen Handlung

- Ist die therapeutische Methode für die gegebene Situation die beste?
- Behandeln Sie zu vorsichtig oder zu forciert?

— Über- oder unterfordern Sie den Patienten?
— Bieten Sie genug Abwechslung oder sogar zu viel?
— Ist Ihr Umgangston angemessen?

Analyse

Die Informationen, Beobachtungen und Eindrücke sind nun genauer zu analysieren. Wichtig ist dabei, mögliche Ursachen herauszufinden. Dies geschieht anhand der oben aufgeführten Fragestellungen, welche nun nach dem **Warum** fragen:

— Warum haben Sie (so) gehandelt?
— Warum haben Sie sich so dabei gefühlt?
— Warum hat der Patient Ihre Aufgabenstellung nicht verstanden oder nicht richtig gehandelt?
— Warum hat der Patient so reagiert?
— …

> **Praxistipp**
>
> Damit Sie die Problemstellung sowohl umfassend als auch effizient beleuchten und bearbeiten, empfiehlt sich Folgendes:
> - Stecken Sie beim Schritt »Beobachten, Zuhören, Hinterfragen« mithilfe breit gefächerter Fragen das Feld ab, um keine möglicherweise relevanten Aspekte zu übersehen.
> - Konzentrieren Sie sich ab den Warum-Fragen bereits nur noch auf diejenigen Fragen, welche für die Problemstellung relevant sein könnten.

Treffen erster Entscheidungen

Der Therapeut zieht aus diesen Beobachtungen, Informationen, In-Frage-Stellen und Überlegungen bereits während der Therapie erste Schlussfolgerungen. Daraus trifft er Entscheidungen darüber, welche therapeutischen Handlungen er durchführen möchte und welche eigenen Verhaltensweisen sinnvoll sind.

Eine detailliertere Anleitung, wie man zu Lösungen kommt, findet sich erst unten im 2. Schritt, denn die Suche nach sinnvollen Änderungen und Alternativen sollte man möglichst schriftlich festhalten, was während der Therapie kaum möglich ist.

2.3.2 2. Schritt: Überlegungen nach der therapeutischen Situation (reflection-on-action)

Der 2. Schritt der reflektierten Praxis ist die reflection-on-action, d. h. die Überlegung nach der Situation.

Dazu gehören die nochmalige Reflexion der vorhergehenden Überlegungen und Handlungen sowie die Entwicklung und die Auswahl verschiedener Lösungen.

Nochmalige Reflexion

Die Fachperson reflektiert die Situation und die Handlungen im Nachhinein nochmals. Dabei kann sie sich dieselben Fragen wie im 1. Schritt nochmals stellen.

Da man in diesem Augenblick nicht mehr am Patienten arbeitet, lassen sich die Fragen etwas mehr aus der Distanz beantworten, was häufig zu einer objektiveren Beurteilung führt. Außerdem sind noch folgende Überlegungen sinnvoll:

— Aufdecken von Lücken
  — Gibt es Informationen, die Ihnen während der Therapiesituation entgangen sind und welche in dem Moment nützlich gewesen wären? Warum ist das passiert?
  — Welche fachlichen Kenntnisse wären von Nutzen gewesen?
— Erstes Feedback während der Therapie
  — Wenn Sie bereits während der Therapiesituation die eigene Verhaltensweise oder die Behandlungsstrategie aufgrund der reflection-in-action geändert haben: Führte diese Änderung zu einer besseren Situation oder zu einem besseren Verständnis der Situation?

> **Praxistipp**
>
> Wenn Ihnen kaum Zeit direkt nach der Behandlung für die Reflexion bleibt, empfiehlt es sich, in 4, 5 Sätzen bzw. in Stichpunkten das Wichtigste zu notieren, um die Reflexion später wieder aufnehmen zu können. Dazu gehören:
> - Beobachtungen, was Ihnen am Patienten aufgefallen ist, z. B. »versteht mich nicht«, »wirkt mürrisch«.
> - Überlegungen, welches die möglichen Ursachen sind, z. B. »unklare Anleitungen?«, »kognitive Einschränkungen des Patienten?«, »Schmerzen, die er nicht äußert?«.
> - Ideen, welche Maßnahmen sinnvoll sein könnten, z. B. »weitere Informationen einholen«.
>
> Falls das Problem in der Therapie bereits gelöst wurde, sind keine weiteren Schritte notwendig.

Entwickeln von Lösungen

Nach der Reflexion erfolgt die Suche nach Lösungen. Dazu erstellt der Therapeut schriftlich eine Liste mit möglichst vielen Lösungsvorschlägen zu der Problemstellung, wie beispielsweise:

- Bezüglich der Behandlungsmethode gäbe es als Alternative noch: …
- Über folgende Themen muss ich mehr Informationen einholen: …
- Ich sollte den Patienten vor der weiteren Therapie zunächst nach seinen persönlichen Zielen fragen.
- Ich muss dem Patienten zuerst folgende Informationen geben: …
- Ich muss meine Erwartungen etwas zurückschrauben und den Patienten weniger unter Druck setzen.
- Der Patient wäre besser in einer Gruppen- als in einer Einzeltherapie aufgehoben.
- Ich werde den Angehörigen dringend ans Herz legen, …
- Alleine kann ich das Problem nicht lösen. Es wäre besser, einen Kollegen einmal mit in die Behandlung zu nehmen und mich beraten zu lassen.
- Der Patient sollte in einer anderen Therapieeinrichtung behandelt werden, die besser auf das Krankheitsbild zugeschnitten ist.
- …

Auswahl von Lösungen

Schließlich wählt die Fachperson aus der Liste diejenige(n) Lösung(en) aus, welche sie für besonders geeignet hält und welche sich voraussichtlich in die Praxis umsetzen lassen.

Zudem ist sinnvoll, sowohl bei den Beobachtungen als auch bei der Erarbeitung der Lösungsvorschläge die Meinung anderer einzuholen, falls diese Möglichkeit besteht, beispielsweise von Kollegen und Kolleginnen oder Experten und Expertinnen.

2.3.3 3. Schritt: Umsetzen der Evidenz in die Praxis und Überprüfen der Wirksamkeit

Die Beobachtungen, deren Analyse und die daraus resultierenden Schlussfolgerungen verschaffen – wenn auch in bescheidenerem Maß als in der Wissenschaft – Zugang zur Evidenz. Ob diese wirklich zutrifft, muss sich erst in der Praxis beweisen, indem man die therapeutischen Handlungen oder das Verhalten entsprechend ändert und wiederum reflektiert, ob diese Änderungen zu einer Verbesserung geführt haben.

> **Praxistipp**
>
> Selbstverständlich könnten auch andere Faktoren zu einer Verbesserung beigetragen haben. Wenn nichts dagegen spricht – warum nicht den Patienten fragen, was er dazu meint? Dabei ist zu berücksichtigen, dass Sie als Therapeutin oder Therapeut eine subjektive Sichtweise haben. Sie sollten das Gespräch nicht beginnen mit »Am Anfang haben Sie meine Anleitung nicht verstanden«, sondern: »Zu Anfang hatte ich den Eindruck, dass Sie nicht richtig wussten, was Sie auf meine Anleitung hin tun sollten«. Es empfiehlt sich im Anschluss eine offene Frage, damit der Patient noch unvoreingenommen von Ihren umgesetzten Maßnahmen ist, z. B. »Haben Sie Ideen, was Ihnen geholfen hat, diese Schwierigkeit zu überwinden?« Danach können Sie Ihre eigenen Lösungsstrategien aufzeigen, um sie vom Patienten beurteilen zu lassen.

Die Überprüfung – ob ohne oder zusammen mit dem Patienten – führt dann zu den letzten Fragen:

- Was haben Sie aus der Situation gelernt, was für zukünftige Entscheidungen wichtig sein könnte?
- Sind die Problemstellung des Patienten und die getesteten Lösungen eher als Einzelfall aufzufassen oder lassen sich die Schlussfolgerungen auch auf andere Patienten übertragen? Gibt es bei der Verallgemeinerung gewisse Voraussetzungen zu beachten (z. B. bestimmte Eigenschaften des Patienten, welche vorhanden sein müssen)?

> **Praxistipp**
>
> Ihnen steht ein Übungsblatt zur Durchführung der reflektierten Praxis zur Verfügung (Internet-Link für Download: ▶ http://extras.springer.com).

2.4 Fallbeispiel 1: siehe Box Fallbeispiel 1

2.4.1 Durchführung der reflektierten Praxis

Aufgrund ihrer mangelnden Routine im therapeutischen Alltag überfordert es die Therapeutin, bereits Ursachen und Lösungen während der Therapie zu suchen. Deshalb beschränkt sie sich darauf, Eindrücke

Fallbeispiel 1

Eine Ergotherapeutin, die gerade ihr Examen abgelegt hat, nimmt ihre erste Stelle in einer Rehabilitationsklinik im Bereich Querschnittslähmung an. Ihr erster Patient, seit ein paar Tagen im Paraplegiker-Zentrum, ist ein ca. 80-jähriger Mann mit kompletter Paraplegie. Er stammt aus der französischen Schweiz und versteht kaum Deutsch. Sie soll nun einen Befund aufnehmen.

Beim Erstkontakt nimmt sie einen ergotherapeutischen Befund auf, der die soziale Situation, Wohnungssituation, Mobilisation etc. umfasst. Da der Patient nur Französisch spricht, verläuft die Konversation mit ihrem Schulfranzösisch aus längst vergangenen Tagen nicht ganz reibungslos, aber eine Verständigung ist trotzdem möglich. Trotz aller Bemühungen wirkt der Patient mürrisch und abweisend, was dazu führt, dass die noch unerfahrene Therapeutin verunsichert ist. Sie fühlt sich mit dem Patienten unwohl und die Vorstellung, ihn über mehrere Monate in der Rehabilitation zu begleiten, machen ihr eher Angst.

---

zu sammeln und die Schwierigkeiten wahrzunehmen und führt die Analyse sowie die weiteren Schritte im Nachhinein durch.

(Anmerkung zum Fallbeispiel: Aufgrund der Vielfalt des Fragenkatalogs wurden beim Fallbeispiel nicht-relevante Fragen z. T. ausgelassen und manchmal die übergeordneten statt der sehr detaillierten Fragen gewählt).

Beobachten, Zuhören, Hinterfragen
Fragen zur Therapiesituation

Die Therapeutin beantwortet die Fragen und schreibt weitere Gedanken dazu auf.

- In welcher Therapiephase befinden Sie sich?
  Es ist der Erstkontakt zum Patienten. Ich werde den Patienten ca. 5 Monate im Rehabilitationszentrum behandeln.
- Sind Hemmungen vorhanden? Sind der Patient und Sie sich spontan sympathisch oder unsympathisch?
  Es könnte sein, dass der Patient eine kleine Anlaufphase braucht, dass er nicht spontan auf andere zugehen kann. Unsympathisch ist mir der Patient eigentlich nicht, umgekehrt kann ich es nicht beurteilen. Sicherlich ist hinderlich, dass er kaum Deutsch redet oder versteht und mein Französisch etwas holprig ist.
- Weiß der Patient, wozu er in die Therapie geht, weiß er, was ihn dort erwartet?
  Ich nehme an, dass der Patient mit Therapien bereits vertraut ist, da er bereits aus einem anderen Krankenhaus überwiesen wurde und schon ein paar Tage hier ist.
- Wird eine Gruppen- oder Einzeltherapie durchgeführt?
  Einzeltherapie.

- Liegt eine vielschichtige Problematik vor?
  Dafür liegen keine Anhaltspunkte vor, aber sicher ist das nicht.
- Ist die Therapieeinrichtung mit ihren Behandlungsschwerpunkten, Räumlichkeiten, Therapiegeräten und Material überhaupt geeignet für den Patienten?
  Die Einrichtung ist eine Spezialklinik für dieses Krankheitsbild.

Fragen zum Verhalten und Befinden des Patienten

- Versteht der Patient, was von ihm verlangt wird, gibt er die erwarteten Antworten?
  Der Patient versteht alles und liefert passende Antworten.
- Stellt er selbst Fragen, z. B. über sein Krankheitsbild oder über die Therapie?
  Nein. Er selbst stellt weder Fragen über sein Krankheitsbild noch über die Therapie.
- Macht er einen über- oder unterforderten Eindruck?
  Der Befragung (Erstbefund) nach zu beurteilen macht er keinen überforderten Eindruck.
- Kooperiert er, wie ist seine Compliance?
  Der Patient kooperiert, indem er passende Antworten gibt, er scheint sich aber auf das Notwendigste zu beschränken.
- Ist er fröhlich, verkrampft, unsicher, euphorisch, verschlossen, aggressiv, gelangweilt etc.?
  Er ist höflich-distanziert, etwas mürrisch und abweisend.
- Welche wichtigen verbalen und nonverbalen Informationen gibt der Patient?

Der Patient übt weder Kritik noch äußert er sich zur Ergotherapie. Eigene Wünsche und Ziele nennt er außerhalb der direkten Fragen im Rahmen des Befundes nicht. Nonverbal signalisiert er, dass er nicht sehr glücklich mit der (Therapie-?)Situation ist.

— Welches Verhalten empfinden Sie als besonders störend oder besonders motivierend?
Seine mürrische Art finde ich störend und demotivierend. Durch seine Kooperation ist es zwar möglich, mit ihm zu arbeiten, aber hinsichtlich der langen Behandlungszeit würde es die Therapie sehr erleichtern, eine entspanntere Atmosphäre zu erreichen. Zudem wäre es sogar denkbar, dass seine Kooperationsbereitschaft mit der Zeit abnimmt.

Fragen zum eigenen Verhalten und Befinden

— Fühlen Sie sich bei der Behandlung des Krankheitsbildes kompetent genug?
Ich habe noch keine Therapieerfahrung, da ich neu bin. Das verunsichert etwas – vielleicht merkt das auch der Patient.

— Wo haben Sie Wissenslücken?
Ich kenne mich z. B. noch nicht detailliert mit Hilfsmitteln aus oder wie eine Wohnungsabklärung durchgeführt wird. Mein Französisch ist etwas holprig, und mir fehlen Fachausdrücke.

— Fühlen Sie sich wohl im Umgang mit dem Patienten?
Ich fühle mich nicht sehr wohl im Umgang mit dem Patienten und behandele ihn so, wie er sich jetzt gibt, nicht sehr gerne.

— Bemühen Sie sich herauszufinden, was der Patient will oder nicht will?
Vielleicht habe ich mich zu wenig darum bemüht herauszufinden, was der Patient will, evtl. auch wegen der Sprachprobleme.

— Haben Sie die notwendige Nähe zu dem Patienten, aber auch die notwendige Distanz?
Ich habe beim Erstkontakt eine zu große Distanz empfunden.

— Färbt sein Verhalten auf Sie ab?
Bisher noch nicht, aber auf Dauer kann das passieren.

— Wie reagieren Sie auf den Patienten?
Er verunsichert mich und ich fühle mich angespannt.

— Welche eigenen Reaktionen empfinden Sie selbst als negativ?

Die zunehmende eigene Zurückhaltung empfinde ich als negativ und kontraproduktiv.

Fragen zur therapeutischen Handlung

— Ist die therapeutische Methode für die gegebene Situation die beste?
Bezüglich der therapeutischen Handlung (Aufnahme des Erstbefundes) halte ich mich an den Standard, welcher in der Rehabilitationsklinik besteht. Ich gehe aufgrund der Spezialisierung und der jahrelangen Erfahrung meiner Kollegen und Kolleginnen davon aus, dass die Handlung gut ist.

— Behandeln Sie zu vorsichtig oder zu forciert?
Ich habe noch keine Übung darin, den Erstbefund aufzunehmen, und die Gesprächsführung selbst ist eventuell noch nicht gut genug. Vielleicht gehe ich z. B. zu sehr ins Detail, oder vielleicht vermittle ich dem Patienten zu wenig, warum ich welche Frage stelle.

— Ist Ihr Umgangston angemessen?
Ja, freundlich und respektvoll.

Analyse der Informationen, Beobachtungen und Eindrücke

Die Therapeutin analysiert die Problemstellung folgendermaßen:

Ich selbst bin neu im Rehabilitationszentrum, und ich gehe bei einem neuen Arbeitsplatz immer davon aus, dass alle anderen schon vertrauter mit der Situation sind. Daher habe ich zu wenig bewusst wahrgenommen, dass er ein frisch betroffener Patient und damit genauso ein »Neuling« ist. Dies könnte ihn verunsichert haben und es könnte sein, dass er einen hohen Informationsbedarf hat, auch wenn er selbst keine Fragen stellt. Diesen Informationsbedarf, vor allem über die Ziele und das Vorgehen in der Ergotherapie, habe ich sicher nicht befriedigend abgedeckt. Vielleicht hat er auch gemerkt, dass ich neu bin, und hat Angst, dass er nicht gut betreut wird. Die Sprachbarriere ist ein weiterer ungünstiger Faktor. Außerdem ist für den Patienten die Diagnose Querschnittslähmung ein sehr harter Schicksalsschlag. Psychische Verstimmungen bis hin zu schwerwiegenden Depressionen können bei einer solchen Diagnose auftreten und sind verständlich. Es ist auch möglich, dass er unabhängig von der Diagnose eine Depression hat. Zudem kenne ich den Menschen noch nicht, vielleicht war und ist es ja einfach seine Art, mit anderen (Fremden, Jüngeren, Frauen) umzugehen.

Nochmalige Reflexion

Zur Sicherheit, ob die Therapeutin nichts übersehen hat, schaut sie sich nochmals den Fragenkatalog an und überlegt, ob vielleicht noch weitere Fragen wichtig sein könnten. Ihr Eindruck ist, dass sie das Problem umfassend beschrieben hat. Zudem resultieren daraus schon einige mögliche Maßnahmen (s. u.), welche sie zunächst ausprobieren möchte. Sollten diese fehlschlagen, kann sie ja immer noch erneute Beobachtungen und Analysen durchführen.

Entwicklung und Auswahl von Lösungen

Die Therapeutin stellt sich eine Liste mit Lösungsvorschlägen zusammen. Daraus wählt sie folgende aus, welche voraussichtlich geeignet sind:

- Ich stelle mir eine Liste zusammen, welche Ziele in der Ergotherapie für Querschnittsgelähmte verfolgt werden und wie der Ablauf und die Methoden sind. Ich strukturiere die Liste nach den Inhalten und dem zeitlichen Ablauf in der Rehabilitation, damit er einen Überblick bekommt. Ich spreche aber auch an, dass Therapie immer individuell ist und dass es wichtig ist, dass der Patient mit seinen Vorstellungen und Wünschen die Therapie mitgestaltet. Die Liste schreibe ich auf Französisch auf und nehme sie zum Patienten mit, damit ich sie flüssig vortragen kann.
- Ich fordere ihn auf, frei heraus Fragen zu stellen, Wünsche zu äußern etc.
- Ich suche das wichtigste Fachvokabular, das regelmäßig in den Therapien auftauchen wird, in Französisch heraus und lerne die Begriffe, damit ich sie immer präsent habe.
- Ich bitte den Patienten, auf jeden Fall nochmals nachzufragen, wenn er aufgrund meiner Sprache oder aus anderen Gründen etwas nicht versteht.
- Ich sage dem Patienten, dass ich zwar neu bin, aber regelmäßig eine erfahrene Kollegin dazukommen und mich beraten wird und dass sie bei komplexeren Problemstellungen, wie z. B. der Wohnungsabklärung die Hauptverantwortung übernimmt.
- Wenn sich auch nach Durchführen der bisher genannten Lösungsvorschläge das Verhalten des Patienten nicht ändert, so werde ich Folgendes tun:
    - Ich erkundige mich beim Arzt, ob eine Depression vorliegt.
    - Ich frage den Patienten, ob und was ihn konkret in der Rehabilitationsklinik, an der Ergotherapie oder an mir stört (die Fragen stelle ich einzeln).
    - Wenn ich den Eindruck habe, dass ich sein Verhalten nicht beeinflussen kann, da es nicht auf Faktoren beruht, die ich ändern kann, werde ich versuchen, mich mit seinem Verhalten abzufinden.

Umsetzung der Evidenz in die Praxis

Die Therapeutin bereitet die nächste Therapie entsprechend der oben genannten Problemlösungen vor und setzt die Strategien um. Den letzten Lösungsvorschlag, der nur als Notlösung gedacht ist, braucht sie nicht, denn der Patient nimmt die Informationen interessiert entgegen, bedankt sich dafür und das Eis ist gebrochen. Die weitere ergotherapeutische Rehabilitation verläuft in freundlicher und entspannter Atmosphäre.

Schlussfolgerungen für die Zukunft

Die Therapeutin fragt sich, was sie aus der Situation gelernt hat, was für zukünftige Entscheidungen wichtig sein könnte. Sie kommt zu folgenden Schlussfolgerungen:

Zunächst muss ich abklären, was der Patient von der Ergotherapie schon weiß, zumal gerade dieser Beruf unbekannter als z. B. die Physiotherapie, die Medizin und die Krankenpflege ist. Erwartungen und Wünsche des Patienten gilt es abzuklären. Ich sollte versuchen, eventuelle Vorurteile bzw. falsche Vorstellungen von der Therapie bei ihm abzubauen. Ich muss dem Patienten, wenn er sich in einer umfassenden Erst-Rehabilitation wie der unsrigen befindet, möglichst strukturiert einen Überblick verschaffen, was ihn in der Therapie erwartet, welche Ziele wir normalerweise aus unserer Sicht bei Menschen mit seiner Behinderung anstreben und was von ihm erwartet wird, z. B. eigene Ziele zu formulieren, Entscheidungen zu treffen etc.

Vielleicht gibt es jedoch auch Patienten, welche noch nicht mit den umfassenden Einschränkungen und Problemen, die mit der Behinderung einhergehen, zu Anfang konfrontiert werden können, um nicht jegliche Motivation zu verlieren. In diesem Fall könnte es besser sein, z. B. nur die **Nahziele** zu erläutern und die **langfristigen Behandlungsziele** erst zu einem späteren Zeitpunkt zu erläutern. Da sollte ich einmal erfahrene Kollegen und Kolleginnen nach ihren Erfahrungen fragen.

Wichtig ist sicherlich auch, dem Patienten Sicherheit zu geben. Momentan sollte ich mich noch auf erfahrene Kollegen berufen, wenn ich das Gefühl habe, der Patient sei diesbezüglich verunsichert. Mit zunehmender eigener Erfahrung wird sich dieses Problem automatisch lösen.

2.5 Unterstützende Aktivitäten bei der reflektierten Praxis

Die reflektierte Praxis lässt sich durch verschiedene Maßnahmen unterstützen, um größere Objektivität zu erreichen und um sie im eigenen therapeutischen Alltag bzw. am Arbeitsort zu etablieren.

2.5.1 Erhöhung der Objektivität

Die reflektierte Praxis beruht auf subjektiver Evidenz. Das birgt die Gefahr, das eigene therapeutische Vorgehen verzerrt wahrzunehmen. Je nach Persönlichkeit des Therapeuten beurteilt er seine eigene Arbeit vielleicht als zu negativ oder – als Selbstschutz oder aus Selbstüberschätzung – zu positiv. Im einen Fall ändert er daher das therapeutische Vorgehen ungerechtfertigt oder verstärkt es im anderen Fall, anstatt es kritisch unter die Lupe zu nehmen.

Praxistipp

Sie können versuchen, das Problem von außen zu betrachten. Stellen Sie sich dabei vor, der Therapeut wären nicht Sie selbst, sondern ein anderer, und Sie wären ein neutraler, fachkompetenter Beobachter. Schließlich fragen Sie sich: Was hätte ich von außen beim Patienten und beim Therapeuten beobachtet? Würde ich zu den gleichen Ergebnissen bei der Analyse und zu denselben Schlussfolgerungen kommen?

Sofern realisierbar, empfiehlt es sich, einen erfahrenen Kollegen im Sinne einer Supervision hinzuzuziehen. Wenn es notwendig und möglich ist, sollte dieser bereits bei der Therapie zugegen sein, damit er Beobachtungen aufzeichnen kann. Andernfalls greifen Sie nur auf Ihre eigenen Notizen und Analysen zurück. Abweichende Beobachtungen, Interpretationen und Schlussfolgerungen diskutieren Sie zusammen, um eine gemeinsame Lösung zu finden. Wichtig ist, dass der Kollege nicht einfach sagt, was Sie tun sollen, sondern dass er Ihre eigene Analyse des Problems und Entwicklung der Lösungsstrategien unterstützt.

Eine weitere Lösung ist, eine Gruppe zu gründen, welche die Problemstellungen bespricht.

2.5.2 Etablierung der reflektierten Praxis im Alltag

In der Hektik des Berufsalltags gehen gute Vorsätze wie die reflektierte Praxis schnell unter. Die aufgeführten Tipps sollen helfen, diese Methode zu etablieren.

> **Die reflektierte Praxis soll dann zum Einsatz kommen, wenn es Probleme gibt.**

In der Regel wird das nur wenige Patienten betreffen, wodurch sich die zusätzliche zeitliche Belastung auf Ausnahmen beschränkt.

Praxistipp

Verinnerlichen Sie (inhaltlich, d. h. kein Auswendiglernen) mögliche relevante Fragen für Problemsituationen im eigenen Arbeitsfeld. Das hilft, bereits während der Therapie umfassend zu reflektieren und es spart Zeit.

Führen Sie ein Tagebuch über den Praxisalltag.

Tritt eine problematische Situation auf, sollten Sie eine bestimmte Zeit (z. B. eine Stunde) reservieren, um die Arbeit zu reflektieren, falls es Ihre Arbeitssituation erlaubt. Vielleicht fällt auch in zeitlicher Nähe ein anderer Patient aus, wodurch eine Lücke entsteht? Notfalls müssten Sie einmal Freizeit dafür opfern – ein ernsthaftes Problem bei der Arbeit lässt viele Arbeitnehmer sowieso auch nach Feierabend nicht in Ruhe. Lieber eine Stunde konstruktiv an dem Problem arbeiten, als es den gesamten Feierabend mit sich herumzutragen.

Vermutlich kennen die eigenen Fachkollegen und -kolleginnen sowie Vorgesetzte die reflektierte Praxis nicht. Es kann sich als notwendig oder vorteilhaft erweisen, ihnen den Sinn, den Nutzen und die Vorgehensweise der reflektierten Praxis zu erklären und sie ihnen, sofern möglich, anhand eines Beispiels aus dem Berufsalltag zu veranschaulichen.

2.6 Güte der Evidenz aus der reflektierten Praxis

Wie bereits erwähnt wurde, ist die Evidenz, welche aus der reflektierten Praxis resultiert, eher **subjektiver** als objektiver Natur. Zudem entspringt sie keiner im wissenschaftlichen Sinne systematischen Untersuchung und stammt von nur einem Patienten. Aus diesen Gründen ist die **Güte der Evidenz geringer** als bei den anderen Methoden des evidenzbasierten Arbeitens. Die Möglichkeit der Verallgemeinerung, also der **Generalisierbarkeit** der Ergebnisse, welche ein Kriterium für wertvolle Evidenz im wissenschaftlichen Sinn darstellt, ist nicht gegeben. Die Evidenz bezieht sich streng auf denjenigen Patienten, den der Therapeut behandelt hat. Für dessen Behandlung ist sie aber sehr wertvoll. Sorgfältige Überlegungen lassen zudem **Rückschlüsse über mögliche Verallgemeinerungen** bzw. Übertragungen der Erkenntnisse auf ähnliche Patienten zu, welche nach der Umsetzung in die Praxis aber einer Überprüfung bedürfen.

2.7 Vor- und Nachteile der reflektierten Praxis

Ein klarer Vorteil der reflektierten Praxis ist ihre **ausgeprägte Klientenzentriertheit**. Sie hilft bei der Arbeit mit dem eigenen Patienten. Im Hinblick auf die Nutzung für die Wissenschaft lassen sich zwar die Erkenntnisse aus der reflektierten Praxis nicht generalisieren, aber aus der individuellen Problemlösung könnten durchaus praxisrelevante Fragen als Grundlage für ein größeres Forschungsprojekt resultieren.

Weitere Vor- und Nachteile der reflektierten Praxis gingen bereits aus den vorhergehenden Abschnitten hervor. Sie lassen sich wie folgt ergänzen und zusammenfassen:

1. **Vorteile**
   - **Know-how:** Die reflektierte Praxis kann man sich schnell aneignen. Wissenschaftliche Kenntnisse sind nicht notwendig.
   - **Zeitfaktor:** Die reflektierte Praxis nimmt im Vergleich zu den anderen Methoden des evidenzbasierten Arbeitens wenig Zeit in Anspruch.
   - **Finanzieller Aspekt:** Der finanzielle Aufwand ist gering und bezieht sich auf die investierte Arbeitszeit. Die Überlegungen während der Therapie bedeuten keinen finanziellen Verlust, da ja die Kostenträgerin die Therapie mit dem Patienten vergütet. Die Reflexion nach der Therapie lässt sich dagegen – je nach gesetzlichen Grundlagen des Landes – nicht oder evtl. nicht in vollem Umfang verrechnen.
   - **Infrastruktur:** Die reflektierte Praxis benötigt meistens keine zusätzliche Infrastruktur. Ausnahmen bilden Messinstrumente und Therapiegeräte, bei denen die reflektierte Praxis mangelnde Qualität oder Eignung aufdeckt, sodass man sie durch neue ersetzt.

   - **Unabhängigkeit:** Man kann die reflektierte Praxis immer durchführen, unabhängig davon, ob bereits Literatur zu der Problemstellung existiert oder nicht. Es spielt auch keine Rolle, ob sich das Problem auf nur einen oder auf mehrere Patienten bezieht.
   - **Individuelle psychologische Faktoren:** In der Therapie können Situationen oder Therapeut-Patient-Konstellationen entstehen, welche auf der inter-individuellen Ebene schwierig sind. Diese psychologischen Faktoren des Patienten und des Therapeuten lassen sich mithilfe der reflektierten Praxis analysieren, damit der Therapeut die Therapiesituation besser verstehen und das Miteinander mit dem Patienten erleichtern kann.
   - **Erfolgsbilanz:** Die reflektierte Praxis bezieht sich direkt auf den eigenen Patienten und zieht dort Bilanz, während z. B. Ergebnisse aus der Forschungsliteratur statistische Daten für Patientengruppen angeben, deren Schlussfolgerungen auf den eigenen Patienten evtl. nicht zutreffen.

2. **Nachteile**
   - **Evidenz:** Die reflektierte Praxis erbringt im Vergleich zu den anderen Methoden die schwächste Evidenz, da sie auf subjektiven Wahrnehmungen und Interpretationen beruht und nicht systematisch im Sinne eines Experimentes geplant und durchgeführt wird. Die Generalisierbarkeit der Ergebnisse ist nicht möglich.
   - **Argumentationsgrundlage:** Die Qualität der Therapie lässt sich zwar mithilfe der reflektierten Praxis verbessern, aber es mag bezweifelt werden, dass Kostenträger diese Art der Evidenz als schlagkräftige Beweise akzeptieren würden.

> Ein Therapeut, der sich um die reflektierte Praxis bemüht, nimmt eine Grundhaltung ein, seine Arbeitsweise verbessern zu wollen. Allein darin liegt schon eine große Chance. Versucht er, größtmögliche Objektivität zu erreichen, ist die reflektierte Praxis eine praktikable Methode zur erwünschten Qualitätssteigerung.

2

Literatur

Perkins ER, Simnett I, Wright L (1999) Creative tensions in Evidence-based Practice. In: Perkins ER, Simnett I, Wright L (Hrsg) Evidence-based Health Promotion. Wiley, Chichester, England

Schon D (1987) Educating the reflective practitioner: towards a new design for teaching and learning. Jossey-Bass, San Francisco

Wright L (1999) Doing things right. In: Perkins ER, Simnett I, Wright L (Hrsg) Evidence-based Health Promotion. Wiley, Chichester, England

Systematische Beobachtungen am Patienten

Manchmal steht man vor der Qual der Wahl. Welche der zur Verfügung stehenden Therapiemöglichkeiten ist wohl die beste für die zu behandelnde Patientin? Könnte sie die Behandlungshäufigkeit durch ein Heimprogramm reduzieren, ohne ihre sichtbaren Fortschritte zu gefährden? Wäre es besser, wenn die Therapie an 3 Tagen für 20 Minuten statt an 1 Tag für 1 Stunde pro Woche stattfände? Selbst wenn die Wirksamkeit einer therapeutischen Vorgehensweise wissenschaftlich nachgewiesen ist, garantiert das nicht, dass sie sich auch für die eigene Patientin eignet. Wenn Unklarheiten oder Zweifel bestehen – überprüfen, aber bitte systematisch!

3.1 Definition des Begriffs »systematische Beobachtungen«

Im Vergleich zur reflektierten Praxis des vorhergehenden Kapitels bieten systematische Beobachtungen am Patienten die Möglichkeit, **objektivere Daten** zu sammeln.

> Systematische Beobachtungen sind im Prinzip kleine Experimente. Der Begriff Beobachtung ist daher in weiterem Sinne zu verstehen und kann Messungen beinhalten, beispielsweise die Erfassung der Handfunktion des Patienten. Es geht aber nicht darum, Daten für die Forschung zu sammeln, sondern unter möglichst wenig Aufwand einen Eindruck darüber zu erhalten, ob eine Behandlungsmethode oder ein Hilfsmittel dem aktuellen Patienten nützen könnte.

Methodisch sind systematische Beobachtungen eine Vorstufe der weiter unten aufgeführten Fallstudien und des Single-subject research designs (deren Beschreibungen finden sich in den Downloads unter http://extras.springer.com). Vorstufe deshalb, weil systematische Beobachtungen weniger aufwändig und so besser in die Praxis integrierbar sind. Die Übergänge zwischen systematischen Beobachtungen und der Fallstudie bzw. dem Single-subject research design sind jedoch fließend.

Systematische Beobachtungen am Patienten bedienen sich wissenschaftlicher Methoden. Leserinnen und Lesern, welche mit der wissenschaftlichen Fachterminologie und Vorgehensweise nicht vertraut sind, sei ► Abschn. 3.2 empfohlen, da der weitere Text diese Kenntnis erfordert.

3.2 Variablenarten und Vorgehensweise bei wissenschaftlichen Untersuchungen

Um Vorgehensweisen bei wissenschaftlichen Untersuchungen bzw. Experimenten verstehen zu können, ist es wichtig, verschiedene Variablenarten zu kennen. Deren Verständnis erleichtert auch die Umsetzung der systematischen Beobachtungen am Patienten, denn sie helfen, differenziert und analytisch zu denken. Deshalb erläutert dieser Abschnitt zunächst, was unter den Fachbegriffen abhängige Variable, unabhängige Variable und Störvariable zu verstehen ist. Anschließend zeigt er auf, wozu Experimente im Allgemeinen dienen und welche grundlegenden Vorgehensweisen sich dahinter verbergen.

3.2.1 Variablen

Eine Variable ist eine **veränderliche Größe**, z. B. Zeit, Art der Behandlung, Behandlungsintensität, Selbständigkeit des Patienten im Alltag, Bewegungsausmaß eines Gelenkes oder Art des Hilfsmittels. In der Wissenschaft unterscheidet man zwischen abhängigen Variablen, unabhängigen Variablen und Störvariablen. Die folgenden Abschnitte erläutern sie.

Abhängige und unabhängige Variable

Das Ziel einer quantitativen wissenschaftlichen Untersuchung ist herauszufinden, **ob und wie stark eine Variable eine andere beeinflusst**, z. B. welchen Einfluss die Art der Behandlung auf die Selbständigkeit des Patienten hat. Dabei unterscheidet man

- die unabhängige Variable (z. B. Art der Behandlung) und
- die abhängige Variable, auch Zielvariable oder Zielgröße genannt (z. B. Selbständigkeit des Patienten).

> Von der unabhängigen Variablen erwartet man, dass sie die abhängige Variable beeinflusst. Mit anderen Worten: Ändert sich die unabhängige Variable, so ändert sich auch die abhängige Variable.

Die **unabhängige Variable** kann eine unbeeinflussbare Größe wie die Zeit sein: Beispielsweise lässt sich untersuchen, wie sich die Lebensqualität (abhängige Variable) mit der Zeit (unabhängige Variable) ändert, d. h. wie der Patient seine Lebensqualität direkt nach Beginn der Behinderung, nach 4 Wochen, 6 Monaten,

1 Jahr etc. einschätzt. Dies ist zwar kein Experiment, aber trotzdem eine Studie, nämlich eine Beobachtungsstudie. Bei einem **Experiment** ist die unabhängige Variable eine Größe, die man bewusst verändert. Beispielsweise untersucht man, welche Art der Behandlung (unabhängige Variable) welche Verbesserung der Selbständigkeit (abhängige Variable) erzeugt. Die verschiedenen Arten der Behandlung stellt man bewusst zur Verfügung (deshalb ist es die unabhängige Variable), entweder bei denselben Patienten nacheinander oder bei verschiedenen Patientengruppen jeweils eine Behandlungsart.

Ein Experiment beschränkt sich nicht zwangsläufig auf nur eine unabhängige Variable, sondern es lassen sich auch mehrere untersuchen. Die Anzahl darf aber nicht zu groß sein, weil der Einfluss jeder einzelnen mit zunehmender Anzahl unschärfer zu erkennen ist. Die Auswertung benötigt besondere statistische Verfahren, auf die hier nicht näher eingegangen werden kann. Auch möglich und sehr üblich ist es, in wissenschaftlichen Experimenten mehrere abhängige Variablen zu untersuchen, z. B. zusätzlich zur Handfunktion noch die Greifkraft und die Selbständigkeit bei der Körperpflege zu erfassen und auszuwerten.

Messung abhängiger und unabhängiger Variablen

Um zu bestimmen, ob und wie stark die unabhängige Variable die abhängige Variable beeinflusst, müssen zumindest die Anfangs- und Endzustände der **abhängigen Variablen** bekannt sein. Eine Einsicht in den genaueren Verlauf erfordert weitere Messungen zwischen dem Anfangs- und Endzeitpunkt. Untersuchen Wissenschaftler beispielsweise mithilfe eines Selbsthilfestatus, ob Therapie A oder B die Selbständigkeit stärker verbessert, so erfordert das eine Messung sowohl direkt vor Beginn der Behandlung, auch **Baseline** genannt, als auch am Ende der Behandlungsphase.

Obwohl man bei einem Experiment die Manipulation der unabhängigen Variablen vorherplant, ist auch ihre Dokumentation während der Durchführung wichtig. Wenn z. B. geplant ist, die Patienten der einen Gruppe 3-mal und die der anderen Gruppe 6-mal zu behandeln, um den Effekt der Therapieintensität herauszufinden, ist nicht garantiert, dass man dies in der Praxis auch so umsetzen kann, beispielsweise aus plötzlich auftretendem Personalmangel oder Fehlen der Patienten aus Krankheitsgründen. Deshalb ist es unumgänglich, die tatsächliche Umsetzung zu protokollieren, um sie bei der Interpretation der Ergebnisse berücksichtigen zu können.

Störvariablen (engl.: confounder)

Die abhängige Variable hängt häufig nicht nur von der unabhängigen Variablen, sondern zusätzlich von anderen Faktoren, so genannten Störvariablen, ab. Beispielsweise könnte sich nicht nur der Therapieansatz (unabhängige Variable) auf die Verbesserungen der Selbständigkeit bei der Morgentoilette (abhängige Variable) auswirken, sondern auch das Alter der Patienten und deren Gesundheitszustand zu Anfang der Datenerhebung (Störvariablen). Wären z. B. in der 1. Untersuchungsgruppe die Patienten erheblich älter oder zu Anfang unselbständiger als in der 2. Gruppe, so könnte das zu einem geringeren Anstieg der Selbständigkeit in der 1. Gruppe im Vergleich zur 2. Gruppe führen. Dadurch würde die Wirksamkeit der Therapie der 1. Gruppe im Vergleich zur Therapie der 2. Gruppe unterschätzt. Das Ergebnis wäre aufgrund der Störvariablen **verzerrt**, wie es im Fachjargon heißt.

Neben den personenbezogenen Störvariablen gibt es solche, die während des Experimentes auftauchen können. Beispielsweise kann sich Lärm oder starke Hitze, denen einige Patienten während des Experiments ausgesetzt sind, auf die Ergebnisse auswirken. Mögliche Störvariablen beim Beispiel der Morgentoilette wären unterschiedlich gut eingerichtete bzw. angepasste Sanitäranlagen oder Utensilien für die Körperpflege sowie spezielle Hilfsmittel.

Umgang mit Störvariablen

> Beeinflussen nicht nur die unabhängige Variable, sondern auch Störvariablen die abhängige Variable, kann es undurchschaubar werden, wodurch sich die abhängige Variable in welchem Maß ändert.

Üben mehrere unabhängige Variablen und Störvariablen einen Einfluss aus, so ist wichtig, sie zu messen bzw. zumindest zu dokumentieren, um sie später bei der Interpretation zu berücksichtigen. Sofern sich die (Stör-)Variablen in Zahlen ausdrücken lassen, schaffen es besondere statistische Verfahren, deren Auswirkungen einzeln erkennen zu lassen. Trotzdem nimmt die Aussagekraft mit zunehmender Anzahl an Einflussfaktoren ab.

Störvariablen können bekannt (z. B. Alter) oder unbekannt (z. B. unentdeckte Zusatzkrankheiten oder unterschiedliche Anfälligkeit) sein. Sofern praktikabel, ist es sinnvoll, bekannte Störvariablen **konstant zu halten** bzw. **auszuschalten**. Im vorhergehenden Beispiel würden z. B. alle Patienten zu allen Messzeitpunkten gleichartige Sanitäranlagen, Utensilien und keine speziellen Hilfsmittel gebrauchen. Bleiben alle bekannten Störvariablen konstant, so hängt die Veränderung der abhängigen Variablen nur noch von der Veränderung der unabhängigen Variablen ab – abgesehen von den unbekannten Störvariablen.

Dem verzerrenden Einfluss unbekannter Störvariablen treten Wissenschaftler entgegen, indem sie **randomisiert kontrollierte Studien** durchführen. Dabei teilen die Wissenschaftler die Versuchspersonen durch einen Zufallsgenerator (random = Zufall) den verschiedenen Gruppen, z. B. einer Behandlungs- und einer Placebogruppe, zu. Diese zufällige Zuordnung soll gewährleisten, dass sich die personenbezogenen Unterschiede möglichst gleichmäßig auf die Gruppen verteilen und so keinen oder nur noch geringen Einfluss auf die abhängige Variable ausüben.

Auswirkungen der Störvariablen auf die abhängige(n) Variable(n)

Unbekannte Störvariablen und unkontrollierte bekannte Störvariablen können die abhängigen Variablen auf verschiedene Arten beeinflussen:

- Im besseren Fall erzeugen die Störvariablen eine **Streuung** der abhängigen Variablen. Dabei verteilen sich die Werte, die unter Einfluss der Störvariablen entstehen, um denjenigen Wert, den die Patienten ohne den Einfluss von Störvariablen erreichen würden. Da immer Störvariablen vorhanden sind, bleibt dieser „richtige" Wert unbekannt und kann nur durch Mittelwertbildung geschätzt werden.
Wenn beispielsweise 5 Personen einen Test durchführten und jede ohne Einfluss von Störvariablen 11 von 20 Punkten erreichen würde, so sind ihre Testergebnisse mit Einfluss der Störvariablen z. B. 13, 9, 11, 12 und 10 Punkte.
- Im schlechteren Fall verzerren sie die Ergebnisse der abhängigen Variablen in eine Richtung und erzeugen so einen **systematischen Fehler**.

Praxistipp

Wenn Sie bei einer wissenschaftlichen Messung bzw. Studie oder einem Experiment mithelfen sollen oder wenn Sie diese selbständig planen und durchführen möchten, sollten Sie hinsichtlich der Auswahl und Kontrolle der Variablen folgendermaßen vorgehen:
1. **Vorüberlegungen:**
   - Legen Sie die abhängigen und unabhängigen Variablen fest.

   - Planen Sie, wie sich die unabhängige Variable ändern soll.
   - Überlegen Sie, welche Störvariablen das Ergebnis beeinflussen könnten und wie sie sich konstant halten bzw. ausschalten lassen. Insbesondere müssen Sie sich auch darüber Gedanken machen, ob es Störvariablen gibt, die erst oder besonders durch die Messsituation entstehen. Dazu gehört z. B. das Gefühl, beobachtet zu werden, wodurch der Patient sich vielleicht anders als in der Alltagssituation verhält.

Weiter hinten in diesem Kapitel gibt es auch Tipps für die Durchführung der systematischen Beobachtungen am Patienten und Beispiele dazu. Dort finden Sie die gleichen Überlegungen detaillierter ausgeführt.

2. **Messung:**
   - Halten Sie die Störvariablen während der Untersuchung konstant oder schalten Sie sie aus (z. B. Lärm), sofern es möglich ist..
   - Kontrollieren Sie die unabhängigen Variablen, indem Sie sie gezielt manipulieren. Erfassen und protokollieren Sie die unabhängigen Variablen.
   - Messen Sie die abhängigen Variablen. Achten Sie darauf, dass man anschließend jede Messung der abhängigen Variablen dem zugehörigen Zustand der unabhängigen Variablen eindeutig zuordnen kann, um den Zusammenhang aufzeigen zu können.

3.3   Kennzeichen systematischer Beobachtungen

Systematische Beobachtungen am Patienten sind methodisch den Laborexperimenten zuzuordnen. Wichtige Kennzeichnen der Laborexperimente sind folgende (Bortz u. Döring 2006, S. 58):
- Planmäßigkeit der Untersuchungsdurchführung (Willkürlichkeit),
- Variierbarkeit der Untersuchungsbedingungen,
- Wiederholbarkeit der Untersuchung.

Diese Kennzeichen erläutern die folgenden Abschnitte. Leser und Leserinnen, welche ▶ Abschn. 3.2 sorgfältig gelesen haben, können ▶ Abschn. 3.3.1 als Wiederholung nutzen bzw. überfliegen.

3.3.1 Planmäßigkeit der Untersuchungsdurchführung (Willkürlichkeit) und Variierbarkeit der Untersuchungsbedingungen

Im Laborexperiment wird ein Geschehen nicht nur beobachtet, sondern auch **geplant und gesteuert** um herauszufinden, welche Auswirkung eine bestimmte Variable auf eine bestimmte Größe des Gesundheitszustandes des Patienten hat, beispielsweise auf die Kraft. Das Eingreifen in das Geschehen hat folgende Gründe: Es gibt häufig mehrere Variablen, welche die Größe, die man beobachten möchte, beeinflussen. Wenn sich diese Variablen unkontrolliert verändern können, ist es schwierig zu beurteilen, welche einzelne Variable welche Wirkung ausübt. Daher schaltet man in den Laborexperimenten möglichst viele Störvariablen (engl. confounder) aus (z. B. Lärm, Schmerz) oder hält sie konstant, um vergleichbare Bedingungen zu schaffen (▶ Abschn. 3.2.1). Lassen sich die Störvariablen nicht ausschalten oder konstant halten, so dokumentiert man sie zumindest sorgfältig und berücksichtigt sie bei der Datenauswertung und -interpretation.

Die **unabhängige Variable** soll sich dagegen ändern, damit man erkennen kann, was diese Änderung beim Patienten bewirkt, wie stark sie also die **abhängige Variable** beeinflusst. Dazu gibt es 2 Möglichkeiten:

- Erstens kann man abwarten, bis sich die unabhängige Variable von selbst ändert (▶ Abschn. 3.6.1).
- Zweitens kann man – was dem typischen Laborexperiment entspricht – die Änderung gezielt vornehmen, d. h. man modifiziert (manipuliert) die Variable systematisch (▶ Abschn. 3.6.2).

Auch andere Aspekte lassen sich gezielt planen, z. B. wie viel Zeit ein Versuch in Anspruch nehmen darf oder wie viele Probanden an der Untersuchung teilnehmen sollen. Letzteres ist für die systematischen Beobachtungen, wie sie hier beschrieben werden, allerdings unbedeutend, da sie nur jeweils einen Patienten berücksichtigen.

3.3.2 Wiederholbarkeit der Untersuchung

Eine Untersuchung sollte so gestaltet sein, dass man sie nochmals auf genau gleiche Weise durchführen könnte. Das setzt Bedingungen voraus, welche während der Untersuchung nicht zufällig entstehen, sondern gesteuert sind. Diesen Punkt erwähnte bereits der vorhergehende Abschnitt. Zudem ist eine genaue Dokumentation des Vorgehens bei der Untersuchung notwendig.

Wenn die unabhängige Variable die abhängige beeinflusst, also wirklich eine Wirkung vorliegt, so muss die Wiederholung der Untersuchung zu denselben statistischen Resultaten führen, abgesehen von einer verbleibenden Unsicherheit, die immer mit therapeutischen und klinischen Untersuchungen verbunden ist.

Wichtige Punkte bei der Wiederholbarkeit der Untersuchung und Reproduzierbarkeit der Ergebnisse sind folgende:

- Bei einer Wiederholung müssten dieselben Versuchsbedingungen eingehalten werden. Dazu gehören z. B.:
  - die Aufgabenstellung,
  - die Art, das Ausmaß und die Häufigkeit der Änderung der unabhängigen Variablen,
  - derselbe Ausschluss der Störvariablen,
  - die Tageszeit der Messung (z. B. könnten sich durch Ermüdungseffekte morgens andere Werte als abends ergeben) etc.
- Das Messinstrument muss **reliabel** (zuverlässig) sein. Ist es das nicht, so zeigt es bei 2 Versuchen, welche eigentlich den identischen Wert der Messgröße im Rahmen der erforderlichen Genauigkeit beinhalten, fälschlicherweise unterschiedliche Werte an. Steigt beispielsweise eine Person 2-mal hintereinander auf eine Waage, so misst eine reliable Waage beide Male dieselbe Gewichtskraft, da sich das Gewicht der Person innerhalb weniger Sekunden ohne Zu- oder Abfuhr von Nahrung oder Flüssigkeit nicht ändert. Das Ergebnis ist also reproduzierbar. Ist die Waage nicht reliabel, so zeigt sie fälschlicherweise unterschiedliche Werte an, d. h. das Ergebnis ist nicht reproduzierbar.
- Das Messinstrument ist immer gemäß der **Standardisierung** (▶ Abschn. 15.1.1) des Messverfahrens anzuwenden, damit man die richtigen Ergebnisse erhält und bei konstanten Eigenschaften des Patienten immer dieselben Ergebnisse herauskommen.
- Es bedarf einer genügenden Anzahl an Messungen. Gerade in der Therapie streuen die Werte häufig bedeutend, da z. B. die Tagesform eine große Rolle spielt, welche sich im Experiment nicht von außen kontrollieren lässt. Eine ausreichend große Anzahl Daten ermöglicht statistische Aussagen, welche reproduzierbar sind.

Umgekehrt lässt sich folgern, dass ein Effekt, den ein 1. Experiment »nachgewiesen« hat, mit großer Wahrscheinlichkeit nur per Zufall entstanden ist, wenn ein 2. Experiment zu anderen Ergebnissen kommt, obwohl beide Experimente sich an die oben aufgeführten Punkte gehalten haben.

3.4 Schritte zur Durchführung systematischer Beobachtungen

Die Durchführung systematischer Beobachtungen ähnelt methodisch wissenschaftlichen Experimenten. Allerdings nimmt nur ein Patient daran teil und der Aufwand ist geringer.

Für die Umsetzung in die Praxis empfiehlt sich, die einzelnen Schritte genau zu planen und in Stichworten zu notieren. Die aufgeführten Tipps sollen helfen, an alle zu denken. Zu Fallbeispielen aus der Praxis, zugeordnet zu den verschiedenen Arten systematischer Beobachtungen, ▶ Abschn. 3.6.1, ▶ Abschn. 3.6.2. Es empfiehlt sich, die Tipps und Fallbeispiele parallel anzuschauen, weil die Tipps als Checkliste allgemein gehalten sind.

> **Praxistipp**
>
> Nehmen Sie die Checkliste (◻ Tab. 3.1) zu Hilfe, um die systematischen Beobachtungen am Patienten umzusetzen.

3.5 Bedingungen zur Durchführung systematischer Beobachtungen

Nicht in jedem Fall kann oder sollte man systematische Beobachtungen durchführen. Folgende Punkte sind zu berücksichtigen:

— Erstens ist zu überlegen, ob sie **ethisch vertretbar** sind. Wenn beispielsweise schlimme Nebenwirkungen auftreten können oder die Privatsphäre des Patienten nicht gewährleistet ist, da z. B. kein geschützter Raum zur Verfügung steht, so muss man darauf verzichten.

— Zweitens sollte der **Patient einverstanden** sein, v. a. wenn die unabhängige Variable manipuliert wird. Ganz wichtig ist zu Anfang, den Patienten über das Vorhaben zu informieren und zwar über das Ziel, den Ablauf, den Zeitrahmen, die möglichen Wirkungen und Nebenwirkungen und seine Freiheit, jederzeit abbrechen zu dürfen. Aufgrund dieser Informationen kann der Patient entscheiden, ob er die systematischen Beobachtungen zulässt.

— Ein dritter Punkt ist der **Zeitrahmen**. Wenn der Behandlungserfolg erst sehr langfristig eintritt, muss eine lange Zeitspanne für die systematischen Beobachtungen zur Verfügung stehen. Probiert man in dieser Zeitspanne mehrere Behandlungsarten aus, können nur wenige Wechsel zwischen ihnen stattfinden oder es besteht die Gefahr, dass sich die Effekte überlappen und die Beurteilung erschweren.

— Viertens muss ein **gutes Messinstrument** zur Verfügung stehen, um zuverlässige Daten zu erhalten.

— Fünftens ist eine ausreichende **Compliance** des Patienten wichtig. Selbst wenn der Patient sein Einverständnis erteilt hat, besagt das nicht, dass er motiviert ist, z. B. ein Heimprogramm als eine der Interventionen wirklich durchzuführen. Oder er strengt sich bei der Erfassung nicht an, stets möglichst gute Ergebnisse zu erreichen. Schwankt die Motivation, so kann es sein, dass sie das Ergebnis bestimmt und nicht die Art der Intervention. In diesem Fall sind Rückschlüsse auf die Wirksamkeit der Therapieform nicht möglich.

3.6 Arten systematischer Beobachtungen

Zwei Arten systematischer Beobachtungen lassen sich differenzieren, die sich in ihrem Beeinflussungsgrad der verschiedenen Variablentypen unterscheiden. Zum einen gibt es systematische Beobachtungen, welche nur die Störvariablen kontrollieren, im Folgenden als »systematische Beobachtungen zur Dokumentation des Behandlungsverlaufs unter kontrollierten Bedingungen« bezeichnet. Zum anderen gibt es solche, in welchen man zusätzlich unabhängige Variablen gezielt manipuliert, hier »systematische Beobachtungen mit Manipulation der unabhängigen Variablen« genannt.

3.6.1 Systematische Beobachtungen zur Dokumentation des Behandlungsverlaufs unter kontrollierten Bedingungen

Verlaufsdokumentationen gehören zur Routine des Klinikalltags. Sie dienen dazu, Fortschritte oder auch Rückschritte im Verlauf einer Behandlung festzuhalten. Solche Verlaufsdokumentationen stellen jedoch noch keine systematischen Beobachtungen dar. Möchte man gezielte systematische Beobachtungen

Schritt	Zugrunde liegende Fragen
Formulierung der Problemstellung	Um welches Problem handelt es sich?
Formulierung des Ziels der systematischen Beobachtungen	Was genau bezwecke ich mit den systematischen Beobachtungen, was möchte ich damit herausfinden?
Festlegung des Zeitraums	Innerhalb welcher Zeit könnte sich eine Änderung (z. B. eine Verbesserung um 10 Punkte) zeigen?
Festlegung der unabhängigen Variablen	Von welcher Variablen möchte ich wissen, in welchem Ausmaß sie die abhängige Variable beeinflusst?
Festlegung der abhängigen Variablen	Von welcher Variablen möchte ich wissen, in welchem Ausmaß sie sich von der unabhängigen Variable beeinflussen lässt?
Identifizierung der Störvariablen	Welche Variablen außer der unabhängigen Variablen könnten die abhängige Variable noch beeinflussen?
Kontrolle der Störvariablen	Kann ich die Störvariablen während der systematischen Beobachtungen ausschalten oder konstant halten? Wie kann ich sie messen/dokumentieren, um sie bei der Interpretation zu berücksichtigen?
Suche geeigneter Messinstrumente	Welche geeigneten und möglichst wissenschaftlich validierten Messinstrumente stehen mir zur Verfügung, um die abhängige und unabhängige Variable sowie Störvariablen zu messen?
Planung und Durchführung der Messung/Behandlung	Wie ist das genaue Vorgehen bei der Messung und Behandlung?
Auswertung der Daten	Wie kann ich die Daten auswerten, wie kann ich sie zusammenfassen, gibt es vorgegebene Rechenmethoden? Beispiel: Möchte ein Therapeut bestimmen, ob eine Größe, welche die Änderung des Gesundheitszustandes beschreiben soll, besser oder schlechter geworden ist, kann er z. B. Differenzen (Werte nachher minus vorher) berechnen. Unter Umständen sind auch statistische Berechnungen machbar und sinnvoll. Wie kann ich die Daten übersichtlich darstellen? Beispiele: Tabelle, Kurve, Graphik
Interpretation der Ergebnisse	Wie wirken sich die unabhängige Variable und evtl. die Störvariable(n) auf die abhängigen Variablen aus? Was sind mögliche Gründe für diese Ergebnisse?
Formulierung der Konsequenzen für die weitere Behandlung (unter Einbezug der Wünsche des Patienten)	Soll ich die Behandlung auf dieselbe Art weiterführen? Oder könnte sie effektiver sein, wenn ich sie modifiziere? Sind die Erfolgsaussichten so gering, dass ich sie abbrechen sollte? War die Behandlung sehr erfolgreich, sodass ich mit dem Patienten zusammen neue Ziele setzen kann? Sind neue systematische Beobachtungen notwendig, um den Erfolg einer modifizierten Behandlung oder einer Behandlung mit neuen Zielsetzungen zu untersuchen?
Umsetzung der Konsequenzen in die Praxis und Überprüfung des Erfolges	Sind die gezogenen Konsequenzen sinnvoll? Ist die Umsetzung erfolgreich?

Tab. 3.1 Checkliste zur Durchführung systematischer Beobachtungen

durchführen, muss man folgende zusätzlichen Punkte beachten (▶ Abschn. 3.4, Tipp; ◘ Tab. 3.1):

a. Zu Anfang der Dokumentation ist ein **sinnvoller Beobachtungszeitraum** festzulegen, um den Behandlungserfolg, d. h. die Änderung der abhängigen Variablen, feststellen zu können. Die Festlegung der Zeitspanne, in welcher man bereits eine Änderung sehen sollte, erfolgt anhand der eigenen Erfahrung oder – falls vorhanden – anhand der Erkenntnisse aus der Literatur.

b. Diese Art der systematischen Beobachtungen soll nicht nur dazu dienen, den Zustand des Patienten zu verschiedenen Zeitpunkten festzuhalten, um sich ein Bild über den Behandlungsverlauf zu verschaffen oder einen Abschluss- oder Übergabebericht zu schreiben. Sie soll am Ende des festgelegten Beobachtungszeitraumes (▶ Punkt a) **bei der Entscheidung helfen**, ob die Behandlung fortgesetzt, modifiziert, durch eine andere ersetzt oder abgebrochen werden soll.

c. Die Verlaufsdokumentation sollte möglichst mithilfe **wissenschaftlich »abgesegneter« Erfassungsinstrumente** erfolgen. Falls kein geeignetes Instrument zur Verfügung steht, muss man selbst eins entwickeln. Dies müsste eigentlich folgende Punkte erfüllen:
   - Es misst genau diejenige Eigenschaft, welche untersucht werden soll (Validität).
   - Es lässt sich immer gleich anwenden (Standardisierung).
   - Es zeigt Änderungen an, wenn sich der Zustand des Patienten geändert hat (Sensitivität).
   - Es zeigt bei gleich bleibendem Zustand des Patienten immer dasselbe Ergebnis an (Reliabilität).
   Diese Qualitäten des Messinstruments zu testen wäre ein sehr großer Aufwand. Für die systematischen Beobachtungen reicht es notfalls aus, wenn man sorgfältig überlegt, ob die Validität, Sensitivität und die Reliabilität ausreichend gewährleistet sind und das Messinstrument allenfalls noch einmal dahingehend anpasst. Die Standardisierung muss man auf jeden Fall festhalten und entsprechend in die Praxis umsetzen.

d. **Störvariablen**, z. B. Medikamente oder Lärm, müssen soweit es geht ausgeschaltet bzw. konstant gehalten werden.
   Allerdings gilt selbstverständlich Folgendes: Wenn z. B. eine medikamentöse Änderung angezeigt ist, hat diese zum **Wohle des Patienten** selbstverständlich Priorität. Die Ergebnisse unter den veränderten Bedingungen sind dann aber eventuell nicht verwertbar.

Was ist nun die Rolle der unabhängigen Variablen? Die systematischen Beobachtungen zur Dokumentation des Behandlungsverlaufs unter kontrollierten Bedingungen manipulieren die unabhängige Variable nicht. Vielmehr ist diese Teil des normalen Therapiealltags mit seinen veränderlichen Eigenschaften. Beispielsweise kann die Anzahl der Anwendungen die unabhängige Variable darstellen, welche im Laufe der Zeit automatisch steigt, aber nicht gezielt manipuliert wird. Ein anderes Beispiel ist das Therapiesetting wie z. B. die Behandlung von Kindern oder psychiatrischen Patienten in verschiedenen Einzel- und Gruppensituationen, welche sowieso in dem betreffenden Therapiezentrum zum normalen Therapiealltag gehören.

Zum Thema systematische Beobachtungen zur Dokumentation des Behandlungsverlaufs unter kontrollierten Bedingungen folgen 2 Fallbeispiele.

Fallbeispiel 1: ▶ Kap. 3
Planung und Durchführung der systematischen Beobachtungen

- **Formulierung der Problemstellung**
  Herr T. hat chronische Schmerzen im Nackenbereich, die sowohl tagsüber als auch nachts auftreten und so seine Lebensqualität erheblich einschränken.

- **Formulierung des Ziels der systematischen Beobachtungen**
  Die systematischen Beobachtungen sollen zeigen, ob eine Triggerpunktmassage die Schmerzen von Herrn T. lindert.

- **Festlegung des Zeitraums**
  Bei der Problemstellung des Patienten und nach der sorgfältigen Palpation der betroffenen Muskulatur schätzt die Therapeutin aus ihrer praktischen Erfahrung heraus, dass sich nach 5 Behandlungen eine deutliche Wirkung zeigen sollte, sofern die Therapie für Herrn T. geeignet ist.

- **Festlegung der unabhängigen Variablen**
  Die unabhängige Variable ist die Anzahl der Anwendungen, welche mit zunehmender Behandlungszeit automatisch steigt. Sie wird nicht manipuliert. Die Behandlung erfolgt 2-mal pro Woche.

- **Festlegung der abhängigen Variablen**
  Die abhängige Variable ist die Stärke der Schmerzen im Alltag.

- **Identifizierung und Kontrolle der Störvariablen**
  Herr T. erhält leichte Schmerzmedikamente.
  In Absprache mit dem Arzt wird vereinbart, dass er dasselbe Medikament in der gleichen

Fallbeispiel 1

Herr T., 40 Jahre, kommt zur Physiotherapie. Er arbeitet als Feinmechaniker mehrere Stunden am Tag am Mikroskop und leidet unter chronischen Schmerzen im Nackenbereich. In seiner Freizeit fährt er gerne Rennrad. Er hatte keinen Unfall, welcher die Schmerzen verursacht haben könnten. Der Röntgenbefund ist unauffällig. Der Arzt hat ihm Massage verordnet.

Es liegt nahe, dass die Schmerzen aufgrund der statischen Arbeitshaltung am Mikroskop durch die Verspannung der Muskulatur entstehen. Auch der Sport, welcher Herr T. betreibt, ist für die Nackenmuskulatur belastend. Die behandelnde Physiotherapeutin stellt zudem einige Triggerpunkte im schmerzhaften Gebiet fest. Deshalb entschließt sie sich für eine Triggerpunktmassage.

Dosierung weiter einnimmt (Dosis des Schmerzmittels = Störvariable, welche konstant gelassen werden soll). Aus ethischen Gründen wird dem Patienten allerdings eingeräumt, dass er die Dosis ändern kann, wenn die Schmerzen bedeutend nachlassen, sich bedeutend erhöhen oder wenn Nebenwirkungen auftreten. Die Medikamenteneinnahme muss der Patient unbedingt dokumentieren, um dies bei der Auswertung der Ergebnisse berücksichtigen zu können. Aktivitäten (z. B. warmes Bad, Sauna, Sport) soll er während dieser Zeit möglichst gleichmäßig verteilen und dokumentieren.

Störvariablen, welche sich nicht kontrollieren lassen – z. B. Ärger am Arbeitsplatz oder zu Hause, extreme Änderungen der Temperatur oder der Luftfeuchtigkeit –, soll er festhalten, um auch sie in der Auswertung zu berücksichtigen und so zuverlässigere Rückschlüsse über den Behandlungserfolg der Therapie ziehen zu können.

— **Suche geeigneter Messinstrumente**

Als Messinstrumente dienen eine Schmerzskala von 0 (keine Schmerzen) bis 10 (sehr starke Schmerzen) und ein Schmerztagebuch.

— **Planung und Durchführung der Messung/Behandlung**

Der Patient hält seine Schmerzen fest, um herauszufinden, wie sich seine Schmerzempfindung in der Zeitspanne, in welcher er die 5 Massagebehandlungen erhält, entwickelt. Die Tageszeiten und die Dauer besonders starker Schmerzen und Schmerzfreiheit dokumentiert er mithilfe eines Tagebuchs. Störvariablen, die sich nicht kontrollieren lassen, hält er ebenfalls dort fest.

Die Therapeutin führt die Triggerpunktbehandlungen standardmäßig und dem Patienten angepasst durch. Der Patient füllt die Schmerzskala vor und direkt nach jeder Behandlung sowie morgens und abends aus, unabhängig davon, ob eine Behandlung an dem Tag stattgefunden hat oder nicht. Das Schmerztagebuch führt er jeden Tag (Dauer der Schmerzfreiheit mit zugehöriger Tageszeit, besondere Aktivitäten, Medikation etc.).

— **Auswertung der Daten**

Die Therapeutin vergleicht verschiedene Daten miteinander, indem sie Differenzen bildet: Der Vergleich des Schmerzzustandes vor und nach der Behandlung überprüft, ob es zumindest einen Kurzzeiteffekt gab. Der Vergleich der Werte vor der Behandlung und am Abend desselben Tages zeigt, ob die Schmerzerleichterung mehrere Stunden anhielt.

Auf einem Graphen stellt die Therapeutin den zeitlichen Verlauf a) der Originaldaten und b) der Differenzen zwischen den Werten am Morgen und am Abend graphisch dar. Die Tage mit Therapieanwendung hebt sie optisch mit einer Leuchtfarbe heraus. Die Kurve visualisiert, wie sich die Schmerzen im Verlauf der Zeitspanne, in welcher die Therapie angewendet wurde, entwickelt haben.

— **Interpretation der Ergebnisse**

Bei der Interpretation berücksichtigt die Therapeutin, welche Störvariablen eine Rolle gespielt haben könnten, beispielsweise Änderung der Schmerzmedikation, warmes Bad, Saunabesuche, Sport, Ärger am Arbeitsplatz oder im privaten Bereich, klimatische Änderungen etc.

— **Formulierung der Konsequenzen für die weitere Behandlung** (unter Einbezug der Wünsche des Patienten)

Es zeigt sich, dass die Schmerzen während des Behandlungszeitraums deutlich abgenommen haben, aber noch nicht beseitigt sind. Deshalb vereinbart die Therapeutin mit dem Patienten, die Triggerpunktmassage weiter fortzusetzen.

3

Fallbeispiel 2

Peter, ein 14-jähriger Jugendlicher mit kognitiven Defiziten leidet unter seiner manuellen Ungeschicklichkeit, welche ihm Probleme im Alltag bereiten. Er lässt häufig Gegenstände fallen und benötigt viel Zeit, um sich z. B. anzuziehen oder Frühstück zu bereiten. Die Ärztin verschreibt ihm Ergotherapie, um seine manuelle Funktion zu verbessern.

Die Ergotherapeutin lässt ihn zunächst verschiedene Aufgaben aus dem Alltag ausführen (z. B. Knöpfe schließen, mit einem Löffel Zucker oder Marmelade aus einem Glas in ein Schälchen umfüllen), um sich einen ersten Eindruck zu verschaffen. Sie bemerkt, dass er die Gegenstände vorwiegend mit dem Palmargriff aufnimmt, auch wenn der Griff für das Objekt, das er gerade nehmen möchte, ungeeignet ist. Aus diesem Grund ist das Manipulieren der Objekte erschwert.

Falls die Schmerzen praktisch unverändert geblieben wären, hätte die Therapeutin eine andere Therapieform ausprobiert.

- **Umsetzung der Konsequenzen in die Praxis und Überprüfung des Erfolges**
  Die Therapeutin setzt die Triggerpunktmassage fort. Der Patient beobachtet weiterhin seine Schmerzen, wenn auch nicht so detailliert wie vorher, und berichtet sie der Therapeutin. Nach der letzten Therapiesitzung beschreibt Herr T. seine Schmerzen als nur noch geringfügig, befürchtet aber, dass sie sich aufgrund der unveränderten Arbeitssituation wieder verschlimmern könnten. Die Therapeutin empfiehlt ihm, mit dem Arzt vorbeugende Maßnahmen wie beispielsweise die Progressive Muskelrelaxation zu besprechen.

Fallbeispiel 2: siehe Box Fallbeispiel 2
▶ Kap. 3

Planung und Durchführung der systematischen Beobachtungen

- **Formulierung der Problemstellung**
  Peter setzt zum Greifen vorwiegend den Palmargriff ein, auch wenn ein anderer Griff geeigneter wäre.
- **Formulierung des Ziels der systematischen Beobachtungen**
  Die systematischen Beobachtungen sollen zeigen, ob der Patient durch die Therapie lernt, differenzierte und den Objekten angepasste Griffe einzusetzen.
- **Festlegung des Zeitraums**
  Unter Berücksichtigung des Schweregrades der kognitiven Beeinträchtigung schätzt die Therapeutin aus ihrer Erfahrung heraus, dass sich nach 10 Behandlungen eine deutliche Wirkung zeigen sollte.
- **Festlegung der unabhängigen Variablen**
  Die unabhängige Variable ist die Anzahl der Behandlungen.

- **Festlegung der abhängigen Variablen**
  Die abhängigen Variablen sind folgende:
  - die Art der eingesetzten Griffe (z. B. Lumbrikalgriff, Lateralgriff, Palmargriff),
  - die Anzahl richtig eingesetzter Griffe (das Halten z. B. eines kleinen Löffels mit dem Lateralgriff gilt als richtig, mit dem Palmargriff dagegen als falsch).
- **Identifizierung und Kontrolle der Störvariablen**
  Die Therapeutin bietet beim Test bestimmte Gegenstände in einer räumlichen Anordnung und Aufgabenstellung so an, dass die physiologischen Griffarten eindeutig zugeordnet sind, z. B. den Lumbrikalgriff zum Halten einer Videokassette, Palmargriff zum Aufnehmen eines Telefonhörers, Lateralgriff zur Handhabung eines Schlüssels, Pinzettengriff zum Aufnehmen einer Schraube vom Tisch etc.
  Sie achtet darauf, dass Peter aufrecht sitzt, und bietet ihm die Gegenstände bei beiden Durchführungen gleichartig an (z. B. Videokassette auf der schmalen Kante stehend). Sie gibt ihm zudem immer gleiche Anleitungen (z. B. nur eine Hand zu benutzen).
- **Suche geeigneter Messinstrumente**
  Da der Therapeutin kein standardisierter Handfunktionstest zur Verfügung steht, stellt sie selbst einen Test mit verschiedenen Gegenständen zusammen. Diese soll der Patient mit definierten Griffen nehmen und an einem definierten Platz loslassen. Da es nicht um die Geschwindigkeit der Greiffunktion des Patienten geht, notiert sie nur, welche Griffarten der Patient verwendet.
- **Planung und Durchführung der Messung/Behandlung**
  Zu Anfang der Therapie führt Peter einen 1. Test durch, damit die Therapeutin später einen Vergleich ziehen kann. Nach dem Test übt er in der Therapie alltagsbezogen und in Form verschiedener Spiele verschiedene Griffarten mit

diversen Gegenständen. Die Therapeutin wählt dabei andere Gegenstände als beim Test, damit er nicht einfach den Test selbst übt. Nach 5 und 10 Behandlungen wiederholt sie den Test (2. und 3. Test) mit ihm.

- **Auswertung der Daten**
  Die Therapeutin überprüft anhand der Testdaten, ob Peter nach 5 und 10 Behandlungen im Vergleich zum 1. Test mehr differenzierte Griffarten eingesetzt hat und ob sich die Anzahl der richtig eingesetzten Griffe erhöht hat.
- **Interpretation der Ergebnisse**
  Die Anzahl richtig eingesetzter Griffe hat sich deutlich erhöht, wenn auch nicht alle Griffe richtig waren. Da in der Therapie andere Gegenstände als beim Test beübt wurden, lässt sich die Verbesserung nicht einfach auf ein Lernen des Tests zurückführen. Es ist deshalb anzunehmen, dass der Patient seine Greiffunktion nun besser verschiedenartigen Objekten anpassen kann. Die Steigerung zwischen dem 1. und 2. Test ist viel deutlicher als zwischen dem 2. und 3. Test ausgefallen. Das kann darauf hindeuten, dass keine weiteren wesentlichen Verbesserungen mehr zu erwarten sind. Das ist jedoch nicht sicher, da es nur so wenige Messungen sind.
- **Formulierung der Konsequenzen für die weitere Behandlung** (unter Einbezug der Wünsche des Patienten)
  Peter ist zufrieden damit, was er erreicht hat. Nicht nur während der Therapie, sondern auch im Alltag hat er bemerkt, dass ihm weniger häufig Gegenstände aus der Hand fallen und dass er Alltagsaufgaben schneller erledigen kann. Da er noch weitere Ziele hat, vereinbaren die Therapeutin und er andere Schwerpunkte für die Therapie – sofern die Ärztin ein weiteres Rezept ausstellt.
- **Umsetzung der Konsequenzen in die Praxis und Überprüfung des Erfolges**
  Therapeutin und Patient arbeiten an neuen Zielen. Ob er sie erreicht, wird wiederum überprüft.

Nutzen und Grenzen

Obwohl diese Art systematischer Beobachtungen aussagekräftiger als die pure Verlaufsdokumentation der Behandlung ist, weist sie Grenzen auf:
- Verbesserungen des Krankheitsbildes gibt es manchmal auch ohne Therapie.
- Ein **Placeboeffekt** könnte Ursache der Verbesserungen sein, nicht die Behandlungsmethode selbst

- Sowohl Therapeut als auch Patient sind nicht neutral, d. h. sie haben gewisse Vorstellungen über die Wirksamkeit der Behandlung. Diese **Erwartungen** können die Ergebnisse zur positiven oder zur negativen Seite hin verzerren. Sofern umsetzbar, ist zu empfehlen, dass nicht der behandelnde Therapeut, sondern ein Kollege die Messungen durchführt.
- Vielleicht möchte der Patient den Therapeuten nicht enttäuschen und bemüht sich daher, im Verlauf der Behandlung bessere Resultate als am Anfang zu liefern. Damit würde der Therapeut nicht Verbesserungen der eigentlichen Funktion, sondern Veränderungen der Motivation messen. Besonders gefährdet sind subjektive Symptome. Beispielsweise könnte der Patient **dem Therapeuten zuliebe** Schmerzsymptome am Schluss der Behandlung positiver darstellen, als sie eigentlich sind.

3.6.2 Systematische Beobachtungen mit Manipulation der unabhängigen Variablen

Bei dieser Art systematischer Beobachtungen manipuliert der Therapeut die unabhängige Variable während der Therapie bzw. während des Therapieverlaufs, um ihre Auswirkung auf die abhängige Variable aufzudecken. Beispielsweise kann er die Wirkung unterschiedlicher Behandlungsintensitäten auf die motorische Funktion überprüfen, die Verbesserung der Handfunktion in Abhängigkeit von Griffverdickungen verschiedener Durchmesser erfassen, die Konzentrationsfähigkeit durch verschiedene Arten und Intensitäten ablenkender Reize testen, das Sozialverhalten durch die gezielte Vorgabe verschiedener sozialer Situationen überprüfen etc.

Die Reihenfolge der Behandlungsvariationen sollte er dabei **randomisieren**, beispielsweise auswürfeln, um **systematische Fehler** zu vermeiden. Ein solcher entsteht beispielsweise, wenn die Behandlungsintensität der Behandlung **stetig** abnimmt (statt sie zu variieren) und der normale Krankheitsverlauf am Anfang durch den Selbstheilungsprozess sowieso schneller verläuft. Dann lässt sich nicht identifizieren, ob der Krankheitsverlauf oder die Behandlungsintensität die Ursache der Fortschritte sind.

Wie bei der Dokumentation des Behandlungsverlaufs unter kontrollierten Bedingungen schaltet er Störvariablen soweit es geht aus bzw. hält sie konstant. Auch hierzu folgt ein Beispiel.

3

Fallbeispiel 3

Frau G., 69 Jahre, erlitt vor 1 Jahr einen ischämischen Hirninfarkt im Versorgungsgebiet der rechten Arteria cerebri media. Sie weist keine kognitiven Einschränkungen, jedoch eine armbetonte spastische Hemiplegie und Sensibilitätsstörungen auf der linken Seite auf.

Da bei der 4-wöchigen Rehabilitation bemerkt wurde, dass noch Verbesserungspotential in der oberen Extremität besteht, kommt Frau G. zur Verbesserung der Arm- und Handfunktion zur ambulanten Ergotherapie. Geplant ist, dass sie mehrere Monate Therapie erhält.

Bei der 1. Behandlung stellt die Ergotherapeutin fest, dass die Spastizität der Fingerflexoren die aktive Greiffunktion erheblich behindert. Als vorbereitende Maßnahme für die funktionellen Übungen muss sie die Spastizität möglichst wirksam lösen.

Fallbeispiel: Box Fallbeispiel 3 ▶ Kap. 3 Planung und Durchführung der systematischen Beobachtungen

– **Formulierung der Problemstellung**
Die Spastizität der Fingerflexoren behindert die aktive Greiffunktion, welche in der Therapie verbessert werden soll.

– **Formulierung des Ziels der systematischen Beobachtungen**
Die systematischen Beobachtungen sollen zeigen, welche Intervention zur Lösung der Spastizität als Vorbereitung der aktiven Funktionsübungen geeignet ist.

– **Festlegung des Zeitraums**
Die Therapeutin setzt den Zeitraum der systematischen Beobachtungen auf 6 Therapien fest, damit sie jede der 3 verschiedenen Interventionen (s. u.) je 2-mal ausprobieren kann.

– **Festlegung der unabhängigen Variablen**
Die Therapeutin wählt folgende Interventionen zur Lösung des Hypertonus: a) Kälte (Eistauchbad) b) kurzzeitige Lagerung mit einer Johnstone-Schiene und c) manuelle Lösung des Hypertonus.

– **Festlegung der abhängigen Variablen**
Die abhängige Variable ist das Ausmaß der Spastizität. Zudem möchte die Therapeutin wissen, nach welcher den Hypertonus lösenden Maßnahme die Handfunktion am besten ist.

– **Identifizierung und Kontrolle der Störvariablen**
Die Medikation gegen die Spastizität bleibt konstant, d. h. Frau G. nimmt ihr Medikament gegen die Spastizität mit derselben Dosis wie bisher weiter.
Andere Störvariablen wie Stress oder Tagesform lassen sich nicht beeinflussen, aber die Therapeutin notiert sich jeweils Frau G.s Antwort auf die offene Frage: »Worauf führen Sie die heutige erhöhte Muskelspannung zurück?«

– **Suche geeigneter Messinstrumente**
Die Therapeutin wählt den Ashworth-Test, um die Spastizität (wissenschaftlich präziser ausgedrückt: Grad des Widerstandes gegen passive Bewegung) zu erfassen. Mit dem Jebsen-Test misst sie die Handfunktion. Beide Tests sind wissenschaftlich hinsichtlich ihrer Güte abgesichert.[1]

– **Planung und Durchführung der Messung/Behandlung**
Zunächst bestimmt die Therapeutin, bei welcher Therapiestunde welche Spastizität lösende Maßnahme zum Zuge kommt. Sie würfelt die Reihenfolge aus, aber so, dass letztendlich alle 3 Arten je 2-mal drankommen (Anm.: Zu einer objektiveren Auswertung bräuchte es noch mehr Durchgänge, aber das würde ein längeres Verharren im Probestadium bewirken). Direkt vor und nach der Maßnahme wendet die Therapeutin jeweils den Ashworth-Test an. Da sie sich auf die Fingerflexoren und das Handgelenk beschränkt, dauert

---

1 Ashworth-Test (Ashworth 1964): Dieser Test teilt den Grad des Widerstandes gegen passive Bewegung auf einer Skala von 0 (kein erhöhter Tonus) bis 4 (Gliedmaße rigid in der Flexion und Extension) ein. Die Reliabilität (Zuverlässigkeit) des Ashworth-Tests zur Messung des Widerstandes gegen passive Bewegung erwies sich für die oberen Extremitäten höher als für die unteren Extremitäten (Pandyan et al. 1999) und war speziell bei den Fingerflexoren besonders gut (Brashear et al. 2002).
Jebsen-Test (Jebsen et al. 1969): Dieser Test ist ein alltagsrelevanter, schnell durchführbarer Handfunktionstest. Er ist standardisiert, reliabel und sensitiv (Jebsen et al. 1969) und bietet Normwerte in Abhängigkeit von der Altersgruppe und vom Geschlecht (Hackel et al. 1992; Jebsen et al. 1969). Der Test ist auch heutzutage weit verbreitet und wird in der Forschung verwendet (Hummel et al. 2010). Als Maß dient die Zeit, welche der Patient zur Vollendung jeder der sieben verschiedenen Aufgaben wie z.B. Schreiben, simuliertes Essen oder Aufnehmen verschiedenartiger Gegenstände benötigt.

diese Messung nicht lange. Nach der Spastizität lösenden Maßnahme führt die Patientin den Jebsen-Test durch. Je nachdem, wie gut sich ihr Hypertonus durch die Maßnahme verringert hat, fällt Frau G. der Test leichter oder schwerer und sie erreicht entsprechende Punktzahlen im Test.

- **Auswertung der Daten**
  Da die Therapeutin jede Spastizität lösende Maßnahme 2-mal angewendet hat, mittelt sie die Werte der Spastizitätsänderungen bzw. Punkte beim Handfunktionstest.
- **Interpretation der Ergebnisse**
  Bei Frau G. erweisen sich das Eistauchbad und die Lagerung in der Johnstone-Schiene als deutlich besser als die manuelle Behandlung, denn sie haben die Spastizität am besten gelöst und Frau G. hat mit ihnen die meisten Punkte im Handfunktionstest erzielt. Die beiden Maßnahmen unterscheiden sich etwas in ihrer Wirkung, aber da nur 2 Messungen durchgeführt wurden und Stress die Ergebnisse etwas beeinflusst haben könnte, lässt sich zwischen ihnen keine Priorität setzen.
- **Formulierung der Konsequenzen für die weitere Behandlung** (unter Einbezug der Wünsche des Patienten)
  Die Therapeutin schlägt Frau G. vor, die 2 erfolgreichen Maßnahmen zur Lösung der Spastizität weiterhin anzuwenden und grob einzuschätzen, welche sich als besser erweist. Die Patientin bevorzugt jedoch das Eistauchbad, da sie es angenehmer als die Schiene findet. Nun steht die Maßnahme fest.
- **Umsetzung der Konsequenzen in die Praxis und Überprüfung des Erfolges**
  Die Therapeutin setzt das Eistauchbad in der weiteren Therapie ein. Solange sich die Spastizität dadurch ausreichend lösen lässt, was sie manuell stets überprüft, behält sie die Methode bei. Andernfalls wechselt sie zu der Johnstone-Schiene, sofern Frau G. sie akzeptiert.

Nutzen und Grenzen

Systematische Beobachtungen mit Manipulation der unabhängigen Variablen müssen sich aus praktischen Gründen häufig auf wenige Erfassungen beschränken. Deshalb bieten sie – im wissenschaftlichen Sinn – begrenzte Evidenz. Sie vermitteln trotzdem bereits einen Eindruck über die Wirksamkeit einer Intervention bei einem eigenen Patienten. Die Ergebnisse lassen sich, da es sich um eine Untersuchung eines einzelnen Patienten handelt, **nicht verallgemeinern**. Sie können aber Anregung bieten, die Beobachtungen an einer größeren Patientengruppe wissenschaftlich auszutesten. Wenn die Therapie z. B. in einer Klinik stattfindet, welche angewandte Forschung betreibt, kann der Therapeut Kontakt zu den Wissenschaftlern aufnehmen, um entsprechende Vorschläge zu unterbreiten.

Ein weiterer Nutzen der systematischen Beobachtungen liegt darin, dass der Therapeut systematischer und bewusster praktische Erfahrungen sammelt, die ihm und seinen zukünftigen Patienten zugutekommen.

Die Güte der Evidenz, welche systematische Beobachtungen am einzelnen Patienten erbringen, hängt davon ab, ob der Therapeut sie in geringerem oder stärker ausgeprägtem Maß systematisch durchführt. Je besser die Planung und das Vorgehen, desto größer ist die Aussagekraft.

Literatur

Ashworth B (1964) Preliminary trial of carisoprodal in multiple sclerosis. Practitioner 192:540–542

Bortz J, Döring N (2006) Forschungsmethoden und Evaluation für Human- und Sozialwissenschaftler, 4. Aufl. Springer, Heidelberg

Brashear A, Zafonte R, Corcoran M, Galvez-Jimenez N, Gracies JM, Gordon MF, McAfee A, Ruffing K, Thompson B, Williams M, Lee CH, Turkel C (2002) Inter- and intrarater reliability of the Ashworth Scale and the Disability Assessment Scale in patients with upper-limb poststroke spasticity. Arch Phys Med Rehabil 83(10):1349–1354

Hackel ME, Wolfe GA, Bang SM, Canfield JS (1992) Changes in hand function in the aging adult as determined by the Jebsen Test of Hand Function. Phys Ther 72, 373–377

Hummel FC, Heise K, Celnik P, Floel A, Gerloff C, Cohen LG (2010) Facilitating skilled right hand motor function in older subjects by anodal polarization over the left primary motor cortex. Neurobiol Aging 31(12):2160–2168

Jebsen RH, Taylor N, Trieschmann RB, Trotter MJ, Howard LA (1969) An objective and standardized test of hand function. Arch Phys Med Rehabil 50(6):311–319

Pandyan AD, Johnson GR, Price CIM, Curless RH, Barnes MP, Rodgers H (1999) A review of the properties and limitations of the Ashworth and modified Ashworth Scales as measures of spasticity. Clin Rehabil 13:373–383

Herkunft und Konzept der evidenzbasierten Praxis

Viele Therapeuten und Therapeutinnen wissen, dass evidenzbasierte Praxis (EBP) wichtig ist. Sie hat etwas mit Wissenschaft zu tun und durch Wissenschaft lässt sich eine Intervention gegenüber Patienten und Kostenträgerinnen rechtfertigen, sofern sie sich in Studien als wirksam erwiesen hat. Doch ist die EBP nicht eher etwas für Wissenschaftler im Elfenbeinturm? Muss man selbst ein Wissenschaftler sein, um sie anwenden zu können? Und – gilt die therapeutische Erfahrung denn gar nichts mehr?

Grundsätzlich lässt sich darüber streiten, was die Begriffe evidenzbasierte Medizin (EBM) oder evidenzbasierte Praxis (EBP) genau beinhalten. Wie bereits definiert (▶ Kap. 1.3), sind die Begriffe in diesem Buch für die zurzeit höchste Form des evidenzbasierten Arbeitens am individuellen Patienten reserviert, welche der Methodik der Evidence-Based Medicine Working Group (Sackett et al. 1999) sowie weiterer wissenschaftlicher Fachgruppen und Fachleute entspricht. Sie schließt sowohl die systematische wissenschaftliche Literaturarbeit als auch die therapeutische Erfahrung mit ein.

4.1   Evidenzbasierte Medizin

4.1.1   Ursprung und Ziel

Die EBP hat ihre Wurzeln in der EBM. Diese fand ihrerseits in Paris in der Mitte des 19. Jahrhunderts ihren Ursprung (Sackett et al. 1999, S. 2) und wurde in den letzten Jahrzehnten verstärkt thematisiert und professionalisiert. Sie bietet die Grundlage dazu, praktizierte medizinische bzw. therapeutische Konzepte aufgrund von **Erfahrung** in Konzepte mit **objektivierter Beweislage** umzuwandeln, die zeigt, dass die Praxishandlungen den gewünschten Nutzen erzeugen. Das Konzept beinhaltet, dass Ärzte und Ärztinnen bzw. Therapeuten und Therapeutinnen das eigene Praktizieren evaluieren und wissenschaftliche Forschungsergebnisse mit einbeziehen. Die Leistungen sollen sich auf diese Weise verbessern (Seale u. Barnard 1998).

Sackett et al. (1999, S. 2) formulierten die EBM folgendermaßen: »Bewusster, expliziter und angemessener Einsatz der gegenwärtig besten Evidenz bei Entscheidungen über die medizinische Versorgung einzelner Patienten. [...] EBM zu praktizieren bedeutet, die individuelle klinische Erfahrung mit den besten zur Verfügung stehenden externen Nachweisen aus der systematischen Forschung zu integrieren«.

> ❯ Das Ziel der EBM ist, den Einfluss der besten zur Verfügung stehenden externen Evidenz auf die täglichen Entscheidungen hinsichtlich der Behandlung des individuellen Patienten zu vergrößern. Dies erreichen die Ärztinnen bzw. Ärzte, indem sie zusätzlich zum individuellen klinischen Expertentum wissenschaftlich fundierte Kenntnisse in die klinische Behandlung integrieren.

Die EBM lässt sich daher in das Konzept der Evaluationsforschung einreihen, deren Ziel und Nutzen es ist, verständliche und **nützliche Entscheidungsgrundlagen** zu beschaffen, »... z. B. die Maßnahme war erfolgreich, sollte weitergeführt oder beendet werden« (Bortz u. Döring 2006, S. 98).

4.1.2   Themenbereiche der EBM

Zu der EBM gehört nicht nur, die Wirksamkeit therapeutischer Maßnahmen, beispielsweise bestimmter Medikamente, zu objektivieren. Weitere relevante Themen bilden u. a. die

- Korrektheit diagnostischer Tests,
- Zuverlässigkeit von Prognosen,
- Wirksamkeit von Präventivmaßnahmen,
- Einschätzung möglicher Nebenwirkungen der medizinischen Interventionen,
- ökonomische Fragestellungen.

Es ist maßgeblich der Evidence-Based Medicine Working Group der McMaster University in Hamilton, Kanada zu verdanken, dass sie zu diesen verschiedenen Themen ein konkretes Konzept für die Medizin ausgearbeitet und Ende des 20. Jahrhunderts verbreitet hat.

4.1.3   Voraussetzungen

Die eigentlichen Voraussetzungen zur EBM wurden erst in den letzten Jahrzehnten geschaffen: Klinische Forschung wurde systematisch und in großem Umfang betrieben und auch der Zugang zur wissenschaftlichen Literatur verbesserte sich im Computerzeitalter zusehends.

Literatursuche und Zugang zu wissenschaftlichen Artikeln – früher und heute

Noch in den 1980er-Jahren waren systematische elektronische Literaturrecherchen sehr kostspielig, und häufig mussten sie spezialisierten Bibliothekaren in Auftrag gegeben werden. Mediziner und auch Wissenschaftler hatten in dieser Zeit v. a. Zugang zu wissenschaftlichen Zeitschriften in hauseigenen oder öffentlich zugänglichen Bibliotheken. Diese **Suche von Hand** war zeitaufwändig und nicht umfassend, da sie sich auf die unmittelbar verfügbaren Zeitschriften beschränkte. Allerdings ließen sich mithilfe der dort gefundenen Artikel weitere wichtige Publikationen anhand der **Referenzliste** aufspüren und auch der **Austausch zwischen Fachleuten** desselben Gebietes war eine wichtige Quelle, um auf dem neuesten Stand zu bleiben. Die Artikel, welche die Fachleute nicht in nahen Bibliotheken selbst kopieren konnten, ließen sich, wie auch heute noch möglich, bestellen. In den 1990er-Jahren kamen **elektronische Datenbanken** in CD-Form und im Internet auf, welche eine unkomplizierte und umfassende Möglichkeit zur eigenen Literaturrecherche boten. Heute benutzen die Fachleute vor allem das **Internet** mit seinen wissenschaftlichen Datenbanken zur Literaturrecherche.

Menge an wissenschaftlicher Literatur

In der EBM stellt inzwischen nicht mehr der Mangel an wissenschaftlicher Evidenz das Problem dar, sondern die **Informationsflut**, welche der Einzelne nicht mehr durcharbeiten kann. Tausende medizinische Zeitschriften publizieren so viele Artikel, dass ein Allgemeininternist schon in den 90er-Jahren täglich 19 Artikel hätte lesen müssen, um mit den für seine Praxis relevanten Zeitschriften auf dem neusten Stand zu bleiben (Davidoff et al. 1995). Es stellt sich hinsichtlich der seither noch anwachsenden Zahl klinischer Studien die Frage, wie viele wissenschaftliche Erkenntnisse tatsächlich zur Anwendung gelangen. Umfragen in medizinischen Hochschulen in England zeigten, dass die wöchentliche patientenbezogene Lesezeit (gefragt wurde nach der Lesezeit der vorhergehenden Woche) der Medizinstudenten durchschnittlich 60–90 min, der Assistenzärzte 10–90 min und der Abteilungsleiter/Chefärzte mit Abschluss vor 1975 10–45 min betrug. Bemerkenswert ist, dass in den letzten beiden Gruppen bis zu 40% der Befragten gar keine patientenbezogene Literatur gelesen hatte (Sackett et al. 1999, S. 7–8).

Hilfe für die Informationsflut

Existieren zu einem Thema viele Primärstudien (das sind erstmals veröffentlichte Patientenstudien mit den verarbeiteten Originaldaten), überfordert es den Praktiker, alle durchzuarbeiten und für die Praxis auszuwerten. Es bedarf separater Publikationen, welche einen Überblick über die Ergebnisse guter Primärstudien zu einer bestimmten wissenschaftlichen Fragestellung bieten und Schlussfolgerungen für die Praxis ziehen. Aus diesem Bedürfnis heraus entstanden neue Informationsquellen, z. B. die seit 1995 erscheinende Zeitschrift Evidence-Based Medicine des American College of Physicians (ACP) und der British Medical Journal Publications. Sie führt nur Abstracts (Zusammenfassungen) bereits veröffentlichter wissenschaftlicher Studien mit der besten Evidenz auf, zusammen mit Kommentaren, welche die Evidenz in den klinischen Kontext stellen.

Systematische Übersichtsartikel (Review-Artikel) und **Meta-Analysen** bilden weitere wichtige und kompakte Informationsquellen (▶ Kap. 21). Im medizinischen Bereich entstand die Cochrane Collaboration, aus welcher eine zunehmende Anzahl systematischer Übersichtsartikel stammt. Die Wissenschaftler und Wissenschaftlerinnen aktualisieren zudem die Artikel, wenn neue wertvolle Studien zu einem Thema hinzukommen. Die zugehörige Cochrane Datenbank (▶ http://www.cochrane.org/reviews/) veröffentlicht die Abstracts der systematischen Übersichtsartikel. Auch andere Datenbanken wie PubMed enthalten systematische Übersichtsartikel. ◻ Abb. 4.1

Besonders erwähnenswert sind zudem **Leitlinien** (▶ Kap. 22). Sofern eine Gruppe qualifizierter Fachleute sie auf einem wissenschaftlich hochstehenden Niveau entwickeln, sind sie eine der wertvollsten zusammenfassenden Quellen für die Praxis.

4.2   Vergleich zwischen EBM und EBP

Die EBP entspringt aus der EBM. Worin liegen die Gemeinsamkeiten, in welchen Punkten unterscheiden sie sich?

Die Grundgedanken, Methodik und Ziele der EBM sind gleich wie bei der EBP. Sie lassen sich also auf den ergo- und physiotherapeutischen Bereich übertragen. Bezüglich des Inhalts, der Verbreitung der Methode und der Möglichkeit bzw. Bequemlichkeit der Anwendung gibt es jedoch folgende Unterschiede:

- **Art der Fragestellungen:** Es bestehen inhaltliche Unterschiede zwischen der EBM und der EBP, denn Ergo- und Physiotherapeuten haben entsprechende therapeutische, Ärzte dagegen medizinische Fragestellungen zu klären.
- **Kenntnisse der Methode:** Im Vergleich zur Medizin sind sich vermutlich weniger Therapeutinnen und Therapeuten der Existenz des evidenzbasierten Ansatzes überhaupt bewusst

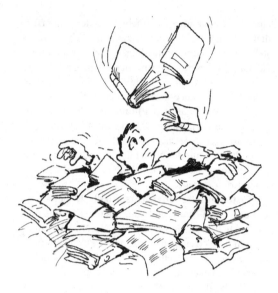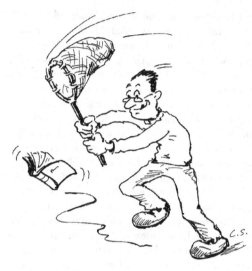

Abb. 4.1 Primärstudien oder systematische Übersichtsartikel

bzw. können den Begriff richtig einordnen. Die Kenntnisse über die Vorgehensweise sind bisher dementsprechend weniger verbreitet als in der Medizin.

- **Anzahl wissenschaftlicher Publikationen:** Im medizinischen Bereich gibt es viel mehr Forschungsarbeiten als in der Ergo- und Physiotherapie. Allerdings steigt auch im therapeutischen Bereich die Zahl berufsrelevanter Artikel exponentiell an, wie Maher et al. (2008) für die Physiotherapie aufzeigten: Während es 1960 nur 15 randomisiert kontrollierte Studien (Erklärung der Studienart ▶ Internet-Link für Download: http://extras.springer.com) gab, waren es 1970 bereits 86. Im Jahr 1980 betrug die Anzahl Studien 441 und wuchs bis September 2007 auf fast 11.500 Studien an.
- **Bequemlichkeit, um Publikationen auf hoher Evidenzstufe herauszufiltern:** Die EBP verlangt, die beste zur Verfügung stehende Evidenz zu berücksichtigen. In verschiedenen Bereichen der Medizin, aber auch beispielsweise in der Pflege existieren bereits spezifische evidenzbasierte Zeitschriften. Sie publizieren nur wissenschaftliche Artikel mit der besten Evidenz. Diese Art Zeitschrift fehlt bisher in der Physio- oder Ergotherapie. Es existieren jedoch Datenbanken (PEDro und OT seeker), welche eine Bewertung der Literatur hinsichtlich ihrer wissenschaftlichen

Qualität vornehmen (▶ Kap. 18.2.3). Das hilft, Prioritäten zu setzen.

4.3   Interne und externe Evidenz

Einleitend wurde behauptet, dass die EBP die höchste Evidenz bringen würde. Diese Behauptung gilt es zu differenzieren.

Wie beschrieben (▶ Kap. 1), umfasst die Definition des Begriffes Evidenz eine große Bandbreite. Evidenz gilt zum einen als völlige Klarheit, Beweis mit objektiver, hoher Beweiskraft, zum anderen als Anzeichen oder Augenscheinlichkeit mit subjektiver und niedrigerer Beweiskraft. Welche Art der Evidenz trifft auf die EBP zu?

Bei der EBP finden beide Bedeutungen des Begriffes Platz, denn hier teilt sich die Evidenz in eine interne und eine externe Evidenz auf.

> **Die interne Evidenz bedeutet die individuelle therapeutische Erfahrung und beinhaltet die subjektive intuitive Gewissheit, z. B. ob eine Therapieform gut oder weniger gut ist. Unter der externen Evidenz versteht man dagegen objektivere Fakten, d. h. wissenschaftliche Nachweise.**

Trotz der eher subjektiv begründeten internen Evidenz darf man den Wert der klinischen bzw. therapeutischen Erfahrung nicht unterschätzen. Nicht selten

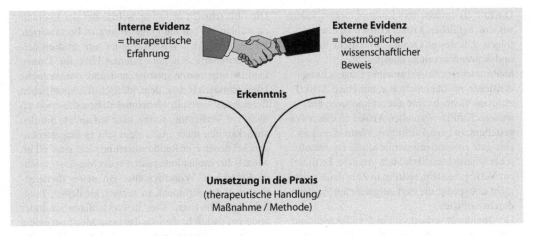

Interne Evidenz
= therapeutische
Erfahrung

Externe Evidenz
= bestmöglicher
wissenschaftlicher
Beweis

Erkenntnis

Umsetzung in die Praxis
(therapeutische Handlung/
Maßnahme / Methode)

◻ **Abb. 4.2**   Grundkonzept der evidenzbasierten Praxis

gibt es nämlich Fragen, welche selbst alles verfügbare Wissen nicht eindeutig klärt, beispielsweise wenn:

- Studien sich widersprechen,
- wichtige Lücken oder Mängel in der wissenschaftlichen Beweisführung vorhanden sind,
- der zu behandelnde Patient bezüglich seiner Eigenschaften vom untersuchten Kollektiv der Studie abweicht.

Dann spielt die Intuition bei der Entscheidungsfindung eine wichtige Rolle, die sich als Erfahrungsgut deuten lässt, welches – allerdings wohl nicht immer bewusst – zuvor gesammelt, verarbeitet und gespeichert wurde (Lansel 2001).

Die Wichtigkeit der internen Evidenz liegt vor allem darin begründet, dass sie den zu behandelnden **Patienten direkt berücksichtigt**. Die externe Evidenz dagegen trifft **statistisch geltende Aussagen**. Wenn eine Studie die Wirksamkeit zweier verschiedener Therapiekonzepte miteinander vergleicht, so sagt die Statistik bei positivem Ergebnis (signifikantem Unterschied) lediglich aus, dass die eine Therapie bei der untersuchten Patientengruppe **höhere Erfolgschancen** als die andere Intervention hat. Trotz Statistik lässt sich aber nicht vorhersehen, ob der zu behandelnde Patient ebenfalls auf diejenige Therapie, welche bei der wissenschaftlichen Untersuchung besser abschnitt, positiv reagieren würde. Eicher (1999) formulierte hierzu im Zusammenhang mit Leitlinien (engl. Guidelines): »Guidelines gelten für den Regelfall. Sie sind keine in jedem Einzelfall gültige Handlungsanweisung. Die Entscheidung, ob im Einzelfall einer bestimmten Guideline zu folgen ist, muss vom Arzt unter Berücksichtigung der individuellen Situ-

ation des Patienten (allfällige Polymorbidität) sowie der Komplexität der Erkrankung getroffen werden«.

❯ Die interne und externe Evidenz sind nicht als Konkurrenten zu verstehen, sondern sie ergänzen sich und führen gemeinsam zu neuen Erkenntnissen. Der Therapeut setzt die Erkenntnisse in die Praxis um, modifiziert also die praktischen Handlungen entsprechend. Dies ist das Grundkonzept der EBP (◻ Abb. 4.2).

Weist eine wissenschaftliche Studie nach, dass z. B. die Spiegeltherapie bei akutem Schlaganfall mit schwerwiegenden motorischen Störungen gleich gut wie bisherige Therapien wirkt und kann der Therapeut dies aus eigener Erfahrung bestätigen, so darf er sie nach bestem Wissen und Gewissen bei seinem Patienten anwenden. Oder möchte er eine aussagekräftige Messung durchführen, so wählt er – sofern vorhanden – ein Messinstrument, das gemäß seiner Erfahrung geeignet ist und deren Güte wissenschaftlich nachgewiesen wurde.

4.4   Grundprinzipien, Abgrenzungen und Zielgruppen der EBP

EBP bedeutet nicht, dass man einen Fachartikel oder wissenschaftlichen Artikel liest, den Ergebnissen dieses Artikels blind vertraut in der Annahme, dass ein weniger guter Artikel ja gar nicht publiziert würde und die Ergebnisse dann für immer als den einzig wahren Ansatz in die Praxis umsetzt. Das hat folgende Gründe:

— Die EBP als umfassendes Konzept fordert, jeden wissenschaftlichen Artikel **kritisch** zu hinterfragen, d. h. dessen Qualität, praktische Relevanz und Anwendbarkeit zu überprüfen.

— Sofern mehrere Artikel zu einer Fragestellung existieren, reicht es nicht aus, nur einen Artikel zu lesen. Vielmehr sind alle auffindbaren und wissenschaftlich wertvollen Artikel zu dieser Fragestellung zu berücksichtigen. Wenn allerdings eine gute zusammenfassende Studie (systematischer Übersichtsartikel, Meta-Analyse, Leitlinie) zur Verfügung steht, spart man Zeit, denn es ist nicht notwendig, die dort aufgeführten Studien durchzuarbeiten.

— Der Therapeut verlässt sich in der EBP nicht nur auf die wissenschaftlichen Erkenntnisse (externe Evidenz), sondern bezieht auch die eigenen Erfahrungen aus der Praxis (interne Evidenz) mit ein.

— Wissen ist nicht statisch, sondern **dynamisch**. Selbst wenn eine Studie die Überlegenheit einer Intervention nachweist, könnten spätere Forschungsarbeiten die Ergebnisse des ersten Artikels in Zweifel ziehen. Im Laufe der Zeit entwickeln Fachleute zudem neue, evtl. bessere Behandlungsansätze, Hilfsmittel, Tests etc. Für die Ergo- und Physiotherapie wie auch für alle anderen Berufe ist es wichtig, neue Erkenntnisse zu verfolgen[1].

Die EBP ist ein Werkzeug zur Identifizierung geeigneter Behandlungsstrategien. Sie bietet selbst aber keine fertigen Behandlungsstrategien an. Die Lösungen muss man vielmehr selbst mithilfe der EBP erarbeiten.

> ❯ Die EBP beschränkt sich nicht auf diejenigen Therapeuten, welche in der Lage sind, wissenschaftlich zu forschen. Allerdings fordert (und fördert) sie Kenntnisse darüber, wie man die wissenschaftliche Güte von Studien herausfindet und deren Ergebnisse interpretiert. Diese Kenntnisse bieten gleichzeitig eine ausgezeichnete Grundlage, selbst in die angewandte Forschung einzusteigen!

Die EBP schreibt nicht vor, welche Art der Literatur zu wählen ist, um die Fragestellung zu beantworten. Häufig betrachten Wissenschaftler nur randomisierte kontrollierte Studien (Internet-Link für Download: ❯ http://extras.springer.com) und systematische Übersichtsartikel aus dem klinisch-therapeutischen Bereich als wertvoll. Manchmal stehen diese jedoch nicht zur Verfügung, sodass man auf andere Studien zurückgreifen muss. Außerdem gibt es Fragestellungen, bei denen eine Randomisierung nicht sinnvoll ist, wie z. B. bei Evaluationsstudien neuer Messinstrumente: Entwickeln Wissenschaftler ein neues therapeutisches Messinstrument, so müssen sie dessen Tauglichkeit nachweisen. Dies bewerkstelligen sie unter anderem dadurch, dass sie das neue Messinstrument und ein bewährtes Instrument bei allen Versuchspersonen anwenden und die Messergebnisse miteinander vergleichen. Eine Randomisierung findet hier nicht statt. Außerdem können auch Fragen aus dem nichtklinischen Bereich auftreten, wie aus der Biologie oder Soziologie. Auch für **qualitative Studien** gilt die Forderung nach der Randomisierung nicht. Diese Studien können aber wichtig und unumgänglich sein, um eine Frage zu beantworten (Savin-Baden u. Taylor 2001). Grundsätzlich sollen Anwender der EBP die beste verfügbare externe Evidenz zur Beantwortung der Fragestellung hinzuziehen. Welcher Art die Evidenz ist, richtet sich nicht nur nach der Qualität der Studien, zu deren Beurteilung die EBP Gütekriterien liefert, sondern auch nach der Fragestellung, der Verfügbarkeit der Literatur und nicht zuletzt nach der Übereinstimmung des Krankheitsbildes mit dem zu behandelnden Patienten.

> ❯ Die EBP spaltet die Therapeuten nicht in die 2 Lager Theoretiker und Praktiker. Therapeuten bleiben Praktiker, sofern sie nicht andere Ziele haben, aber sie unterstützen ihre praktische Arbeit am Patienten durch wissenschaftlich fundierte Erkenntnisse.

4.5 Themenbereiche der EBP

Die EBP beschäftigt sich nicht nur mit **Behandlungsansätzen** wie der Bobath- oder Spiegeltherapie, sondern sie berücksichtigt auch weitere Themenbereiche, welche im Zusammenhang mit der Therapie stehen. Dazu gehören die:

— Befunderhebung,
— Ätiologie,
— Prognosen,

---

1   Hierzu eine kleine Anekdote (Quelle unbekannt): Albert Einstein, der an der ETH Zürich Physik lehrte, nahm eine Prüfung ab. Nach der Prüfung kamen ein paar Studenten zu ihm und sagten: »Die Aufgaben kannten wir doch schon, sie waren dieselben wie die, welche frühere Semester auch schon in der Prüfung hatten und die wir daher zur Vorbereitung hinzuzogen.« Darauf antwortete Albert Einstein: »Ja, die Aufgaben sind dieselben, aber die Antworten haben sich geändert.«

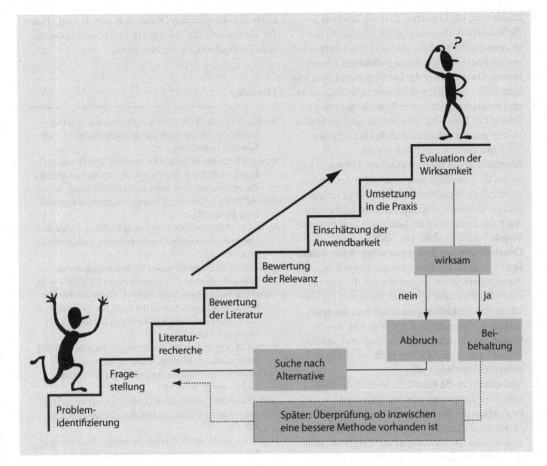

○ **Abb. 4.3** Schritte der EBP

— Tests (Erfassungsinstrumente),
— Prävention,
— Hilfsmittel,
— Nebenwirkungen.

Zusätzlich befasst sie sich noch mit der Güte systematischer Übersichtsartikel, Meta-Analysen und Leitlinien.

Diese verschiedenen Bereiche erfordern unterschiedliche Vorgehensweisen, um die Güte der wissenschaftlichen Evidenz zu analysieren, die Wichtigkeit der Ergebnisse für die Praxis zu bewerten und die Anwendbarkeit zu hinterfragen. Zur Beschreibung der verschiedenen Vorgehensweisen, ▶ Kap. 8 und folgende.

4.6   Schritte der EBP – ein Überblick

Die EBP beinhaltet 8 Schritte (○ Abb. 4.3), welche aufeinander folgen (erweitert und angepasst nach Sackett et al. 1999, S. 2–3 und Forrest u. Miller 2001):

1. **Problemidentifizierung:** Der Therapeut bzw. Patient identifiziert das Problem, bei welchem eine befriedigende Lösung fehlt.
2. **Fragestellung:** Der Therapeut formuliert das Problem bzw. den Informationsbedarf in Form einer konkreten Fragestellung.
3. **Literaturrecherche:** Anhand passender Stichwörter, die sich aus der Fragestellung ergeben, erfolgt die systematische Literaturrecherche (Literatursuche). Möglichst effizient sucht der Therapeut mithilfe geeigneter Suchmethoden relevante Studien. So spürt er die beste Evidenz aus der wissenschaftlichen Literatur zur Beantwortung der Fragestellung auf.

4. **Bewertung der Literatur:** Kritisch bewertet er die Validität (Glaubwürdigkeit, Gültigkeit) der wissenschaftlichen Literatur und filtert so Studien mit ausreichendem wissenschaftlichem Niveau heraus. Dazu nutzt er die Leitfragen und Beurteilungshilfen der EBP, welche eine reproduzierbare und möglichst unverzerrte Bewertung ermöglichen. Die Beurteilung dient ihm zu entscheiden, welche Artikel er letztendlich berücksichtigen wird, um die Frage zu beantworten.

5. **Beurteilung der therapeutischen Relevanz:** Er wertet die Informationen und Daten der wissenschaftlichen Literatur hinsichtlich der therapeutischen Relevanz (Wichtigkeit, Nützlichkeit) aus. Auch dazu nimmt er die Leitfragen und Beurteilungskriterien der EBP zur Hilfe.

6. **Einschätzung der therapeutischen Anwendbarkeit:** Er schätzt die therapeutische bzw. klinische Anwendbarkeit ein, indem er auch die praktischen Erfahrungen, die er als Therapeut im Lauf seiner Berufstätigkeit gesammelt hat, integriert. Zudem berücksichtigt er die Wünsche des Patienten. So entsteht ein Gesamtergebnis, anhand dessen er die Entscheidung trifft, welche Maßnahme er anwenden soll.

7. **Umsetzung in die Praxis:** Er wendet die Maßnahme in der therapeutischen Praxis an.

8. **Evaluation der Wirksamkeit:** Nachdem er die Maßnahme in zeitlich angemessenem Rahmen angewendet hat, evaluiert er sie. Zeigt sich, dass die Maßnahme nicht zum gewünschten Erfolg geführt hat, so bricht der Therapeut sie ab. Er sollte dann eine alternative Methode suchen. Dies bedeutet, dass er die Fragestellung entsprechend umformuliert und die einzelnen Schritte der EBP mit dieser neuen Fragestellung wiederholt. Kommt er dagegen zum Schluss, dass die Maßnahme wirkungsvoll ist, so führt er sie fort. Zudem wendet er sie auch bei weiteren Patienten mit einer ähnlichen Problemstellung an.

Weil immer wieder neue und eventuell bessere Methoden auf den Markt kommen, muss der Therapeut von Zeit zu Zeit überprüfen, ob er nicht wechseln sollte.

Die folgenden Kapitel beschreiben die ersten 6 Schritte der EBP genauer. Dabei sind die ersten 3 Schritte für alle Themenbereiche (Wirksamkeit einer Therapie, Prognose, Ätiologie etc.) gleich. Die Schritte 4–6 erfordern separate Kapitel (▶ Kap. 8, folgende für Primärstudien) für verschiedene Themenbereiche, weil sich die Leitfragen inhaltlich unterscheiden. Schritt 7 erfolgt in der Praxis. Schritt 8 wurde im Prinzip bereits besprochen (▶ Kap. 2, ▶ Kap. 3), denn hierfür eignen sich die reflektierte Praxis und systematische Beobachtungen am Patienten.

Literatur

Bortz J, Döring N (2006) Forschungsmethoden und Evaluation für Human- und Sozialwissenschaftler, 4. Aufl. Springer, Heidelberg

Davidoff F, Haynes B, Sackett DL, Smith R (1995) Evidence based medicine: a new journal to help doctors identify the information they need. BMJ 310:1085–1086

Eicher E (1999) Guideline for Guidelines. Schweiz Ärztezeitung 80:581–583

Forrest JL, Miller SA (2001) Integrating Evidence-based decision making into allied health curricula. J Allied Health 30(4):215–222

Lansel M (2001) Evidence-based Medicine: Segen ohne – oder mit – Grenzen? Schweiz Arzteztg 82(31):1677–1681

Maher CG, Moseley AM, Sherrington C, Elkins MR, Herbert RD (2008) A Description of the Trials, Reviews, and Practice Guidelines Indexed in the PEDro Database. Phys Ther 88(9):1068–1077

Sackett DL, Richardson WS, Rosenberg W, Haynes RB (1999) Evidenzbasierte Medizin – EBM-Umsetzung und – vermittlung. Deutsche Ausgabe: Kunz R, Fritsche L. Zuckschwerdt, München

Savin-Baden M, Taylor C (2001) Conference report: qualitative evidence-based practice. Am J Occup Ther 55(2): 230–232

Seale J, Barnard S (1998) Therapy Research – Processes and Practicalities. Butterworth Heinemann, Oxford

Problemidentifizierung und Formulierung der Fragestellung

Ein sorgfältiger, reflektierter Therapeut erkennt, wenn er mehr wissen sollte, um seine Therapie zu verbessern. Was genau muss er für die Behandlung seines Patienten aber wissen? Dazu stellt er am besten eine präzise Frage, welche den Fall einkreist und ihm den roten Faden für die anschließende Literaturrecherche spannt. Das ist gar nicht so einfach. Nun – die EBP bietet eine Hilfe dazu. Sie heißt PICO.

5.1   Problemidentifizierung

Bevor der Therapeut zur präzisen Fragestellung gelangt, muss er wahrnehmen, wo das Problem bzw. sein Wissensbedarf liegt.

In der Forschung erkennen Wissenschaftler Probleme bzw. fehlende wissenschaftliche Erkenntnisse nicht nur anhand der Praxis, sondern auch häufig durch theoretische Überlegungen, Streitgespräche mit Kollegen und Kolleginnen oder mithilfe der Literaturarbeit. Dabei steht nicht der einzelne Mensch im Mittelpunkt, sondern die Wissenschaftler suchen nach Regelmäßigkeiten, welche für eine ganze Gruppe von Menschen gelten, damit sie möglichst allgemeingültige Aussagen treffen können.

In der EBP dagegen steht der zu behandelnde Patient im Zentrum. Bei diesem Patienten könnte z. B. unklar sein, welche Intervention am besten geeignet wäre. Die Ursachen für den Wissensbedarf könnten darin liegen, dass der Therapeut noch insgesamt wenig Erfahrung hat, er mit den ihm bekannten Methoden zu der Problemstellung nicht zufrieden ist oder ein sehr spezielles Problem vorliegt. Vielleicht erhielt der Patient auch bereits Behandlungen in der üblichen Form, aber die Intervention führte nicht zu einem befriedigenden Ergebnis. Möglich ist zudem, dass der Patient selbst Zweifel am Nutzen der bisher angewandten Methode anmeldet oder aus anderen Gründen damit unzufrieden ist.

> **Praxistipp**
>
> Um das genaue Problem zu identifizieren, eignet sich die **reflektierte Praxis** (▶ Kap. 2), denn sie bietet eine Hilfe zur strukturierten Reflexion hinsichtlich der eigenen praktischen Vorgehensweise und des Behandlungserfolgs.
>
> Da es hier um Fragestellungen geht, welche die Wissenschaft beantworten soll, stehen folgende Fragen aus der reflektierten Praxis im Vordergrund:

> - Fühlen Sie sich bei der Behandlung des Krankheitsbildes kompetent genug?
> - Sind Sie mit dem bisherigen Behandlungsergebnis zufrieden?
> - Wo haben Sie Wissenslücken?
> - Ist die therapeutische Methode für die gegebene Situation die beste?
> - Gäbe es eine Methode, die genauso gut, aber kostengünstiger wäre als die bisher gewählte?
> - …

Solche kritischen Reflexionen oder – in noch stärkerem Maß – Zweifel an praktizierten Methoden bzw. Teilen davon sind die besten Voraussetzungen, um praxisrelevante Probleme zu identifizieren.

5.2   Formulierung der Fragestellung

Einer der kritischen Punkte in der EBP ist die Formulierung genauer Fragen. Hier entscheidet sich bereits, ob gezielt vorgegangen wird. Es reicht nämlich nicht aus, ein Problem zu identifizieren, um sich dann in die Literaturrecherche zu stürzen, denn das Problem wird häufig nur vage wahrgenommen, z. B. »Diese Methode ist unbefriedigend für den Patienten«. Es besteht die große Gefahr, dass eine Literaturrecherche, welche auf einer vagen Problemerkennung basiert, sehr unsystematisch vonstattengeht und ins Uferlose ausartet.

5.2.1   Vorteile einer genauen Fragestellung

Eine präzise Frage zu formulieren, kostet etwas Zeit. Dennoch lohnt sich der Aufwand, und zwar aus folgenden Gründen:

- Da man bei der Formulierung der Fragestellung bereits überlegen muss, welche Faktoren wichtig sind (z. B. Krankheitsbild, -stadium, Alter), lassen sich gezielter Artikel auswählen, deren Ergebnisse auf den Patienten übertragbar sind.
- Eine gut formulierte Frage liefert auch gleich die Stichwörter für die Literaturrecherche.
- Der Erfolg der Literaturarbeit lässt sich anhand einer konkreten Fragestellung besser kontrollieren, indem man nämlich überprüft, ob die Frage am Schluss beantwortet ist oder nicht.
- Letztendlich spart man Zeit und Aufwand, denn man kommt schneller zu evtl. besseren Ergebnissen.

> Die Formulierung einer genauen Frage gibt den roten Faden, denn sie grenzt das Problem ein und führt das Ziel vor Augen.

5.2.2 Elemente genauer Fragen

Eine präzise Frage grenzt die Problemstellung ein. Sie konzentriert sich auf einen engen Lösungsansatz für das Problem. Die Frage sollte so kurz wie möglich sein und 3–4 Elemente enthalten, welche unten ausführlich beschrieben sind. Das in der EBM gängige Akronym **PICO** hilft, sich die Elemente besser zu merken. Es stammt aus dem Englischen und setzt sich aus folgenden Begriffen zusammen:

- P für Patient bzw. Problem,
- I für Intervention,
- C für Comparison (Vergleichsintervention),
- O für Outcome (Zielgröße).

Was verbirgt sich nun hinter den Begriffen und warum sind sie in der Fragestellung so wichtig?

P = Patient, Problem

Für den zu behandelnden Patienten ist wichtig, dass sich die wissenschaftlichen Ergebnisse einer Studie auf ihn übertragen lassen. Dazu müssen die relevanten Eigenschaften der Versuchsteilnehmer der wissenschaftlichen Studie mit denjenigen des Patienten ausreichend übereinstimmen. Folglich muss sich der Therapeut überlegen, welche Eigenschaften bzw. Daten überhaupt relevant sind. Dazu könnten beispielsweise gehören:

- Diagnose,
- gesundheitliches Problem des Patienten,
- Schwere der Beeinträchtigung,
- posttraumatische Zeitspanne,
- Alter,
- Geschlecht.

Welche wichtigen Eigenschaften in die Fragestellung gehören, hängt von dem konkreten Fall bzw. von der Problemstellung ab. Es gibt kein Kochrezept dafür. Die Überlegungen sollten dahin gehen, dass man zwar die Frage durch die wirklich wichtigen Daten des Patienten eingrenzt, aber dennoch so offen formuliert, dass man reelle Chancen hat, bei der Datenkombination noch Literatur zu finden.

Praxistipp

Es empfiehlt sich, zunächst genauere Daten unter **P** für Patient, Problem festzuhalten (z. B. genaues Alter des Patienten), damit Sie sie später mit denjenigen der Literatur vergleichen können. In die Fragestellung kommen dann etwas gröbere Daten (z. B. eine Altersspanne statt des genauen Alters), denn bei zu starker Eingrenzung findet man evtl. keine Literatur. Diese Vorgehensweise wird auch in den Beispielen weiter unten deutlich.

Mithilfe einer **Kontrollfrage** lässt sich besser einschätzen, ob eine Eigenschaft für die Übertragbarkeit wichtig ist, z. B.: »Meine Patientin mit der Diagnose Apoplexie befindet sich im **akuten** Stadium. Wären die Ergebnisse einer Studie auf sie übertragbar, wenn dort nur Patienten und Patientinnen mit einer Apoplexie im **chronischen** Stadium untersucht worden wären?« Lautet die Antwort »Nein«, so gehört die posttraumatische Zeitspanne zu den wichtigen Daten und somit auch in die Fragestellung.

I = Intervention

Die Intervention ist diejenige therapeutische Methode, von der man annimmt, dass sie zur Lösung der Problemstellung führen könnte. Der Name dieser Intervention gehört in die Fragestellung. Je nach Art der Problemstellung ist unter dem Begriff Intervention z. B. eine Behandlung, ein Erfassungsinstrument/diagnostischer Test, ein prognostischer Faktor etc. zu verstehen. Bei der Frage nach der Ätiologie bedeutet der Begriff Intervention die mögliche Krankheitsursache.

C = Comparison (Vergleichsintervention)

Die Vergleichsintervention ist eine 2. Intervention, welche zur Lösung der Problemstellung geeignet sein könnte. Sie findet Eingang in die Fragestellung, wenn der Therapeut für 2 verschiedene Interventionen offen ist. Eine Vergleichsintervention kann, muss aber nicht in der Fragestellung stehen.

O = Outcome

Relevante Zielgrößen sind wichtiger Bestandteil der Fragestellung. Was soll genau erreicht werden? Soll der Patient z. B.

- schmerzfrei werden,

— die Depression schneller als mit den bisherigen
Therapieformen überwinden,
— das volle aktive Bewegungsausmaß erreichen,
— den Alltag selbständiger bewältigen,
— soziale Kontakte selbständig knüpfen?

5.2.3 Beispiele konkreter Fragen in den verschiedenen Themenbereichen

PICO-Fragen gibt es in allen Themenbereichen der
EBP, beispielsweise im Hinblick auf die Wirksamkeit
von Therapien, therapeutische Erfassung, Prognosen,
Hilfsmittel, Prävention etc. Die folgenden Abschnitte
bringen für diese verschiedenen Bereiche jeweils ein
Beispiel einer PICO-Frage. Dabei sind die einzelnen
Elemente (Patient, Intervention etc.) jeweils zunächst
ausführlicher dargestellt. Die Fragestellung selbst ist
meist kürzer gehalten, da sie sonst das Thema zu sehr
eingrenzt und die Literatursuche erschwert.

Welches Modell eignet sich, um einen aussagekräftigen Befund zu erstellen?

In der Verordnung steht eine ärztliche Diagnose. Diese gibt jedoch nur eine grobe Auskunft darüber, in
welchem Zustand sich der Patient befindet. Zudem
arbeiten Therapeuten und Therapeutinnen an eigenen
Schwerpunkten, sodass sie die Ausgangsposition detaillierter analysieren müssen, um das therapeutische
Vorgehen planen zu können. Aus diesen Gründen
reicht die medizinische Diagnose nicht aus. Vielmehr
ist ein therapeutischer Befund notwendig. Es stellt
sich die Frage, welche Daten, Fragen und Untersuchungen nötig sind, um einen aussagekräftigen Befund zu erstellen, damit der Therapeut den Zustand
des Patienten in den wesentlichen Elementen richtig
erfasst und interpretiert.

Bisher gibt es keine einheitliche Methodik in
der Therapie, einen Befund zu erstellen. Häufig entwickeln Therapeuten Befundbögen anhand ihrer Erfahrungen selbst. Auch in der EBP finden sich bisher
keine methodischen Ansätze über diesen Bereich.

Nach Meinung der Autorin eignen sich Modelle
oder ähnliche Konstrukte dazu, Befundbögen daraus
abzuleiten, vor allem ganzheitliche Modelle in der
Therapie. Beispiele hierfür sind das Model of Human
Occupation (Kielhofner 2008) oder die International
Classification of Functioning, Disability and Health
(ICF, World Health Organisation 2001). Aus diesem
Grund dreht es sich hier bei dem Thema Befund weni-
ger um die Eignung der Befundbögen selbst, sondern
um die Eignung von Modellen. Davon abzugrenzen

> **Fallbeispiel 1**
>
> Eine Ergotherapeutin arbeitet in der Psychiatrie
> mit Schwerpunkt Depression und Schizophrenie
> bei Erwachsenen und hat den Auftrag, ein Modell
> für das ergotherapeutische Behandlungsteam zu
> suchen, was den Patienten ganzheitlich darstellt.
> Ihre Kolleginnen wünschen, dass das Modell so-
> wohl Hilfestellung für die Erfassung als auch für die
> Therapieplanung bietet.

sind Tests bzw. Erfassungen spezifischer Symptome
(z. B. Ashworthtest zur Erfassung der Spastizität) und
Funktionen (Handfunktionstests, Selbständigkeitsstatus etc.). Diese fallen unter die Kapitel Tests (▶ Kap.
11, ▶ Kap. 12, ▶ Kap. 13, ▶ Kap. 14, ▶ Kap. 15, ▶ Kap. 16,
▶ Kap. 17).

Beispiel: Box Fallbeispiel 1 ▶ Kap. 5
PICO-Elemente

— **Patient, Problem:** Fachbereich Psychiatrie
(Schwerpunkte: Depression, Schizophrenie);
Suche nach geeignetem Modell.
— **Intervention:** Befunderhebung basierend auf
dem Model of Human Occupation (MOHO,
Kielhofner 2008).
— **Comparison:** Befunderhebung basierend auf dem
Canadian Model of Occupational Performance
(CMOP, Law et al. 2009).
— **Outcome:** ganzheitliches Modell für die effiziente
(schnelle und trotzdem umfassende) Befund-
erhebung.

PICO-Fragestellung

Ist das MOHO geeigneter als das CMOP, Patienten
mit Depression und/oder Schizophrenie Hilfestellung
für die ganzheitliche Erfassung und Therapieplanung
zu bieten?

Anmerkung: Dieses Beispiel ist offener gehalten,
weil nicht ein einzelner Patient im Vordergrund steht,
sondern die Klientel der Institution.

Wodurch ist die Gesundheitsbeeinträchtigung entstanden (Ätiologie)?

Die Ätiologie dient der **Identifizierung von Krankheitsursachen**. Anfang der 1960er-Jahre beispielsweise galt es aufzudecken, dass die plötzlich gehäuft
auftretende Phokomelie bei Neugeborenen durch das
Medikament Contergan verursacht wurde. Andere Fragestellungen der Ätiologie sind z. B. mögliche
Ursachen verschiedener Arten von Krebs, von Hirn-

blutungen oder Hirninfarkten, psychischen Erkrankungen, Arthrosen etc.

Die Aufdeckung der Krankheitsursachen und die sich daraus ergebende Aufklärung des Patienten ist meistens Aufgabe der Mediziner und nicht der Therapeuten. Beispielsweise reicht es für den Therapeuten aus zu wissen, dass die Hemiplegie des Patienten durch einen Hirninfarkt entstanden ist. Weniger wichtig ist hier die Kenntnis, wodurch Infarkte begünstigt werden, obwohl es natürlich auch hier vorteilhaft wäre, wenn der Therapeut dem Patienten Rede und Antwort stehen und ihn beraten könnte.

Über einige Krankheitsursachen sollten jedoch Therapeuten und Therapeutinnen Bescheid wissen, um – falls möglich – eine **kausal-therapeutische Behandlung** durchzuführen. Diese soll erreichen, die Krankheit oder Behinderung zu mildern oder einer Wiederholung oder Verschlimmerung präventiv entgegenzutreten und zwar auf eine bessere und nachhaltigere Weise, als es die symptomatische Behandlung vermag. Hierzu gehören beispielsweise degenerative Erkrankungen im muskulo-skeletalen Bereich, welche durch Fehl- oder Überbelastungen entstanden sind.

In der Therapie tauchen zudem häufig Fragestellungen auf, welche sich mit Sekundäreffekten beschäftigen, also mit **Beeinträchtigungen als Folgeerscheinung einer bestehenden Krankheit oder Behinderung.** Wenn ein Kind geringe motorische und kognitive Entwicklungsstörungen aufweist, so könnten diese Primärfaktoren – geringe, unbehandelte Teildefizite – z. B. zu einer Störung im sozialen Bereich als Sekundäreffekt heranwachsen. Die Erkenntnis, ob ein solcher kausaler Zusammenhang bestehen könnte, ermöglichen eine gezieltere Therapie.

Beispiel: Box Fallbeispiel 2 ▶ Kap. 5
PICO-Elemente
 Patient, Problem: 45-jähriger Mann, Paraplegie sub Th6, rezidivierende Dekubiti trotz Druckentlastung durch Anheben des Gesäßes.

 Intervention: Kontrolle der Druckverteilung im Gesäßbereich.
 Comparison: –
 Outcome: Druckwerte im Gesäßbereich im Vergleich zu den Grenzwerten für längeres Sitzen.

PICO-Fragestellung
Welchen maximalen lokalen Druck darf der Patient mittleren Alters mit kompletter Paraplegie bei längerem Sitzen nicht überschreiten, damit er Dekubiti vermeidet und wie ist seine tatsächliche Druckverteilung im Gesäßbereich?

Anmerkung: Die Bearbeitung dieser Fragestellung erfordert 2 Schritte: Zum einen die Literaturarbeit (EBP), um die maximalen lokalen Druckwerte für längeres Sitzen herauszufinden und zum anderen die Messung und den Vergleich der gemessenen Werte mit den Maximalwerten. Wenn tatsächlich die Ursache an der schlechten Druckverteilung liegen würde, so ließen sich gut systematische Beobachtungen (▶ Kap. 3) anschließen, bei dem der Therapeut verschiedene Sitzkissen mit dem Patienten ausprobieren und jeweils die Druckverteilungen messen würde. Das Kissen mit den niedrigsten lokalen Maximalwerten wäre dann im Bezug zur Dekubitusprophylaxe am geeignetsten.

Welche Prognose lässt sich erstellen?
Für die Behandlungsplanung ist es wichtig, sinnvolle Therapieziele zu formulieren. Um zu beurteilen, ob diese erreichbar sind, müsste man nicht nur den augenblicklichen Zustand richtig erfassen, sondern auch in die Zukunft blicken können. So wäre es möglich, die Zustandsänderungen durch die Therapie, Spontanheilung, das soziale Umfeld etc. mit einzuberechnen. Prognosestudien bieten eine solche Möglichkeit, denn sie zeigen aufgrund ihrer Daten den wahrscheinlichen klinischen Verlauf einer bestimmten Krankheit auf. Häufig berücksichtigen sie dabei noch genauere Faktoren, welche für den Verlauf ausschlaggebend

Fallbeispiel 3

Eine alleinstehende 65-jährige Patientin erlitt in der linken Hirnhälfte einen ischämischen Schlaganfall. Nach 1,5-monatiger Behandlung im Akutkrankenhaus wird sie in die Rehabilitationsklinik überwiesen. Neben schweren Lähmungserscheinungen der oberen und unteren rechten Extremität weist sie bei Eintritt Blaseninkontinenz, Neglect und eine Aphasie auf. Ihr Gesamtwert (Score) des Functional Independence Measurement (FIM, Keith et al. 1987) beträgt bei Eintritt in die Rehabilitationsklinik 40 Punkte.

Für die Therapieplanung wäre es gut, bereits kurz nach Eintritt in die Rehabilitationsklinik zu wissen, ob sie voraussichtlich in der Lage sein wird, weiterhin selbständig zu leben. Außerdem möchte die Patientin selbst gerne wissen, wie realistisch dies ist.

sind, z. B. das Alter oder Funktionswerte bei Eintritt der Erkrankung.

Beispiel: Box Fallbeispiel 3 ▶ Kap. 5

Zur Bearbeitung dieser Fragestellung, ▶ Kap. 10, Oczkowski u. Barreca 1993.

PICO-Elemente

- **Patient, Problem**: 65-jährige Frau, subakuter Schlaganfall, Hemiplegie rechts, Blaseninkontinenz, Neglect, Aphasie, 1,5 Monate nach Insult, Score = 40 im FIM.
- **Intervention**: Standard-Rehabilitationsprogramm, u. a. bestehend aus medikamentöser Therapie, Logopädie, Ergo- und Physiotherapie.
- **Comparison**: –
- **Outcome**: selbstständiges Wohnen

PICO-Fragestellung

Wie hoch ist die Wahrscheinlichkeit für die ältere Patientin, welche aufgrund ihres subakuten Schlaganfalls einen niedrigen FIM-Score aufweist und ein Standard-Rehabilitationsprogramm erhält, dass sie nach der Entlassung aus der Rehabilitationsklinik selbständig wohnen kann?

Welcher (diagnostische) Test eignet sich für die Problemstellung des Patienten?

Schon zu Beginn der Behandlung ist es wichtig, den Zustand des Patienten möglichst präzise zu erfassen, um die therapeutische Behandlung gezielter zu planen. Je nach Krankheit oder Behinderung geht es um die Erfassung physischer, psychischer, mentaler und sozialer Faktoren. Zur Erfassung sind zuverlässige und für die Fragestellung geeignete Tests bzw. Erfassungsinstrumente notwendig.

Um die laufende Therapieplanung zu optimieren und dem Patienten sowie Mitgliedern des interdisziplinären Teams Rückmeldung über den Verlauf geben zu können, ist es notwendig, Fortschritte und auch eventuelle Rückschläge zu erfassen. Dies geschieht durch spätere Testwiederholungen, welche einen Vergleich mit vorhergehenden Ergebnissen zulassen.

Tests bzw. Erfassungsinstrumente dienen außerdem als Instrumente, um die erfolgreiche Therapie eines Patienten gegenüber Kostenträgern zu rechtfertigen und um den Nutzen therapeutischer Interventionen an Patientengruppen wissenschaftlich zu überprüfen.

Beispiel: Box Fallbeispiel 4 ▶ Kap. 5

PICO-Elemente

- **Patient, Problem:** Patient mit einer Demenz.
- **Intervention:** Erlangen Test of Activities of Daily Living (Graessel et al. 2009).
- **Comparison:** Existiert noch ein weiterer Test, der vielleicht noch besser wäre?
- **Outcome:** zutreffende Erfassung der ADL-Fähigkeiten.

PICO-Fragestellung

Ist bei dem Patienten mit einer Demenz der Erlangen Test of Activities of Daily Living geeignet, um seine ADL-Fähigkeiten möglichst präzise und zuverlässig zu erfassen, und existiert vielleicht ein noch besserer Test?

Welche Therapie eignet sich für den Patienten?

In der Therapie steht im zentralen Interesse, eine für den Patienten geeignete Therapieform zu finden. Mit Therapieform ist eine therapeutische Methode, ein therapeutisches Konzept etc. gemeint. Zum einen interessiert, ob eine Therapieform allgemein erfolgreich ist, zum anderen, ob noch eine bessere existiert. Im motorisch-funktionellen Bereich beispielsweise gibt es eine große Auswahl an Therapieformen wie die Propriozeptive Neuromuskuläre Fazilitation (PNF), Therapie nach Klein-Vogelbach, Affolter, Bobath, Perfetti sowie die Constraint-induced movement therapy,

Fallbeispiel 4

Die behandelnde Therapeutin möchte einen Patienten mit einer Demenz hinsichtlich seiner ADL-Fähigkeiten testen. Sie will dazu einen geeigneten, wissenschaftlich abgesicherten Test verwenden.

Fallbeispiel 5

Ein akut betroffener 30-jähriger Patient mit einem zerebrovaskulären Insult weist eine schwerwiegende schlaffe Lähmung und Sensibilitätsstörungen seiner linken oberen Extremität auf. Seine kognitiven Funktionen sind unauffällig, er hat auch z. B. keinen Neglect.

Eine Kollegin der behandelnden Therapeutin meint, die Bobath-Therapie wäre die beste Therapie. Die behandelnde Therapeutin interessiert sich für die Spiegeltherapie, da sie Positives darüber gehört hat.

um nur einige zu nennen. In diesem Zusammenhang stellt sich die grundlegende Frage, ob es berechtigt ist, eine dieser Formen zu bevorzugen und für welche Art von Patienten und Patientinnen dies gilt.

Fallbeispiel: Box Fallbeispiel 5 ▶ Kap. 5

Zur Bearbeitung dieser Fragestellung ▶ Dohle et al. 2009; Kollen et al. 2009.

PICO-Elemente
- **Patient, Problem**: 30-jähriger Mann, schwerwiegende schlaffe Lähmung und Sensibilitätsstörungen der oberen Extremität; kein Neglect.
- **Intervention**: Bobath-Therapie.
- **Comparison**: Spiegeltherapie.
- **Outcome**: Verbesserung der motorischen Funktion der oberen Extremität.

PICO-Fragestellung
Verbessert ein junger Erwachsener mit einer schweren schlaffen Lähmung der oberen Extremität aufgrund eines frischen zerebrovaskulären Insults die motorische Funktion stärker mit der Spiegeltherapie oder mit der Bobath-Therapie?

Welche Präventivmaßnahme eignet sich für den Patienten?

Die Prävention dient dazu, die Wahrscheinlichkeit des Auftretens einer Erkrankung zu verringern, indem man Risikofaktoren identifiziert und verändert bzw. vermeidet.

Sie teilt sich in 3 Untergebiete auf (Borgetto u. Höppner 2007):
- Die **Primärprävention** soll Krankheiten verhindern und Unfälle verhüten.
- Die **Sekundärprävention** dient der Früherkennung von Krankheiten und der Einleitung einer Frühtherapie.
- Die **Tertiärprävention** soll Verschlimmerungen oder Rückfällen einer Krankheit vorbeugen bzw. Folgekrankheiten vermeiden.

Im Bereich der Prävention arbeiten Therapeuten und Therapeutinnen im deutschsprachigen Raum vorwie-

gend in der Tertiärprävention, denn sie behandeln v. a. Patienten, die bereits eine Gesundheitsbeeinträchtigung erlitten haben. Bei diesen Patienten kann es zum einen darum gehen, die Gefahr eines Krankheitsrückfalls zu reduzieren, z. B. die Vermeidung eines erneuten Bandscheibenvorfalls durch Rückenschulung. Zum anderen kann der Schwerpunkt darin liegen, einen Sekundärschaden zu vermeiden. Tritt beispielsweise eine Einschränkung in einem Gelenk auf (Primärschaden), so besteht die Gefahr, dass andere Gelenke als Folge von Kompensationsmechanismen mit entsprechenden Fehlhaltungen oder Überbelastungen in Mitleidenschaft geraten (Sekundärschaden). Der Therapeut muss Risikofaktoren – besonders belastende Tätigkeiten im Haushalt oder bei der Arbeit, die Benutzung ungünstiger Werkzeuge, eine bestimmte Sportart etc. – identifizieren und entsprechende Maßnahmen hinsichtlich der Schulung, Abgabe geeigneter Hilfsmittel etc. treffen.

Sekundärschäden beschränken sich nicht nur auf die physische Ebene. Primäre körperliche, geistige und psychische Beeinträchtigungen können auch psychische, soziale und intellektuelle Sekundäreffekte nach sich ziehen, welche es durch Präventivmaßnahmen zu vermeiden gilt. Beispiele dafür sind Depression, sozialer Rückzug, Verwahrlosung und geistige Unterforderung durch mangelnde intellektuelle Förderung. Umgekehrt können wiederum z. B. psychische Krankheiten psychosomatische Folgeschäden hervorrufen.

In Bezug zur EBP ist anzumerken, dass es nicht viele Studien zur Prävention gibt, da der Aufwand bezüglich Randomisierung und Kontrolle in Feldstudien groß ist und die Studienergebnisse zum Teil erst Jahre später zum Tragen kommen, da die Datenerhebung über einen langen Zeitraum erfolgt (Christiansen u. Lou 2001). Man sollte sich von dieser Tatsache jedoch

Fallbeispiel 6

Ein 25-jähriger Patient mit einer Paraplegie sub Th6 transferiert am liebsten, indem er sich nicht neben dem Gesäß abstützt, sondern über Kopfhöhe festhält und sich hochzieht, wenn immer eine Haltemöglichkeit in der Höhe vorhanden ist (z. B. im Auto). Die Physiotherapeutin befürchtet, dass die Rotatorenmanschette auf Dauer in Mitleidenschaft gezogen wird und der Patient in 30 Jahren ernsthafte Schulterprobleme bekommt. Sie weiß, dass der Patient zurzeit noch keine Schulterprobleme aufweist.

Fallbeispiel 7

Ein Patient mit fortgeschrittenem Morbus Parkinson weist einen sehr stockenden Gang auf. Es fällt ihm schwer, überhaupt den ersten Schritt zu initiieren. Wenn er geht, stoppt er häufig ungewollt und hat wiederum Schwierigkeiten, den nächsten Schritt zu initiieren. Die Gehprobleme behindern seinen Alltag sehr.

nicht davon abschrecken lassen, eine Literaturrecherche durchzuführen.

Fallbeispiel aus der Tertiärprävention: Box Fallbeispiel 6 ▸ Kap. 5
PICO-Elemente
- **Patient, Problem:** 25-jähriger Mann mit Paraplegie sub Th6, zurzeit keine Schulterprobleme. Er transferiert mit einer Technik, welche eventuell die Rotatorenmanschette übermäßig belastet.
- **Intervention:** Transfertechnik des Patienten: Hochziehen an Griffen über Kopfhöhe.
- **Comparison:** empfohlene Transfertechnik: Abstützen auf Gesäßhöhe.
- **Outcome:** erhöhte Schulterschmerzen während des Transfers und im Alltag nach 30 Jahren.

PICO-Fragestellung
Verursacht die vom querschnittgelähmten Patienten praktizierte Transfertechnik (Hochziehen an Griffen über Kopfhöhe) langfristig mehr Schulterschmerzen als die von der Therapeutin empfohlene Transfertechnik (Abstützen auf Gesäßhöhe)?

Welches Hilfsmittel eignet sich für den Patienten?
In der Ergo- und Physiotherapie ist die Hilfsmittelversorgung ein zentrales Thema. Fragen können z. B. bezüglich des Nutzens und der Akzeptanz des Hilfsmittels auftauchen.

Fallbeispiel: Box Fallbeispiel 7 ▸ Kap. 5
PICO-Elemente
Patient, Problem: Mann mit fortgeschrittenem Morbus Parkinson, Probleme der Bewegungsinitiierung beim Gehen und ungewolltes Stoppen.

Intervention: Neuroorthese, die durch den elektrischen Reiz des Peroneusnervs die Schwungphase beim Gehen initiiert.
Comparison: –
Outcome: erleichterte (schnellere) Bewegungsinitiierung, flüssiger Gang, kein ungewolltes Stoppen.

PICO-Fragestellung
Kann der Patient, der aufgrund seines fortgeschrittenen Morbus Parkinson Gehschwierigkeiten aufweist, mithilfe einer Neuroorthese einen flüssigeren Gang erreichen?

Welche Nebenwirkungen gibt es bei der Behandlung?
Nicht nur Mediziner, sondern auch Ergo- und Physiotherapeuten müssen hinterfragen, welche Nebenwirkungen die therapeutische Intervention verursachen könnte. Im orthopädischen und neurologischen Bereich sind solche unerwünschten Nebenwirkungen manchmal offensichtlich, z. B. wenn Schienen Druckstellen verursachen, forcierte Bewegungsübungen zu Muskelkater führen oder Dehnung bei noch labilem Gewebszustand Risse nach sich ziehen könnten. Weniger offensichtlich, aber ebenso beachtenswert sind mögliche Nebenwirkungen in Bereichen, die psychologische Aspekte wie z. B. das Selbstbild oder Selbstvertrauen des Patienten betreffen. Die Gefahr möglicher psychologischer Nebenwirkungen durch (missglückte) Therapie könnte übersehen oder unterschätzt werden (Christiansen u. Lou 2001).

Fallbeispiel: Box Fallbeispiel 8 ▸ Kap. 5
PICO-Elemente
- **Patient, Problem:** Rechtshänderin, distal betonte Hemiparese rechts mit mittelschwerer Flexorenspastik (Handgelenk und Finger); möchte Hand besser funktionell einsetzen können.
- **Intervention:** Neuroorthese.

Fallbeispiel 8

Eine rechtshändige Patientin mit zentral bedingter Hemiparese möchte ihre betroffene rechte Hand besser im Alltag einsetzen. Die Schulterfunktion ist so gut, dass sie den Arm gegen die Schwerkraft bis auf Schulterhöhe bewegen kann. Die willkürliche Ellbogenflexion reicht aus, um die Hand zum Gesicht zu bringen. Im Handgelenk und in den Fingern weist die Patientin eine mittelstarke Flexorenspastik auf. Der aktive Faustschluss ist schwach. Die Handgelenk- und Fingerextension ist willkürlich nicht möglich.

Sie möchte eine Neuroorthese ausprobieren, die sie während des Greifens unterstützen soll, indem sie zur Handöffnung die Fingerextensoren und zum Handschließen die Finger- und Daumenflexoren elektrisch stimuliert. Eine Schiene stabilisiert das Handgelenk.

Der Ergotherapeut befürchtet, die Stimulation der Fingerflexoren könnte die bereits bestehende Spastik noch verstärken und das passive Bewegungsausmaß dadurch verschlechtern.

- **Comparison:** –
- **Outcome:** Nebenwirkungen:
  - Spastizität:
    - Verstärkt sich die Spastizität der Fingerflexoren um mindestens 1 Punkt auf der Ashworth-Skala?
    - Ist die Spastizität häufiger beobachtbar als vorher?
  - Passives Bewegungsausmaß (Extension):
    - Verringert sich innerhalb eines Monats das passive Bewegungsausmaß um mindestens 10° in den MCP- und PIP-Gelenken?

Bei diesem Beispiel sind zusätzlich Angaben über das Ausmaß des Outcomes (der Zielgröße) aufgeführt. Sie stellen die Schwellenwerte dar, welche man als klinisch relevant einschätzt (▶ Kap. 7.5.1).

PICO-Fragestellung
Bewirkt die Neuroorthese zum Greifen bei der Patientin mit einer distal betonten Hemiparese mit vorbestehender mittelschwerer Flexorenspastik im Handgelenk und in den Fingern:
- eine Erhöhung der Spastizität der Fingerflexoren und/oder
- ein häufigeres Auftreten der Spastizität und/oder
- eine Verschlechterung des passiven Bewegungsausmaßes der Finger?

> **Praxistipp**
>
> Ihnen steht ein Übungsblatt für die Formulierung eigener PICO-Fragen zur Verfügung (Internet-Link für Download: ▶ http://extras.springer.com).

Die vorhergehenden Abschnitte stellten Beispiele von PICO-Fragen zu verschiedenen Themenbereichen der EBP vor. Zur Beschreibung, wie man solche Fragen beantwortet, ▶ Kap. 8 und folgende. Zudem gibt es noch 2 Kapitel zu übergeordneten Artikeln, den systematischen Übersichtsartikeln (▶ Kap. 21) und den Leitlinien (▶ Kap. 22). Diese nehmen eine Sonderstellung ein, da sie verschiedene Themenbereiche betreffen können. Deshalb sind hier keine speziellen Beispiele von PICO-Fragen zu Übersichtsartikeln oder Leitlinien aufgeführt.

Literatur

Borgetto B, Höppner H (2007) Den Wandel mitgestalten. Zukunftsorientierung: Prävention und Gesundheitsförderung. Bedarf, Ansätze und Chancen für eine qualifizierte Physiotherapie. pt_Zeitschrift für Physiotherapeuten 59(7):666–677

Christiansen Ch, Lou JQ (2001) Evidence-Based Practice Forum – Ethical consideration related to Evidence-Based Practice. Am J Occup Ther 55(3):345–349

Dohle C, Püllen J, Nakaten A, Küst J, Rietz C, Karbe H (2009) Mirror therapy promotes recovery from severe hemiparesis: a randomized controlled trial. Neurorehabil Neural Repair 23(3):209–217

Graessel E, Viegas R, Stemmer R, Küchly B, Kornhuber J, Donath C (2009) The Erlangen Test of Activities of Daily Living: first results on reliability and validity of a short performance test to measure fundamental activities of daily living in dementia patients. Int Psychogeriatr 21(1):103–112

Keith RA, Granger CV, Hamilton BB, Sherwin FS (1987) The Functional Independence Measure: a new tool for rehabilitation. Adv Clin Rehabil 1:16–18

Kielhofner G (2008) A Model of Human Occupation: Theory and Application, 4th edn. Lippincott Williams & Wilkins, Baltimore, MD

Kollen BJ, Lennon S, Lyons B, Wheatley-Smith L, Scheper M, Buurke JH, Halfens J, Geurts AC, Kwakkel G (2009) The Effectiveness of the Bobath Concept in Stroke Rehabilitation. What is the Evidence? Stroke 40(4):e89–97

Law M, Polatajko H, Carswell A, McColl MA, Pollock N, Baptiste S (2009) Das kanadische Modell der »occupational performance« und das »Canadian Occupational Performance Measure«. In: Jerosch-Herold C, Marotzki U, Stubner BM, Weber P (Hrsg) Konzeptionelle Modelle für die ergotherapeutische Praxis, 3. Aufl. Springer, Heidelberg

Oczkowski WJ, Barreca S (1993) The Functional Independence Measure: Its use to identify rehabiliation needs in stroke survivors. Arch Phys Med Rehabil 74:1291–1294

World Health Organisation (2001) International Classification of Functioning, Disability and Health – ICF. Geneva 2001 oder www.who.int/classification/icf. Zugegriffen 12 April 2009

5

Literaturrecherche

Wissenschaftliche Studien sucht man primär nicht mit Google. Dafür gibt es spezielle Datenbanken und Suchmaschinen. Der Umgang damit ist nicht schwer, kennt man ein paar strategische Hilfen. War die Suche erfolgreich, möchte man aber die interessanten Studien auch ganz anschauen, nicht nur deren Titel und Zusammenfassungen. Auch das lässt sich einrichten – manchmal ganz einfach und kostenlos, manchmal etwas umständlicher und teurer.

Die EBP basiert auf der Literaturarbeit. Deshalb ist es notwendig, mit möglichst geringem zeitlichem Aufwand gute wissenschaftliche Literatur aufzutreiben. Seit Einführung des Internets und der medizinisch-wissenschaftlichen Datenbanken ist die Literaturrecherche einfach, schnell und effizient geworden. Als Ergänzung dazu eignen sich altbewährte Strategien wie das Durchsehen der Referenzlisten am Ende wissenschaftlicher Studien.

6.1   Literaturrecherche im Internet

Im Internet lassen sich verschiedene Arten von Literatur wie Bücher, Internet-Texte, Publikationen aus Zeitschriften etc. finden. Dazu gibt es allgemeine Suchmaschinen (engl.: search engines) wie AltaVista, Google, Lycos, MetaCrawler oder Yahoo. Sie eignen sich jedoch nicht dafür, gezielt nach wissenschaftlichen Artikeln zu suchen, weil diese in den vielen anderen Suchergebnissen untergehen. Dazu stehen vielmehr systematisch zusammengestellte wissenschaftliche Datenbanken und Suchmaschinen zur Verfügung.

6.1.1   Wissenschaftliche Datenbanken und Suchmaschinen

Im Internet gibt es verschiedene elektronische Datenbanken und Suchmaschinen, welche direkt aus dem Bereich der Ergo- und Physiotherapie stammen oder zur Medizin oder Pflege gehören. Keine Suchmaschine oder Datenbank umfasst alle relevanten Artikel zu einem Gebiet oder zu einer Fragestellung. Wenn möglich, sollte man daher mit verschiedenen Suchmaschinen und Datenbanken arbeiten. Das hängt in der Praxis allerdings davon ab, zu welchen ein Zugang besteht, denn der ist häufig kostenpflichtig (Details s. u.).
   Die nachfolgend aufgeführten Suchmaschinen und Datenbanken sind sowohl für die Medizin als auch für Medizinalfachberufe wertvolle Instrumente.

Die Liste erhebt keinen Anspruch auf Vollständigkeit und die Angaben sind ohne Gewähr, denn Internet-Adressen und Lizenzgebühren können sich schnell ändern.

Suchmaschinen für medizinisch-therapeutische Datenbanken:

- **PubMed:** ► http://www.pubmed.de/data/nlm.link.html. PubMed ist kostenlos.
- **CINAHL®** (Cumulative Index to Nursing and Allied Health Literature®): ► http://www.cinahl.com/cdirect/cdirect.htm. CINAHL® ist kostenpflichtig.
- **Cochrane Library:** ► http://www.thecochranelibrary.com/view/0/index.html. Die Cochrane Library ist kostenlos.
- **EMBASE**.com sucht in den Datenbanken EMBASE (Excerpta Medica Database) und MedLine, aufzurufen über ► http://www.embase.com/. EMBASE.com ist kostenpflichtig.
- …

Die Literaturdatenbanken CINAHL und EMBASE sind für ergotherapeutische Themen sehr geeignet, da hier die meisten skandinavischen, englischen und amerikanischen Ergotherapie-Zeitschriften registriert sind (Jerosch-Herold 2000).

Datenbanken

- **PEDro** ist eine kostenlose physiotherapeutische Datenbank, vom Centre for Evidence-Based Physiotherapy (CEBP) initiiert. PEDro konzentriert sich auf **Wirksamkeitsstudien** und nimmt dazu randomisierte kontrollierte Studien, systematische Übersichtsartikel und evidenzbasierte klinische Leitlinien in die Datenbank auf. Eine Besonderheit ist, dass PEDro die wissenschaftliche Qualität der Primärstudien anhand verschiedener Kriterien bewertet (z. B. Verblindung, vergleichbare Ausgangswerte bezüglich der wichtigsten Messgrößen in den verschiedenen Versuchsgruppen etc. (► Abschn. 18.2.3).
   Die Datenbank lässt sich z. B. in Google mit den Suchwörtern »PEDro Physiotherapy« schnell finden. Die direkte Adresse ist: ► http://www.pedro.org.au/
- **OT seeker** ist eine kostenlose ergotherapeutische Datenbank und ist das Pendant zu PEDro. Auch diese Datenbank bewertet die Artikel hinsichtlich ihrer wissenschaftlichen Qualität, wobei sie sich derselben Kriterien wie PEDro bedient. Adresse: ► http://www.otseeker.com/search.aspx

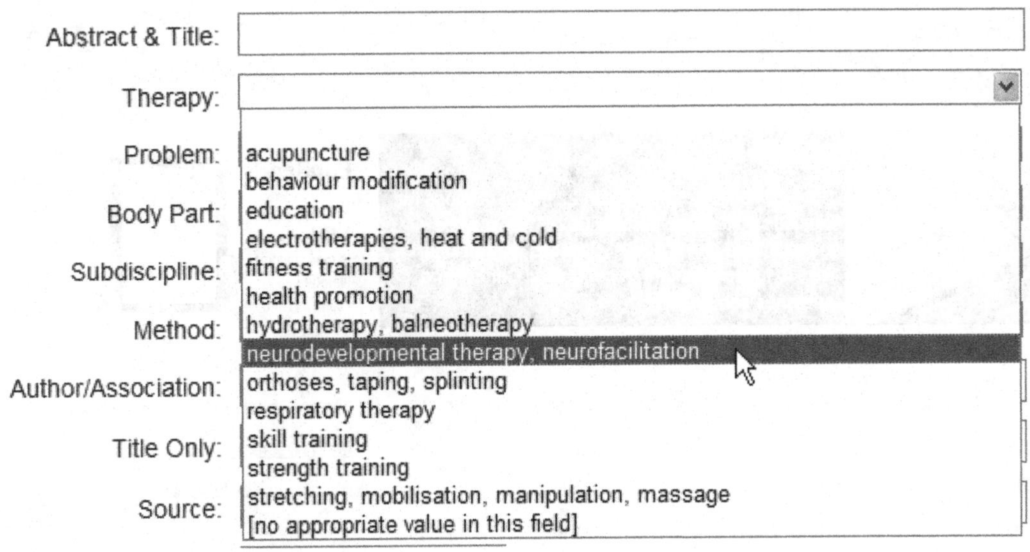

Abstract & Title:	
Therapy:	

```
acupuncture
behaviour modification
education
electrotherapies, heat and cold
fitness training
health promotion
hydrotherapy, balneotherapy
neurodevelopmental therapy, neurofacilitation
orthoses, taping, splinting
respiratory therapy
skill training
strength training
stretching, mobilisation, manipulation, massage
[no appropriate value in this field]
```

Problem:
Body Part:
Subdiscipline:
Method:
Author/Association:
Title Only:
Source:

Abb. 6.1 Auswahl vorgegebener Stichwörter in der physiotherapeutischen Datenbank PEDro

- **AOTF Database Search** ist eine kostenpflichtige Datenbank der AOTA (American Occupational Therapy Association). Adresse: ▶ http://www1.aota.org/otsearch/
- **Cochrane Database of Systematic Reviews** (CDSR) ist eine kostenlose medizinische Datenbank, welche nur systematische Übersichtsartikel enthält. Adresse: ▶ http://www.cochrane.org/cochrane-reviews
- …

Weitere Datenbanken gibt das DIMDI (Deutsches Institut für Medizinische Dokumentation und Information) an. Hier sind auch gute Beschreibungen der Datenbanken zu finden. Adresse: ▶ http://www.dimdi.de/static/de/db/dbinfo/index.htm

6.1.2 Einfache Suchstrategien

Eingabe der Stichwörter

Je nach Datenbank oder Suchmaschine wählt man vorgegebene Stichwörter an (Abb. 6.1) oder gibt selbst gewählte **englische Stichwörter** wie beispielsweise »brain injury« »low back pain« oder »mirror therapy« ein (Abb. 6.2). Die Groß- oder Kleinschreibung der englischen Begriffe in den elektronischen Datenbanken ist irrelevant. Die Betätigung der Eingabetaste (Enter) auf der Tastatur oder das Anklicken

des Startbefehls (»Search« oder »Start Search«) auf der Internetseite lässt die Suche beginnen.

> **Praxistipp**
>
> - Gute Hilfe zur Übersetzung der Fachbegriffe aus dem Deutschen ins Englische bieten Online-Lexika wie das ▶ http://www.dict.cc/, welches viele medizinische Fachbegriffe enthält, oder ▶ http://dict.leo.org/.
> - Vermeiden Sie, hierzulande gebräuchliche Abkürzungen z. B. für Krankheitsbilder zu verwenden, da diese international variieren.
> - Sinnvoll ist es, statt selbst gewählter Stichwörter so genannte MeSH (Medical Subject Headings) einzugeben.
> - PEDro bietet 2 Möglichkeiten an, Stichwörter einzugeben: Vorgegebene anzuwählen und in »Abstract & Title« selbst gewählte Begriffe einzugeben. Kombinieren Sie jedoch nicht beide Möglichkeiten gleichzeitig miteinander, weil das die Suche zu sehr einschränken kann.

Medical Subject Headings (MeSH)

Medical Subject Headings (MeSH) sind kontrollierte biomedizinische Fachtermini der NLM (National Library of Medicine), welche sich statt selbst gewählter Begriffe zur Literatursuche eignen. Experten und

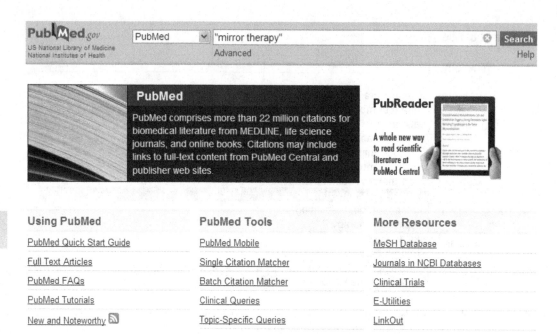

Abb. 6.2 Eingabe selbstgewählter Stichwörter in das Eingabefeld in PubMed

Expertinnen überarbeiten und ergänzen sie jährlich. Es gibt inzwischen mehr als 26.000 Begriffe. MeSH dienen dazu, die Hauptthemen jedes Artikels, der in der MedLine-Datenbank aufgeführt ist, festzuhalten. Routinierte Analysten weisen dort den Artikeln normalerweise 10–12 MeSH zu. Der Vorteil der MeSH gegenüber selbst gewählten Stichwörtern liegt darin, dass man einen Artikel auch dann finden kann, wenn die Autoren der Studie andere Fachbegriffe in ihrer Publikation gewählt haben. MeSH lassen sich unter ▶ http://www.nlm.nih.gov/mesh/MBrowser.html finden. Wie MeSH bei der Eingabe im Suchfenster gekennzeichnet werden, damit PubMed den Begriff als MeSH erkennt, ▶ Abschn. 6.1.3.

Suchergebnisse

Datenbanken bzw. Suchmaschinen stellen nach Eingabe der Suchbegriffe und dem Startbefehl eine Liste derjenigen Artikel zusammen, auf welche die Stichwörter bzw. MeSH zutreffen. In der Liste erscheinen die Titel der Publikationen und – abhängig von der Suchmaschine oder Datenbank – weitere spezifische Angaben. Bei PubMed sind es z. B. die Namen der Autoren und Autorinnen der Studien, der Zeitschriftentitel und das Erscheinungsjahr (◻ Abb. 6.3). Die Zusammenfassung (Abstracts) eines Artikels lässt sich durch Anklicken seines Titels aufrufen (◻ Abb. 6.4).

Da sich in der Regel nicht alle aufgelisteten Artikel zur Beantwortung der individuellen Fragestellung eignen, sieht man Titel und Abstracts durch und trifft so eine Auswahl an brauchbaren Artikeln.

Eingrenzung der Suche

Wählt man ein häufiges Stichwort, so kommt es vor, dass eine unüberschaubare Menge an Veröffentlichungen erscheint. Deren Durchsicht und Selektion würde sehr viel Zeit in Anspruch nehmen. In diesem Fall ist eine Eingrenzung notwendig, wozu mehrere Möglichkeiten existieren. Manche Datenbanken und Suchmaschinen bieten eine Auswahl besonderer Einschränkungen an, z. B. die Wahl zwischen Tier- und Menschenstudien, Alter und Geschlecht der untersuchten Patienten, Studienarten oder die Sprache, in welcher der Artikel geschrieben ist (◻ Abb. 6.5). Dadurch verringert sich die Menge an Publikationen manchmal erheblich.

Praxistipp

- PubMed speichert Ihre Einstellungen. Achten Sie darauf, diese Einstellungen zu ändern, falls sie für eine neue Suche ungeeignet sind.
- Schließen Sie nie Artikel in englischer Sprache aus, weil die meisten wissenschaftlichen Artikel auf Englisch publiziert werden.

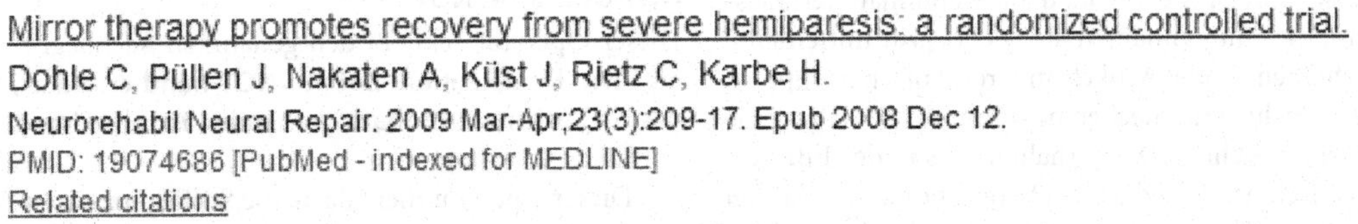

Mirror therapy promotes recovery from severe hemiparesis: a randomized controlled trial.

Dohle C, Püllen J, Nakaten A, Küst J, Rietz C, Karbe H.

Neurorehabil Neural Repair. 2009 Mar-Apr;23(3):209-17. Epub 2008 Dec 12.
PMID: 19074686 [PubMed - indexed for MEDLINE]
Related citations

Abb. 6.3 Ausschnitt aus der Liste der 16 Artikel, welche PubMed mithilfe der Stichwörter »mirror therapy« hemiparesis fand (Stand: 02.06.2013)

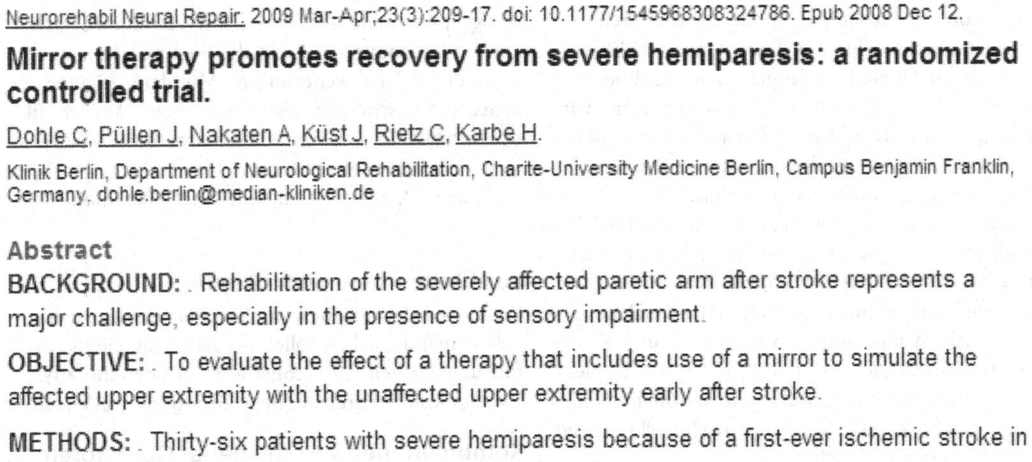

Neurorehabil Neural Repair. 2009 Mar-Apr;23(3):209-17. doi: 10.1177/1545968308324786. Epub 2008 Dec 12.

Mirror therapy promotes recovery from severe hemiparesis: a randomized controlled trial.

Dohle C, Püllen J, Nakaten A, Küst J, Rietz C, Karbe H.

Klinik Berlin, Department of Neurological Rehabilitation, Charite-University Medicine Berlin, Campus Benjamin Franklin, Germany. dohle.berlin@median-kliniken.de

Abstract
BACKGROUND: . Rehabilitation of the severely affected paretic arm after stroke represents a major challenge, especially in the presence of sensory impairment.

OBJECTIVE: . To evaluate the effect of a therapy that includes use of a mirror to simulate the affected upper extremity with the unaffected upper extremity early after stroke.

METHODS: . Thirty-six patients with severe hemiparesis because of a first-ever ischemic stroke in

Abb. 6.4 Ausschnitt aus dem Fenster, welches sich durch Anklicken des Titels aus Abb. 6.3 öffnet (Abstract ist in der Abbildung abgeschnitten)

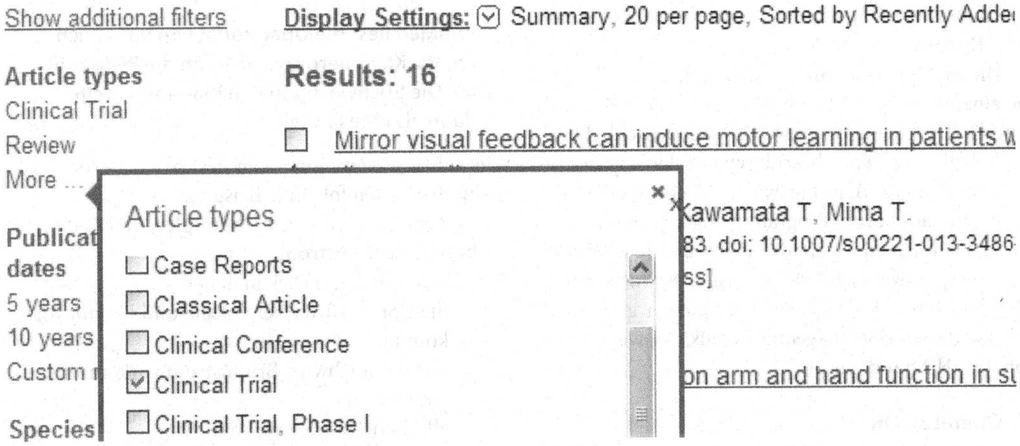

Show additional filters   **Display Settings:** ☑ Summary, 20 per page, Sorted by Recently Added

Article types   **Results: 16**
Clinical Trial
Review   ☐ Mirror visual feedback can induce motor learning in patients w
More ...

Publicat   Article types   ✕ Kawamata T, Mima T.
dates   83. doi: 10.1007/s00221-013-3486
5 years   ☐ Case Reports   ss]
10 years   ☐ Classical Article
Custom   ☐ Clinical Conference
             ☑ Clinical Trial   on arm and hand function in st
Species   ☐ Clinical Trial, Phase I

Abb. 6.5 Einschränkung der Literatursuche mit Hilfe der Filter links neben den Suchergebnissen z. B. durch Auswählen der Studienarten bei »Article types«. »Show additional filters« ermöglicht die Auswahl weiterer Filter.

— Eine Menge von 200 angezeigten Artikeln lässt sich noch anhand der Titel und Abstracts durchsehen. Eine größere Zahl gefundener Artikel erfordert eine Eingrenzung.

Artikel lassen sich auch beispielsweise nach dem Veröffentlichungszeitraum, Namen der Autoren und Autorinnen oder nach Titeln der Publikationen recherchieren. Allerdings deckt die Suche dann auch nicht das gesamte Spektrum ab, denn wenn man beispielsweise die Autorennamen als Suchbegriff mit eingibt, erscheinen keine Artikel anderer Forschergruppen. Diese reduzierte Recherche birgt die Gefahr, eine einseitige Sichtweise zu erhalten, was in der EBP unerwünscht ist. Ist jedoch ein bereits bekannter Artikel schnell wiederzufinden, eignen sich diese Strategien sehr.

Operatoren (Beispiele)

Eine besonders effiziente Methode, die Recherche auf die eigene Fragestellung zu fokussieren, ist die Verwendung von Operatoren (engl.: Boolean connectors, Boolean operators). Sie bestehen aus einzelnen Wörtern oder Symbolen. Je nach Operator kombinieren sie die Suchwörter, gestalten die Recherche flexibler oder schließen bestimmte Themen aus.

Die Operatoren gibt man zusammen mit den Stichwörtern ein oder klickt sie an, falls eine solche Auswahl besteht. Welche Operatoren in welcher Datenbank zur Verfügung stehen und auf welche Details zu achten sind (insbesondere Groß- und Kleinschreibung), lässt sich über den Hilfe-Service der elektronischen Datenbanken und Suchmaschinen herausfinden. Nachfolgend sind exemplarisch wichtige und übliche Operatoren beschrieben.

AND-Operator (AND)

Beide Suchbegriffe müssen im Artikel vorkommen, z. B. Bobath AND hand. Die Reihenfolge spielt dabei keine Rolle.

Dieser Operator wird dazu benutzt, um die Suche **einzugrenzen**, denn im oben erwähnten Beispiel würden Artikel wegfallen, welche sich ausschließlich mit Bobath und Gehen beschäftigen. Allerdings ist zu bemerken, dass z. B. in PubMed stets ein AND-Operator automatisch vom Programm angenommen wird, sofern man keinen Operator eingegeben hat. Würde man beispielsweise ins Suchfenster **Bobath hand** schreiben (einfach durch ein Leerzeichen getrennt), so käme dasselbe Suchergebnis heraus, wie wenn man **Bobath AND hand** eingäbe.

OR-Operator: OR

Es genügt, dass einer der beiden Suchbegriffe vorkommt, z. B. **Bobath OR hand**, damit das Programm einen Artikel anzeigt. Es können aber auch beide Begriffe enthalten sein. Auch bei diesem Operator spielt die Reihenfolge der Stichwörter keine Rolle.

Der Vorteil dieses Operators ist die **flexiblere Suche**, z. B. wenn verschiedene Begriffe für ein Krankheitsbild, ein Hilfsmittel etc. gebräuchlich sein könnten.

NOT-Operator: NOT

Dieser Operator schließt den genannten Suchbegriff aus. Die Kombination: **Bobath NOT hand** erfordert, dass das Stichwort **Bobath** vorhanden ist, aber **hand** darf nicht vorkommen.

Dieser Operator dient dazu, die Suche **einzugrenzen**.

Erweiterung des Wortstammes (engl.: truncation): *

Hängt man einen Stern * an ein Wortfragment bzw. einen Wortstamm, so sucht die Suchmaschine auch nach den Worterweiterungen. Mit dem Stichwort: **prosthes*** erscheinen alle Seiten bzw. Artikel, in denen **prosthesis** (Einzahl) oder **prostheses** (Pluralform des Wortes) vorkommen.

Dieser Operator gestaltet die Suche **flexibler**.

Kombination bestimmter Begriffe: » «

Wenn Wörter in bestimmter Reihenfolge direkt nebeneinanderstehen sollen, so setzt man sie in Anführungszeichen, z. B. »constraint-induced therapy«.

Das Kombinieren der Begriffe **engt die Suche ein**.

Kombinationen verschiedener Operatoren

Operatoren lassen sich auch kombinieren. Das Beispiel (◐ Tab. 6.1) zeigt, wie die Auswahl und Kombination der Operatoren die Suche eingrenzt.

> ❯ **PubMed liest die Operatoren von links nach rechts. Klammern spezifizieren die Reihenfolge. Die Stichwörter in den Klammern gelten dann als eine Einheit.**

Wie PubMed Kombinationen liest bzw. interpretiert, veranschaulichen folgende Beispiele:

1. Eingabe der Stichwörter: **hemiplegia AND Bobath OR Brunnstrom**
   PubMed sucht Artikel, in denen
   - die 2 Stichwörter hemiplegia und Bobath vorkommen oder
   - nur das Stichwort Brunnstrom vorkommt oder
   - alle 3 Stichwörter vorkommen.
2. Eingabe der Stichwörter: **hemiplegia AND (Bobath OR Brunnstrom)**
   PubMed sucht Artikel, in denen
   - die 2 Stichwörter hemiplegia und Bobath oder
   - die 2 Stichwörter hemiplegia und Brunnstrom oder
   - alle 3 Stichwörter vorkommen.

◘ Tab. 6.1 Beispiel einer Literaturrecherche in Pub-Med mit Hilfe von Operatoren zu 2 Zeitpunkten

Stichwörter und Operatoren	Anzahl gefundener Publikationen	
	März 2009	**Sept. 2010**
Hand	258.991	280.746
Bobath	193	200
Hand AND Bobath	9[1]	9[1]
Hand AND Bobath NOT gait	7	7

[1] Gibt man nur die 2 Stichwörter Hand Bobath ein (ohne den Operator AND), so ist das Ergebnis dasselbe, da AND bei PubMed als Grundeinstellung gilt.

Der Unterschied zwischen den beiden Beispielen liegt darin, dass im 1. Fall, also bei der Eingabe ohne Gebrauch von Klammern, das Stichwort Brunnstrom nicht unbedingt mit hemiplegia verbunden sein muss. PubMed findet dadurch im 1. Fall mehr Artikel als im 2. Fall.

❯ Eine gute Balance zwischen dem Zuviel und Zuwenig an gefundenen Artikeln bei der Literaturrecherche erfordert etwas Routine. Übung macht den Meister!

6.1.3 Fortgeschrittene Suchstrategien

Obwohl die oben genannten Suchstrategien häufig ausreichen, gibt es noch weitere, detailliertere Möglichkeiten, um die Suche zu fokussieren. Auch hier sei auf den Hilfe-Service des jeweiligen Programms verwiesen.

PubMed beispielsweise bietet **tags** (übersetzt: Kennzeichnung) zur fortgeschrittenen Suche an. Sie sind auch unter **Help** des PubMed zu finden.

Allgemein ausgedrückt gibt man die Stichwörter oder MeSH, Operatoren und tags folgendermaßen in das Eingabefeld (◘ Abb. 6.2) ein: **Stichwort [tag] BOOLEAN OPERATOR Stichwort [tag]**.

Ein tag spezifiziert, was das vorhergehende Stichwort bedeuten soll, ob es beispielsweise ein medizinischer Suchbegriff ist, ein Autorenname, die Sprache des Artikels etc. Die tags müssen direkt hinter dem Stichwort und in eckigen Klammern stehen, so wie

oben aufgeführt. Es gibt über 40 solcher tags. Deren Bedeutungen und Schreibweisen finden sich auf der Help-Seite des PubMed unter »Search Field Descriptions and Tags«.

Tags für eine breite Literaturrecherche

Die nachfolgenden tags eignen sich dazu, eine Literaturrecherche auf die eigene Fragestellung zu fokussieren, (meistens) ohne sie zu sehr einzuengen. Sie lassen sich für die systematische Suche nach passenden Artikeln zu einer Fragestellung empfehlen.

[mh] MeSH-Terms

[mh] lässt PubMed das Stichwort als ein MeSH-Term ansehen und die Artikel entsprechend danach suchen. Der MeSH-Term Depression beispielsweise wird folgendermaßen in das Eingabefeld eingetragen: **depression [mh]**.

Existiert ein entsprechendes MeSH nicht (z. B. Brunnstrom), so zeigt PubMed keine Artikel an. Daher ist notwendig, sich zunächst in der MeSH-Datenbank zu vergewissern, ob ein solcher MeSH-Term vorhanden ist.

[pt] Publication Type (Publikationsart)

Mit diesem tag lässt sich auswählen, nach welchen Studienarten (z. B. Reviews, Clinical Trials, Letters etc.) PubMed suchen soll. Beispielsweise lässt die Eingabe: **review [pt]** PubMed nur nach Übersichtsartikeln suchen.

Praxistipp

Das tag ist hilfreich, wenn PubMed nur nach 1 oder 2 Studienarten suchen soll. Bei der EBP ist jedoch sinnvoll, nach mehreren Studienarten zu suchen. Deshalb empfiehlt sich hier, das »Article types«-Fenster zu öffnen (◘ Abb. 6.5) und folgende Studienarten auszuwählen:

- Meta-Analysis,
- Practice Guideline,
- Randomized Controlled Trial,
- Review
- Controlled Clinical Trial (▶ Internet-Link für Download: http://extras.springer.com »Arten wissenschaftlicher Publikationen«, Abschn. »Nichtrandomisierte kontrollierte Studie«

Wenn PubMed keine Studien findet, sollten Sie die Einschränkungen im »Article types«-Fenster wieder entfernen, um auch andere Studienarten (mit niedrigerer Evidenz) einzuschließen.

[la] Language (Sprache)

Dieses tag lässt PubMed nach Artikeln in der gewünschten Sprache suchen. Beispielsweise lässt die Eingabe **german [la]** PubMed nur nach deutschen Artikeln suchen (die Abstracts erscheinen in PubMed trotzdem in Englisch).

Nur nach deutschen Artikeln zu suchen, würde die Anzahl an Publikationen erheblich einschränken. Die Auswahl von Sprachen eignet sich aber dazu, Publikationen auszublenden, deren Sprache man nicht versteht, z. B. Chinesisch oder Russisch.

> **Praxistipp**
>
> Kommen mehrere Sprachen in Frage, lassen sie sich schneller mit dem Fenster »Languages« als mit dem tag bestimmen (◘ Abb. 6.5).

Tags zur erheblichen Einengung der Literaturrecherche

Die nachfolgend beschriebenen tags schränken die Suche sehr ein und sind daher für eine umfassende Literatursuche ungeeignet. Sie lassen sich aber z. B. dazu verwenden, um einen bestimmten Artikel schnell wiederzufinden. Manchmal haben auch Autoren noch weitere passende Artikel zu einer Fragestellung publiziert, die PubMed mit den verwendeten Stichwörtern nicht gefunden hat. Dann ist es durchaus sinnvoll, Autorennamen für die Suche weiterer Studien zu verwenden.

[dp] date of publication (Publikationsdatum)

[dp] grenzt den Veröffentlichungszeitraum ein. Beispielsweise lässt die Eingabe **1998 [dp]** PubMed nur Artikel suchen, die 1998 publiziert wurden. Sollen die Artikel z. B. aus dem Zeitraum zwischen 1998 und 2009 stammen, so ist einzugeben **1998:2009 [dp]**. Es ist sogar möglich, die genauen Daten (inklusive Tag) bzw. den Monat mit einzugeben. Nähere Angaben finden sich in PubMed selbst.

Dieses tag lässt sich durch den Gebrauch des Fensters »Publication dates« ersetzen, jedoch mit ähnlichem Zeitaufwand.

[au] Author (Autor)

[au] lässt PubMed nach Artikeln suchen, die ein bestimmter Autor veröffentlicht hat. Folgendes Format ist vorgeschrieben: Nachname – Leerzeichen – evtl. Initialen (max. 2) – Leerzeichen – evtl. weitere Zusätze (z. B. jr. als Abkürzung für »Junior«, wenn dieser Zusatz zum Namen gehört). Alle Angaben stehen ohne Kommata oder andere Trennzeichen. Umlaute wie »ä«, »ö«, »ü« werden wie «a»,«o», «u» gehandhabt. Ist jedoch ein Autor namens Krämer als «Kraemer» aufgeführt, muss der Name mit «ae» gesucht werden. Initialen und weitere Zusätze sind nicht unbedingt erforderlich, grenzen die Suche aber besser ein. Für weitere Details sei auf das Hilfe-Programm des PubMed verwiesen.

[ta] Journal Title (Titel der Zeitschrift)

[ta] führt dazu, dass PubMed nur nach Publikationen sucht, die in der genannten Zeitschrift erschienen sind. Als Zeitschriftentitel kann man die Abkürzung der Zeitschrift, den ausgeschriebenen Namen oder die ISSN-Nummer der gedruckten oder elektronischen Version eingeben. Für ein und dieselbe Zeitschrift ergeben sich also verschiedene Möglichkeiten, den Titel mit dem tag einzugeben z. B.

- **Arch Phys Med Rehabil [ta]**
- **Archives of physical medicine and rehabilitation [ta]**
- **0003-9993 [ta]**
- **1532-821X [ta]**

Die Zeitschriften-Datenbank lässt sich auf der PubMed-Homepage anwählen («Journals in NCBI Databases»). Dort kann man die vollen Zeitschriftentitel, Abkürzungen und ISSN-Nummern suchen. Wenn ein Zeitschriftentitel spezielle Zeichen wie beispielsweise Klammern enthält, sollte man sie ohne diese Zeichen eingeben, z. B.: **J Hand Surg Am** statt **J Hand Surg [Am]**.

Kombinieren von Stichwörtern, MeSH-Terms, Operatoren und tags

Stichwörter, MeSH, Operatoren und tags lassen sich zur fortgeschrittenen Suche auch kombinieren (◘ Tab. 6.2, ◘ Abb. 6.6).

> Im Internet gibt es Hilfestellungen für die gezielte Suche nach Studien mit guter Evidenz. Sie bieten wichtige Stichwörter z. B. über Studienarten oder Gütemerkmale und tags zum Kopieren an und zwar getrennt für verschiedene Themenbereiche (z. B. Ätiologie, Test). Die Internetadressen für diese Evidenzfilter lauten:
> - PubMed: ► http://library.medicine.yale.edu/tutorials/577
> - Medline, Embase, CINAHL: http://www.sign.ac.uk/methodology/filters.html

Tab. 6.2 Kombinationen verschiedener Stichwörter, MeSH, Operatoren und tags		
Beispiel	**Gesucht**	**Eintrag ins Eingabefeld**
1	Artikel über Depression, welche entweder G. Eriksson oder C. Brown (mit)geschrieben haben und die zwischen 2005 und 2009 erschienen sind	depression [mh] AND (Erikson G [au] OR Brown C [au]) AND 2005:2009 [dp]
2	Artikel über die Effekte von Hitze oder Feuchtigkeit auf Multiple Sklerose	(heat OR humidity) AND multiple sclerosis; multiple sclerosis AND (heat OR humidity)
3	Englische Übersichtsartikel über die Behandlung von Asthma bei Vorschulkindern	asthma/therapy [mh] AND review [pt] AND child, preschool [mh] AND english [la]
4	Artikel über Arthritis in Kombination mit Physiotherapie. Die Publikationstypen »Letter« und »Review« sollen unberücksichtigt bleiben	arthritis AND physiotherapy NOT letter [pt] NOT review [pt]

Im Beispiel 2 sind 2 Alternativen für den Eintrag ins Eingabefeld aufgeführt. Auch bei den anderen Beispielen ließen sich andere Lösungen finden, da die Reihenfolge beim Operator AND keine Rolle spielt.

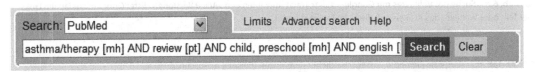

Abb. 6.6 Eingabe von MeSH, Operatoren und tags ins Suchfeld des PubMed (▶ **Tab. 6.2, Beispiel 3)

Display Settings: ☑ Abstract   Send to: ☑

Neurorehabil Neural Repair. 2009 Mar-Apr;23(3):209-17. Epub 2008 Dec 12.

Mirror therapy promotes recovery from severe hemiparesis: a randomized controlled trial.

Dohle C, Püllen J, Nakaten A, Küst J, Rietz C, Karbe H.

Related citations

Review Effects of robot-assisted th upper limb r [Neurorehabil Neural F

Abb. 6.7 Aufrufen des Volltextes eines Artikels oder dessen Bestelladresse in PubMed durch Anklicken des Feldes »View Full Text…« (▶ Handsymbol)

6.1.4 Zugang zum Volltext der Artikel

Die bequemste und schnellste Art, um an die wissenschaftlichen Artikel zu gelangen, ist, sie direkt via Internet auszudrucken oder zu speichern. Manchmal ist das direkt aus der Suchmaschine heraus möglich, indem man den »vollen Artikel« anwählt (**Abb. 6.7). Wenn dort kein Zugang besteht, lohnt sich ein Versuch, den Volltext mit Google Scholar (http://scholar.google.de/) zu suchen (**Abb. 6.8).

Die meisten Volltexte der Artikel – sofern sie überhaupt online existieren – sind nur über kostenpflichtige **Lizenzen** zugänglich. Universitätsbibliotheken und Universitätskliniken haben inzwischen häufig Lizenzen für ihre Spezialbereiche, sodass Mitarbeiter und bei öffentlichem Zugang auch andere an die Artikel

gelangen. Es wird aber auch damit kaum gelingen, alle in Frage kommenden Artikel ausdrucken zu können. Für diese Fälle gibt es weitere Strategien:
— Meistens kann man Artikel über das Internet bestellen. Den Link hierzu geben häufig die **Datenbanken** direkt an (**Abb. 6.7). Dies ist allerdings normalerweise um ein Vielfaches teurer, als sie über Bibliotheken zu organisieren.
— Auch über **Subito** (▶ www.subito-doc.de) oder **Medpilot** (▶ www.medpilot.de) lassen sich Artikel online bestellen. Hier ist jeweils eine vorherige Registrierung erforderlich. Die Artikel kosten ab etwa 7,00 €.
— In öffentlich zugänglichen Bibliotheken (z. B. Zentralbibliotheken, Bibliotheken von Hochschulen) besteht die Möglichkeit, Artikel für

Google   „The clinical aspects of mirror therapy in rehabilitatic   🔍

Scholar   Ungefähr 29 Ergebnisse (0,21 Sek.)   Beliebige Zeit ⬍   ▼

Tipp: Suchen Sie nur nach Ergebnissen auf **Deutsch**. Sie können Ihre Sprache in den Scholar-Einstellungen. festlegen.

The clinical aspects of mirror therapy in rehabilitation: a systematic review of the literature

researchgate.net [PDF]

AS Rothgangel, SM Braun, AJ Beurskens... - International Journal ..., 2011 - journals.lww.com
Abstract The objective of this study was to evaluate the clinical aspects of mirror therapy (MT) interventions after stroke, phantom limb pain and complex regional pain syndrome. A systematic literature search of the Cochrane Database of controlled trials, PubMed/ ...
Zitiert durch: 30   Ähnliche Artikel   Alle 9 Versionen   Zitieren

◼ **Abb. 6.8** Suche des Volltextes mit Google Scholar. Nach Anwählen von »Alle 9 Versionen« listet Google Scholar alle Links der Teil- oder Volltexte des Artikels auf, die es im Internet findet.

◼ **Tab. 6.3** Einzelne Elemente wissenschaftlicher Referenzen (Beispiel ▶ Abschn. 6.1.4)

Autoren, Autorinnen	Dohle C, Püllen J, Nakaten A, Küst J, Rietz C, Karbe H
Titel der Publikation	Mirror therapy promotes recovery from severe hemiparesis: a randomized controlled trial
Name der Zeitschrift	Neurorehabil Neural Repair
Erscheinungsjahr	2009
Band	23
Heft	3
Seitenzahl	209–217

wissenschaftliche Zwecke selbst zu kopieren. Welche Fachzeitschrift in welcher Bibliothek vorhanden ist, lässt sich in der **Zeitschriftendatenbank** ▶ www.zdb-opac.de (Deutschland) bzw. ▶ www.swiss-serials.ch (Schweiz) herausfinden. Dort gibt man den Titel der Zeitschrift ein und startet die Suche. Die Zeitschriftendatenbank sucht nur nach dem Standort der Zeitschriften. Es ist also nicht möglich, nach einzelnen Artikeln zu suchen, deshalb ist es sinnlos, einen Titel eines wissenschaftlichen Artikels einzugeben.

— Ist die Zeitschrift nicht in Reichweite, so kann man derjenigen Bibliothek einen **Kopierauftrag** erteilen, welche diese Zeitschrift führt. Der Auftrag ist kostenpflichtig. Die Artikelpreise bewegen sich ungefähr im Rahmen der Preise über Subito oder Medpilot.

Praxistipp

— An Ihrem Arbeitsplatz gibt es vielleicht eine Person, welche für Bestellungen zuständig ist, z. B. einen hausinternen Bibliothekar.
— Stellen Sie sich eine Liste der besten und preiswertesten Zugangswege für die wichtigsten Zeitschriften zusammen.

Die Bestellung eines Artikels erfordert seine eindeutige Identifizierung. Dazu sind folgende Angaben notwendig, welche die wissenschaftlichen Datenbanken und Suchmaschinen sämtlich liefern:

- Namen der Autoren und Autorinnen,
- Titel des Artikels,
- Name der Zeitschrift,
- Erscheinungsjahr,
- Band (Volume),
- evtl. Heftnummer,
- Seitenzahlen: erste bis (sofern bekannt) letzte Seite.

Der Artikel von Dohle et al. (◘ Abb. 6.3) beispielsweise würde mit folgenden Angaben bestellt werden:[1]

Dohle C, Püllen J, et al. Mirror therapy promotes recovery from severe hemiparesis: a randomized controlled trial. Neurorehabil Neural Repair. 2009;23(3):209–17

Zu den Komponenten dieser Angaben, ◘ Tab. 6.3.

> **Praxistipp**
>
> Statt alle Angaben von Hand aufzuschreiben, können Sie die Angaben (auch das Abstract, sofern es vorhanden ist) direkt in ein Word-Dokument kopieren. Es empfiehlt sich zudem, spezielle Programme zur Archivierung der Literatur (z. B. EndNote, Citavi oder Zotero) zu benutzen.
>
> Ihnen steht ein Übungsblatt für den Einstieg in die Literaturrecherche im Internet zur Verfügung (Internet-Link für Download: ▶ http://extras.springer.com).

6.2 Suchstrategien außerhalb des Internets

Auch heute sollten neben der Literaturrecherche im Internet die altbewährten Wege, an Literatur zu gelangen, nicht in Vergessenheit geraten, denn sie können weitere wichtige Artikel zu Tage fördern. Dazu gehören folgende Strategien:

- Es lohnt sich, **Arbeitskollegen**, **Experten** oder **Fachgruppen** nach Literatur zu fragen, die sich in dem betreffenden Fachgebiet auskennen.
- Anhand der **Literaturverzeichnisse** (Referenzlisten) passender Artikel lassen sich häufig weitere wichtige Publikationen finden.
- Die Suche **von Hand** führt ebenfalls manchmal zu interessanten und wichtigen Artikeln zu

einem Thema: Hat der Arbeitgeber eine passende wissenschaftliche Fachzeitschrift abonniert oder existiert der Zugriff auf geeignete Zeitschriften in Bibliotheken von Spitälern, Universitäten, Hochschulen, medizinisch-pharmazeutischen Firmen etc., so lassen sich die Zeitschriften nach relevanter Literatur durchforsten. Diese Art der Literaturrecherche ist allerdings aufwändiger und ungezielter als die anderen Verfahren. Hilfreich ist jedoch, dass viele Zeitschriften ein Sachverzeichnis am Ende des Jahres geben, teilweise auch über mehrere Jahrgänge hinweg.

- Letztendlich ist es auch möglich, eine Person oder ein professionelles Zentrum, welches wissenschaftliche Literaturrecherche betreibt, zu beauftragen. Der **Suchauftrag** ist allerdings kostenpflichtig. Es besteht zudem der Nachteil, dass die Auftragnehmer nicht unbedingt Spezialisten auf dem Gebiet sind, in welchem sie die Recherche durchführen sollen. Die Vorgabe geeigneter Suchwörter und die endgültige Selektion geeigneter Artikel bleiben daher letztendlich sowieso dem Auftraggeber überlassen.

Literatur

Jerosch-Herold C (2000) Evidenz-basierte Praxis. Wie beweisen wir als Ergotherapeuten unsere klinische Wirksamkeit? Ergotherapie & Rehabilitation (5):13–19

---

1 »et al.« (lat. Abkürzung für »et alii«, dt. »und andere«) zeigt an, dass es noch weitere Autoren gibt. Für die Bestellung eines Artikels müssen nicht alle Autoren aufgeführt werden.

Einführung in die Beurteilung wissenschaftlicher Studien

Wie sehr ist es eine Studie wert, sie anzuschauen? Wann sind ihre Ergebnisse so deutlich, um eine Intervention für die Praxis zu favorisieren? Und – lässt sie sich beim Patienten überhaupt anwenden? Hier finden sich die Grundlagen für das Beurteilungskonzept der EBP.

7.1 Hinweise über die Güte der Literatur

Die EBP fordert, Studien hinsichtlich ihrer wissenschaftlichen Güte zu beurteilen, um ihre Beweiskraft einzuschätzen und um die besten zur Verfügung stehenden Studien auszuwählen. Dazu gibt es schon auf den ersten Blick folgende Anhaltspunkte:

- Die **Studienart** liefert einen wichtigen Hinweis über die Güte: Meta-Analysen und RCT beispielsweise stehen in der Hierarchie wesentlich höher als z. B. das Single-subject research design.
- Ein weiterer Hinweis über die Güte der Studie ergibt sich aus dem **Aufbau des Artikels**. Entspricht er nicht der üblichen wissenschaftlichen Struktur (▶ Abschn. 7.2), so eignet er sich nicht für die EBP. Allerdings führt er evtl. wertvolle Studien auf, die zu beschaffen es sich lohnt.

Diese Anhaltspunkte reichen aber noch nicht aus, um eine Studie differenziert zu beurteilen, denn auch z. B. RCTs unterscheiden sich untereinander in Bezug auf ihre wissenschaftliche Güte. Es bedarf einer genaueren Analyse. Die zurzeit ausführlichste und beste Art der Bewertung ist die Methodik der Evidence-Based Medicine Working Group, wie sie u. a. im Buch von Sackett et al. (1999) beschrieben ist. Die Arbeit weiterer wissenschaftlicher Gruppen und Fachleute bestätigen und ergänzen dieses Konzept. Die Einschätzung der Studien beruht auf **Leitfragen** und Beurteilungskriterien. Mit dieser Art der Bewertung beschäftigen sich die nachfolgenden Kapitel, zugeschnitten auf die Physio- und Ergotherapie, aber übertragbar auf andere Medizinalfachberufe und auf die Medizin selbst.

7.2 Bewertung anhand des Aufbaus wissenschaftlicher Artikel

Populärwissenschaftliche Artikel und nichtsystematische Reviews sind meistens in der Struktur frei gestaltet. Ihre Beweiskraft ist niedrig. Wissenschaftlich fundiertere Studien folgen dagegen einer vorgegebenen Struktur. Ihre Evidenzstufe hängt vom Studiendesign und von detaillierten Gütemerkmalen ab, welche in der EBP mittels Leitfragen beurteilt werden.

Der grundlegende Aufbau experimenteller Studien und systematischer Übersichtsartikel besteht aus der Einleitung, dem Methoden-, Ergebnis- und Diskussionsteil. Der Abstract fasst die wichtigsten Aussagen dieser Abschnitte kurz zusammen.

7.2.1 Einleitung

Die Einleitung bettet die Arbeit zunächst in den **wissenschaftlichen Kontext** ein. Dazu beschreibt sie den theoretischen Hintergrund und zeigt auf, welche Fragen im betreffenden Forschungsgebiet bereits beantwortet wurden. Sie erläutert, warum das Thema und die Studie wichtig sind und was das Neue an der Arbeit ist. Gegen Ende nennt sie die **Forschungsfrage** bzw. **Hypothese**, welche die Studie bearbeitet. Ferner kann die Einleitung kurze Informationen über methodische Schritte der Untersuchung enthalten.

7.2.2 Methoden

Der Methodenteil beschreibt, wie die Wissenschaftler die Studie **geplant**, **durchgeführt** und die Daten **analysiert** haben, um die Forschungsfrage zu beantworten. Er enthält genügend Details, damit andere die Studie wiederholen könnten.

Primärstudien

Klinische und therapeutische Primärstudien sollten folgende Informationen liefern:

- welche Versuchspersonen bzw. Patienten die Wissenschaftler ein- und ausschlossen (Nennung der Ein- und Ausschlusskriterien),
- welche Behandlungsmethoden zur Anwendung kamen,
- wie sie die Daten erfassten (Nennung der Erfassungsinstrumente und Angaben über deren Güte),
- wie sie genau vorgingen (z. B. Behandlungsdauer, -häufigkeit, Abstände der Messungen, Ausschluss von Störvariablen),
- wie sie die Daten auswerteten (z. B. Art des statistischen Tests),
- welche Gütekriterien die Studie erfüllte, z. B. ob die Versuchsteilnehmer wussten, mit welcher der Methoden man sie behandelte (Frage nach der Verblindung),
- ob eine Ethikkommission die Studie guthieß,

= ob die Versuchsteilnehmer Informationen über den Inhalt der Studie erhielten und ob sie ihr informiertes Einverständnis gaben.

Systematische Übersichtartikel

Systematische Übersichtsartikel führen im Methodenteil auf:
= welche Suchstrategie die Wissenschaftler nutzten (Datenbanken, Stichwörter etc.),
= mit welchen Methoden sie die Güte der gefundenen Artikel beurteilten,
= nach welchen Kriterien sie die Artikel ausfilterten,
= wie sie Daten aus den Artikeln extrahierten.

Meta-Analysen erläutern zudem, wie die Daten statistisch verarbeitet wurden.

7.2.3 Ergebnisse

Der Ergebnisteil steht unter der Frage: Was fand die Studie heraus? Hier stehen also **Antworten auf die Forschungsfrage bzw. Hypothese**, die in der Einleitung formuliert wurden. An dieser Stelle erfolgt jedoch noch keine Dateninterpretation, sondern nur eine neutrale Darstellung der Daten (z. B. Mittelwerte und deren Streuungen, Veränderungen etc.) und der statistischen Signifikanzen.

7.2.4 Diskussion

Wissenschaftliche Artikel listen nicht nur Ergebnisse auf, sondern sie **interpretieren** die Daten auch und stellen sie in den Kontext anderer Forschungsarbeiten. Insbesondere vergleichen sie die Ergebnisse mit ähnlichen, vorangegangenen Studien und/oder passenden Artikel z. B. aus der Grundlagenforschung und suchen Gründe und Erklärungen dafür, warum die Versuchsergebnisse gerade so und nicht anders herausgekommen sind. Auch zeigt der Diskussionsteil **Mängel und Grenzen der Studie** auf und schätzt die Zuverlässigkeit der getroffenen Aussagen ein. Er erläutert die **klinisch-therapeutische Relevanz** der Ergebnisse und die Konsequenzen für die Praxis. Zudem nennt er noch bestehende Lücken auf dem Forschungsgebiet und schlägt vor, welche weiteren Studien notwendig sind.
 Wie weiter oben erwähnt, gibt der Aufbau eines Artikels nur grobe Hinweise auf die Güte der Studie. Genauer lässt sie sich mit dem umfassenden Beurtei-

lungskonzept der EBP beurteilen. Die nachfolgenden Abschnitte beschreiben das grundsätzliche Konzept und gehen auf häufige Gütekriterien in Form von Leitfragen ein.

7.3 Beurteilungskonzept der EBP

7.3.1 Validität, Relevanz und Anwendbarkeit

In den vorhergehenden Kapiteln wurde v. a. die Notwendigkeit betont, die wissenschaftliche Güte der Studien zu beurteilen, um die Glaubwürdigkeit einzuschätzen und um die besten Studien zu selektieren. Dieser Punkt, die Beurteilung der Validität (Glaubwürdigkeit), ist jedoch nicht der einzige. Es kommen noch zwei hinzu: die Beurteilung der Relevanz (Bedeutsamkeit, Wichtigkeit) und der Anwendbarkeit. Die 3 Merkmale lassen sich für einen ersten Eindruck folgendermaßen kurz charakterisieren (zur ausführlicheren Beschreibung, ▶ Abschn. 7.4, ▶ Abschn. 7.5, ▶ Abschn. 7.6):
= Durch die Beurteilung der **Validität** lässt sich herausfinden, welchen wissenschaftlichen Artikeln man besonders viel Beachtung schenken sollte, welche eher als Hinweis zu verstehen sind und welche man ruhig außer Acht lassen darf.
= Die Beurteilung der **Relevanz** kristallisiert heraus, wie bedeutsam das Ergebnis für die Patientengruppe ist. Sind z. B. die Unterschiede zwischen 2 Behandlungsalternativen so groß, dass eine davon zu bevorzugen ist? Oder erwies sich ein Erfassungsinstrument in der Studie als so zuverlässig, dass der Therapeut sich dafür entscheiden kann?
= Die Bewertung der **Anwendbarkeit** eruiert, was die Ergebnisse der Studie für den zu behandelnden Patienten bedeuten. Müssen sie z. B. noch für den Patienten angepasst werden, da er sich von den Versuchsteilnehmern unterscheidet? Zudem überprüft dieser Punkt, ob die Anwendung der Intervention in der Praxis realistisch ist.

In der EBP ergänzen sich 2 Arten der Evidenz (▶ Abschn. 4.3):
= die **externe Evidenz**, d. h. die Evidenz aus der wissenschaftlichen Literatur und
= die **interne Evidenz**, also die therapeutische bzw. klinische Erfahrung des Therapeuten oder Arztes.

Die Bewertung der Validität und Relevanz der Ergebnisse eines wissenschaftlichen Artikels führen zur Beurteilung der Güte der externen Evidenz. Die Beurteilung der Anwendbarkeit erfordert klinische bzw. therapeutische Erfahrung, weil wichtige individuelle Voraussetzungen des Patienten zu berücksichtigen sind, die im Zusammenhang der gesundheitlichen Beeinträchtigung und Behandlung stehen. Hier kommt also die interne Evidenz zum Tragen.

7.3.2   Übergeordnete Fragen der EBP

Die EBP beschäftigt sich mit verschiedenen Themenbereichen, z. B. mit der Güte medizinischer oder therapeutischer Tests bzw. Erfassungsinstrumente, Prognosen, Therapien etc. Bei allen Bereichen fragt die EBP nach der Validität, der klinischen bzw. therapeutischen Relevanz und der Anwendbarkeit. Die übergeordneten Fragen in allen Themenbereichen lauten:

- **Validität:** Ist die Evidenz zu … valide? (z. B.: Ist die Evidenz zur Ätiologie valide?)
- **Relevanz:** Ist die Evidenz zu … bedeutsam?
- **Anwendbarkeit:** Ist die Evidenz zu … anwendbar?

Da diese 3 übergeordneten Fragen noch zu abstrakt und undifferenziert sind, bildet die EBP verschiedene Leitfragen. Welche genau, hängt vom Themenbereich ab. Beispielsweise lassen sich ätiologische Studien nicht mit denselben Leitfragen beurteilen wie Studien, welche die Güte von Erfassungsinstrumenten untersuchen. Die entsprechenden Kapitel stellen die Leitfragen zu den Themenbereichen vor. Beispiele finden sich auch weiter unten, ▶ Abschn. 7.4.1.
Was ist nun unter Validität, Relevanz und Anwendbarkeit genauer zu verstehen?

7.4   Validität einer wissenschaftlichen Studie

Die Validität ist die **Glaubwürdigkeit** der Studie. Hier stellt sich also die Frage, wie sehr der Leser an die Resultate der Studie glauben darf.

> Eine absolute Sicherheit, dass die Ergebnisse stimmen und die Wahrheit abbilden, gibt es in der klinisch-therapeutischen Forschung nicht, selbst wenn die Wissenschaftler eine noch so gute (valide) Vorgehensweise gewählt haben.

Die verbleibende Unsicherheit bei den Studienergebnissen liegt u. a. darin begründet, dass

- Patienten in der Kontroll- und Interventionsgruppe nie identische Eigenschaften mit sich bringen,
- häufig etwas unterschiedliche Versuchsbedingungen herrschen,
- die Studie meist nur eine kleine Stichprobe der Gesamtgruppe aller existierenden Patienten mit dem untersuchten Krankheitsbild enthält,
- die Patienten nicht jeden Tag in derselben Verfassung sind,
- Messunsicherheiten (Störvariablen) auftreten.

Eine gute Validität besagt, dass die Ergebnisse der Wahrheit mit großer Wahrscheinlichkeit ziemlich nahe kommen. Je besser die Validität ist, desto mehr sollten die Therapeuten und Therapeutinnen die Studienergebnisse bei der Entscheidungsfindung berücksichtigen.

7.4.1   Arten der Validität und Leitfragen

Die übergeordnete Frage »Ist die Evidenz zu … valide?« (▶ Abschn. 7.3.2) ist zu allgemein, um sie zu beantworten. Deshalb bricht sie die EBP in Form differenzierter Leitfragen herunter.
Leitfragen dienen dazu, die Validität der Studien unter dem wissenschaftlichen und praktischen Blickwinkel zu beurteilen. Die Wissenschaft unterscheidet dabei zwischen der internen und externen Validität (Campbell 1957, zit. in Bortz u. Döring 2006, S. 53 und Campbell et al. 1963, zitiert in Bortz u. Döring 2006, S. 502-504). Zusätzlich gibt es noch die statistische Validität (Cook et al. 1979, zit. in Bortz u. Döring 2006, S. 53). Für das wissenschaftliche Verständnis ist wichtig, die Unterschiede zwischen der internen, externen und statistischen Validität zu kennen, deshalb werden sie nachfolgend erklärt. Der Einfachheit halber wird bei der Beschreibung der Leitfragen weiter unten auf eine Zuordnung zu diesen verschiedenen Arten der Validität verzichtet.

Arten der Validität
Interne Validität

Die interne Validität einer Studie betrifft deren **methodische Qualität**. Kriterien sind beispielsweise, ob die Studie die Versuchsgruppen durch ein Zufallsverfahren zusammengestellt hat, ob die Gruppen zu Beginn der Studie einander ausreichend ähnlich waren und ob nicht zu viele Patienten während der Studie abgesprungen sind. Eine gute interne Validität besagt, dass die Ergebnisse der Studie für die untersuchte Gruppe und Intervention aussagekräftig und gültig sind. Studien geben zumeist auch statistische Ergebnisse bekannt. Diese setzen passende statistische Methoden voraus – eine Frage der statistischen Validität, wie der folgende Punkt erläutert.

Statistische Validität

Bei der statistischen Validität geht es darum, ob die Studie **geeignete statistische Verfahren** angewendet hat. Es fällt allerdings auf, dass sich in der klassischen EBM bisher keine Leitfragen zur statistischen Validität finden. Folgende Gründe könnten eine Rolle spielen: Erstens legen die Herausgeber der wissenschaftlichen Zeitschriften großen Wert auf angemessene statistische Verfahren. Wenn es sich um eine peer-reviewed[1] Zeitschrift handelt, so begutachten Experten und Expertinnen die statistischen Vorgehensweisen und lehnen das Manuskript notfalls ab, sodass es nicht zur Publikation kommt, sofern die Autoren es nicht entsprechend korrigieren. Zweitens wäre es für viele Leser wissenschaftlicher Publikationen eine Überforderung, die statistischen Verfahren zu beurteilen. Sicherlich ist jedoch empfehlenswert, Statistikkurse zu besuchen, um diesen Punkt selbst beurteilen zu können. Drittens legen die EBM und EBP den Schwerpunkt nicht primär auf Signifikanzwerte (p-Werte, Wahrscheinlichkeitswerte), sondern auf Unterschiede der Häufigkeiten, wie viele Patienten ein positives oder negatives Ereignis aufweisen.

Externe Validität

Bei der externen Validität geht es um die Frage, ob die Ergebnisse **generalisierbar** sind, ob sie also nicht nur speziell für die untersuchte Gruppe mit den betreffenden Versuchspersonen gelten und ob sie **praxisnah** sind. Dazu gehören beispielsweise, ob die Patienten der Studie den Patienten im Alltag entsprechen, ob für sie geeignete Wirksamkeitsmessungen durchgeführt

wurden, ob genügend lange Nachbeobachtungszeit (Follow-up) eingeräumt wurde und ob die Behandlung gut beschrieben und praxisnah ist (Fransen u. de Bruin 2000).

Leitfragen

Die folgenden Abschnitte stellen exemplarisch Leitfragen vor und zeigen, wie man sie beantwortet. Es handelt sich vorwiegend um Leitfragen, welche auf mehrere Themenbereiche zutreffen, weshalb sie hier ausführlicher erklärt sind. In denjenigen Kapiteln, wo sie vorkommen, sind sie zwar aufgeführt, aber weniger ausführlich erläutert.

> **Leitfragen zur Beurteilung der Validität**
> — Erfolgte die Zuordnung der Patienten zu der Interventionsgruppe und Vergleichsgruppe randomisiert, d. h. nach dem Zufallsprinzip? (Referenzen: a, b, c, d)
> — Wurde die Randomisierungsliste geheim gehalten? (Referenzen: b, c, d)
> — War die Abbruchrate niedrig genug? (Referenzen: a, b, c)
> — Wurde eine Intention-to-Treat-Analyse durchgeführt? (Referenzen: a, b, c, d)
> — War das Follow-up ausreichend lang? (Referenzen: e, f, g)
> — Gab es klar definierte Vergleichsgruppen, welche zu Beginn der Studie bezüglich wichtiger Parameter, welche die Zielgröße(n) mitbestimmen, ausreichend ähnlich waren? (Referenzen: a, b, c, d)
> — Wurden die Patienten und Patientinnen beider Gruppen, abgesehen von der experimentellen Intervention, gleich behandelt? (Referenzen: a, b)
> — Wurden wissenschaftlich anerkannte Erfassungsinstrumente für die Untersuchungen der Zielgröße(n) gewählt? (Referenzen: g, h)
> — Wurden bei allen Patienten dieselben Erfassungsinstrumente zur Messung der Zielgröße(n) angewendet und wurden wichtige Messbedingungen konstant gehalten? (Referenzen: keine)
> — Waren Patienten und Therapeuten gegenüber der durchgeführten Behandlung verblindet? (Referenzen: a, b, c, d)

---

1 Peer-reviewed bedeutet, dass von der Zeitschrift beauftragte Experten und Expertinnen das Manuskript des wissenschaftlichen Artikels gegenlesen. Artikel, die ihnen für die Zeitschrift unpassend oder auf zu niedriger Evidenzstufe erscheinen, weisen sie ab. Akzeptieren sie den Artikel mit Vorbehalt wegen z.B. Unklarheiten oder unpassender statistischer Verfahren, so müssen die Autoren die aufgezeigten Mängel korrigieren oder die Bedenken durch fachlich fundierte Erklärungen ausräumen. Andernfalls bleibt der Artikel in der betreffenden Zeitschrift unveröffentlicht.

7

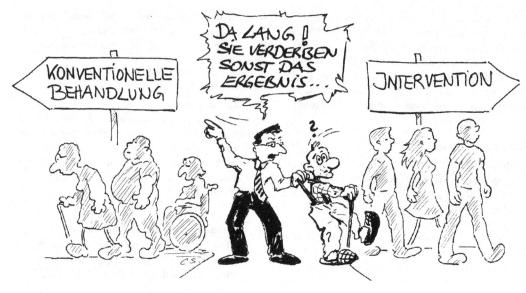

Abb. 7.1 Zuteilung zu den Gruppen

— Waren die Fachpersonen, welche die Zielgrö-
  ße(n) erfassten, verblindet?
  (Referenzen: a, b, c, d)
— Wurden adäquate statistische Tests zur Auswertung genommen?
  (Referenzen: d, g)
(Referenzen: a) Guyatt et al. 1993; b) Sackett et al.
1999, S. 72-76; c) Physiotherapy Evidence Database
1999; d) Altman et al. 2001b; e) Laupacis et al. 1994;
f) Sackett et al. 1999, S. 67–71; g) Fransen u. de
Bruin 2000; h) Mangold 2005. Weitere Referenzen
gibt es, zugeordnet zu den Themenbereichen, in
den entsprechenden Kapiteln, welche die Bereiche beschreiben.)

■ **Erfolgte die Zuordnung der Patienten zu der
Interventionsgruppe und Vergleichsgruppe
randomisiert, d. h. nach dem Zufallsprinzip?**
Weder der Studienverantwortliche, welcher für die
Zuteilung der Patienten in die Interventions- und
Vergleichsgruppe zuständig ist, noch die Patienten
selbst dürfen beeinflussen, welcher Patient in welche
Studiengruppe kommt. Die Zuteilung muss dem Zufall überlassen bleiben. Der Studienverantwortliche
könnte sonst bewusst oder unbewusst Patienten, welche eine bessere Prognose haben als andere, derjenigen Gruppe zuweisen, an deren Intervention er mehr

glaubt. Könnte der Patient die Gruppe frei wählen, so
würde er sich diejenige Gruppe aussuchen, deren Methode ihm besser erscheint, was ebenfalls die Ergebnisse der Studie verzerren würde. ■ Abb. 7.1

Echtes Randomisierungsverfahren In einer randomisierten Studie haben also alle Patienten dieselbe Chance, entweder in die Interventions- oder
Vergleichsgruppe zu kommen. Die Randomisierung
erfolgt dabei im einfachsten Fall durch Münzwurf.
Zufallsgeneratoren im Computer (z. B. Excel) sind
ebenfalls geeignet: Beispielsweise lässt sich eine Liste
von Zahlen von 1–100 mit zufälliger Reihenfolge erstellen (z. B. 51, 5, 66, … 10, ■ Tab. 7.1). Jede gerade
Zahl bedeutet Gruppe A (z. B. Vergleichsgruppe), jede
ungerade Zahl Gruppe B (z. B. Interventionsgruppe).
Der Patient, welcher als erster in die Studie aufgenommen würde, wäre dann gemäß der Randomisierungsliste in der Gruppe B und erhielte die Intervention,
ebenso der 2. Patient. Der 99. Patient wäre ebenfalls in
der Interventionsgruppe, der 100. Patient dagegen in
der Vergleichsgruppe.

Die Randomisierung hat den weiteren Vorteil,
dass sich bestimmte Eigenschaften der Patienten,
welche das Ergebnis beeinflussen könnten (z. B. Altersverteilung), gleichmäßig auf die Gruppen verteilen. Zu diesem Zweck kann man auch noch spezielle
Randomisierungsverfahren anwenden, damit beide
Gruppen möglichst homogen sind. Das ist v. a. bei
kleinen Stichproben sinnvoll. Verschiedene Rando-

□ **Tab. 7.1** Beispiel eines Randomisierungsprozesses (Erklärung, ▶ Abschn. 7.4.1, echtes Randomisierungsverfahren)

Randomisierungsliste (Zahlen von 1–100)	Gruppe	Patient (chronologische Reihenfolge)
51	B	1
5	B	2
66	A	3
97	B	4
…	…	…
43	B	99
10	A	100

misierungsverfahren finden sich in Altman u. Bland (1999a).

Quasi-Randomisierungsverfahren Manche praktizierte Verfahren sind keine echten Randomisierungsverfahren, beispielsweise, wenn die Patienten gemäß geraden oder ungeraden Kalendertagen ihres Geburtstages oder gemäß Eintrittsdatum in die Studie zu den Gruppen gelangen. Im Prinzip wäre dagegen nichts zu sagen, weil sich diese Daten nicht auf die Eigenschaften der Patienten und Patientinnen auswirken. Dagegen spricht jedoch, dass sowohl Daten als auch die Zuordnung im Vornherein bekannt sind, was den Wissenschaftler in seiner Entscheidung beeinflussen kann, welchen Patienten er überhaupt in die Studie aufnimmt (Altman u. Bland. 1999b). Denkt der Studienleiter, der Patient könne andere Ergebnisse erbringen, als die Hypothese lautet, so geriete er in Versuchung, diesen Patienten erst gar nicht in die Studie aufzunehmen. Genauso muss der Patient die Einwilligung zur Teilnahme an der Studie geben, bevor er weiß, in welche Gruppe er kommt.

❯ Studien, in welchen die Zuteilung zu den Gruppen anders als randomisiert erfolgt, tendieren dazu, größere Behandlungseffekte als randomisierte nachzuweisen (Sacks et al. 1982; Chalmers et al. 1983; Colditz et al. 1989).

Beurteilung Wann gilt diese Leitfrage bzw. dieses Gütekriterium nun als erfüllt? Die Beurteilung fällt

in der PEDro-Scale[2] (Physiotherapy Evidence Database 1999) positiv aus, wenn in der Studie geschrieben steht, dass die Zuteilung randomisiert erfolgte. Die Nennung der genauen Methode wird also dort nicht verlangt. Es ist jedoch sehr wahrscheinlich, dass es mangels besserer Kenntnisse vorkommt, dass Wissenschaftler Quasi-Randomisierungsprozesse wie abwechselnde chronologische Zuteilung oder die Zuweisung nach Geburtsdatum auch als Randomisierung deklarieren. Dies ist beispielsweise bei der Angabe der Autoren, ob es sich um eine Intention-to-Treat-Analyse handelt, vorgekommen: Bei einigen Artikeln, welche angeblich eine Intention-to-Treat-Analyse beinhalteten, stimmte dies nicht (Hollis u. Campbell 1999). Man konnte sich also häufig nicht auf die Aussagen der Autoren verlassen, vermutlich, weil sie diesen Begriff unterschiedlich interpretierten.

Die alleinige Deklaration durch die Autoren ohne genaue Nennung der Randomisierungsmethode ist deshalb mit Skepsis zu betrachten.

▪ **Wurde die Randomisierungsliste geheim gehalten?**

Angenommen, eine Versuchsleiterin wüsste, dass der nächste potentielle Versuchsteilnehmer gemäß der Randomisierungsliste in die Interventionsgruppe käme. In diesem Fall könnte sie abschätzen, ob ihr der Versuchsteilnehmer passt, ob er also voraussichtlich die Studienergebnisse in die gewünschte Richtung lenken wird. Je nachdem nimmt sie ihn dann in die Studie auf oder lehnt ihn ab. Wie schon in den Erklärungen der vorhergehenden Leitfrage beschrieben, kann die Möglichkeit zur Selektion die Ergebnisse erheblich verzerren. Folgende Forschungsarbeit erhärtet diese Aussage:

Schulz et al. (1995) untersuchten den Einfluss der mangelnden Geheimhaltung der Randomisierungsliste anhand von 250 Studien. Dabei stellten sie fest, dass Studien mit mangelnder Geheimhaltung oder ohne besondere Angaben darüber die Therapieeffekte signifikant höher einschätzten als Studien mit Geheimhaltung. Studien mit mangelnder Geheimhaltung übertrieben die Relative Odds (▶ Abschn. 9.3.1) um 41% und Studien mit unklarer Geheimhaltung um 30%. Häufigere signifikante Effekte fanden auch Chalmers et al. (1983), wenn die Randomisierungsliste nicht geheim war.

---

2 Die PEDro Scale dient in der physiotherapeutischen Datenbank PEDro zur Beurteilung ihrer dort aufgeführten wissenschaftlichen Artikel. ▶ Einzelne Beurteilungskriterien Kap. 18.2.3.

> Weil die Gefahr besteht, dass Studien ohne Geheimhaltung der Randomisierungsliste übertriebene Behandlungseffekte »nachweisen«, ist dieses Gütemerkmal ein bedeutender Faktor zur Beurteilung der Validität einer Studie.

Wie sich die Geheimhaltung bewerkstelligen lässt, führt hier zu weit. Eine gute Quelle dafür stellt der Artikel von Altman u. Schulz (2001a) dar. Für die EBP ist es lediglich notwendig zu wissen, ob die Randomisierungsliste geheim gehalten wurde oder nicht.

Beurteilung Häufig führen die Studien nicht an, ob die Randomisierungsliste geheim gehalten wurde. Sind keine Angaben darüber zu finden, sollte man vom schlimmsten Fall ausgehen, dass die Liste also nicht geheim gehalten wurde. Gemäß der PEDro-Scale (Physiotherapy Evidence Database 1999) gilt dieses Kriterium als erfüllt, wenn die Studie angibt, dass die Zuteilung mit Hilfe versiegelter, undurchsichtiger Briefumschläge erfolgte oder dass die Person, welche die randomisierte Zuteilung durchgeführt hat, nicht vor Ort war.

- **War die Abbruchrate niedrig genug?**
In vielen Studien gibt es Studienabbrecher, sog. Dropouts. Diese Patienten beginnen zwar den Versuch, stehen aber kurz nach Beginn oder im weiteren Verlauf der Studie nicht mehr zur Verfügung.

Die möglichen Gründe für einen Abbruch sind vielfältig:
- Der Patient möchte nicht mehr teilnehmen, z. B. weil er
  - die Zeit nicht mehr dafür investieren möchte,
  - in eine andere Stadt zieht und ihm der Weg zu weit ist,
  - Bedenken gegenüber der Behandlungsmethode bekommt,
  - die Krankheit oder Behinderung in den Hintergrund schieben möchte und deshalb weitere Behandlungen oder Untersuchungen ablehnt.
- Der Patient erkrankt unabhängig von der Studie und die Behandlung dieser Krankheit erhält Vorrang.
- Der Patient stirbt im Lauf der Studie. Das kann vor allem bei Untersuchungen einer Gruppe älterer Personen oder bei Langzeitstudien, die mehrere Jahre dauern, passieren.
- Der Studienleiter oder begleitende Arzt nimmt den Patienten aus der Studie heraus, weil er unerwünschte Nebenwirkungen in einem Ausmaß

zeigt, welches eine Weiterführung ethisch nicht erlaubt.

> Versuchsteilnehmer, welche die Studie abbrechen, können ein anderes gesundheitliches Ergebnis entwickeln als diejenigen, welche bis zum Schluss bleiben. Mit steigender Abbruchrate nimmt daher die Validität der Studienergebnisse ab. Eine wesentlich höhere Abbruchrate in einer der beiden Gruppen im Vergleich zur anderen bewirkt ebenfalls eine Verzerrung der Daten und mindert die Aussagekraft der Ergebnisse.

Die Anzahl und Gründe für die Studienabbrüche sollte die Studie angeben und in der abschließenden Evaluation der Studie berücksichtigen. Wenn keine Abbrüche vorgekommen sind, sollte das ebenfalls vermerkt sein bzw. aus den Zahlen hervorgehen: In letzterem Fall wäre die Anzahl der in die Studie aufgenommen Versuchsteilnehmer gleich der Anzahl der Personen, von denen die Messdaten vorliegen.

Wie geht man nun mit der Information um, dass eine bestimmte Anzahl an Patienten eine Studie abgebrochen hat? Dazu gibt es 2 Möglichkeiten: erstens die reine Beurteilung der Abbruchrate und zweitens der nachträgliche Einbezug der Patienten, welche die Studie abgebrochen haben.

Beurteilung Sackett et al. (1999, S. 68–69) schlagen folgende **Faustregel** vor, um die Abbruchrate zu beurteilen: Eine Abbruchrate von 5% führt wahrscheinlich zu keiner besonderen Verzerrung der Daten. Eine Rate von über 20% bedeutet eine ernsthafte Gefährdung der Validität. Zudem ist darauf zu achten, ob sich die Abbruchraten in den beiden Gruppen sehr unterscheiden, denn eine wesentlich höhere Abbruchrate in einer der beiden Gruppen im Vergleich zur anderen bewirkt eine Verzerrung der Daten und mindert die Aussagekraft der Ergebnisse.

Das Beurteilungsraster der physiotherapeutischen Datenbank PEDro (Physiotherapy Evidence Database 1999) ist bezüglich der Grenze noch strenger: Das Kriterium der Abbruchrate wird nur als unkritisch angesehen, wenn bei mindestens 85% der Patienten die betreffenden Daten vorliegen.

Einbezug der Daten der Studienabbrecher Daten von Patienten, welche die Studie abgebrochen haben, lassen sich zu den Fällen mit positivem bzw. negativem Ergebnis hinzuzählen. So gehen sie in die Berechnungen mit ein.

Wichtig ist dabei die Information, aus welchen Gründen die Abbrüche geschehen sind. Manchmal gibt es offensichtliche Gründe, z. B. weil der Patient mit der Behandlung aufhören wollte, da er sich dabei nicht wohl fühlte. Er würde zu den negativen Ergebnissen hinzugezählt. Manchmal liegen die Dinge aber komplizierter, wie folgendes Beispiel zeigt: Angenommen, eine Studie untersucht die Wirksamkeit einer Intervention, welche die Selbständigkeit der Patienten fördern soll. Darin befindet sich ein Patient, welcher seine Teilnahme abbricht, weil er in eine andere Stadt umgezogen ist. Der Umzug kann aus folgenden Gründen geschehen sein:

a.   Der Patient ist selbständiger geworden, wodurch der Umzug erst ermöglicht wurde.
b.   Er ist unselbständiger geworden und zieht deshalb beispielsweise zu einem seiner Kinder, damit er versorgt wird.
c.   Der Umzug erfolgte vollkommen unabhängig von allfälligen Änderungen seiner Selbstständigkeit.

Der letztere Fall würde die Validität der Studie kaum beeinflussen. In den ersten beiden Fällen gäbe es eine Verzerrung, fiel dieser Patient aus der Evaluation heraus. Es wäre also sinnvoll, den Patienten im Fall a) zu den Fällen mit verbesserter Zielgröße (positivem Outcome) und im Fall b) zu den Fällen mit verschlechterter Zielgröße (negativem Outcome) hinzuzuzählen.

Sind die Gründe nicht klar dargestellt, fällt es schwer, die Abbrüche richtig einzuordnen. Es gibt dann die Möglichkeit, zum einen den **besten Fall** (best case) und zum anderen den **schlimmsten Fall** (worst case) anzunehmen (Sackett et al. 1999, S. 69–70). Im schlimmsten Fall zählt man alle Patienten, welche die Studie abgebrochen haben, zu den Fällen mit negativem Outcome hinzu, im besten Fall zu den Fällen mit positivem Outcome. Die Betrachtung dieser Grenzfälle, welche ja beide zutreffen könnten (vor allem aber die Berücksichtigungen des schlimmsten Falls) soll helfen, zu einer fundierten Entscheidung für die Praxis zu gelangen. Wie man konkret mit den Anzahlen positiver und negativer Fälle rechnet, erläutern die betreffenden Kapitel.

■   **Wurde eine Intention-to-Treat-Analyse durchgeführt?**
Die Intention-to-Treat-Analyse bezeichnet die Strategie, Patienten in einer RCT in derjenigen Gruppe zu analysieren, welcher sie ursprünglich randomisiert zugeteilt waren. Dies ist nicht mit der Forderung zu verwechseln, dass die Patienten und/oder deren Daten

die Gruppe nicht nachträglich wechseln dürfen – das ist sowieso nicht erlaubt. Vielmehr bedeutet die Intention-to-Treat-Analyse, dass alle Patienten in die Analyse mit eingeschlossen wurden, ganz egal, ob sie wirklich die Einschlusskriterien erfüllten, ob sie die Behandlung tatsächlich erhielten, ob sie die Studie aus welchen Gründen auch immer abbrachen oder ob vom Studienprotokoll[3] abgewichen wurde (Hollis u. Campbell 1999). Dieses Gütekriterium ist deshalb erforderlich, weil z. B. Abbrüche eine negative Aussage über eine neue Therapie beinhalten können (Unverträglichkeit, Ablehnung durch den Patienten etc.) und weil Abweichungen vom Studienprotokoll im Hinblick auf die spätere Praxis, d. h. außerhalb der Studie, realitätsnah sind, sodass auch diese Fälle zu berücksichtigen sind.

> **Studien ohne Intention-to-Treat-Analyse führen häufig zu einer bedeutenden Überschätzung der Wirksamkeit der Intervention (Lundh u. Gøtzsche 2008).**

Beurteilung   Wie lässt sich beurteilen, ob eine Studie dieses Gütekriterium erfüllt? Manche wissenschaftliche Artikel nennen ausdrücklich, ob eine Intention-to-Treat-Analyse durchgeführt wurde, zumal einige Zeitschriften diese Angabe verlangen. Leider kann man sich nicht auf die Aussagen der Autoren verlassen, d. h. bei einigen Artikeln, welche angeblich eine Intention-to-Treat-Analyse beinhalten, stimmt dies nicht (Hollis u. Campbell. 1999). Der Begriff scheint bei verschiedenen Autoren eine verschiedene Bedeutung zu haben.

Bei PEDro (Physiotherapy Evidence Database 1999) gilt das Kriterium als erfüllt, wenn die Studie bestätigt, dass alle Versuchspersonen die Intervention bzw. die Kontrollbehandlung entsprechend ihrer ursprünglichen Zuteilung zu den Gruppen erhalten haben. Sie muss nicht direkt nennen, dass es sich um eine Intention-to-Treat-Analyse handelt.

■   **War das Follow-up ausreichend lang?**
Das Follow-up bezeichnet die Zeitspanne zwischen der ersten Messung und den weiteren Untersuchungen nach Wochen, Monaten oder Jahren. Diese Leitfrage ist wichtig, wenn herausgefunden werden soll,

---

3   Das Studienprotokoll ist die in der Studie festgelegte Vorgehensweise (Studienplan). Es schließt unter anderem die Art und Zeitpunkte der Tests und die Art, Häufigkeit und Intensität der Behandlungen ein.

— ob bzw. wie häufig sich Symptome aufgrund potentiell krankheitsbegünstigender Faktoren im Laufe der Zeit entwickeln (Ätiologie, Nebenwirkungen),
— wie sich eine Krankheit entwickelt (Prognose),
— ob eine Therapie nachhaltig wirkt (Wirksamkeit einer therapeutischen Intervention).

Beurteilung Wie lange das Follow-up sein sollte, hängt von der Fragestellung ab. Bei Fragen zur **Ätiologie** oder **Nebenwirkungen** sollte es eine so große Zeitspanne umfassen, dass sich die Symptome wirklich entwickelt haben könnten. Je schneller sich die erwarteten Symptome bei der betreffenden Krankheit normalerweise manifestieren, desto kürzer darf das Follow-up sein. Studien beispielsweise über die Entwicklung eines Morbus Sudeck nach einem Trauma würden mit einem kürzeren Follow-up auskommen als Forschungsarbeiten, welche Prädispositionen von Hüftgelenkarthrosen untersuchen.

Bei Fragen zur **Prognose** erfordert ein ausreichend langes Follow-up, dass die letzte Untersuchung der Zielgröße zu einem Zeitpunkt geschieht, an dem der Endzustand der Krankheit erreicht ist, also z. B. vollständige Heilung, konstantes Krankheitsbild oder Tod.

Bei Studien zur **Wirksamkeit** einer Therapie hängt der geeignete Zeitraum u. a. von den möglichen fortschreitenden Krankheitsentwicklungen bzw. von der Remission ab. Schließt beispielsweise eine Intervention 4 Monate nach Auftreten eines Schlaganfalls ab, so sollte das Follow-up sicher noch weitere 6 Monate einschließen, denn die Patienten zeigen häufig noch Fortschritte. Auch wenn die Intervention am Ende der Behandlungsphase bessere Ergebnisse erbracht hat als die konventionelle Behandlung, so kann es vorkommen, dass sich die Unterschiede mit der Zeit aufheben. Die Nachuntersuchung – in diesem Fall 6 Monate nach Abschluss der Intervention – soll das überprüfen.

Ein Problem vor allem bei längeren Follow-ups besteht darin, dass Patienten für die Beobachtung nicht mehr zur Verfügung stehen, z. B. durch Umzug, verlorenem Interesse an der Studie, Unselbständigkeit oder Tod. Diesen Aspekt der Abbruchrate behandelte weiter oben die Leitfrage »War die Abbruchrate niedrig genug?«.

- **Gab es klar definierte Vergleichsgruppen, welche zu Beginn der Studie bezüglich wichtiger Parameter, welche die Zielgröße(n) mitbestimmen, ausreichend ähnlich waren?**
Meistens wirkt sich nicht nur ein Faktor, beispielsweise die Intervention, auf den Krankheitsverlauf aus,

sondern weitere Faktoren. Darunter fallen auch die personenbezogenen Störvariablen (▶ Abschn. 3.2.1). In Studien lassen sie sich eliminieren, indem sie die Studienleiter als Ausschlusskriterien formulieren und daher gar keine Patienten mit diesen Merkmalen in die Studie gelangen. Möchten die Wissenschaftler diese Patienten nicht ausschließen, so sollten sich diejenigen Eigenschaften, welche als Störvariablen gelten, auf die Studiengruppen gleichmäßig verteilen, damit sich die Auswirkungen ausgleichen.

Ein Beispiel soll das verdeutlichen: Eine Studie untersucht die Wirksamkeit eines neuen Computerprogramms für kognitives Training im Vergleich zu einer konventionellen Behandlung (z. B. kognitives Training nach F. Stengel) bei Patienten mit einem Schädel-Hirn-Trauma. Dabei gibt es eine Störvariable, nämlich die Unterstützung durch die Familie durch kognitive Reize im Alltag. Es ergibt sich trotz Randomisierung, dass die Unterstützung durch die Familie bei den Patienten der Interventionsgruppe viel höher ist, was die Remission positiv beeinflusst. Dieses Ungleichgewicht der Störvariablen verzerrt das Studienergebnis, wie auch immer es ausfällt (◻ Tab. 7.2).

Wichtig ist daher, dass sich die Ausprägungen der Störvariablen gleichmäßig auf beide Gruppen verteilen. Die randomisierte Zuteilung zu den Gruppen sorgt bei großen Stichproben in der Regel für diese gleichmäßige Verteilung, sodass sich die Wirkung der Störvariablen statistisch aufhebt. Handelt es sich um kleinere Untersuchungsgruppen, so ist die gleichmäßige Verteilung trotz Randomisierung gefährdet. Um sie zu erreichen, können sich die Wissenschaftler spezifischer Randomisierungsverfahren bedienen, wozu beispielsweise Matching/Paarbildung (Altman u. Bland 1999a) gehören.

Beurteilung Jede Studie hat spezifische Störvariablen. Es gilt, selbst zu überlegen, welche besonders wichtig erscheinen, und zu überprüfen, ob sie in der Studie berücksichtigt sind. Letzteres setzt voraus, dass die Studien die Gruppen klar beschreiben. Zum einen müssen sie die Ein- und Ausschlusskriterien auflisten. Zum anderen müssen sie die wichtigen Eigenschaften, welche in beiden Gruppen ähnlich verteilt sein sollten, präsentieren. Dazu gehören je nach Studie z. B.
— Schweregrad der Erkrankung oder Behinderung,
— Stadium bzw. Dauer einer Erkrankung,
— Komplikationen,
— Zusatzoperationen,
— Alter,
— Geschlecht,
— allgemeiner Gesundheitszustand,

◘ Tab. 7.2 Fehlinterpretationen von Studienergebnissen aufgrund einer Störvariablen, welche das Studienergebnis zugunsten der Intervention beeinflusst

Fall	Tatsächliche Wirksamkeit	Studienergebnis	Fehler bei der Interpretation des Studienergebnisses
1	Die Intervention und Kontrollbehandlung sind beide gleich wirksam	Die Interventionsgruppe zeigt ein signifikant besseres Ergebnis als die Vergleichsgruppe	Es wird irrtümlich angenommen, die Intervention sei besser als die Kontrollbehandlung
2	Die Intervention ist wirksamer als die Kontrollbehandlung	Die Überlegenheit der Intervention ist noch viel deutlicher als im Fall 1	Die Wirksamkeit der Intervention wird überschätzt
3	Die Intervention ist weniger wirksam als die Kontrollbehandlung	Die Ergebnisse der beiden Gruppen unterscheiden sich nicht	Es wird irrtümlich angenommen, die Intervention sei gleich gut wie die Kontrollbehandlung

- Beruf,
- soziales Umfeld,
- …

Diese Angaben stellen viele Studien tabellarisch dar. Studien mit kleinen Patientenzahlen führen häufig die persönlichen Daten jedes einzelnen Patienten auf, während sie solche mit größeren Stichproben statistisch zusammenfassen, z. B. in Form des Mittelwertes und der Streuung (z. B. beim Alter der Patienten) und der Merkmalshäufigkeiten (z. B. Anzahl an Zusatzoperationen in jeder Gruppe). Zusätzlich überprüfen die Wissenschaftler, ob sich die Merkmale der Gruppen signifikant voneinander unterscheiden. Anhand der genauen Beschreibung der wichtigen Parameter und der statistischen Angaben können die Leser der Studien abschätzen, wie ähnlich die Gruppen waren.

Damit diese Leitfrage als erfüllt gilt, fordert die PEDro-Scale (Physiotherapy Evidence Database 1999) zum Zeitpunkt der Baseline[4]
- die Messung mindestens eines Parameters, der den Schweregrad des Zustandes, welcher behandelt werden soll, anzeigt,
- die Messung mindestens einer (anderen) Schlüsselgröße zur Bestimmung der Wirksamkeit der Therapie.

Aus diesen prognostischen Größen der Baseline muss man folgern können, dass die Gruppen gleiche Ausgangsvoraussetzungen haben und sich später hin-

sichtlich der Zielgrößen nicht unterscheiden würden, wäre die weitere Behandlung bei allen gleich.

- **Wurden die Patienten und Patientinnen beider Gruppen, abgesehen von der experimentellen Intervention, gleich behandelt?**

Patienten erhalten neben der experimentellen Intervention oft noch weitere therapeutische Maßnahmen, beispielsweise Medikamente, weitere physio- oder ergotherapeutische Behandlungen, Logopädie oder Psychotherapie.

Zusätzliche Interventionen sind in Studien erlaubt, zumal sie dem klinischen Alltag entsprechen. Sie müssen jedoch auf beide Gruppen qualitativ und quantitativ gleich verteilt sein, sofern sie sich auf die interessierende Zielgröße auswirken. Erhält die eine Gruppe insgesamt mehr Therapie als die andere, so haben die Patienten der übervorteilten Gruppe bedeutendere Verbesserungen, sofern die zusätzlichen Interventionen wirkungsvoll sind. Ebenso verzerrt werden Ergebnisse, wenn beispielsweise die Interventionsgruppe zusätzlich die wirkungsvolle Behandlung A und die Kontrollgruppe stattdessen die wirkungslose Behandlung B erhält. Zusätzliche Interventionen, auch Begleitbehandlungen oder Co-Interventionen genannt, muss die Studie im Methodenteil beschreiben.

Vor allem Studien aus den Medizinalfachberufen weisen manchmal die Schwäche auf, dass sie eine neue Therapie, deren Wirksamkeit sie untersuchen möchten, **zusätzlich** zum klinikspezifischen Rehabilitationsprogramm anwenden. Die Vergleichsgruppe erhält dabei weder eine Placebobehandlung noch eine konventionelle Vergleichsbehandlung. Dadurch

---

4   Messung(en) unmittelbar vor Beginn der ersten Behandlung mit der Intervention oder Vergleichsbehandlung, um die Ausgangsposition zu erfassen.

räumen die Forscher den Patienten der Interventionsgruppe insgesamt mehr Therapiezeit ein. Da das restliche Rehabilitationsprogramm in beiden Gruppen gleich ist, beschränkt sich der Vergleich auf die neue Therapie vs. keine Therapie. Es ist daher möglich, dass es sich bei der neuen Therapie selbst bei positivem Ergebnis um eine weniger gute Methode als die herkömmliche Therapie handelt und einfach die Zuwendung oder die Tatsache, dass der Patient zusätzlich aktiv war, den positiven Effekt herbeiführte. Hätte die Vergleichsgruppe stattdessen eine konventionelle Therapie in gleichem Zeitumfang erhalten, wären die Verbesserungen dort vielleicht besser als in der Interventionsgruppe ausgefallen. Oder hätten die Forscher statt der konventionellen Therapie eine Placebobehandlung angewendet, so wären die Gruppenergebnisse vielleicht gleich.

Beurteilung

> Bei der Bewertung wissenschaftlicher Studien ist immer darauf zu achten, ob die gesamte Therapiezeit (inklusive Zeitaufwand für eine Placebobehandlung) in den verschiedenen Gruppen übereinstimmte.

Es gibt jedoch Ausnahmen von der Regel, dass die gesamte Therapiezeit gleich sein soll: Möchte eine Studie beispielsweise herausfinden, ob z. B. ein Heimprogramm dem Patienten zusätzlich zu der konventionellen Therapie nützen könnte, dann ist zu akzeptieren, dass beide Gruppen im gleichen Umfang die konventionelle Therapie erhalten und die Interventionsgruppe das Heimprogramm zusätzlich durchführt. Bei positivem Effekt darf dann jedoch nicht gefolgert werden, dass das zusätzliche Programm besser als die konventionelle Therapie sei und sie ersetzen könnte. Auch hier ist nämlich möglich, dass das zusätzliche Programm nur einen Placeboeffekt hat bzw. dass diese Zeit mit einer anderen, wirksameren Intervention besser genutzt werden könnte.

- **Wurden wissenschaftlich anerkannte Erfassungsinstrumente für die Untersuchungen der Zielgröße(n) gewählt?**

Das beste Studiendesign nützt nichts, wenn die Zielgröße mit unzuverlässigen oder für die Fragestellung ungeeigneten Tests bzw. Erfassungsinstrumenten gemessen wird. Deshalb ist es wichtig, dass die Forscher wissenschaftlich anerkannte Messinstrumente in der Studie anwendeten. Zu den Gütekriterien, welche ein Erfassungsinstrument erfüllen muss, um wissenschaftlich anerkannt zu sein, ► Kap. 11, ► Kap. 12, ► Kap. 13, ► Kap. 14, ► Kap. 15, ► Kap. 16, ► Kap. 17.

Beurteilung Geben die Autoren der Studie an, dass die Erfassungsinstrumente die Gütekriterien erfüllen und nennen sie entsprechenden Referenzen, so lässt sich diese Leitfrage mit »Ja« beantworten.

Manchmal benutzen die Wissenschaftler in der Studie jedoch keine bereits wissenschaftlich anerkannten Tests, beispielsweise, weil es sich um eine sehr spezielle Fragestellung handelt und noch kein standardisierter (► Abschn. 15.1.1) und validierter (wissenschaftlich überprüfter) Test existiert. Sie verwenden dann ein selbst entwickeltes Erfassungsinstrument. In diesem Fall sollten sie die Kriterien zur Beurteilung der Zielgrößen (z. B. Erklärung der Beurteilungsskala), die genaue Vorgehensweise während der Erfassung und möglichst noch die Entwicklung des Messinstrumentes (z. B. Vortests) präsentieren. Mit diesen Angaben kann sich der Leser ein Urteil darüber bilden, ob die Zielgröße auf wissenschaftlich vertretbare Weise gemessen wurde.

- **Wurden bei allen Patienten dieselben Erfassungsinstrumente zur Messung der Zielgröße(n) angewendet und wurden wichtige Messbedingungen konstant gehalten?**

Die Wissenschaftler müssen die Zielgröße bei allen Versuchsgruppen immer auf dieselbe Weise erfassen, um aussagekräftige Ergebnisse zu erhalten. Dazu gehört, dass die eingesetzten Erfassungsinstrumente und die Messbedingungen bei allen Patienten gleich sind. Auch bei Messwiederholungen beim selben Patienten müssen diese Bedingungen erfüllt sein.

Ein Beispiel verdeutlicht, was unter gleichartigen Messbedingungen zu verstehen ist: Wenn eine Studie die Veränderungen der Mobilität mit dem Rollator von der Wohnung zum Einkaufszentrum aufgrund des ADL- oder Gehtrainings untersuchen möchte, so müssen die Forscher einkalkulieren, dass die Mobilität von der Witterung abhängt. Deshalb wäre es falsch, einen Test einmal unter winterlichen Bedingungen bei Schnee und Glatteis und einmal unter sommerlichen Bedingungen durchzuführen.

Bei Messwiederholungen« müssen sowohl der Anfangszeitpunkt (z. B. 1. Messung direkt vor Beginn einer Therapie) wie auch die Zeitabstände zwischen den weiteren Messungen bei allen Patienten gleich sein. Wenn bei einem Patienten der Messzeitraum 0,5 Jahre beträgt und bei einem anderen 1 Jahr, so kann die spontane Erholung einen großen Einfluss auf die Zielgröße ausüben.

Beurteilung Die Autoren und Autorinnen einer Studie beschreiben, welche Erfassungsinstrumente sie verwendeten. Daraus geht auch hervor, ob es immer dieselben waren.

Ob die Messbedingungen konstant waren, lässt sich dagegen schwerer einschätzen. Es ist stets zu überlegen, welche weniger markanten Störvariablen eine Rolle spielen könnten. Wenn es beispielsweise um die Untersuchung der Belastbarkeit oder Konzentration geht, kann die Tageszeit aufgrund wechselnder Ermüdungsstufen im Laufe des Tages eine erhebliche Rolle spielen. Hitze hat andere Auswirkungen als Kälte, vorhergehende ermüdende Aktivitäten (z. B. Schwimmen als Rehabilitationsmaßnahme) beeinflussen ebenfalls bestimmte Testergebnisse. Autoren einer Studie sollten vermerken, wenn sie in einer Studie wichtige Störvariablen konstant halten mussten und wie gut sie das realisieren konnten.

- **Waren Patienten und Therapeuten gegenüber der durchgeführten Behandlung verblindet?**

Der Begriff verblindet bedeutet, dass die betreffende Person (Patient, Forscher, Therapeut, Arzt etc.) nicht weiß, ob sich der Patient in der Kontroll- oder Interventionsgruppe (oder z. B. in der Expositionsgruppe bei Ätiologiestudien) befindet. Studien, in denen zwar z. B. die behandelnden Therapeuten, aber nicht die Patienten wissen, welche die Interventions- und welche die Kontrollbehandlung ist, sind **einfach verblindete** Studien. Trifft die Verblindung auf beide Seiten zu, spricht man von **Doppelverblindung**.

Die Verblindung ist wichtig, damit weder die Patienten noch die behandelnden Therapeuten voreingenommen sind. Patienten könnten höhere Erfolge von einer neuen Intervention erwarten oder im Gegenteil Angst haben, dass sie erfolglos ist oder schlimme Nebenwirkungen mit sich bringt. Therapeuten möchten vielleicht, dass sich die neue Intervention durchsetzt, und strengen sich bei der Behandlung mehr an als bei der Vergleichsgruppe mit der konventionellen Behandlungsform. Natürlich könnte auch das Gegenteil passieren, wenn sie die neue Intervention ablehnen.

> Erwartungshaltungen der Patienten und Therapeuten können sich in beide Richtungen – zugunsten oder zuungunsten einer neuen Intervention – auf das Ergebnis auswirken. Colditz et al. (1989) wiesen jedoch nach, dass eine mangelnde Verblindung die neue Intervention statistisch besser abschneiden lässt als eine Doppelverblindung.

Die Doppelverblindung ist daher zur Vermeidung von Verzerrungen sehr erwünscht bzw. stellt eine Forderung dar, welche aus der Medizin bzw. Pharmakologie stammt. Dort ist sie auch häufig realisierbar, vor allem wenn es um Medikamente geht. Der Arzt verabreicht dabei der Interventionsgruppe das neue Medikament und der Kontrollgruppe ein Placebo und untersucht deren Wirkungen auf die Patienten. Weder der Arzt noch der Patient wissen, ob der Patient das Medikament oder das Placebo verabreicht bekommt. In der Therapie ist eine Placebobehandlung schwer zu realisieren. Sie kann vielleicht in Form einer Zuwendung ohne therapeutische Handlung erfolgen, jedoch ist dies vonseiten der Patienten leicht durchschaubar. Wenn statt einer Placebobehandlung eine konventionelle Therapie durchgeführt wird, wissen die Patienten häufig, welche das ist bzw. dass es sich um eine herkömmliche Therapie handelt. In der Therapie ist daher eine Doppelverblindung meistens unrealistisch.

Beurteilung Studien, in welcher die Verblindung ein Gütemerkmal darstellt (z. B. bei Wirksamkeitsstudien), geben an, ob und welche Art der Verblindung vorgenommen wurde. Wenn eine Doppelverblindung fehlt, sollte die Studie Gründe dafür nennen. Zudem sollte sie nicht ganz auf eine Verblindung verzichtet haben. Diese 3. Art der Verblindung beinhaltet die folgende Leitfrage.

- **Waren die Fachpersonen, welche die Zielgröße(n) erfassten, verblindet?**

Die Person, welche die Zielgröße misst, sollte unvoreingenommen sein und daher je nach Themenbereich bestimmte Informationen über den Patienten nicht kennen, um Verzerrungen zu vermeiden. Die Gründe entsprechen denen der vorhergehenden Leitfrage.

Wenn es beispielsweise um eine Prognose geht, darf sie gewisse Patientenmerkmale, z. B. den Anfangszustand des Patienten und prognostische Faktoren, nicht erfahren. Das erfordert, dass eine andere Person die prognostischen Faktoren erfasst als diejenige, welche die Zielgröße misst.

Wenn es sich bei der Studie um einen Wirksamkeitsnachweis einer neuen Intervention handelt, sollte die Fachperson nicht wissen, welche Patienten zur Kontroll- und welche zur Interventionsgruppe gehören. Diese Forderung setzt voraus, dass nicht der behandelnde Therapeut, sondern ein anderer, verblindeter Therapeut die Messungen durchführt. Er sollte die Patienten weder während der Behandlung sehen noch an Besprechungen teilnehmen, aus denen die Behandlungsformen hervorgehen. Die Patienten dürfen keine verräterischen Merkmale tragen, z. B. Markierungen von Elektroden in nur einer Gruppe bei Studien zur Elektrostimulation und nichts über die Behandlung erzählen oder andere geheim zu haltende Informationen preisgeben. Am besten lässt sich die Verblindung mit externen Fachleuten durchführen, welche nur für die Erfassung kommen.

Die Verblindung ist umso wichtiger, je subjektiver das Erfassungsinstrument ist. Besonders wichtig ist sie auch, wenn es sich um eines handelt, welches noch nicht wissenschaftlich abgesichert ist, da hier ein zusätzlicher Unsicherheitsfaktor ins Spiel kommt.

Beurteilung Die Studien geben an, ob diese Art der Verblindung stattgefunden hat.

Können diese und die vorhergehende Leitfrage beide mit »Ja« beantwortet werden, so spricht man auch von **Dreifachverblindung**. Sie ist z. B. bei RCT, bei welchen es um den Wirksamkeitsnachweis einer neuen Behandlung geht, sehr erstrebenswert.

- **Wurden adäquate statistische Tests zur Auswertung genommen?**

Es gibt viele verschiedene statistische Tests. Sie dürfen jeweils nur in denjenigen Fällen angewendet werden, für die sie konzipiert sind. An dieser Stelle führen detaillierte Beschreibungen zu weit. Sie sind in Statistikbüchern zu finden. Die folgenden Erläuterungen gehen daher nur kurz auf wichtige Faktoren ein, welche die Art des Tests mitbestimmen. Anhand dieser Merkmale lässt sich in Statistikbüchern nachvollziehen und beurteilen, ob der statistische Test geeignet war.

Art der Hypothese Der Vergleich der Ergebnisse zweier Interventionen erfordert andere statistische Tests als z. B. die Bestimmung eines Zusammenhangs zwischen 2 Größen, beispielsweise zwischen der Muskelkraft und der Gehgeschwindigkeit in einer neurologischen Patientengruppe.

Datentyp Es gibt 4 verschiedene Datentypen mit zugehörigen Skalen:

- **Nominaldaten**: Nomen bedeutet Namen. Hier bilden die Wissenschaftler verschiedene **Kategorien**, wie »krank/nicht krank«, »Frauen/Männer«, »Handwerker/Lastwagenfahrer/Verkäufer«, »Interventionsgruppe/Kontrollgruppe«, und notieren bei jeder Versuchsperson, welche Kategorie auf sie zutrifft. Statistisch werten sie die Häufigkeiten aus. Dieser Datentyp spielt in der EBP eine wichtige Rolle, denn er kommt in allen Vierfeldertafeln, welche später besprochen werden, vor.

- **Ordinaldaten**: Sie legen eine **numerische Reihenfolge** fest. Die Zwischenabstände auf der zugehörigen Ordinalskala müssen aber nicht gleich groß sein.
Beispiele dafür sind Selbstständigkeitsstatus, wie z. B. der Functional Independence Measure (FIM) (Keith et al. 1987; Oczkowski u. Barreca 1993). Er enthält eine Ordinalskala von 1–7 Punkten (1 = sehr große Unselbstständigkeit, 7 = völlige Selbstständigkeit). Der Anstieg der Selbstständigkeit verläuft nur zwischen dem 2. und 4. Punkt durch gleichmäßige prozentuale Abstände linear (jeweils Steigerung um 25%). Sonst sind die Verbesserungen eher qualitativer Art. Insbesondere gibt es zwischen dem 5. und 6. Punkt einen inhaltlich bedeutenden Sprung, da der Patient bei 5 Punkten noch eine Hilfsperson benötigt, bei 6 Punkten jedoch nicht mehr. Die Reihenfolge der Punkte stimmt jedoch, denn jeder Punkt mehr bedeutet eine größere Selbstständigkeit.

- **Intervalldaten**: Die Zwischenabstände auf der zugehörigen Intervallskala bilden jeweils gleich große Merkmalsabstände[5] ab. Es gibt jedoch keinen natürlichen Nullpunkt. Ein anschauliches Beispiel hierfür ist die Temperatur in Grad Celsius: Ein gleichmäßiger Anstieg der Temperatur wird durch die gleichmäßigen Abstände auf der Skala richtig abgebildet. 0°C ist aber kein natürlicher Nullpunkt, sondern vom Menschen willkürlich anhand des Bezugssystems »Gefrierpunkt des Wassers« festgelegt. Genauso gut könnte man einen anderen Nullpunkt wählen, z. B. die Temperatur, bei welcher Quecksilber flüssig oder gasförmig wird. Ein Beispiel für Intervalldaten im medizinisch-therapeutischen Bereich ist der Intelligenz-Quotient (IQ).

- **Verhältnisdaten**: Die Zwischenabstände auf der zugehörigen Verhältnisskala bilden jeweils gleich große Merkmalsabstände ab. Zusätzlich zu diesem Kriterium, welches ja auch die Intervalldaten erfüllen müssen, weist die Verhältnisskala einen natürlichen Nullpunkt auf. Beispiele hierfür sind Kraft, Länge und Zeitdauer.

Normalverteilung Wenn die Daten ausreichend symmetrisch um einen Mittelwert liegen und eine bestimmte glockenartige Verteilung haben, so handelt es sich um eine Normalverteilung. Ob eine Nor-

---

5   Genauer gesagt: Die Abstände haben eine Bedeutung, denn es könnte sich z.B. auch um eine logarithmische Skala handeln.

malverteilung vorliegt oder nicht, können die Wissenschaftler durch spezielle statistische Verfahren abschätzen.

Messwiederholungen Werden mehrere Messungen an denselben Probanden durchgeführt, so sind andere statistische Tests zu verwenden als in Untersuchungen, in denen nur ein Wert pro Patient vorliegt.

7.5 Relevanz

Die Relevanz bezeichnet die **Bedeutsamkeit**, die **Wichtigkeit** der Ergebnisse für die Praxis. Auch hier werden Leitfragen gebildet. Sie fragen nach den quantitativen Ergebnissen, also nach gemessenen Veränderungen und/oder Gruppenunterschieden. Bei der Datenauswertung stehen den Wissenschaftlern verschiedene Möglichkeiten zur Verfügung, die Ergebnisse statistisch auszudrücken. Die Anwender der EBP sollten die betreffenden Größen kennen, um die Relevanz der Ergebnisse beurteilen zu können.

7.5.1 Statistische Signifikanz und Praxisrelevanz

Wissenschaftler richten vor allem ihr Augenmerk darauf, ob sie **statistisch signifikante** Resultate (▶ Abschn. 7.5.1) nachweisen können. Dabei vernachlässigen sie häufig, ob die Resultate auch für die Praxis bzw. für den Alltag **wichtig** sind. Wenn beispielsweise durch wochen- oder monatelange Therapie eine aktive Ellbogenflexion von 15° auf 25° steigt und dies der Endzustand ist, so ist das Ergebnis – auch wenn es statistisch signifikant sein sollte – für die Praxis irrelevant, denn der Patient wird damit seinen Alltag nicht besser bewältigen können und der Aufwand zum Nutzen steht in keinem guten Verhältnis.

Bereits seit längerer Zeit steht die Forderung im Raum, dass die Forscher selbst die Frage nach der Relevanz beantworten, indem sie z. B. die praktische Bedeutsamkeit, d. h. den **minimalen Effekt**, den ein positives Resultat verlangt, bei jeder Untersuchung praxisorientiert definieren (Bortz u. Döring 2006, S. 501). Wenn die Patienten der Studie diesen minimalen Effekt nicht erreichen, so muss man die untersuchte Intervention – selbst bei signifikantem Resultat – als erfolglos ansehen. Grundsätzlich ist es sogar in Form verschobener Nullhypothesen[6] möglich, eine

festgelegte Relevanzschwelle bereits in statistische Tests mit einzubeziehen, sodass in diesem Fall mit dem Ergebnis »signifikanter Unterschied« gleichzeitig ein praxisrelevanter Effekt verbunden ist (Windeler u. Conradt 1999). In der Praxis wird diesen Forderungen selten Folge geleistet, sei es im Diskussionsteil der Studien oder – noch seltener – in Form der verschobenen Nullhypothesen. Ein Grund hierfür könnte darin liegen, dass die Notwendigkeit noch zu unbekannt ist. Außerdem legen Forscher und Forscherinnen praxisrelevante Schwellenwerte nicht gerne fest und der Aufwand für die Planung, Durchführung und statistische Auswertung der Studien ist größer (Windeler u. Conradt 1999).

Es ist also häufig notwendig, dass sich der Leser wissenschaftlicher Studien selbst darum bemüht, eine sinnvolle Mindestgröße des gewünschten Effektes zu setzen. Die Wissenschaft bietet als Anhaltspunkte 2 Maße: Die **Effektgröße** (▶ Abschn. 7.5.1) und den **minimalen klinisch wichtigen Unterschied** (engl.: Minimal Clinically Important Difference, MCID, ▶ Abschn. 7.5.1).

Außerdem ist es für die Praxis wichtig zu wissen, **wie viele Patienten** z. B. von einer Therapie profitieren, denn nicht alle Patienten sprechen gleich gut auf die verschiedenen Methoden an. Die EBP bzw. EBM gibt für die verschiedenen Themenbereiche konkrete Lösungsstrategien, um für diese Fragestellung Antworten zu finden. Die EBM bzw. EBP definiert dazu spezifische Größen wie beispielsweise die **Number Needed to Treat(NNT)** oder das **Relative Risiko (RR)**. Die entsprechenden Kapitel, in denen die Größen vorkommen, erklären sie. Die Formeln dafür sind einfach und verständlich. Zusätzlich sind die Vertrauensbereiche, sog. Konfidenzintervalle, wichtig, deren Berechnungen komplexer sind. Weiter unten in diesem Kapitel (▶ Abschn. 7.5.1) wird erklärt, was ein Konfidenzintervall ist. Der Anhang führt die konkreten Algorithmen (Formeln) für Interessierte auf.

> **Praxistipp**
>
> Für die Berechnungen z. B. der NNT und RR steht Ihnen eine Excel-Datei zur Verfügung (Internet-Link für Download: ▶ http://extras.springer.com). Sie müssen nur wissen, welches Arbeitsblatt darin zu wählen ist (z. B. Herbeiführung eines positiven Ereignisses), welche Zahlen

---

6 Eine Nullhypothese ist die Annahme, dass sich die Zielgrößen zweier Gruppen statistisch nicht unterscheiden,

eine verschobene Nullhypothese dagegen, dass sie sich nicht mehr als um einen bestimmten Wert unterscheiden.

aus einem Artikel zu entnehmen sind, um sie an der entsprechenden Stelle in der Excel-Datei einzugeben. Das Programm rechnet dann die für die EBP wichtigen Kenngrößen inklusive deren Konfidenzintervalle aus.

Statistische Signifikanz

Ein statistisch signifikantes Resultat bedeutet bei einem Vergleich der Ergebnisse zweier Gruppen, dass der gefundene Unterschied **wahrscheinlich nicht nur per Zufall** entstanden ist. Wahrscheinlich heißt, dass man sich mit dieser Annahme jedoch auch irren kann und der gefundene Unterschied nicht wegen der Intervention entstanden ist. Diese Irrtumswahrscheinlichkeit, welche die Wissenschaftler und Wissenschaftlerinnen in Kauf nehmen, liegt meistens bei 5% oder 1%, gekennzeichnet durch **p ≤ 0,05 oder p ≤ 0,01**.

Wird z. B. die Wirksamkeit eines neuen Gedächtnistrainings gegenüber einem herkömmlichen überprüft und kommt ein statistisches Ergebnis von p ≤0,05 heraus, so bedeutet das, dass sich die beiden Gruppenergebnisse voneinander unterscheiden, allerdings mit einer Wahrscheinlichkeit von 5%, sich in dieser Aussage zu irren. Fällt der Unterschied zugunsten der neuen Intervention heraus, so sollte der Therapeut trotz der verbleibenden statistischen Unsicherheit das neue Gedächtnistraining bevorzugen – falls das Ergebnis auch praxisrelevant ist. Um dies herauszufinden, gibt es die nachfolgend beschriebenen Größen.

> Signifikant besagt nicht, dass der Unterschied auch praxisrelevant ist. Umgekehrt kann es vorkommen, dass nicht signifikante Unterschiede praxisrelevant sind, z. B. bei kleinen Fallzahlen (Windeler u. Conradt 1999). Daher sollte man eine Studie nicht gleich beiseitelegen, wenn es keine signifikanten Ergebnisse gibt.

Effektgröße

Auch wenn Patienten in der Interventionsgruppe z. B. ihre kognitiven Fähigkeiten **im Durchschnitt** sichtbar stärker verbessern als die Patienten der Vergleichsgruppe, muss das nicht heißen, dass der Unterschied relevant ist. Wenn nämlich die **Streuungen** zwischen den Versuchspersonen sehr groß sind, so wird die Bedeutsamkeit der Mittelwertsunterschiede der Gruppen überschätzt.

Um diese Überschätzung zu vermeiden bzw. zu erkennen, gibt es ein statistisches Maß, die Effektgröße (engl.: **effect size** oder auch **Cohen's d** genannt). Sie berücksichtigt sowohl die Mittelwerte als auch die Streuungen beider Gruppen (Formel ► Anhang).

> Zur Beurteilung, was der Wert der Effektgröße aussagt, gibt es folgende Faustregel: Eine Effektgröße von 0,2 bedeutet einen kleinen, 0,5 einen mittleren und mindestens 0,8 einen großen Effekt (Cohen 1988).

Bortz u. Lienert (2008, S. 52) ergänzten, »...dass ein statistisch signifikantes Ergebnis, das man bei kleinen Stichproben mit einem exakten verteilungsfreien Test[7] nachgewiesen hat, in der Regel auf einem großen Effekt basiert und damit auch klinisch bedeutsam ist«. Außerdem hielten sie fest, dass für die klinische Grundlagenforschung häufig kleine Effektgrößen ausreichen würden, dass aber große Effekte in Untersuchungen angestrebt werden sollten, »...deren Ergebnisse sich unmittelbar auf die Individualtherapie von Patienten auswirken«.

Minimal Clinically Important Difference

Die Minimal Clinically Important Difference (MCID) ist ein weiteres Maß, um die praktische Bedeutsamkeit von Gruppenunterschieden oder Verbesserungen innerhalb einer Gruppe festzustellen.

> Die MCID ist ein Schwellenwert, d. h. ein Mindestwert, den der Unterschied mindestens betragen muss, damit er als therapeutisch relevant gilt. Eine Änderung bzw. ein Gruppenunterschied wird dann als klinisch relevant angesehen, wenn sie mindestens 2,7-mal den Messfehler des Messinstrumentes beträgt (Schädler et al. 2006, S. 20).

---

7   Bei verteilungsgebundenen Tests (parametrische Statistik) hängt die Teststatistik von der Verteilung der Zielgröße ab. Oft wird eine Normalverteilung vorausgesetzt, die vorliegt, wenn die Daten ausreichend symmetrisch um einen Mittelwert herum liegen und eine bestimmte glockenartige Verteilung besitzen. Verteilungsfreie Tests (nichtparametrische Statistik) setzen keine bestimmte Verteilung voraus. Sie sind z.B. häufig bei kleinen Stichproben zu verwenden. Sind die Voraussetzungen für einen verteilungsgebundenen Test erfüllt, ergeben sich in aller Regel präzisere Schätzungen. Sind sie nicht erfüllt, so liefern verteilungsgebundene Verfahren in vielen Fällen schlechte Schätzungen, deshalb müssen hier verteilungsfreie Tests verwendet werden.

Wenn beispielsweise ein ADL-Test eine Skala von 100 aufweist und der Messfehler 4 Punkte beträgt, so liegt die klinisch relevante Schwelle bei $4 \times 2,7 = 11$ Punkte = 11% der maximalen Punktzahl. Eigentlich müsste also für jedes Erfassungsinstrument der Messfehler oder die MCID aufgrund einer wissenschaftlichen Studie bekannt sein. Beispielsweise fanden Hsieh et al. (2007) für den Barthel-Index eine MCID von 9%. Jedoch liegen nicht für alle Skalen konkrete Werte vor. Dann nimmt man häufig als **Faustregel** eine Veränderung von 10% der maximal erreichbaren Punktzahl für die MCID an (Schädler et al. 2006, S. 20).

Konfidenzintervall

Da normalerweise eine Studie nicht die gesamte Menge (Gesamtpopulation) der Patienten und Patientinnen mit einem bestimmten Krankheitsbild untersucht, sondern nur eine Stichprobe daraus, weichen die gefundenen Werte von den »wahren« Werten der Gesamtpopulation höchstwahrscheinlich ab. Daher ermitteln Wissenschaftler und Anwender der EBP aus den Daten der Studie einen Bereich, welcher den wahren Wert der Gesamtpopulation überdecken könnte. Dieser Bereich ist das sog. Konfidenzintervall (engl.: confidence interval, CI). Bei einem 95%-Konfidenzintervall stehen die Chancen 95:5, dass das ermittelte Konfidenzintervall den richtigen Parameter umschließt oder anders ausgedrückt: Das Konfidenzintervall ist mit 95-prozentiger Sicherheit ein »richtiges« Intervall, welches den »wahren« Wert umschließt. Je nach Fragestellung geben die Autoren einer Studie andere Konfidenzintervalle als das 95% CI an, z.B. 99% CI. Sie müssen stets kennzeichnen, um welches es sich handelt.

Je nach Fragestellung bedeutet »Wert« z. B. ein Mittelwert oder ein Anteil an Patienten, welcher nach einer bestimmten Zeitspanne eine bestimmte Änderung aufweist (s. Beispiele). Ausgedrückt werden der Wert und dessen zugehöriges Konfidenzintervall (CI) folgendermaßen:

– Beispiel für **kontinuierliche Werte**:
  Die mittlere Verbesserung der Interventionsgruppe betrug 4,4 Punkte (95% CI = 2,4–6,4) auf der 14-Punkte-Teilskala des Fugl-Meyer Tests.
– Beispiel für **Häufigkeiten**:
  Der Anteil der Patienten in der Interventionsgruppe mit einem positiven Ergebnis betrug 94% (95% CI = 85–98%).

7.6   Anwendbarkeit

Anwendbarkeit bedeutet die Möglichkeit, die Schlussfolgerungen aus der Literatur in die Praxis umzusetzen. Zum einen müssen dazu die Mittel und Methoden zur Verfügung stehen bzw. angeschafft werden können. Zum anderen müssen sich die Ergebnisse auf den zu behandelnden Patienten übertragen lassen. Unterscheidet sich beispielsweise der Patient zu sehr von den Studienteilnehmern, so kann es sein, dass die Erkenntnisse bei ihm nicht anwendbar sind, oder man muss die Ergebnisse – auch quantitativ – an den Patienten anpassen. Es kann außerdem passieren, dass der Patient Bedenken oder andere Wünsche und Vorstellungen hat. Dies sind Überlegungen, welche die EBP bzw. EBM aufgreift.

Literatur

Altman DG, Bland JB (1999a) How to randomise. BMJ 319:703–704

Altman DG, Bland JB (1999b) Treatment allocation in controlled trials: why randomise? BMJ 318:1209

Altman DG, Schulz KF (2001a) Concealing treatment allocation in randomised trials. BMJ 323:446–447

Altman DG, Schulz KF, Moher D, Egger M, Davidoff F, Elbourne D, Gotzsche PC, Lang T for the CONSORT group (2001b) The revised CONSORT statement for reporting randomized trials: Explanation and elaboration. Ann Intern Med 134(8):663–694

Bortz J, Döring N (2006) Forschungsmethoden und Evaluation für Human- und Sozialwissenschaftler, 4. Aufl. Springer, Heidelberg

Bortz J, Lienert GA (2008) Kurzgefasste Statistik für die klinische Forschung. Leitfaden für die verteilungsfreie Analyse kleiner Stichproben, 3. Aufl. Springer, Heidelberg

Chalmers TC, Celano P, Sacks HS, Smith H Jr (1983) Bias in treatment assignment in controlled clinical trials. N Engl J Med. 309(22):1358–1361

Cohen J (1988) Statistical power analysis for the behavioral sciences, 2nd edn. Lawrence Earlbaum Associates, Hillsdale, NJ

Colditz GA, Miller JN, Mosteller F (1989) How study design affects outcomes in comparisons of therapy. I: Medical Stat Med 8(4):441–454

Fransen J, de Bruin ED (2000) Evidence Based Medicine in der RManuellen Therapie. Manuelle Therapie 4:95–102

Guyatt GH, Sackett DL, Cook DJ for the Evidence-Based Medicine Working Group (1993) Users' guides to the medical literature. II. How to use an article about therapy or prevention. A. Are the results of the study valid? JAMA 270(21):2598–2601

Hollis S, Campbell F (1999) What is meant by intention to treat analysis? Survey of published randomised controlled
trials. BMJ 319:670–674

Hsieh YW, Wang CH, Wu SC, Chen PC, Sheu CF, Hsieh CL
(2007) Establishing the minimal clinically important
difference of the Barthel Index in stroke patients. Neurorehabil Neural Repair 21(3):233–238

Keith RA, Granger CV, Hamilton BB, Sherwin FS (1987) The
Functional Independence Measure: a new tool for rehabilitation. Adv Clin Rehabil 1:16–18

Laupacis A, Wells G, Richardson WS, Tugwell P, for the
Evidence-Based Medicine Working Group (1994) Users'
guides to the medical literature. V. How to use an article
about prognosis. JAMA 272(3):234–237

Lundh A, Gøtzsche PC (2008) Recommendations by Cochrane Review Groups for assessment of the risk of bias in
studies. BMC Med Res Methodol 8:22

Mangold S (2005) Evidenz-basierte Praxis am Beispiel
»Gelenkschutzprogramm bei rheumatoider Arthritis«.
Ergotherapie – Zeitschrift für angewandte Wissenschaft
6(1):3–12

Oczkowski WJ, Barreca S (1993) The Functional Independence Measure: Its use to identify rehabiliation needs in
stroke survivors. Arch Phys Med Rehabil 74:1291–1294

Physiotherapy Evidence Database (1999) PEDro Scale. http://
www.pedro.org.au/scale_item.html. Zugegriffen 16.
März 2009

Sackett DL, Richardson WS, Rosenberg W, Haynes RB (1999)
Evidenzbasierte Medizin – EBM-Umsetzung und –
vermittlung. Deutsche Ausgabe: Kunz R, Fritsche L.
Zuckschwerdt, München

Sacks H, Chalmers TC, Smith H Jr (1982) Randomized ver-
sus historical controls for clinical trials. Am J Med
72(2):233–240

Schädler S, Kool J, Lüthi H, Marks D, Oesch P, Pfeffer A, Wirz
M (2006) Assessments in der Neurorehabilitation. Hans
Huber, Bern

Schulz KF, Chalmers I, Hayes RJ, Altman DG (1995) Empirical
evidence of bias. Dimensions of methodological quality
associated with estimates of treatment effects in controlled trials. JAMA 273(5):408–412

Windeler J, Conradt C (1999) Wie können »Signifikanz« und
»Relevanz« verbunden werden? Med Klin 94(11):652–655

Modelle als Grundlage für die Befunderhebung

Ein aussagekräftiger Befund ist der 1. Schritt zur erfolg-reichen Therapie. Doch wie kommt der Therapeut zu relevanten Fragen, die er bei der Befundaufnahme dem Patienten stellen muss? Modelle können ihm da-bei helfen. Aber nur solche, die valide, praxisrelevant und umsetzbar sind – was zu überprüfen gilt.

8.1   Holistische Modelle

In den letzten Jahrzehnten gab es nicht nur in der Er-gotherapie, sondern auch in der Medizin und in an-deren medizinisch-therapeutischen Bereichen einen Paradigmenwechsel von der reduktionistischen, defi-zitorientierten Denkart zur **holistischen, ressourcen-orientierten** Betrachtungs- und Behandlungsweise des Patienten. Die Erweiterung der ICIDH (Interna-tional Classification of Impairments, Disabilities and Handicaps bzw. auf Deutsch Internationale Klassi-fikation der Schädigungen, Fähigkeitsstörungen und Beeinträchtigungen) von 1980 (World Health Orga-nisation 1980; Matthesius et al. 1995) zur ICF (Inter-national Classification of Functioning, Disability and Health bzw. auf Deutsch Internationale Klassifikation der Funktionsfähigkeit, Behinderung und Gesund-heit), welche die Delegiertenversammlung von der World Health Organisation im Mai 2001 verabschie-dete (World Health Organisation 2001), drückt diesen Wechsel deutlich aus.

In der Ergotherapie begann bereits vor einigen Jahrzehnten die Entwicklung holistischer Model-le. Einen Einblick in verschiedene wichtige Modelle bieten Jerosch-Herold et al. (2009). Diese Modelle können als Grundlage für ganzheitliche Befunderhe-bungen, d. h. zur Konstruktion von Befundbögen, dienen[1].

Beispiele ergotherapeutischer Modelle sind das Model of Human Occupation von Kielhofner (Kiel-hofner 2008), das Occupational Performance Model – Australia OPM(A) (Chapparo et al. 2004) oder das Canadian Model of Occupational Performance (Ca-nadian Association of Occupational Therapists 1997; Law et al. 2009).

---

1   Ergänzt werden diese durch Tests bzw. Erfassungs-instrumente wie das Ergotherapeutische Assessment (Schochat et al. 2002), Functional Independence Mea-surement (Keith et al. 1987, Oczkowski u. Barreca 1993), Ashworth-Test (Ashworth 1964) oder Chedoke arm and hand activity inventory (Barreca et al. 2005). Das me-thodische Vorgehen zur Beurteilung solcher Tests bzw. Erfassungsinstrumente beschreiben die ▶ Kap. 11–17.

Interdisziplinär breitet sich die oben erwähnte **ICF** in der Praxis aus (Rentsch et al. 2001, Ewert et al. 2002), welche u. a. dazu dienen soll,
- die interdisziplinäre Kommunikation zu fördern,
- systematisch zu planen,
- Rehabilitationsverläufe zu dokumentieren
- eine wissenschaftliche Basis zur Verfügung zu stellen, um die Folgen von Gesundheitsproble-men untersuchen und erklären zu können.

Die ICF wird zwar von vielen nicht als Modell be-zeichnet, trägt aber ein solches im Hintergrund. Fach-gruppen arbeiten daran, anhand der ICF geeignete Erfassungsbögen für bestimmte Krankheitsbilder zu erstellen. Ein Beispiel hierfür findet sich in der Pub-likation der »Interessensgemeinschaft Physiotherapie in der Neurorehabilitation« (2003). Ein weiteres Bei-spiel ist das Kooperationsprojekt der Klinik und Poli-klinik für Physikalische Medizin und Rehabilitation der Universität München mit der WHO zur Entwick-lung von wissenschaftlich basierten, krankheitsspezi-fischen ICF-Core-Sets[2]. Mit Hilfe wissenschaftlicher Methoden stellen die Fachleute ICF-Kategorien zu-sammen, um anschließend die Core-Sets hinsichtlich der Praktikabilität, Reliabilität, Validität und Sensitivi-tät wissenschaftlich zu überprüfen (Stucki et al. 2002). Allerdings besteht noch Verbesserungsbedarf an der bisher ausgearbeiteten Erfassungsstrategie (Grill et al. 2007, Starrost et al. 2008).

8.2   Bewertung der Modelle

Es gibt einige qualitative Kriterien bzw. Leitfragen, um Modelle zu evaluieren. Die folgende Aufstellung und Zuordnung zur Validität, Relevanz und Anwend-barkeit stellt neben neu formulierten Aspekten eine Selektion der Beurteilungskriterien verschiedener Autoren (Reed, Kielhofner, Christiansen und Baum, Hopkins und Smith) dar, zitiert in Hagedorn (2009, S. 38–39).

- **Ist die Evidenz zu einem Modell valide?**
Bezüglich der Validität von Modellen stellt sich v. a. die Frage nach der **Inhaltsvalidität**, also nach dem Ausmaß, mit dem der Inhalt von dem, was erfasst wer-den soll, erschöpfend erfasst wird. Die Validität eines Modells lässt sich mit folgenden Fragen untersuchen:

---

2   Ein ICF-Core-Set ist eine Liste von ICF-Kategorien, die für die meisten Patienten mit einer bestimmten Gesundheitsstörung relevant sind (Ewert 2002).

- Basiert das Modell auf geeigneten theoretischen Grundlagen?
- Basiert es auf interdisziplinären Erkenntnissen?
- Erklärt oder veranschaulicht das Modell sowohl die normale Organisation und Funktion als auch die Abweichungen davon?
- Reflektiert das Modell die Realität der Aufgabenbewältigung im Alltag?
- Strukturiert und ordnet das Modell die Annahmen, Konzepte und Definitionen, welche die Praxis unterstützen?
- Ist das Modell in sich konsistent?
- Ist das Modell vernünftig, klingt es »wahr«, kommt es uns »richtig« vor?

Das Modell sollte man nur bei denjenigen Patienten(-gruppen) anwenden, für welche es entwickelt wurde. Folgende Leitfragen sollten daher in der Bewertung positiv ausfallen:
- Wird der Bezugsrahmen[3] identifiziert, welcher die Praxis untermauert?
- Wenn es ein Modell für eine spezielle Patientengruppe ist: Sind die Charakteristika der Personen, auf die das Modell zielt, genügend beschrieben?

Ferner ist wichtig, dass das Modell keine Gefahr zur Fehlinterpretation bietet und dass es so offen und flexibel ist, dass man neue Erkenntnisse integrieren kann. Dazu lassen sich folgende Leitfragen formulieren:
- Ist das Modell klar verständlich?
- Lässt es Änderungen im Zuge fortschreitenden Wissens zu?

- **Ist die Evidenz zu dem Modell bedeutsam?**
Der Befund soll eine gute Grundlage für die Therapie schaffen. Daher bezieht sich die Relevanz des Modells darauf, ob sich daraus ein Befund ableiten lässt, aus welchem sich sinnvolle Strategien für die Behandlung ergeben:
- Lässt sich aus dem Modell ein Befund ableiten, welcher sinnvolle und realistische Behandlungs-

---

3 Der Bezugsrahmen (engl.: frame of reference) beinhaltet Wissen aus Theorie und Praxis für einen bestimmten Praxisbereich. Das Wissen stammt zum einen aus berufsfremden Quellen, z.B. aus dem psychosozialen oder biophysikalischen Bereich und zum anderen von Methoden und Techniken, welche Therapeuten und Therapeutinnen in ihrem spezifischen Bereich entwickeln.

ziele aufdeckt und insbesondere die **Ziele des Patienten** unter Beachtung seiner **Ressourcen** und **Defizite** berücksichtigt?
- Lassen sich mithilfe des Modells Verhaltensweisen, Faktoren aus der Umwelt etc. aufdecken, welche Hinweise auf die Funktion-Dysfunktion geben?
- Lassen sich mithilfe des Modells Ursachen der untersuchten Phänomene erklären?
- Bietet es Vorschläge für wissenschaftlich fundierte Erfassungsinstrumente, um spezifische Dysfunktionen noch näher zu untersuchen?
- Bietet es wissenschaftlich fundierte Vorschläge für Therapieansätze?
- Bietet das Modell eine Vorhersage über das gesundheitliche Ergebnis?

- **Ist die Evidenz zu einem Modell anwendbar?**
Zuletzt stellt sich die Frage, ob sich das Modell in der Praxis anwenden lässt. Zwei Dinge sind hier zu berücksichtigen: die Eigenschaften des Modells und des zu behandelnden Patienten.
Die Leitfragen dazu lauten:
- Passt der Bezugsrahmen des Modells zur (voraussichtlichen) Problemstellung des Patienten?
- Entspricht der Patient, der behandelt werden soll, der Zielgruppe des Modells?
- Ist das Modell ökonomisch, kommt es also mit wenigen Konzepten und Annahmen aus, bietet es einfache Erklärungen?

Die Anwendung von Modellen benötigt stets ein gewisses Maß an **Interpretation**, denn es existiert ein unvermeidlicher Graben zwischen abstrakten Konzepten und dem tatsächlichen Leben (Kielhofner 1992, S. 86). Diesen Graben zu überbrücken bedarf eines umfassenden **praktischen Expertentums**, v. a. wenn es um die Entwicklung eines geeigneten Befundbogens für eine spezifische Patientengruppe geht.

> **Ein ganzheitliches Modell ist für die praktische Anwendung zu komplex, daher müssen die wichtigen Faktoren für das betreffende Krankheitsbild aus dem Modell herausgegriffen und sinnvoll zusammengestellt werden.**

Ohne praktische Erfahrung wäre es nicht möglich, z. B. eine sinnvolle Checkliste zu kreieren. Ein professionelles Beispiel dazu ist die oben erwähnte Entwicklung krankheitsspezifischer ICF-Core-Sets, u. a. durch ein Delphi-Verfahren[4] realisiert (Ewert 2002).

Modelle können zwar einige Vorschläge zum weiteren Vorgehen bieten, sie können aber nicht die gesamte Fülle therapeutischer Interventionsmöglichkeiten abdecken. Daher hilft die praktische Erfahrung, aus dem Befund geeignete Konsequenzen zu ziehen, d. h. passende Ziele zu formulieren, sinnvolle Messungen zu planen und geeignete Mittel und Methoden zu wählen.

> **Praxistipp**
>
> Wählen Sie Tests, therapeutische Konzepte etc. nicht nur aus der eigenen praktischen Erfahrung heraus, sondern bedienen Sie sich auch hier der EBP.

8.3 Modelle im interdisziplinären Rahmen

Die Auswahl eines Modells hängt auch davon ab, ob man es nur in der eigenen Berufsdisziplin (z. B. Physiotherapie, Ergotherapie, Medizin) oder interdisziplinär anwenden möchte. Ein Therapeut einer ambulanten Praxis, in der nur die eigene Berufsdisziplin vertreten ist, kann gut ein Modell, welches Kollegen und Kolleginnen der eigenen Berufsgruppe entwickelten, wählen. In größeren Rehabilitationszentren mit verschiedenen Medizinalfachberufen dagegen stellt sich eher die Frage nach einem interdisziplinären Modell.

Zur Auswahl eines geeigneten Modells für die interdisziplinäre Anwendung lassen sich folgende Leitfragen formulieren:

---

4   Die Delphi-Methode ist eine wissenschaftlich fundierte schriftliche Befragung von Experten. Die Experten beantworten zunächst einen ersten Fragenkatalog, welchen das Leitungsgremium der Delphi-Studie zu dem Thema zusammengestellt hat. Das Leitungsgremium wertet daraufhin die Antworten aus und fertigt auf dieser Basis einen neuen Fragenkatalog an, den sie ebenfalls den Experten vorlegen. Diese zweite Befragung lässt die Experten nochmals Stellung nehmen, diesmal allerdings unter Kenntnisnahme derjenigen Antworten, welche die anderen Experten in der ersten Befragung gegeben haben. Zur Klärung möglicher Missverständnisse oder zur Vereinheitlichung sich widersprechender Lösungsbeiträge werden die betroffenen Experten erneut darum gebeten, ihre Antworten zu präzisieren und zu begründen. Auf diese Weise erarbeitet das Leitungsgremium letztendlich einen Lösungsvorschlag für das behandelte Problem (Bortz u. Döring 2006, S. 261-262).

- Stellt das Modell eine gemeinsame Sprache her?
- Ist das Modell so konzipiert, dass alle Disziplinen der medizinischen Versorgungseinrichtung, die damit arbeiten sollen, es begreifen und **einheitlich** verstehen?
- Können alle Disziplinen von dem Modell profitieren?
- Fördert es die interdisziplinäre Zusammenarbeit?

Ein Vorteil eines geeigneten interdisziplinären Modells ist – sofern es alle gleich verstehen – die gemeinsame Sprache und damit verbesserte **Kommunikation**. Zudem lassen sich in der Befunderhebung, welche auf dem gemeinsam benutzten Modell beruht, Doppelspurigkeiten vermeiden, welche wertvolle Therapiezeit vergeuden und verständlicherweise manchen Patienten verärgern.

> **Praxistipp**
>
> Empfehlen Sie dem interdisziplinären Team, die Befunderhebung fachspezifisch aufzuteilen und den gesamten Befund im anschließenden interdisziplinären Austausch zusammenzutragen.

Literatur

Ashworth B (1964) Preliminary trial of carisoprodal in multiple sclerosis. Practitioner 192:540–542

Barreca SR, Stratford PW, Lambert CL, Masters LM, Streiner DL (2005) Test-retest reliability, validity, and sensitivity of the Chedoke arm and hand activity inventory: a new measure of upper-limb function for survivors of stroke. Arch Phys Med Rehabil 86(8):1616–1622

Bortz J, Döring N (2006) Forschungsmethoden und Evaluation für Human- und Sozialwissenschaftler, 4. Aufl. Springer, Heidelberg

Canadian Association of Occupational Therapists (1997) Enabling occupation: an occupational therapy perspective. CAOT, Ottawa

Chapparo C, Ranka J, Arbeitskreis Modelle und Theorien (2004) OPM – Occupational Performance Model (Australia) [Deutsche Übersetzung]. Schulz-Kirchner, Idstein

Grill E, Mansmann U, Cieza A, Stucki G (2007) Assessing observer agreement when describing and classifying functioning with the International Classification of Functioning, Disability and Health. J Rehabil Med 39(1):71–6

Ewert T, Cieza A, Stucki G (2002) Die ICF in der Rehabilitation. Phys Med Rehab Kuror 12:157–162

Hagedorn R (2009) Umsetzung von Modellen in die Praxis. In: Jerosch-Herold C, Marotzki U, Stubner BM, Weber P

(Hrsg) Konzeptionelle Modelle für die ergotherapeutische Praxis, 3. Aufl. Springer, Heidelberg

Interessensgemeinschaft Physiotherapie in der Neurorehabilitation (Finger M, Kronewirth C, Kurre A, Marks D, Schärer M, Signer S) (2003) Vorstellung eines einheitlichen Befundes für Patienten mit neurologischen Störungsbildern. FISIO Active 39(2):5–16

Jerosch-Herold C, Marotzki U, Stubner BM, Weber P (2009). Konzeptionelle Modelle für die ergotherapeutische Praxis, 3. Aufl. Springer, Heidelberg

Keith RA, Granger CV, Hamilton BB, Sherwin FS (1987) The Functional Independence Measure: a new tool for rehabilitation. Adv Clin Rehabil 1:16–18

Kielhofner G (1992) Conceptual Foundations of Occupational Therapy. F.A. Davis Company, Philadelphia, PA

Kielhofner G (2008) A Model of Human Occupation: Theory and Application, 4th edn. Lippincott Williams & Wilkins, Baltimore, MD

Law M, Polatajko H, Carswell A, McColl MA, Pollock N, Baptiste S (2009) Das kanadische Modell der »occupational performance« und das »Canadian Occupational Performance Measure«. In: Jerosch-Herold C, Marotzki U, Stubner BM, Weber P (Hrsg) Konzeptionelle Modelle für die ergotherapeutische Praxis, 3. Aufl. Springer, Heidelberg

Matthesius RG, Jochheim KA, Barolin S, Heinz C (1995) In: ICIDH, International Classification of Impairments, Disabilities and Handicaps, Teil 1: Bedeutung und Perspektiven, Teil 2: Internationale Klassifikation der Schädigungen, Fähigkeitsstörungen und Beeinträchtigungen. Ein Handbuch zur Klassifikation der Folgeerscheinungen der Erkrankung, übersetzt von RG Matthesius. Ullstein Mosby, Berlin

Oczkowski WJ, Barreca S (1993) The Functional Independence Measure: Its use to identify rehabiliation needs in stroke survivors. Arch Phys Med Rehabil 74:1291–1294

Rentsch HP, Bucher P, Dommen-Nyffeler I, Wolf C, Hefti H, Fluri E et al (2001) Umsetzung der »International Classification of Functioning, Disability and Health« (ICF) in die Alltagspraxis der Neurorehabilitation. Ein interdisziplinäres Projekt am Kantonsspital Luzern. Neurol Rehabil 7(4):171–178

Schochat T, Voigt-Radloff S, Heiss HW (2002) Psychometrische Testung des Ergotherapeutischen Assessments. Gesundheitswesen 64(6):343–352

Starrost K, Geyh S, Trautwein A, Grunow J, Ceballos-Baumann A, Prosiegel M, Stucki G, Cieza A (2008). Interrater reliability of the extended ICF core set for stroke applied by physical therapists. Phys Ther 88(7):841–851

Stucki G, Cieza A, Ewert T, Kostanjsek N, Chatterji S, Üstün TB (2002) Application of the International Classification of Functioning, Disability and Health (ICF) in clinical practice. Disabil Rehabil 24:281–282

World Health Organisation (1980) International Classification of Impairments, Disabilities and Handicaps (ICIDH). Geneva

World Health Organisation (2001) International Classification of Functioning, Disability and Health – ICF. Geneva 2001 oder www.who.int/classification/icf. Zugegriffen 12. April 2009

Kritische Bewertung ätiologischer Studien

Patienten möchten häufig wissen, wodurch ihre Krankheit entstanden ist. Vielleicht steckt die Frage dahinter: »Habe ich etwas falsch gemacht?« Dadurch gelingt es dem Patienten vielleicht, sinnvolle Konsequenzen für die Zukunft zu ziehen. Auch für den Therapeuten ist die Kenntnis der Krankheitsursache wichtig, weil manchmal in der Therapie die Möglichkeit besteht, nicht nur die Krankheitssymptome zu bekämpfen, sondern an den Ursachen zu arbeiten und so eine nachhaltigere Wirkung zu erzielen. Therapeuten und Therapeutinnen dürfen sich aber nicht auf ihre bloßen Vermutungen stützen. Für die Frage nach der Krankheitsursache gibt es ätiologische Studien.

9.1   Erläuterungen zur Ätiologie und zu ätiologischen Studien

Das Wort Ätiologie stammt aus dem Griechischen und heißt übersetzt »Lehre der Krankheitsursachen«. Die Ätiologie soll aufklären, ob z. B. genetische Ursachen, negative Verhaltensweisen des Patienten oder ungünstige Umgebungsfaktoren (z. B. Strahlung, Luftschadstoffe, Jodmangel etc.) zur Krankheit oder Behinderung geführt oder zumindest dazu beigetragen haben. Auch im ergo- und physiotherapeutischen Bereich stellen sich manchmal Fragen nach der Ätiologie, beispielsweise im Hinblick auf Krankheiten, welche durch eine Überbelastung oder unergonomische Arbeitsbedingungen entstehen. Mit der Aufdeckung der Ursachen kann der Therapeut eher entscheiden, ob eine **kausal-therapeutische** oder nur eine **symptomatische Behandlung** möglich ist.

Auf der anderen Seite dienen die Erkenntnisse auch dazu, darüber Auskunft zu erteilen, welche Ursachen nicht – gemäß aktuellem wissenschaftlichem Forschungsstand – zur Verursachung der Krankheit beigetragen haben. Dieser Aspekt kann für den Patienten genauso wichtig sein, besonders, wenn es um vermeintlich negative Verhaltensweisen geht.

Manche Wissenschaftler fassen Studien zur Ätiologie in Verbindung mit Risikofaktorenkonstellationen und Nebenwirkungen medizinisch-therapeutischer Interventionen unter dem Begriff **Kausalität** zusammen (Donner-Banzhoff 2000). Die grundsätzliche Vorgehensweise der EBP ist bei allen Themen der Kausalität dieselbe. Im Zentrum steht dabei jeweils die Beurteilung der Validität, Relevanz und Anwendbarkeit anhand verschiedener Leitfragen und mathematischer Kenngrößen (z. B. Relatives Risiko, Relative Odds). Da sich die Leitfragen beim Thema Nebenwirkungen (iatrogene Ursache) inhaltlich etwas von denen der an-

deren Krankheitsursachen unterscheiden, beschäftigt sich damit ein separates Kapitel (▶ Kap. 20).

Im Zusammenhang ätiologischer Studien fallen immer wieder die Begriffe Exposition und Zielgröße (Outcome). Was ist damit gemeint?

- Unter **Exposition** ist ein potentiell krankheitsverursachender Faktor oder eine Faktorenkonstellation zu verstehen, welcher der Patient ausgesetzt ist bzw. welcher er sich selbst aussetzt. Beispiele hierfür sind:
  - eine angeborene Anomalie, welche im Laufe der Zeit weitere Symptome nach sich zieht,
  - eine ungünstige Verhaltensweise des Patienten,
  - eine belastende Tätigkeit am Arbeitsplatz.
- Unter **Zielgröße** sind negative Auswirkungen der Exposition, d. h. Symptome und Krankheiten, zu verstehen. Beispiele dafür sind:
  - Schmerzen,
  - Depression,
  - degenerative Erscheinungen.

9.2   Ist die Evidenz zur Ätiologie valide?

9.2.1   Studiendesigns

Nicht alle Studienarten sind gleich wertvoll, um wissenschaftliche Evidenz zu erbringen. Zur Auflistung der Hierarchie der Evidenzstufen von Studien zur Ätiologie bzw. Kausalität (Oxford Centre for Evidence-based Medicine 2009; erweitert durch die Querschnittstudie), ◨ Tab. 9.1. Damit lassen sich die besten Studien bereits bei der Literaturrecherche selektieren.

RCTs sind eher selten bei Fragen zur Ätiologie und Risikofaktorenkonstellationen, da die potentiell gesundheitsgefährdende Exposition aus ethischen Gründen meistens nicht randomisiert erfolgen kann. Wenn sich also keine RCTs finden lassen, ist ein besonderes Augenmerk auf die Kohortenstudien zu richten. Zum Ablauf der Kohortenstudien, ◨ Abb. 9.1.

9.2.2   Leitfragen

Die Studienart gibt Aufschluss über die Stellung in der Hierarchie der Evidenzstufen (◨ Tab. 9.1). Die Evidenz hängt zudem davon ab, wie valide die Studien sind. Das ist auch in der Tabelle erkennbar, denn z. B. gute RCTs stehen auf einer höheren Stufe als RCTs von geringer Qualität.

◘ Tab. 9.1 Hierarchie der Evidenzstufen (Level of Evidence) verschiedenartiger ätiologischer Studien und anderer Quellen

Level	Studienart/Evidenzquelle
1a	Systematischer Übersichtsartikel (Systematic Review) über RCTs
1b	Einzelne RCT (mit engem Konfidenzintervall)
1c	Alle-oder-Keiner-Studie (All or None Study)
2a	Systematischer Übersichtsartikel (Systematic Review) über Kohortenstudien
2b	Einzelne Kohortenstudie; RCT von geringer Qualität (z. B. Daten von weniger als 80% der Patienten beim Follow-up)
2c	Versorgungsforschung (Outcomes Research); Ökologische Studie (Ecological Study)
3a	Systematischer Übersichtsartikel (Systematic Review) über Fall-Kontroll-Studien (Case-Control Studies)
3b	Einzelne Fall-Kontroll-Studie
4	Fallserie (Case Series); Kohortenstudie und Fall-Kontroll-Studie von geringerer Qualität (z. B. keine klare Beschreibung der Vergleichsgruppen); Querschnittstudie (Cross-Sectional Study)
5	Expertenmeinung ohne explizite kritische Analyse oder basierend auf der Physiologie, Bench Research oder Grundprinzipien

RCT = randomisierte kontrollierte Studie. Erklärungen zu den Studienarten, ▶ Internet-Link für Download: http://extras.springer.com

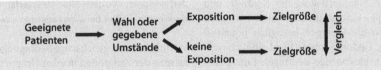

◘ Abb. 9.1 Kohortenstudien bei Fragen zur Ätiologie. Die Patienten gelangen durch Wahl oder die gegebenen Umstände (z. B. Arbeitssituation) entweder in diejenige Kohorte, welche dem potentiellen Risikofaktor ausgesetzt ist (Exposition, z. B. schwere körperliche Arbeit) oder in die andere Kohorte, welche dem potentiellen Risikofaktor nicht bzw. nur wenig ausgesetzt sind (keine Exposition, z. B. geringe körperliche Arbeit). Nach Ablauf einer angemessenen Zeitspanne erfolgt der Vergleich der Zielgröße (Erkrankung/keine Erkrankung) beider Kohorten

Zur Beurteilung der Qualität bzw. Validität der Studien dienen verschiedene Leitfragen. Die folgende Übersicht zeigt Leitfragen zur Beurteilung ätiologischer Studien. Im Text werden sie nochmals einzeln aufgeführt und erklärt.

Leitfragen zur Beurteilung der Validität ätiologischer Studien
- Gab es klar definierte Vergleichsgruppen, welche bezüglich wichtiger Parameter, welche die Zielgröße(n) mitbestimmen (außer der Exposition), ausreichend ähnlich waren? (Referenzen: a, b)
- Wurden bei allen Patienten dieselben Erfassungsinstrumente zur Messung der Exposition und der Zielgröße(n) angewendet und wurden wichtige Messbedingungen konstant gehalten? (Referenzen: a, b)
- Waren die Patienten verblindet? (Referenzen: a)

9

- Waren die Fachpersonen, welche die Zielgrö-
  ße(n) erfassten, verblindet?
  (Referenzen: a)
- War das Follow-up ausreichend lang?
  (Referenzen: a, b)
- War die Abbruchrate niedrig genug?
  (Referenzen: a, b)
- War die zeitliche Reihenfolge zwischen der
  Exposition und dem allfälligen Auftreten der
  gesundheitlichen Beeinträchtigung korrekt?
  (Referenzen: a, b)
- Gab es eine Dosis-Wirkungs-Kurve?
  (Referenzen: a, b)
- Macht der Zusammenhang zwischen Ursache
  (Exposition) und Wirkung (Symptome) bio-
  logisch Sinn?
  (Referenzen: b)

(Referenzen: a) Levine et al. 1994, b) Sackett et al.
1999, S. 84–88)

- **Gab es klar definierte Vergleichsgruppen,
  welche bezüglich wichtiger Parameter,
  welche die Zielgröße(n) mitbestimmen
  (außer der Exposition), ausreichend ähnlich
  waren?**

Da unterschiedliche Eigenschaften wie z. B. eine
unterschiedliche Altersverteilung der Kontroll- und
Expositionsgruppe sich auf die Ergebnisse auswirken
können, müssen die Gruppen bezüglich potentiell
beeinflussender Faktoren ausreichend ähnlich sein
(▶ Abschn. 7.4.1, gleichartige Leitfrage). Einzig diejenigen Eigenschaften sind ausgenommen, welche
Gegenstand der Untersuchung sind. Hierin dürfen
bzw. sollen sich die Gruppen unterscheiden.

Beispiel Rollstuhlsport (fiktives Beispiel)
Eine Studie möchte herausfinden, ob bestimmte
Sportarten, welche Menschen mit einer Querschnittslähmung betreiben (z. B. Rollstuhlbasketball, Rollstuhlmarathon), Schulterprobleme verursachen. Die
untersuchten Gruppen sollten sich z. B. im durchschnittlichen Alter (und deren Streuung) nicht zu sehr
unterscheiden, die Zeit seit dem Unfall sollte in den
Gruppen ähnlich verteilt sein und die Probanden aller
Gruppen sollten gleichartige Transfertechniken benutzen, ungefähr gleich viele Transfers pro Tag durchführen, es sollten ähnliche Belastungen für die Schulter
bei der Arbeit auftreten und keine Vorverletzungen
der Schulter bestehen. Nur die Art derjenigen Variab-

len bzw. Exposition, deren Einfluss man herausfinden
möchte (Basketball, Marathon, kein Sport), soll sich bei
den Gruppen unterscheiden.

- **Wurden bei allen Patienten dieselben
  Erfassungsinstrumente zur Messung der
  Exposition und der Zielgröße(n) angewendet
  und wurden wichtige Messbedingungen
  konstant gehalten?**

Damit Messergebnisse zweier Gruppen direkt vergleichbar sind, müssen dieselben Erfassungsinstrumente verwendet werden (▶ Abschn. 7.4.1, Erläuterung
zu gleich lautender Leitfrage). Dort ging es jedoch
nur um die Messung der Zielgröße(n). Bei Fragen
zur Ätiologie kommt hinzu, dass die Wissenschaftler
nicht nur die Zielgröße(n), sondern zusätzlich die Exposition erfassen. Auch die Messung der Exposition
muss für alle Patienten auf dieselbe Weise und unter
gleichen Bedingungen erfolgen.

Beispiel Rollstuhlsport
Im Beispiel Rollstuhlsport (▶ vorhergehende Leitfrage)
müsste man die gesamte Trainingszeit während eines
Jahres bei allen Versuchsgruppen ermitteln, um die Exposition zu messen. Zur Bestimmung der Zielgrößen
wären Erfassungsmethoden wie die subjektive Einschätzung der Probanden auf einer Schmerzskala und
die Analyse bildgebender Verfahren (z. B. Röntgenbil-
der) geeignet. Alle gewählten Messverfahren müssten
die Wissenschaftler bei allen Patienten anwenden.

Wichtig ist auch, gleichartige Bedingungen bei der Erfassung der Zielgrößen in allen Gruppen zu schaffen.
Dazu gehört, in allen Gruppen gleiche Zeitabschnitte
zwischen den Messungen einzuhalten. Würden z. B.
die Zielgrößen in der einen Gruppe nach 1 Jahr und
in der anderen Gruppe erst nach 10 Jahren gemessen,
so könnte der natürliche Alterungsprozess das Ergebnis beeinflussen. Die Messungen müssen zudem
möglichst gleich ablaufen. Beispielsweise darf es keine Unterschiede bei der Erklärung der Schmerzskala
geben.

- **Waren die Patienten verblindet?**

Die Patienten der Studie sollten der wissenschaftlichen Fragestellung bzw. Hypothese gegenüber verblindet sein. Wenn möglich, sollten sie auch nicht
wissen, welcher Exposition sie ausgesetzt sind, denn
diese Kenntnis könnte sie beeinflussen und die Ergebnisse verzerren (▶ Abschn. 7.4.1, entsprechende Leitfrage). Allerdings ist diese Verblindung häufig nicht
realisierbar.

- **Waren die Fachpersonen, welche die Zielgröße(n) erfassten, verblindet?**

Die Person, welche die Zielgröße(n) misst, sollte nicht wissen, welcher Patient bzw. Versuchsteilnehmer der Exposition ausgesetzt ist und welcher nicht, denn diese Kenntnis könnte sie beeinflussen und die Ergebnisse verzerren (▶ Abschn. 7.4.1, gleich lautende Leitfrage).

- **War das Follow-up ausreichend lang?**

Was unter dieser Leitfrage allgemein zu verstehen ist, ▶ Abschn. 7.4.1. Die folgenden Ausführungen erläutern sie im Zusammenhang der Ätiologie näher.

Die Zeitspanne des Follow-up sollte so groß sein, dass sich die Symptome tatsächlich entwickelt haben könnten. Je stärker bzw. schädlicher die Exposition ist oder je empfindlicher die Patientengruppe auf die Exposition reagiert, desto kürzer darf das Follow-up sein.

Beispiel Rollstuhlsport
Im Beispiel Rollstuhlsport lässt sich annehmen, dass die Exposition (Sport) zumindest kurzfristig nicht sehr schädlich ist oder auch im Gegenteil eine positive Wirkung haben könnte. Daher reichen wenige Monate vermutlich nicht aus, um Unterschiede in der Häufigkeit der Symptome feststellen zu können. Das Follow-up müsste daher ein bis mehrere Jahre dauern.

Zur Interpretation der Ergebnisse ist Folgendes wichtig: Wenn diese Studie ein Follow-up von 2 Jahren hat und keine negativen Auswirkungen zeigt, so darf man nur schlussfolgern, dass sich die betreffenden Sportarten innerhalb von 2 Jahren nicht negativ auf die Schultern auswirken. Aus der Studie darf man dagegen nicht schließen, dass die Sportarten langfristig harmlos für die Schultern sind und somit keine Krankheitsursache darstellen.

> Die Ergebnisse dürfen nicht extrapoliert werden, d. h. die Aussagen gelten nur für den untersuchten Bereich. Bei dieser Leitfrage ist das der zeitliche Bereich.

- **War die Abbruchrate niedrig genug?**

Zur Erläuterung, ▶ Abschn. 7.4.1, entsprechende Leitfrage. Es sei nochmals auf die Faustregel von Sackett et al. (1999, S. 68) verwiesen: Eine Abbruchrate von 5% führt wahrscheinlich zu keiner besonderen Ver-

zerrung der Daten. Eine Rate von über 20% bedeutet eine ernsthafte Gefährdung der Validität.

- **War die zeitliche Reihenfolge zwischen der Exposition und dem allfälligen Auftreten der gesundheitlichen Beeinträchtigung korrekt?**

Verursacht die Exposition eine Gesundheitsbeeinträchtigung, so muss die Exposition der Krankheit bzw. den Symptomen vorausgehen. Bestehen schon vorher Symptome, so lässt sich daraus schließen, dass ein anderer Grund als die Exposition dafür verantwortlich ist.

- **Gab es eine Dosis-Wirkungs-Kurve?**

Die Resultate sind glaubwürdiger, wenn die Studie zeigt, dass ein negativer Effekt umso stärker oder häufiger auftritt, je intensiver die schädliche Exposition ist. Falls zudem ein Wechsel zwischen einer Exposition und einer Abschwächung bzw. Aufhebung der Exposition stattfindet, so sollten – wenn es physiologisch möglich ist – die Symptome entsprechend zu- und abnehmen.

Beispiel Rollstuhlsport (fiktiv)
Falls der Sport zu Schulterbeschwerden führt, müsste die Intensität und/oder Häufigkeit der Schulterschmerzen und/oder die Anzahl Betroffener mit der Anzahl an Trainingseinheiten steigen. Zudem sollten die Schulterbeschwerden wieder abnehmen, wenn die Sportler beispielsweise ein halbes Jahr mit dem Rollstuhlsport aufhören.

- **Macht der Zusammenhang zwischen Ursache (Exposition) und Wirkung (Symptome) biologisch Sinn?**

Wie bei jeder Frage nach der Ursache und Wirkung sollten Gründe für die Kausalität erkennbar sein. Sonst wäre es auch möglich, dass zwar die vermeintliche Ursache und die Wirkung gemeinsam auftreten, aber die tatsächliche Ursache für beides woanders liegt.

Beispiel Rollstuhlsport
Keine Kausalität läge in folgendem Fall vor: Angenommen, eine belastende Situation auf dem Weg zum Sport sei die eigentliche Ursache für die Schulterbeschwerden. Dann würde mit zunehmender Trainings-

häufigkeit auch die belastende Situation steigen. Es bestünde also eine vermeintliche Dosis-Wirkungs-Kurve zwischen dem Sport und der Schulterbelastung, aber eigentlich würden beide Faktoren nur gemeinsam auftreten, statt in einer kausalen Beziehung zueinanderzustehen.

Es bedarf also immer einer genauen Analyse, welches die wahre Ursache ist und der Zusammenhang von Ursache und Wirkung muss anhand biologischer oder auch z. B. psychologischer Erkenntnisse erklärbar sein.

Ist man zum Urteil gelangt, dass die ätiologische Studie valide ist, so muss man als nächsten Schritt herausfinden, ob die Ergebnisse für die Praxis bedeutsam sind. Wie man dabei vorgeht, zeigen die folgenden Abschnitte.

9.3 Ist die Evidenz zur Ätiologie bedeutsam?

Wie deutlich sich eine Exposition auswirkt und wie praxisrelevant damit die Evidenz einer ätiologischen Studie ist, drückt sich in Zahlen aus. Dazu gibt es in der EBM und EBP verschiedene Kenngrößen. Die Leitfragen, welche beleuchten, ob die Evidenz zur Ätiologie bedeutsam ist, fragen nicht einzeln nach diesen Kenngrößen. Vielmehr stehen 2 übergeordnete Leitfragen im Vordergrund.

> **Leitfragen zur Beurteilung der Bedeutsamkeit der Evidenz ätiologischer Studien**
> ▬ Wie bedeutend war der Zusammenhang zwischen der Exposition und der Zielgröße (Entwicklung der Symptome bzw. Krankheit)? (Referenzen: a, b)
> ▬ Wie präzise waren die Resultate, d. h. wie groß sind die Konfidenzintervalle der einzelnen Größen? (Referenzen: a)
> (Referenzen: a) Levine et al. 1994; b) Sackett et al. 1999, S. 115–117)

Es ist nicht sinnvoll, die Leitfragen nochmals einzeln im Text aufzuführen, da die nachfolgenden Abschnitte nacheinander die Kenngrößen gleich mit ihren zugehörigen Konfidenzintervallen vorstellen.

> **Praxistipp**
>
> Die nachfolgend beschriebenen Größen und deren Konfidenzintervalle können Sie mit der zur Verfügung gestellten Excel-Datei (Internet-Link für Download: ▶ http://extras.springer.com) im Arbeitsblatt »Herbei_neg« automatisch berechnen, falls sie nicht im Artikel direkt angegeben sind.

9.3.1 Relatives Risiko (RR) und Relative Odds (RO)

Das Relative Risiko (RR) und die Relative Odds (RO) (engl.: Odds Ratio, OR)) sind die ersten wichtigen Kenngrößen. Sie zeigen, wie eng der Zusammenhang zwischen der Exposition und negativen Auswirkung bzw. der pathologischen Symptome ist. Welche der beiden Größen relevant ist, hängt vom Studiendesign ab. Bei Kohortenstudien und RCT lässt sich die Stärke des Zusammenhangs mithilfe des Relativen Risikos oder durch die Relative Odds berechnen, während sie sich bei Fall-Kontroll-Studien nur durch die Relative Odds ausdrücken lässt (Levine et al. 1994, Schmidt u. Kohlmann 2008). Die Hintergründe für die verschiedenartigen Berechnungen sowie die Berechnungen selbst werden nachfolgend erläutert, ergänzt durch Beispiele.

Kohortenstudien und RCT

Bei diesen Studiendesigns werden die Versuchsteilnehmer aufgrund äußerer Umstände (Kohortenstudien) oder durch ein Zufallsverfahren (RCT) der Exposition ausgesetzt (Expositionsgruppe) bzw. nicht ausgesetzt (Kontrollgruppe). In beiden Gruppen kann ein Teil der Probanden die negativen Symptome bzw. die Krankheit entwickeln und ein Teil nicht. Es interessiert nun, ob die Entwicklung der gesundheitlichen Beeinträchtigung in der Expositionsgruppe häufiger als in der Kontrollgruppe auftritt. Die für die EBP typische Vierfeldertafel (Levine et al. 1994, Bender u. Lange 2001) stellt die einzelnen Häufigkeiten dar (◘ Tab. 9.2). Sie dient der Berechnung verschiedener Kenngrößen der EBP, die weiter unten beschrieben sind.

Tab. 9.2 Vierfeldertafel bei ätiologischen Kohortenstudien und RCT

	Zielgröße: Symptome vorhanden	Zielgröße: Keine Symptome
Expositionsgruppe	a	b
Kontrollgruppe (= keine Exposition)	c	d

Die Buchstaben a–d bezeichnen jeweils die Anzahl der Versuchsteilnehmer, welche die Symptome im Follow-up aufweisen bzw. nicht aufweisen und welche entweder exponiert oder nichtexponiert waren.

Tab. 9.3 Vierfeldertafel des fiktiven Beispiels »Rollstuhlsport«

	Zielgröße: Symptome vorhanden	Zielgröße: Keine Symptome
Expositionsgruppe (Rollstuhlmarathon)	23	87
Kontrollgruppe (= keine Exposition)	9	81

Beispiel Rollstuhlsport

110 Probanden der Expositionsgruppe (Rollstuhlmarathon) schlossen die Studie vollständig ab. 23 davon wiesen im Follow-up Schulterschmerzen auf (d. h. a = 23 und b = 87).

Bei der Kontrollgruppe ohne Exposition (kein Rollstuhlsport) schlossen es insgesamt 90 Versuchsteilnehmer ab: 9 von ihnen gaben im Follow-up Schulterschmerzen an (d. h. c = 9 und d = 81). Zur zugehörigen Vierfeldertafel, **Tab. 9.3.

Zunächst stellt sich die Frage, wie hoch die Risiken in jeder Gruppe sind, die Krankheitssymptome zu entwickeln. Diese Risiken heißen in der EBP:

- **Control Event Rate** (CER, Kontroll-Ereignisrate), die das Risiko der Kontrollgruppe quantifiziert und
- **Experimental Event Rate** (EER, Experimentelle Ereignisrate), die das Risiko der Expositionsgruppe beziffert.

In der Ätiologie drückt die CER die Rate der **unerwünschten** Ereignisse (Symptome, Krankheit) der Kontrollgruppe aus. Sie berechnet sich aus den Zahlen der Vierfeldertafel mithilfe folgender Formel:

$$CER = \frac{c}{c + d} \tag{9.1}$$

Beispiel Rollstuhlsport (Tab. 9.3)

Die CER berechnet sich zu: CER = 9/(9 + 81) = 0,1 = 10%.

Die Patienten der Kontrollgruppe hätten also ein Risiko von 10%, Schulterbeschwerden zu bekommen. Das Konfidenzintervall 95% CI erstreckt sich von 5–18%, ermittelt mit einer separaten Berechnung (Formeln, ▶ Anhang).

Die EER ist die entsprechende Ereignisrate der Expositionsgruppe. Sie berechnet sich mithilfe der Formel:

$$EER = \frac{a}{a + b} \tag{9.2}$$

Beispiel Rollstuhlsport (Tab. 9.3)

EER = 23/(23 + 87) = 0,21 = 21%. Das zugehörige Konfidenzintervall 95% CI geht von 14–29%.

❯ Die CER und EER kommen in verschiedenen Themenbereichen vor. Wichtig ist zu beachten, was diese Ereignisraten ausdrücken sollen: Stellen sie die Raten **positiver** Ereignisse (= gewünschte Verbesserung, Beschwerdefreiheit) oder **negativer** Ereignisse (= Symptome, Krankheit) dar?

Im Fall der Ätiologie wird mit den Raten der negativen Ereignisse gerechnet, da es sich inhaltlich um die Herbeiführung negativer Ereignisse aufgrund der Exposition handelt.

Aus den Zahlen des Beispiels (CER = 10% und EER = 21%) geht hervor, dass das Risiko für Schulterbeschwerden in der experimentellen bzw. exponierten Gruppe etwas mehr als doppelt so hoch als in der Kontrollgruppe ist. Genau das drückt die nächste wichtige Größe aus, das **Relative Risiko (RR)**.

Das RR ist das Risiko für ein negatives Ergebnis in der Expositionsgruppe im Verhältnis zum Risiko in der Kontrollgruppe. Mathematisch berechnet sich das RR daher aus dem Quotient der beiden Risiken:

$$RR = \frac{EER}{CER} \tag{9.3}$$

Beispiel Rollstuhlsport (◘ Tab. 9.3):
RR = 0,21/0,10 = 2,1. Das Konfidenzintervall 95% CI_{RR} geht von 1,0–4,3, ermittelt mit einer separaten Berechnung (Formeln, ▶ Anhang).

Ein RR von 2,1 bedeutet, dass etwas mehr als doppelt so viele Versuchsteilnehmer, welche der Exposition (regelmäßiges Training für Rollstuhlmarathon) ausgesetzt sind, die Symptome Schulterschmerzen im betreffenden Zeitraum im Vergleich zu den Probanden ohne Exposition entwickeln.

Das Ergebnis des Beispiels Rollstuhlsport fällt gemäß RR deutlich zugunsten der Kontrollgruppe aus. Allerdings gilt es auch, das Konfidenzintervall zu beachten. Und was würde ein RR < 1 bedeuten? Der folgende Abschnitt bietet Interpretationshilfen.

Interpretation des RR

Ein RR = 1 bedeutet, dass die unerwünschten Symptome bei exponierten Patienten im Verhältnis gleich häufig wie bei nichtexponierten Patienten auftreten. Ein RR ≈ 1 weist also keinen ursächlichen Zusammenhang zwischen Exposition und Symptomen nach. Weicht das RR deutlich von 1 ab, gibt es einen Zusammenhang zwischen Exposition und Symptomen. Dabei sind 2 Fälle zu unterscheiden:

- Ist das RR (bedeutend) kleiner als 1, hat die Exposition eine **protektive** Wirkung, denn die exponierten Patienten bekommen die Symptome verhältnismäßig seltener als die nichtexponierten Patienten.

◘ Tab. 9.4 Vierfeldertafel bei ätiologischen Fall-Kontroll-Studien zur Einteilung der Fälle und Kontrollen

	Fall (Symptome vorhanden)	Kontrolle (keine Symptome)
Exposition	a	b
Keine Exposition	c	d

Die Buchstaben a–d bezeichnen jeweils die Anzahl der Versuchsteilnehmer, welche Symptome aufweisen (Fall) bzw. nicht aufweisen (Kontrolle) und welche entweder exponiert oder nichtexponiert waren.

- Ist das RR (bedeutend) größer als 1, hat die Exposition eine **schädliche** Wirkung, denn die exponierten Patienten bekommen die Symptome verhältnismäßig häufiger als die nichtexponierten Patienten.

Zudem ist bei der Interpretation das Konfidenzintervall zu beachten. Es sollte den Wert 1 ausschließen, damit das Ergebnis als beeindruckend gelten kann.

Beispiel Rollstuhlsport (◘ Tab. 9.3)
Das Ergebnis des relativen Risikos, RR = 2,1, unterscheidet sich zwar deutlich vom Wert 1, aber der untere Wert des 95% CI_{RR} beträgt 1,0. Deshalb ist der Zusammenhang zwischen Exposition und Symptomen nicht überzeugend.

Bei RCT und Kohortenstudien darf statt des RR auch die Relative Odds verwendet werden, um den Zusammenhang aufzuzeigen. Diese Größe wird im nächsten Abschnitt erklärt.

Fall-Kontroll-Studien

In ätiologischen Fall-Kontroll-Studien wählen die Wissenschaftler Patienten mit und ohne Symptome aus und ermitteln im Nachhinein, bei welchen Patienten die Exposition vorhanden war (zugehörige Vierfeldertafel, ◘ Tab. 9.4).

Um die Stärke des Zusammenhangs zwischen der Exposition und dem Auftreten der Symptome zu ermitteln, bleibt bei Fall-Kontroll-Studien das RR unberücksichtigt, da es **keine vorab definierten Gruppen mit und ohne Exposition** gibt. Inhaltlich bzw. methodisch unterscheiden sich die Fall-Kontroll-Studien also in diesem Punkt von den RCTs oder Kohorten-studien mit Kontrollgruppe. Dazu folgt eine kurze Er-klärung.

Bei den Fall-Kontroll-Studien richtet sich die Auswahl der Versuchsteilnehmer nicht nach der Ex-position (Expositionsgruppe) und keiner Exposition (Kontrollgruppe), sondern nach Symptomen (Fälle) und keinen Symptomen (Kontrollen). Obwohl Patien-ten ohne Symptome als Kontrollen dienen, bilden sie keine Kontrollgruppe im Sinne derjenigen der RCTs oder Kohortenstudien, denn dort können Patienten der Kontrollgruppe Symptome aufweisen bzw. entwi-ckeln, bei Fall-Kontroll-Studien jedoch nicht, da sie ja entsprechend ausgewählt wurden. Bei Fall-Kon-troll-Studien lässt sich daher keine Ereignisrate einer Kontrollgruppe (CER) berechnen, und es sind auch keine Rückschlüsse auf die grundsätzliche Krank-heitshäufigkeit in der Bevölkerung (Prävalenz) mög-lich. Genauso wenig lässt sich eine Ereignisrate in der exponierten Gruppe (EER) bestimmen.

> **Die CER und EER lassen sich nur bei Studien-designs mit vorab definierten Expositions-und Kontrollgruppen bestimmen. Das gilt ebenso für das RR, welches sich aus der CER und EER berechnet. Darum fehlen diese 3 Größen bei Fall-Kontroll-Studien.**

Bei Fall-Kontroll-Studien drückt statt des RR die **Re-lative Odds (RO)** die Stärke des Zusammenhangs aus (Levine et al. 1994, Schmidt u. Kohlmann 2008). Die RO ist das Verhältnis zweier Odds (engl. Gewinn-chancen, Wettquote), also der Quotient zweier Chan-cen.[1] Die eine ist die Chance, dass die Symptome bei Exposition auftreten : nicht auftreten (a/b), die andere, dass sie sich ohne Exposition entwickeln : nicht ent-wickeln (c/d):

$$RO = \frac{a/b}{c/d} \qquad (9.4)$$

oder mathematisch umgeformt:

$$RO = \frac{ad}{bc} \qquad (9.5)$$

Chance ist nicht wie im üblichen Sprachgebrauch mit dem Eintreten eines erfreulichen Ereignisses assozi-

---

1 Chance ist nicht dasselbe wie Risiko oder Wahrschein-lichkeit. Chance (Odds) ist ein Wahrscheinlichkeitsver-hältnis, mit dem ein Ereignis eintritt. Eine Odds von 3 beispielsweise bedeutet, dass das Ereignis (z.B. Krank-heit) mit einer Wahrscheinlichkeit von 75% eintrifft und mit einer Wahrscheinlichkeit von 25% nicht. Die Chance (Odds) ist also 75% : 25% = 3 : 1 = 3. Das Risiko beträgt 75%.

◻ Tab. 9.5 Vierfeldertafel der fiktiven ätiologischen Fall-Kontroll-Studie »Rollstuhlmarathon«

	Fall (Symptome vorhanden)	Kontrolle (keine Sympto-me)
Exposition (Rollstuhlma-rathon)	60	30
Keine Ex-position (Kontroll-gruppe)	140	200

iert. Der statistische Begriff ist **wertneutral** und kann sich wie hier auf unerfreuliche Ereignisse beziehen.

Beispiel Rollstuhlmarathon (fiktiv)
(Anmerkung: Dieses Beispiel ist nicht identisch zum vorhergehenden, da es sich hier um eine Fall-Kontroll-Studie handelt)

Um herauszufinden, ob regelmäßiges Rollstuhl-marathon-Training bei Patienten mit Paraplegie eine Ursache für die Entwicklung von Schulterschmerzen sein könnte, befragen Forscher 200 Patienten mit Schulterschmerzen und 230 Patienten ohne Schulter-schmerzen, ob sie regelmäßig für den Rollstuhlmara-thon trainieren. Das Ergebnis lautet (zugehörige Vier-feldertafel, ◻ Tab. 9.5):

- 60 Patienten mit Schulterschmerzen geben an, regelmäßig zu trainieren (a = 60).
- 140 Patienten mit Schulterschmerzen trainieren nicht (c = 140).
- 30 Patienten, welche keine Schulterschmerzen ha-ben, geben an, regelmäßig zu trainieren (b = 30).
- 200 Patienten ohne Schulterschmerzen trainieren nicht (d = 200).

Die RO berechnet sich aus den Daten zu:

$$RO = \frac{60 * 200}{30 * 140} = 2,9$$

In dieser fiktiven Studie ist das Ergebnis also RO = 2,9 mit einem Konfidenzintervall 95% CI von 1,8–4,7, ermit-telt mit einer separaten Berechnung (Formeln, ▶ An-hang). Falsch wäre die Aussage, dass das Risiko, Schulterschmerzen zu entwickeln, bei regelmäßig trai-nierenden Patienten 2,9-mal so hoch ist, denn diese Aussage gälte nur für RR = 2,9.

Wie die RR, so benötigt auch die RO Interpretationshilfen, welche nun folgen.

Interpretation der RO

Eine RO = 1 bedeutet, dass die unerwünschten Symptome bei exponierten Patienten im Verhältnis gleich häufig wie bei nichtexponierten Patienten auftreten. Eine RO ≈ 1 weist also keinen ursächlichen Zusammenhang zwischen Exposition und Symptomen nach. Weicht die RO deutlich von 1 ab, gibt es einen Zusammenhang zwischen Exposition und Symptomen. Dabei sind 2 Fälle zu unterscheiden:

- Ist die RO (bedeutend) kleiner als 1, wirkt die Exposition **protektiv**, denn die exponierten Patienten weisen die Symptome verhältnismäßig seltener als die nichtexponierten Patienten auf.
- Ist die RO (bedeutend) größer als 1, hat die Exposition eine **schädliche** Wirkung, denn die exponierten Patienten weisen die Symptome verhältnismäßig häufiger als die nichtexponierten auf.

Zudem ist bei der Interpretation das Konfidenzintervall zu beachten. Es sollte den Wert 1 ausschließen, damit das Ergebnis als beeindruckend gelten kann.

Beispiel Rollstuhlsport (■ Tab. 9.5)

Im Beispiel schließt das Konfidenzintervall den Wert 1 aus, und sowohl die untere Grenze des Konfidenzintervalls als auch die RO selbst weichen deutlich von 1 ab. Das Ergebnis kann somit als beeindruckend gelten.

Die abstrakte RO wird anschaulicher, wenn man annehmen darf, dass sie ungefähr dem RR entspricht. Das ist der Fall, wenn das Eingangsrisiko der Symptomentwicklung bei nichtexponierten Patienten niedrig ist, die sog. rare disease assumption (Annahme bzw. Voraussetzung einer seltenen Krankheit). Eine Faustregel ist eine Ereignisrate von höchstens 10%, wobei zu berücksichtigen ist, dass die Diskrepanz zwischen dem RR und der RO mit steigender RO zunimmt (Schmidt u. Kohlmann 2008). Für die Praxis gilt die Faustregel bis zu einer RO = 10, evtl. auch für eine noch höhere RO. Die Unsicherheit liegt aber eher darin, ob die Abschätzung der Ereignisrate stimmt, für die man bei seltenen Krankheiten eine große Zahl an Personen benötigt.

Weitere wichtige Hinweise zur Interpretation des RR und der RO

Die vorhergehend beschriebenen Größen RR und RO überprüfen, wie überzeugend der Zusammenhang zwischen Exposition und Symptomen ist. Das ist eine wichtige Berechnung, denn man möchte ja wissen, ob ein kausaler Zusammenhang besteht und wie stark er sich auswirkt. Für die Praxis kann allerdings – auch wenn der Zusammenhang überzeugen würde – das Resultat trotzdem unwichtig sein, denn weder die RO noch das RR berücksichtigen die Größenordnung der grundsätzlichen Gefahr, die unerwünschten Symptome zu entwickeln. Mit anderen Worten: Wenn die Symptome so gut wie nie bei Patienten auftreten, ist es irrelevant, ob sie sich durch die Exposition beispielsweise 4-mal häufiger entwickeln, denn es werden trotzdem fast keine Patienten betroffen sein. Diese Ausgangslage bzw. **Anfälligkeit der Patientengruppe** ist also ein wichtiger Punkt. Manche Größen der EBP berücksichtigen ihn, z. B. die Absolute Risikoerhöhung. Weiter unten wird näher darauf eingegangen.

Die verschiedenen Beispiele der Tabelle (■ Tab. 9.6) veranschaulichen, wie gleiche RR oder RO zu unterschiedlichen Schlussfolgerungen für die Praxis führen.

Die Werte der Tabelle (■ Tab. 9.6) lassen sich folgendermaßen interpretieren:

- Vergleich der Studien 1 und 2 (■ Tab. 9.6):
    - In beiden Studien beträgt RR = 2,1, d. h. das Maß des Zusammenhangs zwischen der Exposition (Rollstuhlmarathon) und den Symptomen (Schulterschmerzen) ist gleich hoch.
    - Bei der Studie 1 fällt auf, dass von den Rollstuhlmarathon-Sportlern relativ viele Patienten Symptome aufweisen, nämlich 23 von insgesamt 110 Rollstuhlmarathon-Sportlern oder, in Prozenten ausgedrückt, 21% der exponierten Patienten.
    - Bei der Studie 2 sind dagegen nur 23 von 1036, also 2% der Patienten, welche Symptome aufweisen.
    - Fazit: Gemäß beider (fiktiver) Studien erhöht zwar die Exposition das Risiko, die Symptome zu entwickeln (RR = 2,1)[2], aber bei der Studie 2 müsste man dieses Risiko als weniger praxisrelevant einstufen, da von den Rollstuhlmarathon-Sportlern insgesamt nur ein geringer Teil die Symptome aufweist.
- Vergleich der Studien 3 und 4 (■ Tab. 9.6):

---

2   Der Einfachheit halber wird hier das Konfidenzintervall außer Acht gelassen.

Studie Nr.	a	b	c	d	Resultat
1	23	87	9	81	RR = 2,1
2	23	1013	9	841	RR = 2,1
3	60	30	140	200	RO = 2,9
4	20	120	35	600	RO = 2,9

☐ Tab. 9.6   Fiktive Beispiele für RR bzw. RO bei unterschiedlichen Probandenzahlen und Verhältnissen

a = Anzahl Probanden mit den Merkmalen: Exposition vorhanden; Symptome vorhanden,
b = Anzahl Probanden mit den Merkmalen: Exposition vorhanden; keine Symptome,
c = Anzahl Probanden mit den Merkmalen: keine Exposition; Symptome vorhanden,
d = Anzahl Probanden mit den Merkmalen: keine Exposition; keine Symptome.
Die Zahlen der Studien 1 und 3 sind dieselben wie in den Vierfeldertafeln, ☐ Tab. 9.3, ☐ Tab. 9.5)

— In beiden Studien beträgt RO = 2,9, d. h. das Maß des Zusammenhangs zwischen der Exposition (Rollstuhlmarathon) und den Symptomen (Schulterschmerzen) ist gleich hoch.
— Während in der 3. Studie 60 von 90 Sportlern (67%) die Beschwerden aufweisen, sind es bei der 4. Studie viel weniger, nämlich 20 von 140 (14%). Die Relevanz ist also in der 3. Studie höher als in der 4. Studie.

Das RR und die RO sind 2 wichtige Größen der EBP im Bereich der Ätiologie. Es gibt aber noch weitere, deren Beschreibungen nun folgen.

9.3.2 Relative Risk Increase (RRI)

Die Relative Risikoerhöhung (Relative Risk Increase, RRI) ist die verhältnismäßige Steigerung der negativen Ereignisrate in der exponierten Gruppe im Vergleich zur Kontrollgruppe. Sie berechnet sich folgendermaßen:

$$RRI = \frac{EER - CER}{CER} \qquad (9.6)$$

Beispiel Rollstuhlsport (☐ Tab. 9.3)
Aus den Werten für a = 23, b = 87, c = 9, d = 81 ergab sich EER = 0,21, CER = 0,10 und RR = 2,1.
Daraus berechnet sich die RRI:

$$RRI = \frac{0,21 - 0,10}{0,10} = 1,1$$

❯ Das **Vorzeichen** des Ergebnisses ist unbedingt zu beachten:
— Ist die RRI **positiv** (da EER > CER), so handelt es sich um eine **Steigerung der negativen Ereignisrate** bzw. des Risikos in der exponierten Gruppe im Vergleich zur Kontrollgruppe.
— Ist die RRI dagegen **negativ** (da EER < CER), so handelt es sich um eine **Verminderung der negativen Ereignisrate**, d. h. eine Verminderung des Risikos in der exponierten Gruppe im Vergleich zur Kontrollgruppe.

Die RRI lässt sich auch direkt aus dem RR ausrechnen, denn RRI = RR −1. Im Beispiel oben betrug RR = 2,1, daher ist RRI = 2,1−1 = 1,1. Auf diese Weise berechnet sich auch das Konfidenzintervall für RRI, denn das Konfidenzintervall CI_{RRI} ergibt sich aus dem Konfidenzintervall CI_{RR} über die Gleichung RRI = RR −1. Im oben genannten Beispiel ging das Konfidenzintervall CI_{RR} von 1,0−4,3. Das zugehörige Konfidenzintervall von CI_{RRI} erstreckt sich daher von (1,0−1) bis (4,3−1), d. h. von 0 bis 3,3.

Wie das RR und die RO, so berücksichtigt auch die RRI nicht die Größenordnung der grundsätzlichen Gefahr, die unerwünschten Symptome zu entwickeln. Zu den damit verbundenen Unsicherheiten bezüglich der Relevanz der Ergebnisse, ▶ Abschn. 9.3.1.

9.3.3 Absolute Risk Increase (ARI)

Wie vorhergehend erwähnt, enthält der Wert der RRI keine Größenordnung der grundsätzlichen Gefahr, die Symptome zu entwickeln. Diesen Nachteil kompensiert eine weitere wichtige Größe der EBP, die Absolute Risikoerhöhung (Absolute Risk Increase, ARI).

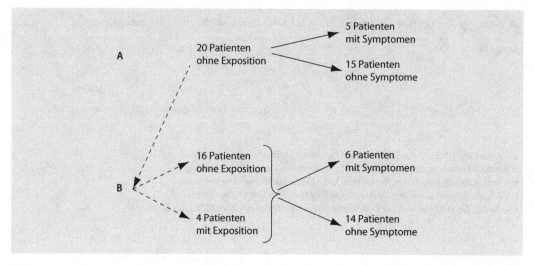

Abb. 9.2 Beispiel zur Verdeutlichung der NNT$_H$

Die ARI ist die absolute Differenz der Ereignisrate in der experimentellen Gruppe (bzw. Expositionsgruppe) und der Ereignisrate in der Kontrollgruppe:

$$ARI = EER - CER \qquad (9.7)$$

> **Wie bei der RRI, so muss man auch bei der ARI das Vorzeichen beachten, um zu differenzieren, ob in der Expositionsgruppe oder in der Kontrollgruppe ein geringeres Risiko herrscht. Ein positives Vorzeichen der ARI spricht für einen ungünstigen, ein negatives für einen günstigen Einfluss der Exposition.**

Auch für die ARI ist es üblich, ein Konfidenzintervall mit zu berechnen. Zur Formel dafür, ▶ Anhang.

9.3.4 Number Needed to Treat to Harm (NNT$_H$)

Für die Praxis sind die beiden Größen RRI und ARI zwar wichtig, aber nicht sehr anschaulich. Die Ergebnisse sollen ja auch dem Patienten eine Hilfe für Entscheidungen sein, und nicht alle Patienten sind es gewohnt, mit Brüchen und Prozentzahlen umzugehen. Daher führte die EBM eine anschaulichere Größe ein, welche die Bedeutsamkeit für die Praxis direkt ausdrückt, nämlich die Number Needed to Treat to Harm (NNT$_H$). Sie errechnet sich aus dem Kehrwert der ARI:

$$NNT_H = \frac{1}{ARI} \qquad (9.8)$$

Auf die Ätiologie bezogen bedeutet die NNT$_H$ die Anzahl Patienten, welche der Exposition ausgesetzt werden müssen, damit einer zusätzlich die Symptome (das negative Ereignis) entwickelt. Oder anders ausgedrückt: Die NNT$_H$ ist die Anzahl an Patienten, welche, wären sie der Exposition ausgesetzt, einen zusätzlichen Schadensfall hätten im Vergleich zu nicht-exponierten Patienten. Das Wort **zusätzlich** ist in diesem Zusammenhang sehr wichtig, denn meistens entwickelt ja ein Teil der Patienten das negative Ereignis sowohl ohne als auch mit Exposition. Das nachfolgende Beispiel veranschaulicht die NNT$_H$ (▶ Abb. 9.2).

Beispiel zur Verdeutlichung der NNT$_H$
In einer Kontrollgruppe haben 5 Patienten Krankheitssymptome entwickelt, 15 nicht (oberer Teil (A), ▶ Abb. 9.2). In der exponierten Gruppe weisen 10 Patienten die Symptome auf und 10 Patienten keine Symptome (nicht dargestellt). Daraus ergibt sich: CER = 25%, EER = 50%, ARI = EER − CER = 25% und NNT$_H$ = 1/ARI = 4.
Eine NNT$_H$ = 4 bedeutet nun: Würden 4 Patienten der Kontrollgruppe exponiert, so entwickelte ein weiterer Patient dieser Gruppe die Symptome, also 6 statt nur 5 Patienten (unterer Teil (B), ▶ Abb. 9.2).

Beispiel Rollstuhlsport (▶ Tab. 9.3)
Aus den Werten für a = 23, b = 87, c = 9, d = 81 ergeben sich insgesamt folgende Werte:
    CER = 0,10 = 10%
    EER = 0,21 = 21%
    RR = 2,10

RRI = 1,1
ARI = 0,11 = 11%
$NNT_H = 9$

Dieses Ergebnis bedeutet: Von 9 Patienten, welche Rollstuhlmarathon betreiben, entwickelt einer zusätzlich das Ereignis Schulterschmerz im Vergleich zu Patienten ohne Rollstuhlmarathon.

Auch für die NNT_H ist es üblich, ein Konfidenzintervall mit zu berechnen. Die Berechnung führt der Anhang auf. Für das Beispiel erstreckt sich das Konfidenzintervall 95% CI_{NNT} von 5–160. Die hohe obere Grenze spricht eher dafür, dass sich die Patienten der Exposition aussetzen dürfen.

Praxistipp

Damit Sie die NNT_H für die Praxis richtig interpretieren, sollten Sie sich folgende Fragen stellen:
- Womit wird die Exposition verglichen: z. B. mit keiner Exposition oder mit einer anderen Exposition? Die NNT_H bezieht sich nämlich immer auf einen Vergleich zweier Optionen.
- Was ist herausgekommen (NNT_H und deren Konfidenzintervall)?
- Über welchen Zeitraum erfolgte die Beobachtung/Erfassung?
  Wichtig ist zu beachten: Die NNT_H bezieht sich auf den untersuchten Zeitraum. Wenn die Erfassung in der Studie beispielsweise über einen Zeitraum von 2 Jahren erfolgte und die $NNT_H = 9$ ist, so darf man nicht behaupten, nach 4 Jahren wäre die NNT_H ebenfalls 9. Genauso falsch sind Schlussfolgerungen nach dem Dreisatz: Wenn nach 2 Jahren die $NNT_H = 9$ ist, so ist sie nach 4 Jahren 4,5 (oder 18).

Wie bei der RRI und ARI, ist auch bei der NNT_H unbedingt das Vorzeichen zu beachten. Weist die NNT_H ein **positives Vorzeichen** auf, so befinden sich mehr Probanden mit negativem Ereignis (Symptom-, Krankheitsentwicklung) in der Expositionsgruppe. Es handelt sich also um eine schädliche Exposition, und die NNT_H (Number needed to Treat to Harm) wird ihrem Namen gerecht.

Ein **negatives Vorzeichen** der NNT_H spricht dagegen **zugunsten** der Exposition, denn im Vergleich zur Kontrollgruppe ist das Risiko in der exponierten Gruppe geringer.

> Bei positivem Vorzeichen der NNT_H gilt: Je größer die NNT_H ist, desto weniger schadet die Exposition.
> Bei negativem Vorzeichen der NNT_H gilt: Je kleiner die absolute Zahl, desto nützlicher ist die Exposition. Eine $NNT_H = -3$ spricht also deutlicher als eine $NNT_H = -12$ für eine gesundheitsfördernde Wirkung der Exposition.

9.3.5 Berechnung der NNT_H aus RO und CER

Manchmal geben die Studien nicht die einzelnen Anzahlen Patienten (a, b, c und d) an, aber dafür die RO und die CER. Die NNT_H lässt sich folgendermaßen daraus ausrechnen (McAlister et al. 2000):

$$NNT_H = \frac{1 + CER * (RO - 1)}{CER * (RO - 1) * (1 - CER)} \quad (9.9)$$

Mit dieser Formel schließen die Erklärungen zur Relevanz der Ergebnisse. Nun kommt der nächste Schritt, denn es gilt noch zu überprüfen, ob man die Evidenz in die Praxis umsetzen kann. Der zu behandelnde Patient mit seinen Eigenschaften und Präferenzen braucht eine individuelle Analyse (▶ Abschn. 9.4).

9.4 Ist die Evidenz zur Ätiologie anwendbar?

Valide Studien mit relevanten Resultaten für die Praxis garantieren nicht, dass der Therapeut die Ergebnisse bei seinem Patienten in die Realität umsetzen kann. Darüber entscheiden noch weitere Umstände, die er mit konkreten Leitfragen überprüfen kann. Die Übersicht zeigt die Leitfragen zur Beurteilung der Anwendbarkeit der Evidenz ätiologischer Studien. Im Text werden sie nochmals einzeln aufgeführt und erklärt.

Leitfragen zur Beurteilung der Anwendbarkeit der Evidenz ätiologischer Studien
- Lassen sich die Ergebnisse der Studie auf meinen Patienten übertragen?
  (Referenzen: a, b)
- Wie hoch lässt sich das Risiko für meinen Patienten einschätzen?
  (Referenzen: a, b)
- Was wären die negativen Konsequenzen, wenn die Exposition reduziert oder gestoppt würde?
  (Referenzen: a)

- Ist es dem Patienten möglich und ist er bereit dazu, die Exposition zu vermeiden?
  (Referenzen: keine)
  (Referenzen: a) Levine et al. 1994; b) Sackett et al. 1999, S. 139-140)

- **Lassen sich die Ergebnisse der Studie auf meinen Patienten übertragen?**

Wie in allen Bereichen der EBP stellt sich die wichtige Frage, ob die Ergebnisse für den zu behandelnden Patienten gelten. Dazu beurteilt der Therapeut, ob der Patient mit den Patienten der Studie genügend übereinstimmt. Er muss vielleicht nicht sämtliche Ein- und Ausschlusskriterien der Studie erfüllen, aber er darf sich in den wichtigen Eigenschaften nicht zu sehr unterscheiden. Es liegt in der klinischen Erfahrung des Therapeuten zu beurteilen, welches die wichtigsten Eigenschaften darstellen (z. B. Alter, bestimmte physische oder psychische Merkmale etc.) und wie hoch der Grad der Übereinstimmung ist. Dabei gibt es folgende Abstufungen:

- Reicht die Übereinstimmung zwischen dem eigenen Patienten und den Patienten der Studie aus, so gelten die Ergebnisse auch für den zu behandelnden Patienten.
- Bei zu großen Unterschieden sind die Ergebnisse nicht übertragbar. Der Therapeut muss passendere Studien suchen.
- Sind zwar deutliche Unterschiede vorhanden, aber keine so gravierenden, dass die Übertragbarkeit grundsätzlich in Frage zu stellen ist, so muss er die Ergebnisse für den Patienten evtl. modifizieren. Insbesondere kann sich das Risiko, welches für die Patienten der Studie gilt, vom individuellen Risiko des zu behandelnden Patienten unterscheiden. Die praktische Durchführung der Modifikation geht aus der Besprechung der folgenden Frage hervor.

- **Wie hoch lässt sich das Risiko für meinen Patienten einschätzen?**

Studien informieren über die Wirkung der Exposition auf die untersuchte Patientengruppe. Für die Praxis muss der Therapeut diese Informationen auf den eigenen Patienten übertragen, indem er dessen **individuelle Anfälligkeit** für die betreffenden Symptome mitberücksichtigt. Wenn der Patient vermutlich weniger anfällig als die Patienten der Studie ist, so ist seine **persönliche NNT$_H$** größer, denn mit dieser geringe-ren Anfälligkeit müssten sich noch mehr Patienten der Exposition aussetzen, damit einer zusätzlich von ihnen die Symptome entwickelt. Ist im umgekehrten Fall der zu behandelnde Patient anfälliger als die Patienten der Studie, so wäre die persönliche NNT$_H$ des Patienten kleiner als die NNT$_H$ der Studienteilnehmer.

In der EBM und EBP heißt die individuelle Anfälligkeit **Patient's Expected Event Rate (PEER)**, direkt übersetzt die erwartete Ereignisrate des Patienten. Man nennt sie auch patientenspezifisches Ausgangsrisiko (Sackett et al. 1999, S. 131).

❯ **Die PEER bezieht sich auf den nichtexponierten Patienten.**

Die PEER bezeichnet die Wahrscheinlichkeit, mit welcher der eigene Patient Symptome entwickeln würde, wäre er der Exposition nicht ausgesetzt.

Mithilfe der PEER lässt sich die persönliche bzw. individuelle NNT$_H$ – im weiteren als NNT$_{H\text{-ind}}$ bezeichnet – ermitteln, analog zu den Berechnungen für die Wirksamkeit von Therapien (Sackett et al. 1999, S. 131-132; Health Information Research Unit 2004).

Zur Berechnung gelten folgende Formeln:

$$ARI_{ind} = PEER * RRI \tag{9.10}$$

und

$$NNT_{H-ind} = \frac{1}{ARI_{ind}} = \frac{1}{PEER * RRI} \tag{9.11}$$

RRI stammt dabei aus der Studie (s.o., mit Hilfe der Zahlen a, b, c und d bzw. CER und EER aus der Studie errechnet).

Die Berechnung ist also im Prinzip ganz einfach, aber – wie kommt man an die Zahl für PEER? Dazu lassen sich 2 Fälle unterscheiden:

Fall 1: Der einfachste Fall wäre, wenn der zu behandelnde Patient hinsichtlich wichtiger Eigenschaften mit den Patienten der Studie **übereinstimmen** würde (vgl. vorhergehende Leitfrage). Die Grundanfälligkeit des Patienten ließe sich dann mit der Anfälligkeit der Patienten der Kontrollgruppe gleichsetzen, da sich ja die PEER auf den nichtexponierten Patienten bezieht. In diesem Fall wäre also **PEER = CER** und

$$NNT_{H-ind} = \frac{1}{CER * RRI} \tag{9.12}$$

Für diesen Fall muss man gar keine gesonderten Berechnungen anstellen, denn die NNT_H der Studie entspricht der individuellen $NNT_{H\text{-}ind}$ des Patienten, d. h. $NNT_H = NNT_{H\text{-}ind}$.[3]

Fall 2: Wenn der Patient sich von den Patienten der Kontrollgruppe der Studie **unterscheidet**, so sollte der Therapeut eine andere Studie mit einer dem Patienten ähnlichen Kontrollgruppe und gleicher Studiendauer, z. B. eine Prognosestudie, suchen. Die PEER ist dann gleich der Anfälligkeit der Prognosestudie, d. h. $PEER = CER_{Prognosestudie}$ und

$$NNT_{H-ind} = \frac{1}{CER_{Prognosestudie} * RRI} \quad (9.13)$$

RRI stammt wiederum aus der Ätiologiestudie (s.o.).

Es kommt vor, dass sich der Patient von der Kontrollgruppe der Ätiologiestudie in einem oder mehreren wichtigen Punkten unterscheidet und sich auch keine andere Studie mit einer vergleichbaren Kontrollgruppe und Studiendauer finden lässt. In diesem Fall – und auch, wenn man es sich einfacher machen möchte – gibt es zur Berechnung eine simplere Methode. Statt die PEER zu bestimmen, schätzt man die individuelle Anfälligkeit des Patienten im Vergleich zu den Patienten der Ätiologiestudie, und zwar als **Faktor F**. Angenommen, der Patient sei doppelt so anfällig wie die Patienten der Studie (Kontrollgruppe), so ist F = 2. Wird er als halb so anfällig eingeschätzt, so ist F =½ bzw. 0,5. Dabei ist Folgendes zu beachten:

Die Einschätzung der Anfälligkeit

- bezieht sich auf den Patienten, wenn er der Exposition nicht ausgesetzt würde (Grundanfälligkeit),
- muss sich auf die Dauer der Studie beziehen, denn sonst geht man von unterschiedlichen Voraussetzungen aus,
- bezieht sich auf die Anfälligkeit des zu behandelnden Patienten im Vergleich zur Kontrollgruppe der Ätiologiestudie.

Vorausgesetzt, dass die RRI über das gesamte Spektrum der Anfälligkeiten konstant ist, lässt sich die individuelle $NNT_{H\text{-}ind}$ bestimmen, indem man die NNT_H der Studie ganz einfach durch den Faktor F teilt (Sackett et al. 1999, S. 132):

$$NNT_{H-ind} = \frac{NNT_H}{F} \quad (9.14)$$

3 Setzt man nämlich für RRI dessen Berechnungsterm (CER – EER) / CER ein, so erhält man wiederum $NNT_{H\text{-}ind} = 1 / (CER - EER) = NNT_H$.

Beispiel Rollstuhlsport (▣ Tab. 9.3)

Ein Patient möchte Rollstuhlmarathon betreiben. Er fragt die behandelnde Physiotherapeutin, ob er dadurch Schulterprobleme bekommen kann. Die Therapeutin schätzt den Patienten so ein, dass er nur halb so anfällig wie die Patienten der Studie ist, da er – im Gegensatz zu manchen Patienten der Studie – keine vorhergehenden Gelenkprobleme in den betreffenden und anderen Gelenken hatte. Die NNT_H der Studie ist 9. Die $NNT_{H\text{-}ind}$ des Patienten ist:

$$NNT_{H-ind} = \frac{NNT_H}{F} = \frac{9}{0,5} = 18$$

Ein so hoher Wert für die $NNT_{H\text{-}ind}$ ist günstig. Die Therapeutin erklärt dem Patienten, dass er beruhigt dem Sport nachgehen kann, aber auf allfällige Symptome achten soll, da Schulterprobleme aufgrund des Sports nicht auszuschließen sind.

Was wären die negativen Konsequenzen, wenn die Exposition reduziert oder gestoppt würde?

Je nach Art der Exposition kann sie nicht nur Risiken bergen, sondern auch **Vorteile** für den Patienten mit sich bringen, die es gegeneinander abzuwägen gilt.

Beispiel Rollstuhlsport

Es ist möglich, dass der Rollstuhlsport das Herz-Kreislauf-System fördert und allgemein einen besseren physischen Allgemeinzustand herstellt. Besonders wichtig sind die psychischen und sozialen Aspekte. In Wettbewerb treten zu können – mit sich selbst oder anderen –, Gleichgesinnte zu treffen, um mit ihnen den Sport gemeinsam zu betreiben und Spaß an der Aktivität zu haben, bedeutet dem Patienten Lebensqualität, wie er sagt. Würde das alles reduziert oder wegfallen, könnte das schlimmer sein als das Ausmaß des Risikos.

Ist es dem Patienten möglich und ist er bereit dazu, die Exposition zu vermeiden?

Die Zahlen wie die RRI und die $NNT_{H\text{-}ind}$ helfen dem Patienten unter entsprechenden Erklärungen, das Risiko abzuschätzen, auf welches er sich einlässt, setzte er sich der Exposition aus. Die Bereitschaft des Patienten, die Exposition zu vermeiden, hängt von mehreren Faktoren ab, v. a. von

- seiner individuellen Risikobereitschaft,
- seinen Präferenzen: Wie wichtig ist die Exposition für ihn bzw. die Tätigkeit, welche die Exposition mit sich bringt (z. B. Beibehaltung

Fallbeispiel 1

Herr B., ein 30-jähriger Büroangestellter, kommt aufgrund starker Nackenschmerzen in die Physiotherapie. Der Patient arbeitet ca. 6 h täglich am Computer. Er betreibt keinen Sport, geht aber gerne spazieren. Sein Arbeitsplatz ist hinsichtlich des Mobiliars ergonomisch eingerichtet und an seine Person angepasst. Bandscheibenschäden, Weichteilrheuma etc. wurden von der Ärztin abgeklärt und als Ursache ausgeschlossen. Sie hat Herrn B. Physiotherapie verschrieben.

Zusätzlich zur symptomatischen Behandlung (auf die hier nicht näher eingegangen wird, da sie nicht im Zentrum der Fragestellung dieses Kapitels steht) versucht die zuständige Physiotherapeutin, die möglichen Ursachen für die Nackenschmerzen herauszufinden. Sie möchte Herrn B. entsprechende Empfehlungen abgeben, wie er der Entstehung von Nackenschmerzen vorbeugen kann.

des Arbeitsplatzes, welcher mit der Exposition verbunden ist)?
- individuellen Eigenschaften (z. B. Ehrgeiz),
- möglichen Alternativen,
- Zusatzinformationen, welche der Therapeut dem Patienten liefern sollte, damit er die Auswirkungen der einzelnen Symptome, welche durch die Exposition verursacht werden, umfassend erkennt.

Bei diesem Punkt ist wieder die therapeutische Expertise des Therapeuten gefordert, denn die Patienten können häufig nicht abschätzen, wie sich die Symptome auf ihre Selbständigkeit, auf ihr Freizeitverhalten, soziales Leben etc. auswirken könnten. Je nach Thema kann der Therapeut zudem Alternativen aufzeigen, welche für den Patienten interessant sind und kein oder ein geringeres Risiko beinhalten.

Die berechneten Größen, die dieses Kapitel vorstellte, bieten eine gute Entscheidungsgrundlage. Indem der Therapeut dem Patienten zusätzlich Alternativen aufzeigt und ein umfassendes Bild auf physischer und psychosozialer Ebene vermittelt, hilft er dem Patienten zu entscheiden, ob dieser das Risiko einer Exposition eingehen möchte oder nicht.

9.5 Fallbeispiel: Box Fallbeispiel 1
▶ Kap. 9

Das Fallbeispiel verdeutlicht die Schritte der EBP, um mögliche Ursachen für die Beschwerden eines Patienten herauszufinden.

9.5.1 Fragestellung

Die Physiotherapeutin formuliert folgende **PICO-Frage**:

- Welches sind die möglichen Ursachen der Nackenschmerzen für einen jungen Mann, der im Büro überwiegend Computerarbeit verrichtet?

9.5.2 Literaturrecherche

Suche der Artikel

Die Physiotherapeutin beschränkt sich bei der Literatursuche auf das PubMed, da ihre Arbeitgeberin für kostenpflichtige Datenbanken keine Lizenzen besitzt und sich die PEDro-Datenbank nur auf Wirksamkeitsstudien konzentriert.

Folgende MeSH Terms und Stichwörter gibt sie in PubMed ein:
- »neck pain« [mh] causality [mh] computer

Um die Suche einzugrenzen, setzt sie folgende Einschränkungen:
- Language: English, French, German
  Ages: All adult 19+

Suchergebnis: Das PubMed zeigt 22 Artikel an (Stand: 03.09.2010).

Selektion der Artikel

Die Therapeutin liest die Zusammenfassungen in PubMed und schließt Artikel aus, welche
- nur Frauen in die Studie einschlossen,
- sich auf andere Berufsgruppen als Büroangestellte konzentrierten (z. B. Studenten der Dentalhygiene),
- in Ländern mit großen kulturellen Unterschieden durchgeführt wurden (arabische Länder)
- keine Ätiologiestudien waren (stattdessen z. B. Wirksamkeitsstudie, prognostische oder physiologische Studie),

Nackenschmerzen nicht als Zielgröße enthielten (stattdessen z. B. Produktivität aufgrund muskuloskeletaler Beschwerden).

Nach Ausschluss der Studien bleiben 2 Artikel: Eine prospektive Kohortenstudie, welche in der Hierarchie der Studiendesigns weit oben und eine Querschnittstudie (Cross-sectional study), welche auf niedrigerer Stufe steht. Beim Überfliegen der Artikel bemerkt die Therapeutin jedoch Ungereimtheiten bei der Kohortenstudie, weil die Konfidenzintervalle der Relativen Odds (RO) deren RO häufig nicht einschließen. Zudem stimmt der Text mit den Tabellen nicht ganz überein.[4] Aus diesem Grund konzentriert sie sich nun auf die Querschnittstudie von Cagnie et al. (2007) und analysiert sie mithilfe der EBP. Da der Artikel frei zugänglich ist, druckt sie ihn direkt aus dem Internet aus.

Beschreibung der Studie

Die Studie von Cagnie et al. (2007) untersuchte, welche physischen, psychologischen und individuellen Faktoren bei Büroarbeitern mit Nackenschmerzen einhergehen. Sie schickten dazu den verkürzten, standardisierten Fragebogen »Dutch Musculoskeletal Questionnaire«, dessen Validität wissenschaftlich abgesichert ist, an Büroarbeiter und –arbeiterinnen, die mit dem Computer arbeiten. Die Versuchsteilnehmer sollten darin, bezogen auf die vergangenen 12 Monate, folgende Angaben eintragen:

- Nackenschmerzen
- Individuelle Faktoren (z. B. Alter, Schlafdauer, Sport)
- Arbeitsbezogene physische Faktoren (z. B. physische Belastung im Nackenbereich, Arbeitsstunden pro Tag, Dauer der Computerarbeit, klimatische Bedingungen)
- Arbeitsbezogene psychologische Faktoren (z. B. Arbeitsdruck, Abwechslung bei der Arbeit, Zufriedenheit bei der Arbeit)

Die Wissenschaftler schickten den Fragebogen an 720 Personen und erhielten 512 ausgefüllte Bögen zurück.

9.5.3 Beurteilung der Validität der Studie

Um die übergeordnete Frage »Ist die Evidenz zur Ätiologie valide?« beurteilen zu können, beantwortet die Therapeutin die zugehörigen Leitfragen.

- **Gab es klar definierte Vergleichsgruppen, welche bezüglich wichtiger Parameter, welche die Zielgröße(n) mitbestimmen (außer der Exposition), ausreichend ähnlich waren?**

Die Studie untersucht den Einfluss **mehrerer** unabhängiger Variablen (z. B. Alter, Geschlecht, Sportaktivität, Arbeitszeit am Computer, Abwechslung bei der Arbeit). Deshalb sind die Vergleichsgruppen (keine Nackenschmerzen/Nackenschmerzen) nicht definiert (sonst hätten sie für jede unabhängige Variable definiert werden müssen).

Eine ungleichmäßige Verteilung der unabhängigen Variablen kann das Ergebnis für eine einzelne unabhängige Variable verzerren.[5] Die Autoren der Studie haben jedoch (nach Vorselektion durch einen univariaten Test[6]) auch eine multivariate Analyse durchgeführt. Die dabei berücksichtigten Faktoren sind sehr differenziert, sodass die Therapeutin davon ausgeht, dass dieser Punkt die Glaubwürdigkeit der Ergebnisse nicht gefährdet.

- **Wurden bei allen Patienten dieselben Erfassungsinstrumente zur Messung der Exposition und der Zielgröße(n) angewendet und wurden wichtige Messbedingungen konstant gehalten?**

Die Exposition bzw. unabhängigen Variablen und die Zielgröße wurden bei allen Patienten mit demselben Erfassungsinstrument (Dutch Musculoskeletal Questionnaire) untersucht.

---

4 Es bestünde die Möglichkeit, mit den Autoren und Autorinnen der Kohortenstudie Kontakt aufzunehmen, um solche Unstimmigkeiten zu klären. Da es bei diesem Fallbeispiel darum geht, exemplarisch einen Artikel mit den Methoden der EBP zu analysieren, wird nur die Querschnittstudie beachtet.

5 Wenn z.B. der Einfluss der Sportaktivität auf die Nackenschmerzen untersucht wird, kann eine ungleichmäßige Verteilung der anderen unabhängigen Variablen (z.B. Alter, Geschlecht, Arbeitszeit am Computer) zu einer Verzerrung führen. Die multivariate Analyse schafft es, die Beziehung jeder einzelnen unabhängigen zur abhängigen Variablen zu berechnen, ohne eine Verzerrung durch die anderen unabhängigen Variablen zuzulassen.

6 Der univariate Test berechnet die Beziehung zwischen einer unabhängigen und einer abhängigen Variablen, ohne die Einflüsse der anderen unabhängigen Variablen auszugleichen. Daher ist das statistische Ergebnis weniger verlässlich als bei der multivariaten Analyse.

■ **Waren die Patienten verblindet?**
Die Patienten waren nicht verblindet.

■ **Waren die Fachpersonen, welche die Zielgröße(n) erfassten, verblindet?**
Diese Leitfrage ist bei dieser Studie nicht anwendbar, weil die Patienten selbst sowohl die unabhängigen als auch abhängigen Variablen erfassten (Beantworten der Fragen des Dutch Musculoskeletal Questionnaire).

■ **War das Follow-up ausreichend lang?**
Diese Leitfrage ist bei dieser Studie nicht anwendbar, da es sich um eine Querschnittstudie handelt.

■ **War die Abbruchrate niedrig genug?**
Diese Leitfrage ist bei dieser Studie nicht anwendbar, da es sich um eine Querschnittstudie handelt.

Die Therapeutin schaut sich stattdessen die Rücklaufquote des Fragebogens an. Sie liegt bei ca. 71%, was für eine derartige Befragung gut ist. Trotzdem könnte sich eine Verzerrung ergeben, wenn z. B. Personen mit Nackenschmerzen häufiger als ohne geantwortet haben, da erstere interessierter an der Studie sind.

■ **War die zeitliche Reihenfolge zwischen der Exposition und dem allfälligen Auftreten der gesundheitlichen Beeinträchtigung korrekt?**
Ca. 56% der Personen mit Nackenschmerzen gaben an, die Schmerzen seien erst bei ihrer aktuellen Stelle aufgetreten.

■ **Gab es eine Dosis-Wirkungs-Kurve?**
Bezüglich einer Dosis-Wirkungs-Kurve gibt es nur (neben dem Alter der Teilnehmer) eine Angabe bei der Anzahl Arbeitsstunden am Computer. Dort wird nur zwischen 2 Fällen unterschieden: Eine Arbeit unter oder über 4 h pro Tag. Hier ist (bei univariaten Tests) deutlich erkennbar, dass sich die längere Arbeitszeit am Computer ungünstig auswirkt.

■ **Macht der Zusammenhang zwischen Ursache (Exposition) und Wirkung (Symptome) biologisch Sinn?**
Der Artikel nennt biologische Erklärungsansätze hinsichtlich physischer Faktoren, räumt aber ein, dass diese noch nicht abgesichert sind.

Physische und psychosoziale Faktoren erscheinen der Therapeutin als mögliche Ursachen für die Nackenschmerzen plausibel, da eine lange konstante Haltearbeit der Muskulatur und psychosoziale Faktoren zu Muskelverspannungen und damit zu Schmerzen führen können.

Die Therapeutin kommt zu folgendem Urteil: Die Studie ist eine Querschnittstudie, welche sich auf weniger hohem wissenschaftlichem Niveau als z. B. eine prospektive Kohortenstudie befindet. Die Studie wurde wissenschaftlich **gut durchgeführt** und stellt für ihre Frage (zur Zeit der Fallbearbeitung) die beste Evidenz, die sie finden konnte, dar. Deshalb beschließt sie, den nächsten Schritt durchzuführen: die Beurteilung der therapeutischen Relevanz.

9.5.4 Beurteilung der therapeutischen Relevanz

Die Therapeutin schaut sich nun die Ergebnisse an, um die 2 Leitfragen zur Relevanz zu beantworten, welche lauten:

■ **Wie bedeutend war der Zusammenhang zwischen der Exposition und der Zielgröße (Entwicklung der Symptome bzw. Krankheit)?**
■ **Wie präzise waren die Resultate, d.h. wie groß sind die Konfidenzintervalle der einzelnen Größen?**
Sie beachtet nur die Faktoren, welche sich ändern ließen, d. h. die unabhängige Variable Alter beispielsweise lässt sie weg.

Der Artikel gibt die Zahlen der Vierfeldertafel, Ereignisraten, die Relativen Odds, deren Konfidenzintervalle und die Irrtumswahrscheinlichkeiten derjenigen Variablen an, welche ein statistisch signifikantes Ergebnis ($p \leq 0{,}05$) erreicht haben.

Zusätzlich berechnet die Therapeutin mithilfe der Excel-Datei (Arbeitsblatt »Herbei_neg«)[7] die NNT_H. Beispielsweise trägt sie bei der Zielgröße »Often holding the neck in a forward bent posture for a prolonged time« in der »Table 4« des Artikels folgende Zahlen in die Excel-Datei ein:
a = 83; b = 48; c = 150; d = 231.
Zu den Ergebnissen, ❏ Tab. 9.7, ❏ Tab. 9.8.
Bei der multivariaten Analyse ergaben sich für folgende Zielgrößen ebenfalls signifikante Ergebnisse (Angaben aus dem Artikel):
− Sport (RO = 1,85, p = 0,013),
− häufige Haltung des Nackens in vorgestreckter Position über längere Zeit (RO = 2,01, p = 0,008),

---

7   Internet-Link für Download: ▶ http://extras.springer.com

◻ Tab. 9.7 Zusammenhang der Nackenschmerzen mit sportlicher Tätigkeit und mit arbeitsplatzbedingten physischen Faktoren (Cagnie et al. 2007)

Unabhängige Variable	RO	95% CI[1]	p	NNT$_H$	95% CI
Sport[2] (kein Sport vs. Sport)	2,08	1,49–3,16	0,001	6	4–11
Häufige Haltung des Nackens in vorgestreckter Position über längere Zeit	2,66	1,56–3,57	< 0,001	4	3–7
Häufige kurze Zeitabschnitte mit repetitiven Nackenbewegungen	2,07	1,32–3,01	0,001	6	4–13
Häufiges Arbeiten in der gleichen Haltung für längere Zeit	2,79	1,72–4,00	0,001	4	3–7
Häufige Durchführung gleichartiger Bewegungen pro Minute	2,05	1,39–2,94	0,001	6	4–11
Häufiges Sitzen für längere Zeit	1,98	1,12–2,78	0,013	6	4–15
Trockene Luft	1,94	1,28–2,70	0,001	6	4–13
Temperaturwechsel	1,74	1,14–2,56	0,001	7	4–26
Arbeitszeit am Computer (Vergleich zwischen Arbeit über und unter vier Stunden pro Tag)	1,57	1,10–2,22	0,013	9	5–40

RO = Relative Odds; CI = Konfidenzintervall; p = Irrtumswahrscheinlichkeit; NNT$_H$= Number Needed to Treat to Harm.
[1] 95% CI für die RO stammt aus dem Artikel.
[2] Das Schmerzrisiko ohne Sport ist größer.

◻ Tab. 9.8 Zusammenhang der Nackenschmerzen mit arbeitsplatzbedingten psychosozialen Faktoren (Cagnie et al. 2007)

Unabhängige Variable	RO	95% CI[1]	p	NNT$_H$	95% CI
Mentale Müdigkeit am Ende des Arbeitstages (Vergleich »ziemlich viel/viel« mit »keine/wenig«)	2,68	1,81–3,78	< 0,001	4	3–6
Personalmangel	1,87	1,20–2,56	0,003	6	4–16
Sich nicht ausgeruht fühlen nach den Pausen	2,53	1,65–3,67	< 0,001	4	3–7
Keine Abwechslung bei der Arbeit	2,99	1,70–4,77	< 0,001	4	3–7
Gleiche Arbeit jeden Tag	1,78	1,16–2,44	0,005	7	4–18
Verärgerung wegen anderen	2,14	1,39–3,03	< 0,001	5	4–11

RO = Relative Odds; CI = Konfidenzintervall; p = Irrtumswahrscheinlichkeit; NNT$_H$ = Number Needed to Treat to Harm.
[1] 95% CI für die RO stammt aus dem Artikel.

- häufiges Sitzen für längere Zeit (RO = 2,06, p = 0,012),
- häufige Durchführung gleichartiger Bewegungen pro Minute (RO = 1,63, p = 0,041),
- mentale Müdigkeit am Ende des Arbeitstages (RO = 2,05, p = 0,003),
- Personalmangel (RO = 1,71, p = 0,028).

Beurteilung der Ergebnisse: Die NNT_H derjenigen unabhängigen Variablen, welche signifikante Ergebnisse erbrachten, sind relativ niedrig, d. h. es lohnt sich, auf diese Faktoren zu achten und die Situation entsprechend zu verändern.

Fünf unabhängige Variablen fallen dabei etwas mehr als die anderen ins Auge aufgrund der höchsten RO, niedrigsten NNT_H und enger Konfidenzintervalle für die NNT_H:

- häufige Haltung des Nackens in vorgestreckter Position über längere Zeit,
- häufiges Arbeiten in der gleichen Haltung für längere Zeit,
- mentale Müdigkeit am Ende des Arbeitstages,
- sich ausgeruht fühlen nach den Pausen,
- Abwechslung bei der Arbeit.

Am wenigsten fällt die Arbeitszeit am Computer ins Gewicht. Allerdings ist zu berücksichtigen, dass nur zwischen 2 Fällen unterschieden wurde: Zwischen der Arbeit über und unter 4 h pro Tag. Versuchsteilnehmer, die z. B. 3,5 oder 4,5 h pro Tag am Computer arbeiteten, hatten eine ähnliche Belastung, gehörten aber verschiedenen Gruppen an. Dadurch fällt der Gruppenunterschied undeutlicher aus, als wenn die Belastung sehr unterschiedlich wäre.

Die Therapeutin beschließt, alle unabhängigen Variablen als mögliche (Teil-)Ursachen der Nackenbeschwerden mit Herrn B. zu besprechen um abzuklären, welche Risikofaktoren er vermindern oder sogar vermeiden möchte und kann.

9.5.5 Einschätzung der therapeutischen Anwendbarkeit

Die Therapeutin beantwortet nun die Leitfragen zur Anwendbarkeit.

- **Lassen sich die Ergebnisse der Studie auf meinen Patienten übertragen?**

Die Ergebnisse lassen sich übertragen, da Herr B. ein Computeranwender wie die Teilnehmer der Studie (mit verschiedenartigen Berufen) ist, die Studie auch Männer einschloss und auch die Altersgruppe vertreten ist, in welche der Patient gehört.

- **Wie hoch lässt sich das Risiko für meinen Patienten einschätzen?**

Diese Leitfrage dient eigentlich dazu, eine Prognose zu geben. Hätte Herr B. **vor** dem Auftreten seiner Nackenschmerzen wissen wollen, wie wahrscheinlich

die Entwicklung dieses Symptoms innerhalb des kommenden Jahres aufgrund der Büroarbeit ist, so hätte die Therapeutin die Wahrscheinlichkeit aufgrund seiner persönlichen Eigenschaften (30-jähriger Mann, der keinen Sport betreibt) auf ca. 50% geschätzt. Das ist eine Mischrechnung aus den Wahrscheinlichkeiten für Personen, die einer Büroarbeit mit Computer nachgehen und folgende Eigenschaften haben:

- Mann (38% entwickeln Schmerzen),
- Altersgruppe 30-39 Jahre (52% entwickeln Schmerzen),
- ohne Sport (56,7% entwickeln Schmerzen).

Die 50% liegen etwas über der Gesamtrate (45,5%, welche der Artikel ebenfalls angibt. Die individuellen NNT_H der einzelnen unabhängigen Variablen könnten daher noch etwas tiefer liegen als diejenigen der Gesamtgruppe der Studienteilnehmer, was die Relevanz der Ergebnisse noch etwas erhöht. Den Aufwand, die individuellen NNT_H der einzelnen unabhängigen Variablen zu bestimmen, spart sich die Therapeutin, zumal ihr dazu auch zuverlässige Einschätzungsgrundlagen fehlen.

Da Herr B. zudem bereits mit den Beschwerden kommt, ist klar, dass sein Risiko hoch ist und dass Handlungsbedarf bezüglich der Vermeidung von Risikofaktoren besteht.

- **Was wären die negativen Konsequenzen, wenn die Exposition reduziert oder gestoppt würde?**

Eine Reduktion der Gesamtexposition (Büroarbeit) bedeutete einen finanziellen Verlust bzw. die Notwendigkeit, einer anderen Tätigkeit nachzugehen.

Die Verminderung/Vermeidung der einzelnen Risikofaktoren hätten nur geringe Auswirkungen, z. B. Erklärungsbedarf gegenüber seinen Arbeitskollegen aufgrund veränderter Verhaltensweisen.

- **Ist es dem Patienten möglich und ist er bereit dazu, die Exposition zu vermeiden?**

In einem Gespräch mit Herrn B. hält die Therapeutin fest:

- Der Patient möchte seiner Tätigkeit mit gleichem Arbeitspensum weiter nachgehen.
- Er nimmt sich vor, ein wenig Sport zu treiben, weil er meint, dass es ihm als Ausgleich zum vielen Sitzen insgesamt gut tun würde.
- Da ihm nun die Problematik z. B. mit dem vorgestreckten Kopf, zu wenigen Haltungswechseln und immer gleichartigen Bewegungen bewusst ist, wird er mehr darauf achten und versuchen,

Verbesserungen herbeizuführen. Er nimmt sich beispielsweise vor, das Durchgehen von Akten an einem Stehpult zu verrichten, welches im Büro vorhanden ist. Gewohnheiten im Arbeitsalltag zu ändern wird für ihn nicht leicht sein, meint er, aber er wird es versuchen.

— Die Arbeitszeit am Computer kann er nicht verringern.

— Die klimatischen Bedingungen wird er abklären und gegebenenfalls Anpassungen beantragen.

— Da er sich mental am Ende des Arbeitstages nicht müde fühlt, trifft dieser Punkt nicht auf ihn zu.

— Personalmangel ist in seinem Büro ein Dauerzustand. Er hat bereits versucht, die Situation zu ändern, war aber bisher erfolglos und möchte das Thema zurzeit nicht nochmals anschneiden.

— Nach den Pausen fühlt er sich einigermaßen ausgeruht. Er möchte auch keine Pausen verlängern oder zusätzliche einlegen, weil er dadurch später nach Hause kommen würde.

— Eine größere Abwechslung bei der Arbeit kann er nicht erreichen, da sein Aufgabenpaket definiert ist. Da es geringe Unterschiede zwischen den Aufgaben gibt, die zu seiner Stelle gehören, kann er jedoch versuchen, vermehrt zwischen den Aufgaben abzuwechseln.

— Er ist selten verärgert wegen anderen, da sie, trotz Personalmangel, ein gutes Arbeitsklima haben. Deshalb besteht hier kein Handlungsbedarf.

9.5.6 Umsetzung in die Praxis

Die Physiotherapeutin übt mit ihm ein, welche Arbeitshaltung gut und welche schlecht ist, damit er ein Gespür dafür entwickelt. Die Verantwortung für die Umsetzung in die Praxis verbleibt letztendlich jedoch beim Patienten. Im Verlauf des Behandlungszeitraums, in welchem Herr B. Massagen und eine Nackenschulung erhält, wird er der Therapeutin berichten, welche Maßnahmen er umsetzen konnte. Sie kann ihm in dieser Zeit noch Tipps dazu geben, falls es notwendig ist, oder nochmals physiologische Körperhaltungen mit ihm üben, wenn er diesbezüglich unsicher ist.

Literatur

Bender R, Lange St (2001) Die Vierfeldertafel. Dtsch Med Wschr 126(15):T 36-T 38

Cagnie B, Danneels L, Van Tiggelen D, De Loose V, Cambier D (2007) Individual and work related risk factors for neck pain among office workers: a cross sectional study. Eur Spine J 16(5):679–686

Donner-Banzhoff N (2000) Autorenmanual «Levels of Evidence». http://www.degam.de/leitlinien/evidence.html. Zugegriffen 21 März 2009

Health Information Research Unit (2004) C. Therapy. http://www.cebm.utoronto.ca/syllabi/nur/print/therapy.htm. Zugegriffen 16 April 2009

Levine M, Walter S, Lee H, Haines T, Holbrook A, Moyer V, for the Evidence-Based Medicine Working Group (1994) Users' guides to the medical literature. IV. How to use an article about harm. JAMA 271(20):1615–1619

McAlister FA, Straus SE, Guyatt GH, Haynes RB (2000) Users' guides to the medical literature: XX. Integrating research evidence with the care of the individual patient. Evidence-Based Medicine Working Group. JAMA 283(21):2829–2836

Oxford Centre for Evidence-based Medicine (2009) Oxford Centre for Evidence-based Medicine Levels of Evidence (March 2009). http://www2.cch.org.tw/ebm/file/CEBM-Levels-of-Evidence.pdf. Zugegriffen 17. Dez. 2010

Sackett DL, Richardson WS, Rosenberg W, Haynes RB (1999) Evidenzbasierte Medizin – EBM-Umsetzung und – vermittlung. Deutsche Ausgabe: Kunz R, Fritsche L. Zuckschwerdt, München

Schmidt CO, Kohlmann T (2008) When to use the odds ratio or the relative risk? Int J Public Health 53:165–167

Kritische Bewertung prognostischer Studien

Patienten erwarten manchmal, dass Therapeuten in die Zukunft schauen können – zumindest hinsichtlich ihres Krankheitsverlaufs. Je nach Krankheitsbild stehen dabei verschiedenartige Fragen im Vordergrund, beispielsweise, wie groß die Wahrscheinlichkeit einer Heilung ist, ob sie weiterhin in der Lage sind, selbständig zu leben, wann sie wieder Sport treiben können oder wie hoch ihre Lebenserwartung mit der Krankheit oder Behinderung ist. Zuverlässige Prognosen nützen auch den Therapeuten und Therapeutinnen, denn dadurch können sie realistische Ziele zusammen mit dem Patienten setzen. Eine reale Möglichkeit, möglichst zuverlässige Vorhersagen zu treffen, bieten prognostische Studien, die es gemäß der EBP auszuwerten gilt.

10.1 Studien zur Prognose und prognostische Faktoren

Studien zur Prognose untersuchen die Entwicklung einer Krankheit in einer definierten Zeitspanne hinsichtlich bestimmter Zielgrößen. Solche Zielgrößen können beispielsweise Heilung oder Tod, Grad der Selbständigkeit, Schmerzintensität und der Grad der Arbeitsfähigkeit oder sozialen Integration sein. Stellt die Studie die Häufigkeit der Patienten mit positivem oder negativem Ergebnis dar, so lässt sich die Wahrscheinlichkeit für ein erfreuliches oder unerfreuliches Ergebnis für die Patientengruppe – und damit auch für den eigenen Patienten, wenn er dem untersuchten Patientenkollektiv ähnlich genug ist – ermitteln.

Die Prognose hängt häufig nicht nur von der Art der Krankheit, sondern auch von weiteren Eigenschaften der Patienten ab, z. B. vom Alter, Geschlecht oder Schweregrad der Erkrankung. Diese für den Krankheitsverlauf relevanten Eigenschaften heißen prognostische Faktoren, auch prognostische Marker genannt. Wenn der Zusammenhang zwischen ihnen und der Krankheitsentwicklung wissenschaftlich erwiesen ist, sollte sie der Therapeut bei der Prognosestellung für seinen Patienten mitberücksichtigen, denn so sind die Vorhersagen genauer.

Die prognostischen Faktoren lassen sich in verschiedene Typen unterteilen, v. a. in Faktoren hinsichtlich der (Laupacis et al. 1994)

a. Demographie, z. B. Alter, Geschlecht,
b. Krankheitsspezifität, z. B. Schweregrad der Erkrankung, bestimmte Krankheitssymptome,
c. Komorbidität (d. h. weitere Krankheitsbilder zusätzlich zu der bestimmten Erkrankung, mit oder ohne Zusammenhang mit der im Fokus stehenden Erkrankung).

Als prognostische Marker können ebenfalls funktionelle Testwerte dienen, z. B. die erreichte Punktzahl (Score) eines Selbständigkeitsstatus. Diese beschreiben ebenfalls die Krankheitsspezifität oder den Schweregrad der Erkrankung.

Auch die medizinische oder therapeutische Behandlung ist eine Art prognostischer Faktor (Laupacis et al. 1994, Geddes 2000). Hier liegt ein Spezialfall vor, denn im Gegensatz zu den meisten anderen prognostischen Faktoren ist die Behandlung manipulierbar: Behandlung kann stattfinden oder nicht, intensiv oder weniger intensiv durchgeführt werden und wirksam oder unwirksam sein. Ob und welche Therapie stattfindet, gilt auf jeden Fall zu berücksichtigen, denn ohne Therapie kann das Ergebnis anders sein als mit einer wirksamen Therapie.

> Prognostische Faktoren sind nicht dasselbe wie Risikofaktoren. Erstere kommen zum Tragen, nachdem die Krankheit aufgetreten ist, Letztere dagegen sind Determinanten, die mitentscheiden, ob sich die Krankheit überhaupt entwickeln wird (Geddes 2000).

Prognostische Faktoren müssen nicht zwangsläufig eine gute oder schlechte Entwicklung der Krankheit bewirken, es besteht also nicht unbedingt ein Ursache-Wirkungs-Prinzip. Damit man eine zuverlässige Prognose stellen kann, reicht es, wenn sie mit der Entwicklung ausreichend assoziiert sind (Laupacis et al. 1994; Sackett et al. 1999, S. 71).

Das Verständnis der Begriffe Zielgröße, Prognose und prognostische Faktoren bzw. Marker ist sehr wichtig. Die nachfolgenden Definitionen klären ihre Bedeutungen.

10.1.1 Definitionen: Zielgröße, Prognose und prognostische Faktoren

Zielgröße
Die Zielgröße ist das Ergebnis einer Krankheitsentwicklung bzw. Remission. Sie stellt einen bestimmten **gesundheitlichen Parameter** dar, z. B. Schmerzintensität, Grad der Arbeitsfähigkeit, Heilung der Krankheit, Tod.

Prognose
Die Prognose ist die **Vorhersage** über das Erreichen eines bestimmten Zustandes in einer definierten Zeitspanne. Sie bezieht sich hier auf die für den Patienten wichtige **Zielgröße**.

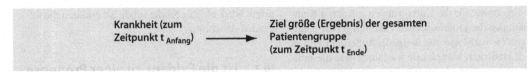

Abb. 10.1   Studien zur Prognosestellung für die gesamte untersuchte Patientengruppe

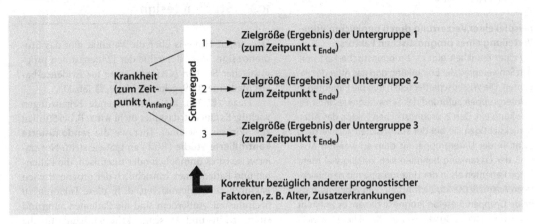

Abb. 10.2   Studie zur Prognosestellung unter Bildung von Untergruppen anhand eines prognostischen Faktors (hier: Schweregrad der Erkrankung)

Prognostische Faktoren (prognostische Marker)

Prognostische Faktoren sind bestimmte Eigenschaften eines Patienten, welche, verglichen mit der Gesamtgruppe der Patienten mit demselben Krankheitsbild, mit einem positiveren oder negativeren Krankheitsverlauf verbunden sind. Beispielsweise kann ein jüngerer Patient eine günstigere Prognose haben als ein älterer mit demselben Krankheitsbild. Hier wäre also das Alter ein prognostischer Faktor. Andere prognostische Faktoren sind z. B. Schweregrad der Krankheit, bestimmte Krankheitssymptome, zusätzliche Erkrankungen oder Durchführung einer Therapie (im Vergleich zu keiner Behandlung). Prognostische Faktoren dienen dazu, genauere Prognosen für **Patienten-Untergruppen** zu stellen. Das bedingt jedoch, dass diese Faktoren auf eine wissenschaftlich valide Art identifiziert wurden.

10.2   Arten prognostischer Studien

Zwei grundlegende Arten prognostischer Studien lassen sich unterscheiden:

– Studien, welche eine Prognose für die **gesamte** untersuchte Patientengruppe der Studie liefern (Abb. 10.1). Hier spielen prognostische Faktoren keine Rolle.

– Studien, welche **Untergruppen** bilden und daher zu verschiedenen Prognosen gelangen (Abb. 10.2). In diesen Studien teilen die Wissenschaftler die Gesamtgruppe aufgrund eines prognostischen Faktors in Untergruppen auf, beispielsweise in Gruppen mit verschiedenen Schweregraden der Erkrankung, und überprüfen die Vorhersagekraft dieses prognostischen Faktors.

Studien ohne Differenzierung in Untergruppen sind wissenschaftlich robuster. Der Vorteil der Studien mit Bildung von Untergruppen ist dafür die Möglichkeit, differenzierte und damit besser angepasste Prognosen für den individuellen Patienten zu stellen, vorausgesetzt, dass die Studien wissenschaftlich valide sind. Woher kommt nun die größere Gefahr für Verzerrungen (Bias) bei letzteren Studien?

Wenn eine prognostische Studie Untergruppen bildet, besteht die Gefahr, dass weitere prognostische Faktoren, welche ebenfalls mit der Krankheitsentwicklung verbunden sein könnten, ungleichmäßig auf die Untergruppen verteilt sind. Besteht eine ungleichmäßige Verteilung, so müssen das die Autoren und Autorinnen der Studie bei der statistischen Auswertung berücksichtigen. Dies geschieht im einfacheren Fall durch Analysen, welche eine weitere Unterteilung anhand eines 2. prognostischen Faktors enthalten und die Ergebnisse für die Untergruppen mit ihren Kombinationen der prognostischen Faktoren getrennt aufzeigen (▶ nachfolgendes Beispiel). Außerdem gibt es noch statistisch komplexere Verfahren wie die multiple Regressionsanalyse (Cohen et al. 2002). In der Studie sollten solche Angaben im Methoden- und Ergebnisteil zu finden sein.

Beispiel einer Verzerrung durch ungleichmäßige Verteilung eines prognostischen Faktors
Bei einer Krankheit gibt es 2 prognostische Faktoren: den Schweregrad der Erkrankung und das Alter der Patienten. Die Wissenschaftler teilen nun die Patienten in 2 Untergruppen aufgrund des Schweregrades ihrer Erkrankung ein. Den 2. prognostischen Faktor, das Alter, berücksichtigen sie bei der statistischen Auswertung nicht. In der Untergruppe mit dem schwereren Ausmaß der Erkrankung befinden sich zufällig viel mehr junge Patienten als in der Untergruppe mit dem leichteren Ausmaß. Die Studie führt zu dem Ergebnis, dass beide Gruppen dieselbe Prognose haben. Es entsteht der irrtümliche Eindruck, dass die Krankheitsentwicklung vom Schweregrad der Erkrankung unabhängig sei. Da aber bei dieser Krankheit jüngere Patienten eine günstigere Prognose als ältere haben, kompensierte nur der eine Effekt den anderen.

Für die Autoren einer solchen Studie bestünde die Möglichkeit, weitere Untergruppen zu bilden, um die Kombinationen der prognostischen Faktoren getrennt zu analysieren. Die Ergebnisse würden sie dann von folgenden Gruppen separat aufführen:
a. Höherer Schweregrad und jüngere Altersgruppe,
b. Niedrigerer Schweregrad und jüngere Altersgruppe,
c. Höherer Schweregrad und ältere Altersgruppe,
d. Niedrigerer Schweregrad und ältere Altersgruppe.

Ein Therapeut, welcher prognostische Studien in der Praxis zur Rate zieht, muss darauf achten, dass die wichtigen Eigenschaften der Studienpatienten beim Einschluss in die Studie mit denjenigen des zu behandelnden Patienten übereinstimmen. Im Fall von Untergruppen ist zusätzlich die Übereinstimmung der prognostischen Faktoren wichtig, um Rückschlüsse für den Patienten hinsichtlich seiner Prognose zu ziehen. Zu diesen Patientendaten gehört auch der Krankheitszeitpunkt. Befindet sich ein Patient in der akuten Phase, so muss dessen Therapeut eine Studie mit akut betroffenen Studienteilnehmern suchen. Hat der Patient die chronische Phase erreicht, so ist eine Studie mit entsprechenden chronisch kranken Patienten heranzuziehen.

Wie üblich ist auch bei Fragen zur Prognose die beste verfügbare Evidenz zu berücksichtigen. Wie beurteilt wird, ob eine Studie valide ist, erklären die folgenden Abschnitte.

10.3   Ist die Evidenz zu einer Prognose valide?

10.3.1 Studiendesign

Den ersten Hinweis über die Validität gibt das **Studiendesign**. Zur Hierarchie der Evidenzstufen prognostischer Studien (Oxford Centre for Evidence-based Medicine 2009, gekürzte Liste), ◘ Tab. 10.1.

Dazu (◘ Tab. 10.1) sind folgende Ergänzungen wichtig: Es fällt auf, dass hier nicht wie z. B. bei Studien zur Wirksamkeit einer Therapie die **randomisierte kontrollierte Studie** (RCT) an 1. Stelle steht. Normalerweise ist es unmöglich oder unethisch, die Patienten und Patientinnen hinsichtlich der prognostischen Faktoren zu randomisieren, d. h. diese Faktoren zu beeinflussen. Außerdem sind die Patienten aufgrund strenger Ein- und Ausschlusskriterien häufig für die Patientengruppe nicht repräsentativ (Geddes 2000). Wenn aber die Eigenschaften des zu behandelnden Patienten mit denen der Patienten einer RCT genügend übereinstimmen, so ist auch diese Studie als Entscheidungsgrundlage wertvoll. Dabei muss der Therapeut darauf achten, dass er den eigenen Patienten mit der richtigen Gruppe vergleicht: Beinhaltet die Studie die Anwendung einer Intervention als prognostischen Faktor, so ist der Patient mit der Interventionsgruppe zu vergleichen. Andernfalls muss der Therapeut die Kontrollgruppe zur Rate ziehen.

Das typische Studiendesign für eine wertvolle Prognosestudie ist die Kohortenstudie (▶ Internet-Link für Download: http://extras.springer.com). Zwei verschiedene Arten lassen sich unterscheiden:

— **Prospektive Kohortenstudie:** Am Anfang der Studie dokumentieren die Wissenschaftler sorgfältig die Eigenschaften der Patienten, d. h. das Krankheitsbild und die prognostischen Faktoren. Nach geeigneter Zeit bestimmen sie die Zielgröße mit möglichst objektiven Methoden.
— **Retrospektive Kohortenstudie:** Die Zielgröße der Patienten hat sich zum Zeitpunkt der Studie bereits manifestiert, ist also bei Beginn der Studie bekannt. Die Wissenschaftler bilden die Kohorten gemäß den prognostischen Faktoren im Nachhinein und werten den Zusammenhang zwischen den Faktoren und der Zielgröße aus.

Ähnlich wie die retrospektive Kohortenstudie, so sind auch **Fall-Kontroll-Studien** als Prognosestudie geeignet. Auch bei ihnen ist die Zielgröße bei Studienbe-

Tab. 10.1 Hierarchie der Evidenzstufen (Level of Evidence) verschiedenartiger prognostischer Studien und anderer Quellen

Level	Studienart/Evidenzquelle
1a	Systematischer Übersichtsartikel (Systematic Review) über Anfangs-Kohortenstudien (Inception Cohort Studies) Klinische Entscheidungsfindung (Clinical Decision Rule), validiert in verschiedenen Populationen
1b	Einzelne Anfangs-Kohortenstudie (Inception Cohort Study) mit > 80% Follow-up Klinische Entscheidungsfindung, validiert in einer einzigen Population
1c	Alle-oder-Keiner-Fallserie (All or None Case-Series)
2a	Systematischer Übersichtsartikel (Systematic Review) über retrospektive Kohortenstudien oder unbehandelte Kontrollgruppen in RCTs
2b	Retrospektive Kohortenstudie oder Follow-up der unbehandelten Kontrollpatienten in einer RCT
2c	Versorgungsforschung (Outcomes Research)
3a	–
3b	–
4	Fallserie (Case Series) Prognostische Kohortenstudie von geringerer Qualität (z. B. <80% Follow-up)
5	Expertenmeinung ohne explizite kritische Analyse oder basierend auf der Physiologie, Bench Research oder Grundprinzipien

RCT = randomisierte kontrollierte Studie. Erklärungen zu den Studienarten, ▶ Internet-Link für Download: http://extras.springer.com

ginn bekannt. Die Wissenschaftler untersuchen also im Nachhinein, wie die prognostischen Faktoren bei den **Fällen** (z. B. Krankheitssymptome sind vorhanden) und **Kontrollen** (Krankheitssymptome sind nicht vorhanden) gelagert sind bzw. waren.

10.3.2 Leitfragen

Die Studienart gibt Aufschluss über die Stellung in der Hierarchie der Evidenzstufen (❏ Tab. 10.1). Um genauer beurteilen zu können, wie valide die Evidenz ist, muss der Therapeut herausfinden, wie gut die Studie durchgeführt wurde. Die folgende Übersicht listet die Leitfragen zur Beurteilung prognostischer Studien auf. Im Text werden sie nochmals einzeln aufgeführt und erklärt.

> **Leitfragen zur Beurteilung der Validität prognostischer Studien**
> - Wurde ein klar definiertes, repräsentatives Patientenkollektiv untersucht? (Referenzen: a, b, c)
> - Wurden die Patienten zum gleichen Zeitpunkt ihres Krankheitsverlaufs in die Studie eingeschlossen? (Referenzen: a, b, c)
> - War das Follow-up ausreichend lang? (Referenzen: a, b, c)
> - War die Abbruchrate niedrig genug? (Referenzen: a, b, c)
> - Wurden objektive Kriterien zur Beurteilung der Zielgröße angewandt? (Referenzen: a, b, c)
> - Waren die Fachpersonen, welche die Zielgröße erfassten, verblindet? (Referenzen: a, b, c)
> - Wurden Korrekturen bezüglich wichtiger prognostischer Faktoren vorgenommen? (Referenzen: a, b)
> (Referenzen: a) Laupacis et al. 1994; b) Sackett et al. 1999, S. 67-71; c) Geddes 2000)

■ **Wurde ein klar definiertes, repräsentatives Patientenkollektiv untersucht?**

Da eine Studie nicht alle Menschen mit einer bestimmten Krankheit aufnehmen kann, müssen Forscher und Forscherinnen eine repräsentative Stichprobe aus der Gesamtgruppe ziehen und untersuchen. Dazu eignet sich, wie oben erläutert, besonders die Kohortenstudie. Wenn verschiedene Schweregrade zu dem interessierenden Krankheitszeitpunkt vorliegen, sollten diese in der Studie vertreten sein (Sackett et al. 1999, S. 67).

Damit sich der Leser des wissenschaftlichen Artikels ein Urteil darüber bilden kann, ob es sich um eine **repräsentative Stichprobe** handelt, muss er ein im Text klar definiertes Patientenkollektiv vorfinden. Dazu muss die Studie v. a. folgende Informationen aufführen: Diagnose, Zeitraum zwischen dem Auftreten der Krankheit und der Aufnahme in die Studie, Schweregrade der Krankheit und andere Faktoren, welche eine wichtige Rolle spielen könnten, wie beispielsweise Alter und Geschlecht der Patienten, Begleitsymptome und zuvor erhaltene Therapien (medikamentös, Physio-, Ergotherapie etc.). Wichtig ist auch abzuschätzen, ob z. B. die Diagnose mit fundierten, wissenschaftlich anerkannten Methoden erstellt wurde und ob diese der aktuellen Zeit entsprechen. Beispielsweise änderten sich die Definitionen der Schizophrenie und Methoden der Diagnostik im Laufe der Jahrzehnte und reliable diagnostische Kriterien wurden erst gegen Ende des 20. Jahrhunderts in der Wissenschaft und Praxis gebraucht (Geddes 2000).

■ **Wurden die Patienten zum gleichen Zeitpunkt ihres Krankheitsverlaufs in die Studie eingeschlossen?**

Damit gleiche Eingangsbedingungen herrschen, müssen die Patienten zum gleichen Zeitpunkt ihrer Krankheit in die Studie eintreten, in der akuten Phase z. B. in der Woche 1–3 nach der Diagnosestellung.

Praxistipp

Bereits während der Literatursuche sollten Sie bei der Studienauswahl darauf achten, dass sich die darin untersuchten Patienten in derselben Krankheitsphase wie Ihr Patient befinden.
— Häufig stellen die zu behandelnden Patienten und auch das klinische Fachpersonal die Frage nach der Prognose sehr bald nach der Diagnose. In diesem Fall sollten sich die Patienten der Studie in derselben frühen Krankheitsphase bei Studienbeginn befinden.

— Hat dagegen Ihr Patient bereits die chronische Phase erreicht, sind entsprechende Studien mit chronischen Patienten zu berücksichtigen.

■ **War das Follow-up ausreichend lang?**

Eine Prognose soll die Entwicklung der Krankheit bzw. die interessierenden Zielgrößen bis zum Endzustand voraussagen. Deshalb muss das Follow-up eine ausreichende Zeitspanne umfassen, in welcher sich dieser Endzustand einstellt, sei es die Genesung, ein stabiler Zustand, in welchem sich keine bedeutenden Verbesserungen oder Verschlechterungen mehr ereignen oder der Tod.

Es gibt keine feste Zeitspanne, wie lang das Follow-up grundsätzlich sein muss. Es hängt vom Krankheitsbild und von den Zielgrößen ab. Vielleicht liegen aber Informationen z. B. aus Vorstudien vor, welche die allgemeinen Entwicklungen einer Krankheit untersucht haben oder es existieren praktische Erfahrungen darüber, wie schnell sich das Krankheitsbild verändert.

■ **War die Abbruchrate niedrig genug?**

Bei längeren Follow-ups kommt es häufig vor, dass Patienten die Studie abbrechen, beispielsweise aus mangelndem weiterem Interesse an der Studie. Wie diese Abbruchrate bezüglich der Gefährdung der Validität der Studie eingeschätzt und wie damit umgegangen wird, ▶ Abschn. 7.4.1, gleichlautende Leitfrage. Deren Erläuterungen betonten folgende Faustregel von Sackett et al. (1999, S. 68): Eine Abbruchrate von 5% führt wahrscheinlich zu keiner besonderen Verzerrung der Daten. Eine Rate von über 20% bedeutet eine ernsthafte Gefährdung der Validität.

■ **Wurden objektive Kriterien zur Beurteilung der Zielgröße angewandt?**

Die Wissenschaftler müssen klar definieren, welches die Zielgröße ist und wie sie zu ihrer Beurteilung kommen. Handelt es sich um offensichtliche Parameter, z. B. den Tod, so ist das objektiv feststellbar. Andere Zielgrößen sind schwerer objektivierbar, z. B. die Schmerzintensität, Belastbarkeit, soziale Integration oder der Grad der Remission, der Selbständigkeit oder der Arbeitsfähigkeit. Deshalb müssen sich die Wissenschaftler vor Beginn der Studie Kriterien vorgeben, anhand derer sie die Zielgröße einschätzen, diese konsequent anwenden und in der Studie konkretisieren. Wenn es wissenschaftlich anerkannte Erfassungsinstrumente gibt, um die Zielgröße zu bestimmen, sollten sie diese anwenden und die entsprechenden wissenschaftlichen Referenzen zu den Erfassungsinstrumenten nennen.

- **Waren die Fachpersonen, welche die Zielgröße erfassten, verblindet?**

Zu dieser Leitfrage, ▶ Abschn. 7.4.1. Sie wird hier nur noch kurz erklärt.

Wenn in der Studie diejenige Person, welche die Zielgröße erfasst, gewisse Patientendaten wie beispielsweise den Anfangszustand des Patienten und dessen prognostische Faktoren kennt, so ist sie nicht mehr neutral. Vielleicht hat sie ja durch diese Informationen gewisse Erwartungen über die Entwicklung des Krankheitszustandes, wodurch die Gefahr entsteht, dass sie zu anderen Messergebnissen als ohne diese Kenntnisse kommt.

Das Resultat kann also verzerrt sein, wenn die Fachperson, welche die Zielgröße in der Studie erfasst, gegenüber wichtigen Patientendaten nicht verblindet ist. Das bedingt, dass eine andere Person die Eingangsuntersuchung und die Ermittlung der prognostischen Faktoren durchführt, als diejenige, welche die Zielgröße misst. Außerdem darf der Patient nichts darüber erzählen. Die Verblindung ist umso notwendiger, je subjektiver die Kriterien zur Bestimmung der Zielgröße sind.

- **Wurden Korrekturen bezüglich wichtiger prognostischer Faktoren vorgenommen?**

Prognostische Studien unterscheiden oft Untergruppen, welche anhand eines prognostischen Faktors gebildet werden, z. B. aufgrund verschiedener Krankheitsursachen (▶ folgendes Beispiel), des Geschlechts, Alters, sozialen Umfelds oder zusätzlicher Krankheiten. Sind weitere prognostische Faktoren vorhanden und auf die Gruppen ungleichmäßig verteilt, so beeinflussen sie als Störvariablen die Zielgröße und verzerren die Ergebnisse. Diese Verzerrung können die Wissenschaftler vermeiden, indem sie sie in der statistischen Auswertung berücksichtigen, d. h. ihren Einfluss auf die Zielgröße durch geeignete statistische Verfahren korrigieren.

Beispiel einer Verzerrung durch ungleichmäßige Verteilung eines prognostischen Faktors

Eine prognostische Studie untersucht die zu erwartende Lebensqualität von Patienten mit einer schweren Hemiplegie nach einem Schlaganfall. Sie möchte unterscheiden, ob Patienten mit einem ischämisch bedingten Schlaganfall eine bessere Prognose bezüglich ihrer Lebensqualität als Patienten mit einem hämorrhagischen Schlaganfall haben. Der prognostische Faktor, der die Untergruppen festlegt, ist hier die Form des Schlaganfalls, nämlich die hämorraghische und ischämische Apoplexie. Die Wissenschaftler analysieren, ob noch andere wichtige prognostische Faktoren

existieren, die ungleich über die Gruppen verteilt sind. Es stellt sich heraus, dass sich in der Untergruppe Hämorrhagie zufällig bedeutend mehr Patienten mit beeinträchtigtem Sprachzentrum befinden, was sich auf die Zielgröße auswirken und den Vergleich verzerren kann. Daher passen sie ihre statistische Analyse entsprechend an.

Ist der Therapeut zum Urteil gelangt, dass eine wissenschaftliche Studie zur Prognose valide ist, so muss er nun herausfinden, ob die Evidenz dieser Studie für die Praxis auch relevant ist. Die folgenden Abschnitte stellen die Vorgehensweise dazu vor.

10.4 Ist die Evidenz einer Prognose bedeutsam?

Ob die Evidenz einer prognostischen Studie relevant ist, drückt sich in Zahlen aus, nämlich in Wahrscheinlichkeiten, mit dem die Patienten ein bestimmtes Ergebnis in einer spezifischen Zeitspanne erreichen. Dazu gibt es 2 Leitfragen, welche die folgende Übersicht auflistet. Im Text werden sie erklärt.

> **Leitfragen zur Beurteilung der Bedeutsamkeit der Evidenz prognostischer Studien**
> - Wie groß ist die Wahrscheinlichkeit, mit der ein bestimmtes Ergebnis in einer spezifischen Zeitspanne eintritt? (Referenzen: a, b)
> - Wie genau sind die prognostischen Einschätzungen? (Referenzen: a, b)
>
> (Referenzen: a) Laupacis et al. 1994; b) Sackett et al. 1999, S. 102-104).

Sofern die Berechnungen zur Beantwortung der 2 Leitfragen nicht in den Artikeln direkt zu finden sind, kann der Therapeut sie selbst vornehmen. Dazu benötigt er folgende Angaben aus dem Artikel (◘ Tab. 10.2, zugehörige Feldertafel):

- Die Anzahl Versuchsteilnehmer mit einem unerwünschten Ergebnis (z. B. arbeitsunfähig) am Ende der interessierenden Zeitspanne.
- Die Anzahl Versuchsteilnehmer mit einem erwünschten Ergebnis (z. B. arbeitsfähig) am Ende der interessierenden Zeitspanne.

Aus diesen beiden Zahlen für a und b (◘ Tab. 10.2) berechnen sich die in den Leitfragen genannten und unten beschriebenen Größen.

Tab. 10.2	Feldertafel bei prognostischen Studien
Unerwünschtes Ergebnis	**Erwünschtes Ergebnis**
a	b

Die Buchstaben a und b bezeichnen jeweils die Anzahl der Versuchsteilnehmer der Gruppe oder Untergruppe, welche ein erwünschtes bzw. unerwünschtes Ergebnis aufweisen.

Praxistipp

Die nachfolgend beschriebenen Größen und deren Konfidenzintervalle können Sie mit der zur Verfügung gestellten Excel-Datei (Internet-Link für Download: ▶ http://extras.springer.com) mit dem Arbeitsblatt »Prognose« automatisch berechnen, falls sie nicht im Artikel direkt angegeben sind.

- **Wie groß ist die Wahrscheinlichkeit, mit der ein bestimmtes Ergebnis in einer spezifischen Zeitspanne eintritt?**

Für die Patienten ist es wichtig zu wissen, wie hoch die Wahrscheinlichkeit für die Entwicklung eines für sie relevanten gesundheitlichen Ergebnisses zu einem oder mehreren spezifischen Zeitpunkten ist.

In der Medizin interessiert die Patienten bei lebensbedrohlichen Krankheiten, wie z. B. Krebs, häufig die verbleibende Lebenserwartung. Um diese Frage zu beantworten, wird eine Kurve aus einer entsprechenden validen Prognosestudie herangezogen, aus welcher man herausliest, in welcher Zeitspanne z. B. 50% der Patienten mit demselben Krankheitsbild gestorben sind. Vielleicht interessiert sich der Patient auch dafür, wie hoch die Wahrscheinlichkeit ist, in z. B. genau 2 Jahren noch zu leben. Aus derselben Kurve wie oben kann man ablesen, wie viele Patienten prozentual zu diesem Zeitpunkt noch leben, beispielsweise 20%.

In der Physio- und Ergotherapie geht es normalerweise nicht um die Lebenserwartung, sondern um andere Zielgrößen wie Schmerzintensität, Beweglichkeit von Gelenken, Grad der Selbständigkeit oder Arbeitsfähigkeit und Lebensqualität. Vielleicht ist für die meisten dieser Zielgrößen nicht ein ganzer zeitlicher Verlauf aufgezeichnet, sondern nur ein oder wenige Zeitpunkte. Diese Zeitpunkte sollten für die Praxis wichtige Eckpunkte darstellen, z. B. ein Zeitpunkt, nach welchem sich keine großen Änderungen mehr ergeben. Es muss sich ablesen lassen, wie hoch die Wahrscheinlichkeit für Patienten mit diesem Krankheitsbild ist, ein bestimmtes Ergebnis zu diesen Zeitpunkten zu erhalten.

Die Wahrscheinlichkeit wird aus der Ereignisrate geschätzt. Sie ist die Rate, mit der ein positives bzw. negatives Ereignis auftritt. Diese Ereignisrate ist analog zur EER (Experimental Event Rate) und CER (Control Event Rate) z. B. aus dem Kapitel Ätiologie (▶ Kap. 9) oder Wirksamkeit von Therapien (▶ Kap. 18) zu verstehen. Da aber bei Fragen zur Prognose nicht von Experimentalgruppe und Kontrollgruppe geredet werden kann, ist es üblich, den Buchstaben **p** für die Ereignisrate zu verwenden (nicht zu verwechseln mit der Irrtumswahrscheinlichkeit p).

Die Ereignisrate p (▶ Abschn. 10.6, Fallbeispiel) berechnet sich aus der Anzahl Patienten mit negativem, also unerwünschtem Ergebnis (a) und der Anzahl Patienten mit positivem Ergebnis (b). Wenn die Ereignisrate **positiver** Ergebnisse interessiert, gilt die Gleichung:

$$p = \frac{b}{a+b} \tag{10.1}$$

Wenn der Prozentsatz **negativer** Ereignisse interessiert, gilt die Formel:

$$p = \frac{a}{a+b} \tag{10.2}$$

- **Wie genau sind die prognostischen Einschätzungen?**

Die Berechnung in der vorhergehende Leitfrage ergibt eine Abschätzung der Ereignisrate, die mit großer Wahrscheinlichkeit nicht der wirklichen Ereignisrate der gesamten Population der betroffenen Patienten entspricht, denn Studien untersuchen nur eine Stichprobe davon. Daher muss man noch die Genauigkeit der Ereignisrate bestimmen, welche das Konfidenzintervall beschreibt (▶ Abschn. 7.5.1).

Die vorhergehenden Abschnitte beschrieben, wie man beurteilt, ob die Evidenz aus den Studien zur Prognose bedeutsam ist. Der letzte Beurteilungsschritt erfordert die Überprüfung, ob sich die Evidenz in die Praxis umsetzen lässt (s. ◘ Abb. 10.3). Damit beschäftigen sich die nächsten Abschnitte.

10.5   Ist die Evidenz zur Prognose anwendbar?

Valide prognostische Studien mit relevanten Resultaten garantieren nicht, dass der Therapeut sie auf den eigenen Patienten übertragen kann, ob sie sich also bei diesem Patienten in die Praxis umsetzen lassen. Die folgende Übersicht listet 2 Leitfragen zur Beurteilung der Anwendbarkeit der Evidenz prognostischer Studien auf. Im Text werden sie nochmals einzeln aufgeführt und erklärt.

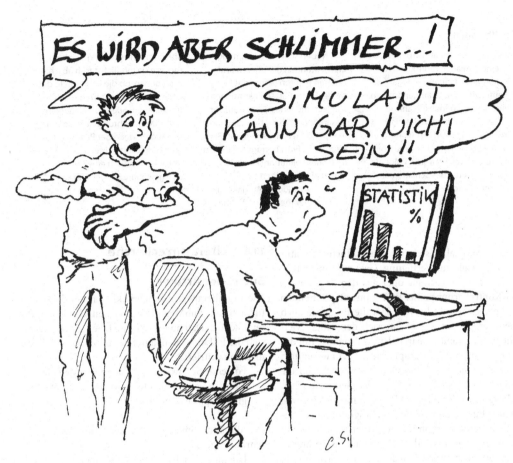

◻ Abb. 10.3 Prognose

Leitfragen zur Beurteilung der Anwendbarkeit der Evidenz prognostischer Studien
- Sind die Patienten der Studie meinem Patienten ähnlich genug?
  (Referenzen: a, b)
- Haben die Ergebnisse einen Einfluss darauf, ob der Patient sich für oder gegen eine Therapie entscheidet?
  (Referenzen: a, b)

(Referenzen: a) Laupacis et al. 1994; b) Sackett et al. 1999, S. 128).

■ **Sind die Patienten der Studie meinem Patienten ähnlich genug?**

Die Ergebnisse einer Studie lassen sich nur auf einen Patienten übertragen und somit praktisch anwenden, wenn der zu behandelnde Patient den Patienten der Studie ähnlich genug ist. Welche Eigenschaften übereinstimmen müssen, hängt vom Krankheitsbild ab. Häufig sind es beispielsweise das Alter der Patienten, das Krankheitsstadium, der Schweregrad spezifischer Symptome, soziale Parameter (z. B. Hilfestellung durch die Familie), Geschlecht, zusätzliche Krankheiten und die vorhergehende Selbständigkeit des Patienten. Es erfordert vom Therapeuten theoretisches Wissen und praktische Erfahrung, die relevanten Eigenschaften, welche die Zielgröße mitbestimmen, zu identifizieren. Besonders wichtig ist es, darauf zu achten, dass der Zeitpunkt des untersuchten Krankheitsverlaufes demjenigen des eigenen Patienten entspricht.

■ **Haben die Ergebnisse einen Einfluss darauf, ob der Patient sich für oder gegen eine Therapie entscheidet?**

Ob der Therapeut einem Patienten eine Behandlung empfehlen kann oder nicht, hängt davon ab, welche Prognose sich für ihn mit und ohne Behandlung stel-

Fallbeispiel 1

Eine Ergotherapeutin arbeitet in einer Rehabilitationsklinik für Patienten mit einem Schlaganfall. Heute wird Frau G. aufgenommen, eine alleinstehende 65-jährige Patientin mit einem ischämischen Insult in der linken Hirnhälfte. Sie wurde von einem Akutspital überwiesen, in welchem sie 1,5 Monate nach Auftreten des Schlaganfalls versorgt wurde.

Neben schweren Lähmungserscheinungen der oberen und unteren rechten Extremität weist sie bei Eintritt Blaseninkontinenz, Neglect und eine Aphasie auf. Ihr Gesamtwert (Score) des Functional Independence Measurement (FIM, Keith et al. 1987) beträgt bei Eintritt in die Rehabilitationsklinik 40 von maximal 126 Punkten.

Neben anderen Aufgaben ist die Ergotherapeutin für Wohnungs-

abklärungen zuständig. Deshalb möchte sie möglichst früh abschätzen können, ob die Patientin in der Lage sein wird, weiterhin selbständig zu leben, oder ob sie eher eine betreute Einrichtung benötigt. Auch die Angehörigen der Patientin und Frau G. selbst möchten gerne erfahren, wie realistisch eine Rückkehr in ihre gewohnte Umgebung ist.

len lässt. Im Idealfall steht wissenschaftliche Literatur über beide Fälle zur Verfügung. Geht aus einer Prognosestudie ohne Therapie oder aus den Ergebnissen einer Kontrollgruppe einer RCT zum entsprechenden Krankheitszeitpunkt hervor, dass die Prognose auch ohne Therapie gut ist, möchte sich der Patient vielleicht eine Therapie ersparen. Ist die Prognose mit der Therapie (Interventionsgruppe einer RCT) wesentlich besser als ohne, so nimmt er den Aufwand und die Kosten eher in Kauf. Wenn kein Vergleich zwischen der Prognose mit und ohne Therapie möglich ist, weil z. B. nur Publikationen über die Prognose ohne Therapie existieren, so profitiert der Patient trotzdem von den Informationen aus der wissenschaftlichen Literatur. Er und sein soziales Umfeld können sich auf die mögliche zukünftige Situation besser einstellen und so die Zukunft besser planen.

10.6   Fallbeispiel 1: Box Fallbeispiel 1
▶ Kap. 10

Das folgende Fallbeispiel verdeutlicht die Schritte der EBP, um eine Prognose zu einem relevanten Aspekt für die Patientin herauszufinden.

10.6.1 Fragestellung

Die Ergotherapeutin formuliert folgende **PICO-Frage:**
– Wie hoch ist die Wahrscheinlichkeit für die ältere Patientin, welche aufgrund ihres subakuten Schlaganfalls einen niedrigen FIM-Score aufweist und ein Standard-Rehabilitationsprogramm erhält, dass sie nach der Entlassung aus der Rehabilitationsklinik selbständig wohnen kann?

10.6.2 Literaturrecherche

Suche der Artikel

Die Ergotherapeutin beschränkt sich bei der Literatursuche auf PubMed, da ihre Arbeitgeberin für kostenpflichtige Datenbanken keine Lizenzen besitzt und sich die PEDro-Datenbank nur auf Wirksamkeitsstudien konzentriert.

Folgende Stichwörter gibt sie in PubMed ein:
– »Functional Independence Measure« Stroke Prognosis »place of discharge«

Um die Suche einzugrenzen, setzt sie folgende Einschränkungen:
– Language: English, French, German

Suchergebnis: PubMed zeigt 6 Artikel an (Stand: 30.09.2010).

Die Therapeutin findet unter den 6 Artikeln einen darunter, welcher sich inhaltlich zur Beantwortung ihrer Fragestellung eignet: Der Artikel von Oczkowski u. Barreca (1993).

Beschreibung der Studie

Die Publikation von Oczkowski u. Barreca (1993) untersucht, ob sich der Eintritts-FIM als guter prognostischer Marker für Patienten mit einem Schlaganfall erweist, um die Frage »Kann ein Patient mit einem Schlaganfall nach Hause entlassen werden oder muss er z. B. in einem Alters- oder Pflegeheim untergebracht werden?« zu beantworten. Zudem untersuchten die Wissenschaftler weitere mögliche prognostische Marker (unabhängige Variablen), z. B. Alter, Geschlecht, Gleichgewicht (gemessen mit dem Chedoke-Mc Master Stroke Assessment), Blasen- und Darmkontrolle sowie neuropsychologische und psychologische Symptome wie Neglect, Aphasie, Motivation oder Depression.

In die Studie schlossen sie 113 konsekutive (nacheinander folgende) Patienten eines Rehabilitationszentrums ein. Die Studie kommt zum Ergebnis, dass der Eintritts-FIM ein guter prognostischer Marker für die Fragestellung »Entlassung nach Hause oder in eine Institution« für diese Patientengruppe ist, der beste unter den in der Studie untersuchten unabhängigen Variablen.

10.6.3 Beurteilung der Validität der Studie

Um die übergeordnete Frage »Ist die Evidenz zur Prognose valide?« beurteilen zu können, beantwortet die Therapeutin die zugehörigen Leitfragen.

Klar definiertes, repräsentatives Patientenkollektiv Das Patientenkollektiv ist klar beschrieben und repräsentativ:

- Geschlecht und durchschnittliches Alter: 54 Frauen (65,7 Jahre) und 59 Männer (65,8 Jahre),
- Betroffene Seite: 42 Patienten mit rechtsseitiger, 52 mit linksseitiger Hemiparese und 19 mit bilateraler Parese,
- Art des Schlaganfalls (Computertomographie bei 105 Patienten): Infarkt: 100 Patienten; Hämorrhagie: 10 Patienten (z. T. mehrere Auffälligkeiten pro Patient),
- FIM score: 26–126 Punkte (Median 80 Punkte) bei Eintritt in das Rehabilitationszentrum,
- Zeitabschnitt zwischen Schlaganfall und Einweisung ins Rehabilitationszentrum: 52 Tage.

Unbekannt sind Therapien bis zur Einweisung ins Rehabilitationszentrum. Im Rehabilitationszentrum werden in der Rehabilitation übliche Therapien angewendet (Physiotherapie, Ergotherapie, Logopädie, Ernährungsberatung etc.).

Einschluss der Patienten zum gleichen Zeitpunkt ihres Krankheitsverlaufs Hierüber fehlen genaue Angaben. Es ist nur der Median (52 Tage nach dem Ereignis) angegeben.

Ausreichend langes Follow-up Diese Frage ist nicht anwendbar, da es nur um den Zeitpunkt der Entlassung geht (die Rehabilitation der Patienten in der Studie dauerte durchschnittlich 64 Tage), nicht um z. B. den Zustand 1 Jahr nach dem Aufenthalt im Rehabilitationszentrum.

Ausreichend niedrige Abbruchrate Es wurden 113 Patienten in die Studie eingeschlossen und 110 da-

von beendeten die Studie. Drei starben während der Rehabilitation (der Grund ist nicht benannt). Die Abbruchrate liegt also bei 2,7% und ist damit unterhalb einer kritischen Grenze.

Objektive Kriterien zur Beurteilung der Zielgröße Die Zielgröße war auf der einen Seite objektiv erfassbar (Ort nach der Entlassung). Auf der anderen Seite ist jedoch unklar, wer beschloss, wohin der Patient entlassen wird und anhand welcher Kriterien dies geschah. Der Artikel weist aber darauf hin, dass die Entscheidung unabhängig vom FIM erfolgte.

Verblindete Fachpersonen, welche die Zielgröße erfassten Wer die Zielgröße erfasste und ob die Personen verblindet waren, ist unklar.

Korrekturen bezüglich wichtiger prognostischer Faktoren Die Studie nimmt in der statistischen Analyse eine Korrektur bezüglich wichtiger prognostischer Faktoren vor, indem klinische Eigenschaften als unabhängige Variablen in eine multiple logistische Regression eingingen.[1]

Die Therapeutin hält fest: Es gibt einige Unklarheiten, welche die Validität der Studie herabsetzen. Es handelt sich aber um die beste Evidenz, die sie finden konnte, deshalb geht sie zum nächsten Schritt über, der Beurteilung der Relevanz.

10.6.4 Beurteilung der therapeutischen Relevanz

Um die therapeutische Relevanz zu beurteilen, beantwortet die Ergotherapeutin die 2 Leitfragen nach der Wahrscheinlichkeit, mit der ein bestimmtes Ergebnis eintritt und nach der Genauigkeit der prognostischen Einschätzungen.

In der Studie findet sie die Angabe, dass in der Patienten-Untergruppe, welche einen Eintritts-Score von 37–46 Punkten im FIM aufwies, 10 Patienten nach der Rehabilitation in eine Einrichtung überwie-

---

1   Eine ungleichmäßige Verteilung der unabhängigen Variablen kann das Ergebnis für eine einzelne unabhängige Variable verzerren. Wenn der Zusammenhang zwischen dem FIM score und der Zielgröße untersucht wird, kann eine ungleichmäßige Verteilung der anderen unabhängigen Variablen (z.B. Alter, Neglect) zu einer Verzerrung führen. Die multiple Regression schafft es, die Beziehung jeder einzelnen unabhängigen zur abhängigen Variablen zu berechnen, ohne eine Verzerrung durch die anderen unabhängigen Variablen zuzulassen.

◘ **Tab. 10.3** Anzahl Patienten mit 37-46 Punkten im FIM

Unerwünschtes Ergebnis	Erwünschtes Ergebnis
10	5

sen werden mussten (negatives Ereignis) und 5 nach Hause zurückkehren konnten (positives Ereignis).

Die Therapeutin berechnet die Wahrscheinlichkeit, mit der ein Patient mit dem betreffenden Eintritts-FIM nach Hause entlassen wird sowie das Konfidenzintervall mit Hilfe der Excel-Datei[2] (Arbeitsblatt »Prognose«). Dabei ist a = 10 und b = 5 (◘ Tab. 10.3).

Ergebnis: Die Wahrscheinlichkeit, nach Hause zurückzukehren (positive Ereignisrate) beträgt für die Patienten der betreffenden Untergruppe 33%. Das zugehörige 95%-Konfidenzintervall für die positive Ereignisrate geht von 15–58%. Das Ergebnis spricht somit zugunsten eines Wohnheims mit Pflegebetreuung (Altersheim o. ä.), jedoch ist auch die Heimkehr nicht auszuschließen.[3]

10.6.5 Einschätzung der therapeutischen Anwendbarkeit

Die Therapeutin beantwortet nun die Leitfragen zur Anwendbarkeit.

Ausreichende Ähnlichkeit zwischen Studienpatienten und eigenem Patienten Frau G. ähnelt den Patienten der Studie ausreichend, denn z. B. ihr Alter entspricht ungefähr dem Median und ihre Krankheitssymptome sind bei den Patienten der Studie vertreten. Der Zeitpunkt ihres Eintritts in das Rehabilitationszentrum nach dem Schlaganfall (42 Tage) weicht vom Median der Studie (52 Tage) ab, jedoch wurde in der Studie festgestellt, dass diese Größe keine prognostische Aussagekraft besitzt und somit das Ergebnis nicht wesentlich beeinflusste.

Einfluss der Ergebnisse auf die Entscheidung des Patienten Die Therapeutin erklärt Frau G. das Er-

gebnis. Sie zeigt ihr die Wahrscheinlichkeiten unter der Berücksichtigung auf, dass Frau G.s Eintritts-FIM am unteren Rand der Untergruppe liegt, dass es also wahrscheinlicher für sie sei, in ein Wohnheim mit Pflegebetreuung entlassen zu werden. Die Ergotherapeutin betont aber auch, dass durchaus Chancen für eine Heimkehr bestehen.

Frau G. hat eher befürchtet, dass es ihr unmöglich sei, nach dem Aufenthalt im Rehabilitationszentrum heimkehren zu können. Sie begrüßt den Vorschlag der Therapeutin, Vorbereitungen für beide Möglichkeiten zu treffen, d. h. einerseits abzuklären, welche Anpassungen ihre Wohnung bräuchte und andererseits den Pflegedienst zu bitten, nach einem passenden Wohnheim zu suchen.

10.6.6 Umsetzung in die Praxis

Wie mit Frau G. besprochen, klärt die Ergotherapeutin ab, welche behindertengerechten Anpassungen Frau G.s Wohnung bräuchte. Der Pflegedienst übernimmt zusammen mit dem Sozialdienst die Verantwortung für die Suche nach einem Wohnheim. Obwohl Frau G. die unsichere Zukunft Unbehagen bereitet, beruhigt es sie, dass für beide Fälle vorgesorgt wird.

Literatur

Cohen P, Cohen J, West SG, Aiken LS (2002) Applied Multiple Regression/Correlation Analysis for the Behavioral Sciences, 3. Aufl.. Lawrence Erlbaum

Geddes J (2000) Answering clinical questions about prognosis. Evid Based Ment Health 3:100–102

Keith RA, Granger CV, Hamilton BB, Sherwin FS (1987) The Functional Independence Measure: a new tool for rehabilitation. Adv Clin Rehabil 1:16–18

Laupacis A, Wells G, Richardson WS, Tugwell P, for the Evidence-Based Medicine Working Group (1994) Users' guides to the medical literature. V. How to use an article about prognosis. JAMA 272(3):234–237

Oczkowski WJ, Barreca S (1993) The Functional Independence Measure: Its use to identify rehabiliation needs in stroke survivors. Arch Phys Med Rehabil 74:1291–1294

Oxford Centre for Evidence-based Medicine (2009) Oxford Centre for Evidence-based Medicine Levels of Evidence (March 2009). http://www2.cch.org.tw/ebm/file/CEBM-Levels-of-Evidence.pdf. Zugegriffen 17. Dez. 2010

Sackett DL, Richardson WS, Rosenberg W, Haynes RB (1999) Evidenzbasierte Medizin – EBM-Umsetzung und – vermittlung. Deutsche Ausgabe: Kunz R, Fritsche L. Zuckschwerdt, München

---

2   ► http://extras.springer.com

3   Die Patientin befindet sich mit ihrem Score von 40 Punkten gerade in einem intermediären Bereich, in welchem beide Möglichkeiten mit bestimmten Wahrscheinlichkeiten bestehen. Die Studie zeigte, dass ab 97 Punkten im Eintritts-FIM alle Patienten nach Hause entlassen werden konnten, niemand jedoch bei einer Punktzahl von unter 37 Punkten.

Testarten und deren Gütekriterien

Tests werden getestet – auf wissenschaftliche Art. Beispielsweise wird überprüft, ob der Test denselben Wert anzeigt, wenn sich beim Patienten nichts geändert hat. Dieses Gütekriterium ist aber nicht das einzige. Therapeuten und Therapeutinnen sollten in der Praxis Tests bzw. Erfassungsinstrumente anwenden, welche wichtige Gütekriterien erfüllen, denn sonst können sie sich nicht auf die Ergebnisse verlassen. Um einen entsprechenden Test zu suchen und auszuwählen, müssen sie zuerst einmal die wissenschaftlichen Gütekriterien kennenlernen.

Bevor der Arzt oder der Therapeut sich für eine Behandlungsform entscheiden kann, muss er sich ein Bild vom Krankheitszustand des Patienten machen. Zum einen ist natürlich die Diagnose wichtig, deren Abklärung in der Hand des Arztes liegt. Zum anderen sind genauere Untersuchungen des Schweregrades und der Symptome notwendig, um dem Patienten gezielt helfen zu können.

Zur Abklärung der Krankheiten, Krankheitssymptome und Schweregrade der Beeinträchtigungen, zur Erfassung der Defizite und Ressourcen auf den Ebenen der Körperfunktion, Aktivität und Partizipation dienen im medizinisch-therapeutischen Bereich diagnostische und andere spezifische Tests. Diese beurteilen Anwender der EBP hinsichtlich ihrer Zuverlässigkeit, Aussagekraft und Zumutbarkeit.

Der Begriff »Test« ist dabei in einem weiten Sinne zu verstehen. Er beinhaltet alle Vorgehensweisen, welche dazu dienen, Informationen über den Gesundheitszustand, die Leistungsfähigkeit, Zufriedenheit etc. eines Patienten zu sammeln und zu interpretieren. Beispiele sind Gelenk- oder Kraftmessungen, Leistungstests, Fragebögen zur Selbst- oder Fremdbeurteilung, Labortests oder bildgebende Verfahren. **Test** ist also als Synonym für **Erfassungsinstrument** oder **Messinstrument** aufzufassen.

11.1　Testarten

Zum Verständnis dieses Themenbereichs ist zunächst einmal wichtig zu wissen, dass sich Tests in 2 Kategorien aufteilen, welche in der EBP eine unterschiedliche Analyse erfordern.

1. Die Tests der 1. Kategorie sammeln **dichotome Daten**, d. h. Daten, welche sich auf 2 Merkmalsausprägungen beschränken, z. B.: Symptom vorhanden/nicht vorhanden; krank/nicht krank; selbständig/unselbständig; wichtig/unwichtig. Man wertet ihre Güte, wie weiter unten ausgeführt, mithilfe einer **Vierfeldertafel** aus.

2. Die Tests der 2. Kategorie sammeln Daten mit mehr als 2 Merkmalsausprägungen. Das können **kontinuierliche Daten** sein, z. B. der Bewegungsumfang eines Gelenkes in Grad oder **diskrete Daten**, z. B. ein Muskelstatus, der anhand verschiedener Kriterien 6 verschiedene Stufen definiert. Die Güte dieser Tests überprüft man nicht mithilfe einer Vierfeldertafel, sondern beurteilt sie anhand **statistischer Tests**, welche die Studien dokumentieren.

Die Medizin wendet diagnostische Tests an, um herauszufinden, ob eine bestimmte Krankheit vorliegt oder nicht. Diese diagnostischen Tests gehören deshalb zur 1. Kategorie mit dem Testresultat »positiv«, wenn die Krankheit vorhanden ist, oder »negativ«, wenn die Krankheit nicht vorliegt.

In die Ergo- und Physiotherapie kommen die Patienten bereits mit einer Diagnose. In manchen Fällen kann es für Therapeuten hilfreich sein, die Diagnose oder den Verdacht einer Diagnose durch eigene Tests der 1. Kategorie zu verifizieren oder abzuschätzen, wie sicher die Diagnose ist – sofern bekannt ist, mithilfe welcher Verfahren die Diagnose zustande kam. Beispielsweise gibt es zur Diagnose von Problemen der Rotatorenmanschette zwar das MRI (Magnet Resonance Image) oder die Ultraschalluntersuchung, aber auch Kombinationen manueller Tests ergeben zuverlässige Diagnosen, wie eine wissenschaftliche Studie zeigte (Park et al. 2005).

Für die genauere Therapieplanung reicht die Diagnose normalerweise nicht aus. Eine Krankheit, Behinderung oder Verletzung beinhaltet individuelle Ausprägungen und Symptomenkomplexe, sodass es für die Planung notwendig ist, die spezifischen gesundheitlichen Beeinträchtigungen und Ressourcen des Patienten zu identifizieren und deren Ausmaß zu differenzieren. Hinzu kommen im Zuge des klientenzentrierten und ganzheitlichen Therapieansatzes Tests, welche die Interessen und Schwerpunkte des Patienten erfassen. Es gehört daher zum Alltag eines Therapeuten, therapiespezifische Tests beim Patienten anzuwenden. Sie gehören in der Regel zur 2. Testkategorie.

Nicht zu vergessen ist auch die zunehmende Forschung im therapeutischen Bereich. Hier sind gute, zuverlässige Tests eine Voraussetzung, um zu glaubwürdigen Resultaten zu kommen. Wenn eine Studie beispielsweise herausfinden soll, ob ein neues Behandlungskonzept wirksam ist, müssen Messungen stattfinden. Ein schlechtes Messinstrument kann die Ergebnisse verzerren.

Wodurch zeichnen sich aber gute Tests aus? Zu wichtigen Gütekriterien, ▶ Abschn. 11.2. Detaillierte Beschreibungen zur Beurteilung therapeutischer oder medizinischer Tests finden sich in den nachfolgenden Kapiteln.

11.2 Gütekriterien der Tests

Ein guter Test zeichnet sich durch verschiedene Gütekriterien aus. Interessiert sich der Therapeut für einen bestimmten Test und möchte er herausfinden, ob er sich für den eigenen Patienten oder für eine eigene Forschungsarbeit eignet, so ist es notwendig, verschiedenartige Artikel über den Test zu lesen, denn normalerweise untersucht ein Artikel nicht alle Gütekriterien.

Die Gütekriterien sind:
- Objektivität,
- Reliabilität,
- Sensitivität,
- Spezifität (betrifft nur Tests mit dichotomen Merkmalsausprägungen),
- Validität,
- Praktikabilität.

Diese Begriffe werden nun kurz inhaltlich erläutert.

11.2.1 Objektivität

Die Objektivität (engl.: objectivity) eines Tests gibt an, in welchem Ausmaß die Testergebnisse **unabhängig vom Untersucher** sind, inwiefern also mehrere Testanwender zu denselben Messresultaten gelangen, wenn sie die gleichen Patienten untersuchen. Eine wichtige Voraussetzung für die Objektivität ist die **Standardisierung** (▶ Abschn. 15.1.1).

Die Objektivität bezieht sich auf die Datenerhebung, Datenauswertung und Dateninterpretation. Dementsprechend lassen sich 3 Arten der Objektivität unterscheiden:
- Die **Durchführungsobjektivität** beinhaltet, dass der Therapeut den Test immer auf dieselbe Weise am Patienten anwendet, die Datenerhebung also immer gleichartig erfolgt. Dazu benötigt der Therapeut insbesondere standardisierte Testinstruktionen.
- Die **Auswertungsobjektivität** bedeutet, dass die Vergabe von Testpunkten nicht von der Person abhängt, welche die Daten auswertet.
- Unter **Interpretationsobjektivität** ist zu verstehen, dass keine individuellen Ansichten des

Therapeuten die Interpretation der gewonnenen Daten beeinflussen. Dazu orientiert er sich an Vergleichs- bzw. Normwerten, z. B. an Tabellen mit Alters- oder Geschlechtsnormen für den betreffenden Test. Bei standardisierten Tests sollten solche Werte bzw. Tabellen vorliegen.

Die Objektivität wird auch **Inter-rater-Reliabilität** (engl.: interrater-reliability) genannt.

11.2.2 Reliabilität

Die Reliabilität (engl.: reliability, precision) bedeutet die **Zuverlässigkeit** eines Tests, immer dieselben Resultate hervorzubringen, wenn der Zustand des Patienten gleich geblieben ist. Dazu gehört, wie oben erwähnt, eigentlich auch die Objektivität (Inter-rater-Reliabilität), diese wird aber häufig separat aufgeführt.

Gemessen wird die Reliabilität beispielsweise, indem ein Testanwender den Test an denselben Patienten wiederholt (Test-Retest). Die Wissenschaftler überprüfen die Übereinstimmung der Resultate mit bestimmten statistischen Verfahren. Diese Art der Reliabilität heißt **Intra-rater-Reliabilität**, auch **Test-Retest-Reliabilität** genannt.

Studien, welche die Reliabilität untersuchen, finden sich vorwiegend in der 2. Testkategorie, obwohl dieses Gütekriterium sicherlich auch bei dichotomen Tests wichtig wäre. Die Ausführung solcher Studien wäre bei beiden Testkategorien gleich, abgesehen von der Auswertung unter Berücksichtigung der passenden statistischen Tests. Um dieses Gütekriterium nicht 2-mal zu erklären und um die Forschungspraxis zu berücksichtigen, werden die verschiedenen Arten der Reliabilität hier nur bei der 2. Kategorie, den Tests mit mehr als 2 Merkmalsausprägungen, ausgeführt (▶ Kap. 14).

11.2.3 Sensitivität

Die Sensitivität (engl.: sensitivity) hat für die 2 Testkategorien unterschiedliche Bedeutungen:
- Bei Tests mit **dichotomen** Merkmalsausprägungen bedeutet der Begriff Sensitivität das Ausmaß bzw. die Rate, mit dem der Test richtig positive Resultate liefert, d. h. die Krankheit tatsächlich anzeigt, wenn sie vorliegt. Eine Sensitivität von beispielsweise 80% bedeutet, dass 80% der Erkrankten ein positives Testergebnis erhalten, während die Krankheit bei 20% der Patienten übersehen wird.

— Bei Tests mit **kontinuierlichen Daten** wird der Begriff Sensitivität bzw. Änderungssensitivität (engl.: sensitivity to change) als das Ausmaß definiert, mit dem der Test Veränderungen beim Patienten anzeigt, die sich im Lauf der Zeit ereignen.

Studien, welche die Sensitivität überprüfen, geben diese normalerweise direkt an. Fehlt dennoch die Angabe darüber, können sie die Therapeuten und Therapeutinnen bei dichotomen Tests selbst berechnen. Wie das geschieht und wie die Ergebnisse zu interpretieren sind, wird bei der Beantwortung der Frage »Ist die Evidenz eines Tests bedeutsam?« (▶ Abschn. 12.2) erklärt.

11.2.4 Spezifität

Die Spezifität (engl.: specificity) beschränkt sich auf Tests mit dichotomen Merkmalsausprägungen. Sie ist die Rate, mit welcher der Test richtig negative Resultate liefert, d. h. die Krankheit nicht anzeigt, wenn sie nicht vorliegt. Eine Spezifität von beispielsweise 70% bedeutet, dass 70% der Gesunden ein negatives Testergebnis erhalten, während 30% der Gesunden irrtümlich als krank diagnostiziert werden.

Den Wert für die Spezifität liefert normalerweise die Studie. Sollte er fehlen, kann ihn der Anwender der EBP selbst bestimmen. Wie man ihn berechnet und interpretiert, wird bei der Beantwortung der Frage »Ist die Evidenz eines Tests bedeutsam?« (▶ Abschn. 12.2) erklärt.

11.2.5 Validität

Die Validität (engl.: validity, accuracy) ist die Glaubwürdigkeit eines Tests. Sie gibt das Ausmaß an, mit dem der Test das misst, was er messen sollte: Ist er angemessen, passend? Entspricht er der Realität, der Wahrheit? Gibt er das richtige Maß an? Ist er effektiv?

Misst man beispielsweise sein Körpergewicht mit einer richtig geeichten Personenwaage, erfährt man die wahre Gewichtskraft. Wählt man zum selben Zweck eine Küchenwaage, so misst diese zwar dieselbe Eigenschaft (Gewichtskraft), aber das Instrument ist am Anschlag und zeigt daher immer denselben Wert. Es ist für die Problemstellung nicht passend, d. h. nicht valide. Oder möchte man die Selbständigkeit bei der Körperhygiene erfassen, ist für diese Fragestellung ein Test nicht valide, wenn er nur die einzelnen Muskelfunktionen der oberen Extremitäten, nicht aber die Aktivitäten bei der Körperhygiene erfasst.

Bei der zuverlässigsten Art, die Validität quantitativ zu bestimmen, untersuchen die Wissenschaftler dieselben Patienten sowohl mit dem neuen Test als auch mit einem bewährten, validen Test, dem sog. **Referenz-** oder **Goldstandard**. Sie vergleichen dann die Ergebnisse beider Tests miteinander. Je enger sie korrelieren[1], desto höher ist die Validität des neuen Erfassungsinstruments. Dieses sollte natürlich Vorteile gegenüber dem Altbewährten haben, z. B. schneller durchführbar, weniger invasiv, kostengünstiger oder enger auf die betreffende Patientengruppe zugeschnitten sein, denn sonst bräuchte es gar keinen neuen Test.

Die quantitative Bestimmung der Validität erfolgt bei den 2 Testkategorien auf unterschiedliche Weise. Die grundsätzliche Vorgehensweise wird hier kurz angesprochen. Genaueres steht weiter unten bei den näheren Ausführungen zu den beiden Testkategorien (▶ Abschn. 12.2.3, ▶ Kap. 16).

— Validität bedeutet bei den Tests mit **dichotomen Merkmalsausprägungen** das Ausmaß, mit dem der Test die richtigen Resultate anzeigt, d. h. die richtig positiven und richtig negativen Resultate produziert. Die Validität ergibt sich daher aus der Sensitivität und Spezifität.

— Bei Tests mit **mehr als 2 Merkmalsausprägungen** führen die Autoren der Studien statistische Berechnungen durch, um herauszufinden, wie stark der Zusammenhang, d. h. die Korrelation zwischen den beiden Tests ist.

Zusätzlich sei hier noch erwähnt, dass sich die Validität in verschiedene Arten aufteilt, z. B. Inhaltsvalidität, Kriteriums- und Konstruktvalidität. Nicht alle werden quantitativ ausgewertet. Zu den 3 genannten Arten, ▶ Kap. 16.

11.2.6 Praktikabilität

Die Praktikabilität (engl.: practicability) bedeutet die Anwendbarkeit eines Tests. Es handelt sich also um die Frage, wie gut sich der Test in der Praxis anwenden lässt. Diese Eigenschaft bezieht sich v. a. darauf, welche Kosten damit verbunden sind, wie viel Zeit

---

1   Korrelation heißt Folgendes: Wenn der Goldstandard bei den Patienten z.B. eine gute Gehfunktion nachweist, sollte das auch der neue Test anzeigen, und wenn der Goldstandard eine schlechte Gehfunktion dokumentiert, sollte das bei dem neuen Test ebenso der Fall sein. Die Ergebnisse der beiden Tests stimmen bei guter Korrelation also in ihrem Trend bzw. in ihrem Verlauf überein.

der Test zur Durchführung benötigt und wie invasiv er ist. Die Angaben darüber muss der Therapeut den Artikeln entnehmen oder er kann die Entwickler bzw. Vertreiber des Tests anfragen, wenn wichtige Informationen fehlen.

Die Beurteilung der Praktikabilität für die eigene Praxis erfolgt anhand eigener Überlegungen. Eine Leitfrage dazu wird bei der Beantwortung der Frage »Ist die Evidenz zu einem Test auf die medizinisch-therapeutische Versorgung des Patienten anwendbar?« aufgeführt (▶ Abschn. 12.3).

Literatur

Park HB, Yokota A, Gill HS, El Rassi G, McFarland EG (2005) Diagnostic accuracy of clinical tests for the different degrees of subacromial impingement syndrome. J Bone Joint Surg Am 87(7):1446–1455

Tests mit dichotomen Merkmalsausprägungen: Vergleich des Tests mit einem Referenzstandard

Zum klinisch-therapeutischen Alltag gehören (diagnostische) Tests, sei es, dass die Patienten bereits mit einer ärztlichen Diagnose zur Therapie kommen oder dass der Therapeut selbst einen Test durchführt. Dessen Ergebnis wirkt sich auf die weitere Behandlung aus, deshalb ist seine Bedeutung nicht zu unterschätzen. Wie sehr darf sich der Therapeut aber auf ein Testergebnis verlassen? Bedeutet z. B. ein positives Resultat eines diagnostischen Tests, dass beim Patienten die Krankheit mit Sicherheit vorliegt? Mitnichten! Unter bestimmten Umständen kann das Ergebnis sogar weit weg von der tatsächlichen Krankheitswahrscheinlichkeit liegen. Deshalb ist es wichtig, Testergebnisse unter Berücksichtigung der Testeigenschaften und weiterer Faktoren richtig interpretieren zu können.

Tests mit dichotomen Merkmalsausprägungen zeichnen sich dadurch aus, dass sie nur zwischen 2 Zuständen unterscheiden, z. B.: »kann sich selbständig fortbewegen«/»kann sich nicht selbständig fortbewegen«. Feinere Abstufungen, z. B. »benötigt zur Fortbewegung einen Elektrorollstuhl/Aktivrollstuhl/Rollator/2 Unterarmgehstützen/1 Unterarmgehstütze/keine Hilfsmittel« gibt es nicht.

Klassische Tests mit dichotomen Merkmalsausprägungen sind im medizinisch-therapeutischen Bereich solche zur Erstellung von **Diagnosen**. Sie ordnen den Gesundheitszustand des Patienten den Kategorien »Krankheit vorhanden« bzw. »Krankheit nicht vorhanden« zu.

In der Therapie gibt es meistens Tests mit mehr als 2 Merkmalsausprägungen. Sofern es sinnvoll ist, lassen sich die Merkmale solcher Tests auch in dichotome Daten umwandeln. Dazu ist zunächst ein **kritischer Schwellenwert** zu bestimmen. Die Werte darunter bilden die eine Merkmalsausprägung und die restlichen Werte die andere. Beispielsweise könnte man bei einem Selbsthilfestatus, bei dem die Patienten maximal 100 Punkte erreichen, eine Grenze von 70 Punkten festlegen. Patienten mit weniger als 70 Punkten kämen dann in die Merkmalsausprägung »unselbstständig«, Patienten mit mindestens 70 Punkten in die Kategorie »selbstständig«.

Mit welcher Sicherheit ein Test zum richtigen Ergebnis führt, hängt von seinen Testeigenschaften, von seiner wissenschaftlichen Güte ab. Zu den Gütekriterien gehören u. a. Kennwerte wie die Validität, Objektivität und Reliabilität (▶ Abschn. 11.2). Die genaueren Beschreibungen finden sich in folgenden Kapiteln:

— Kapitel 12 bezieht sich auf Studien zur Bestimmung der Kennwerte wie die Validität und Sensitivität dichotomer Tests, um letztendlich z. B. die Krankheitswahrscheinlichkeit für den eigenen

Patienten zu ermitteln. Es handelt sich dabei um Studien, welche die Testergebnisse des neuen zu validierenden Tests mit denjenigen eines Referenz- bzw. Goldstandards vergleichen.

— Dem Thema Objektivität dichotomer Tests ist ein eigenes Kapitel gewidmet (▶ Kap. 13), da es ein eigenes Studiendesign erfordert. Hier erfolgt nämlich kein Vergleich mit einem Referenzstandard, sondern die Wissenschaftler überprüfen die Übereinstimmung der Testergebnisse verschiedener Testanwender.

— Studien über die Reliabilität dichotomer Tests finden sich kaum in der Literatur. Weil das Vorgehen zur Überprüfung der (Intra-rater-) Reliabilität unter Berücksichtigung der spezifischen statistischen Tests gleich wie bei Tests mit mehr als 2 Merkmalsausprägungen ist, wird dieses Gütekriterium nur bei dieser 2. Testkategorie, ▶ Kap. 14, behandelt.

Um die Eignung eines Tests für die Praxis zu beurteilen, muss der Therapeut wissenschaftliche Artikel, welche sich mit der Überprüfung der wissenschaftlichen Güte des Tests beschäftigen, kritisch lesen und analysieren. Dabei stellen sich in der EBP wie üblich die Fragen,

— ob die Studie valide (glaubwürdig) ist,
— ob die Ergebnisse für die Praxis bedeutsam sind,
— ob sie sich in die Praxis umsetzen lassen.

Zur Beantwortung dieser 3 Fragen gibt es Leitfragen und Berechnungen, welche die folgenden Abschnitte vorstellen.

Zur besseren Verständlichkeit sei noch folgender Hinweis gegeben: **Zielgrößen** sind beispielsweise Krankheit vorhanden/nicht vorhanden, Funktionsstörung/keine Funktionsstörung oder Selbstständigkeit/Unselbstständigkeit. Zur Vereinfachung dient in diesem Kapitel vorwiegend das Beispiel Krankheit vorhanden/nicht vorhanden. Die Vorgehensweisen und Aussagen lassen sich stets auf andere Zielgrößen übertragen.

12.1 Ist die Evidenz eines Tests valide?

12.1.1 Studiendesigns

Die 1. Einschätzung der Validität einer Studie, welche einen Test überprüft, bezieht sich auf das Studiendesign. Zum optimalen Design gehört der Vergleich der neuen Prüfmethode mit einem bewährten **Referenz-**

▢ Tab. 12.1 Hierarchie der Evidenzstufen (Level of Evidence) verschiedenartiger Studien über Tests und anderer Quellen

Level	Studienart/Evidenzquelle
1a	Systematischer Übersichtsartikel (Systematic Review) über mehrere diagnostische Studien der Stufe 1, Klinische Entscheidungsfindung (Clinical Decision Rule) mit 1b-Studien von verschiedenen klinischen Zentren
1b	Validierende Kohortenstudie mit gutem Referenzstandard, Klinische Entscheidungsfindung (Clinical Decision Rule), getestet in nur einem klinischen Zentrum
1c	Absolute SpPins und SnNouts[1]
2a	Systematischer Übersichtsartikel (Systematic Review) über diagnostische Studien mit mindestens der Stufe 2
2b	Explorierende Kohortenstudie mit gutem Referenzstandard
2c	–
3a	Systematischer Übersichtsartikel (Systematic Review) über Studien, die mindestens auf der Stufe 3b stehen
3b	Nichtkonsekutive Studie (Non-consecutive Study), Studie ohne einheitlich angewandte Referenzstandards
4	Fall-Kontroll-Studie (Case-Control Study), Referenzstandard von geringer Qualität oder Referenzstandard, der nicht unabhängig[2] ist.
5	Expertenmeinung ohne explizite kritische Analyse oder basierend auf der Physiologie, Bench Research oder Grundprinzipien

[1] Ein absolutes SpPin ist ein diagnostisches Ergebnis, bei welchem die Spezifität so hoch ist, dass ein positives Testergebnis die Diagnose (ziemlich) sicher einschließt. Ein absolutes SnNout ist ein diagnostisches Ergebnis, bei welchem die Sensitivität so hoch ist, dass ein negatives Ergebnis die Diagnose (ziemlich) sicher ausschließt. Nähere Erklärungen zu diesen Begriffen finden sich weiter unten in den Abschnitten Spezifität und Sensitivität (▶ 12.2.3).
[2] »Nicht unabhängig« bedeutet hier, dass der zu validierende Test einen Bestandteil des Referenzstandards bildet oder dass er dessen Testergebnisse beeinflusst.
Weitere Erklärungen zu verschiedenen Begriffen und Studienarten, ▶ Internet-Link für Download: http://extras.springer.com

standard, häufig auch **Goldstandard** genannt, beispielsweise bildgebende Verfahren im orthopädischen Bereich. Zur Hierarchie der Evidenzstufen der verschiedenen Studiendesigns unter Berücksichtigung der Güte des Referenzstandards (Oxford Centre for Evidence-based Medicine 2009, gekürzt), ▢ Tab. 12.1.

Die beste Primärstudie beinhaltet eine unabhängige, verblindete Beurteilung der Testergebnisse konsekutiv aufgenommener Patienten mit einem angemessenen Spektrum an Schweregraden der Erkrankung.

– **Unabhängig, verblindet** bedeutet, dass die Testanwender zu Resultaten beim einen Test gelangen, ohne die Ergebnisse des jeweils anderen Tests beim gleichen Patienten zu kennen.

– **Konsekutiv** bedeutet, dass die Wissenschaftler jeden Patienten, der in einem festgelegten Zeitraum mit Verdacht auf die betreffende Krankheit bzw. Dysfunktion in die Praxis kommt, in die

Studie einschließen. Es wurde festgestellt, dass Studien, bei welchen die Patienten nichtkonsekutiv eingeschlossen wurden, eine signifikant höhere diagnostische Validität dokumentierten (Rutjes et al. 2006). Die tatsächliche Validität eines Tests, welche in einer Studie mit nichtkonsekutiv aufgenommenen Patienten untersucht wurde, ist also geringer als in der Studie angegeben.

– **Angemessenes Spektrum** bedeutet, dass das Spektrum von Schweregraden der Erkrankung nicht zu eng sein darf. In diesem Fall wäre der Test für viele Patienten nicht anwendbar. Ebenso darf die Studie nicht nur extreme Fälle (und daher offensichtlich erkrankte oder nicht erkrankte Patienten) einschließen, sonst vermindert sich ihre Aussagekraft erheblich. Die Frage nach dem angemessenen Spektrum ist komplex und wird daher nachfolgend differenzierter erläutert.

Welches Spektrum der Patienten eine Studie umfassen soll, hängt von der Phase ab, in welcher sich die Überprüfung des Tests befindet. Bei der Validierung (d. h. Überprüfung der Güte) eines Tests durch den Entwickler lassen sich nämlich 4 Phasen unterscheiden. Es ist nicht zwangsläufig so, dass ein Test alle Phasen durchläuft (z. B. können Phase I und II fehlen). Es ist wichtig, dass der Therapeut einschätzen kann, welcher Phase die Studie zuzuordnen ist, denn Phase I hat die niedrigste Evidenzstufe, Phase IV die höchste.

> Am wertvollsten sind diejenigen Tests, welche die Validierung bis und mit Phase IV bereits erfolgreich durchlaufen haben.

Die 4 Phasen werden im Folgenden in Anlehnung an Sackett u. Haynes (2002) beschrieben.

12.1.2 Phasen der Testentwicklung

Phase I

Tests, die sich noch in der 1. Phase, also in der Anfangsphase befinden, untersuchen Wissenschaftler unter der Fragestellung:

— Unterscheiden sich die Testergebnisse der Patienten mit der Krankheit von denjenigen gesunder Versuchspersonen?

Dabei gehen sie folgendermaßen vor:

— Sie wenden den Test an einer Gruppe von Patienten an, welche die **Krankheit sicher aufweisen**.
— Sie untersuchen mit dem Test die Versuchspersonen der Kontrollgruppe, welche **sicher nicht erkrankt** sind.
— Sie vergleichen die Ergebnisse beider Gruppen miteinander. Beispielsweise überprüfen sie, ob sich die Mittelwerte genügend unterscheiden und ob sich die Wertebereiche beider Gruppen überlappen. Dabei gilt: Je stärker sie sich überlappen, desto schlechter ist der Test.

Beispiel für die Überprüfung eines Tests in der Phase I
Bei einem Test mit mehreren Untertests zur Identifizierung eines Karpaltunnelsyndroms haben die Studienteilnehmer ohne Krankheit 0–1 von maximal 10 Punkten und diejenigen mit der Krankheit 3–10 Punkte. Hier sind beide Gruppen in der Punktzahl klar getrennt, was auf einen guten Test hinweist.

Häufig überlappen sich die Bereiche jedoch, weshalb es nötig ist, Eckpunkte zu setzen. Eckpunkte sind

Schwellenwerte, ab wann Testwerte als pathologisch gelten, auch wenn dadurch falsch positive und falsch negative Resultate[1] entstehen. Die Eckpunkte bestimmt die Phase II.

Ergibt die Untersuchung des Tests in Phase I ein negatives (nichtsignifikantes) Resultat, so ist der Test ungeeignet und die Wissenschaftler können sich die aufwändigeren Untersuchungen der Phase II–IV sparen.

Phase II

Diese Phase steht unter der Fragestellung:

— Ist es bei Patienten mit bestimmten Testergebnissen wahrscheinlicher, dass sie die Krankheit haben als bei Patienten mit anderen Testergebnissen?

Die Wissenschaftler können die Daten häufig von der Phase I übernehmen und unter der neuen Fragestellung auswerten. Zweck der Analyse ist herauszufinden, ob man mit dem Test durch geeignete **Eckpunkte** eine Diagnose stellen könnte, d. h. ob es möglich wäre, mit den Eckpunkten möglichst wenige falsch negative und falsch positive Resultate bei der Patienten- und Kontrollgruppe zu bekommen (► Abschn. 12.2.3).

Die Validierung eines Tests darf nicht in der Phase II aufhören, denn es ist eine künstlich herbeigeführte Situation, wusste man ja bereits zu Beginn, welcher Versuchsteilnehmer die Krankheit aufwies und welcher nicht. In der Praxis muss aber ein Test richtige Resultate bei Patienten liefern, bei welchen erst ein Verdacht einer Krankheit besteht. Ob ein Test diese Forderung erfüllt, überprüft die Phase III.

Phase III

Diese Phase ist sehr praxisnah, weil die Wissenschaftler den Test bei Patienten anwenden, bei denen unklar ist, ob sie die Krankheit aufweisen. Dies entspricht der Forderung der Praxis, denn der Test muss für die routinemäßige klinische oder therapeutische Praxis bei Patienten anwendbar sein, welche **eventuell erkrankt** sind. Die Frage dieser Phase lautet daher:

— Kann der Test zuverlässig unterscheiden, welcher Patient einer Patientengruppe, in der ein Verdacht auf die Krankheit besteht, diese hat und welcher Patient sie nicht hat?

---

1 Falsch negativ heißt: Der Referenzstandard zeigt die Krankheit an, der zu validierende Test nicht. Falsch positiv bedeutet: Der Referenzstandard zeigt die Krankheit nicht an, der zu validierende Test schon (vgl. Phase III).

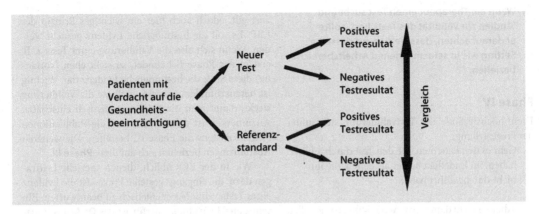

☑ **Abb. 12.1**   Kontrollierte, prospektive Studie zur Überprüfung eines neuen Tests. Ein positives Resultat bedeutet, dass der betreffende Test die Krankheit diagnostiziert hat. Das besagt aber nicht, dass die Krankheit tatsächlich vorliegt. Ein negatives Testresultat bedeutet dementsprechend das Gegenteil

Zur Beantwortung der Frage gehen die Wissenschaftler und Wissenschaftlerinnen folgendermaßen vor:

- Sie untersuchen diejenigen Patienten, bei welchen der Verdacht besteht, dass sie die Gesundheitsbeeinträchtigung (Krankheit, Dysfunktion, Symptome) aufweisen, mit dem neuen Test und dem Referenzstandard (☑ Abb. 12.1).
- Sie überprüfen die Übereinstimmung der Ergebnisse beider Tests miteinander. Dabei ergeben sich 4 Möglichkeiten:
  - Der Referenzstandard und der zu validierende Test zeigen beide die Krankheit an. Das Testergebnis des neuen Tests ist **richtig positiv**.
  - Beide Tests gelangen zum Ergebnis »keine Krankheit«. Das Testergebnis des neuen Tests ist **richtig negativ**.
  - Der Referenzstandard zeigt die Krankheit an, der zu validierende Test nicht. Das Testergebnis des neuen Tests ist **falsch negativ**.
  - Der Referenzstandard zeigt die Krankheit nicht an, der zu validierende Test schon. Das Testergebnis des neuen Tests ist **falsch positiv**.

❯ **Wichtig bei der Studie der Phase III ist der unabhängige, verblindete Vergleich mit dem Referenzstandard.**

Wenn die Untersucher die **Eckpunkte** selbst wählen können, besteht die Gefahr der Verzerrung, denn sie sorgen dann dafür, dass sie die Anzahl korrekt klassifizierter Patienten in der untersuchten Patientengruppe optimieren. Bei einem anderen Kollektiv würden sie mit diesen Eckpunkten evtl. schlechtere Ergebnisse erhalten. Um die wahre Validität eines Tests abzuschätzen, bedarf es daher mehrerer unabhängiger Studien.

Einen weiteren Einfluss auf die Validität eines Tests hat das **Setting**: In der Primärversorgung bilden die Patienten eine andere Zusammensetzung als in der Sekundär- und Tertiärversorgung[2].

Beispiel für Unterschiede im Setting
In einer allgemeinen ambulanten Physiotherapiepraxis ist die Häufigkeit der Patienten mit einem anterioren Kreuzbandriss geringer als in einer Sportklinik, die sich auf Knieverletzungen spezialisiert hat.

Der Grund für den Einfluss des Settings liegt darin, dass die Patienten z. B. in einer Fachklinik eine größere Prävalenz[3] haben, denn es findet in der Primärversorgung bereits eine Selektion statt, welche dafür sorgt, dass v. a. Patienten mit höherem Krankheitsrisiko zur Sekundärversorgung gelangen. Durch diese unterschiedliche Prävalenz der Patientengruppe kann (aber muss nicht zwangsläufig) eine andere Zusammensetzung der richtig positiven, richtig negativen, falsch positiven und falsch negativen Ergebnisse entstehen, wodurch die Validität des Tests anders ausfällt.

---

2   Primärversorgung: Grundversorgung, Versorgung auf der ersten Kontaktebene z.B. durch den Allgemeinmediziner (Hausarzt) oder durch den Therapeuten in einer allgemeinen ambulanten Praxis. Sekundärversorgung: Medizinische Versorgung in Einrichtungen und bei Spezialisten, zu welchen die Patienten überwiesen wurden, z.B. Klinik oder fachärztliche Praxen. Tertiärversorgung: Medizinische Versorgung in einem hoch spezialisierten Behandlungszentrum.

3   Die Prävalenz ist der Anteil von Personen einer bestimmten Bevölkerung, die ein bestimmtes Merkmal (z. B. eine Krankheit) aufweisen.

> Wenn ein Therapeut einen Test sucht und
> Studien zur Validität des Tests liest, sollte
> er darauf achten, dass sie sich auf dasselbe
> Setting wie in seinem eigenen Arbeitsbereich
> beziehen.

Phase IV

Diese höchste Stufe der Testvalidierung steht unter
der Fragestellung:

- Geht es den Patienten, die den Test durchgeführt
  haben, im Endeffekt besser als denen, die ihn
  nicht durchgeführt haben?

Tests dienen nicht dem Selbstzweck, sondern sie sollen
zu **besseren Entscheidungen** hinsichtlich anschließender Therapien, Prävention von Komplikationen
etc. führen. In manchen Fällen ist eine Therapie zwar
nicht möglich, aber allein die Information über das
Vorhandensein oder die Abwesenheit einer Krankheit
kann sich positiv auswirken, z. B. in Form einer besseren Lebensplanung und Lebensqualität. Wenn beispielsweise das soziale Umfeld den Patienten aufgrund
seiner objektivierten Krankheit besser versteht und
unterstützt, so kann das seine Lebensqualität steigern.
Schließt der Test die Krankheit aus, kann das den
Patienten und sein Umfeld beruhigen, insbesondere,
wenn es sich um lebensbedrohliche oder ansteckende
Krankheiten handelt.

Ob der Test wirklich zu einem besseren gesundheitlichen Ergebnis führt, ist also Gegenstand der
Phase IV. Manchmal ist es offensichtlich, z. B. wenn
es um die Anwendung lebensrettender Maßnahmen
als Konsequenz des Testergebnisses geht, manchmal
ist es unklar.

Zur Beantwortung der Frage dienen randomisiert
kontrollierte Studien. Darin gehen die Wissenschaftlerinnen und Wissenschaftler folgendermaßen vor:

- Sie wenden in der Interventionsgruppe den zu
  validierenden Test an.
- In der Kontrollgruppe führen sie keinen oder
  einen anderen Test durch.
- In einem Follow-up erfassen sie in beiden Gruppen die Zielgröße, z. B. die Lebensqualität, und
  führen einen Gruppenvergleich durch.

Um die Literatur dieser Phase-IV-Studien gemäß der
EBP zu analysieren, gilt die Vorgehensweise wie unter
»Wirksamkeit von Therapien« (▸ Kap. 18) beschrie-
ben.

Oben wurde angemerkt, dass diejenigen Tests am
wertvollsten sind, welche bereits in der Phase IV validiert wurden. Bei der Suche nach einem geeigneten

Test gilt jedoch auch hier ein wichtiges Prinzip der
EBP: Es soll die bestmögliche Evidenz gesucht werden. Wenn sich also die Validierung eines Tests z. B.
erst in der Phase II befindet, so stellt eben (vorläu-
fig) diese Stufe die bestmögliche Evidenz dar. Wichtig
ist herauszufinden, in welcher Phase die Validierung
steckt, damit man die Evidenz realistisch einschätzt.
Anzumerken ist dabei noch, dass die Publikationen
bisher meistens die Phase III betreffen. Die weiteren
Ausführungen beziehen sich auf diese **Phase III**.

Wie in der EBP üblich, dienen spezielle Leitfragen dazu, die eingangs gestellte Frage »Ist die Evidenz
eines Tests valide?« systematisch zu beantworten. Ein
sehr gutes Instrument hierfür ist das **QUADAS** (Quality Assessment of Diagnostic Accuracy Studies), ein
Werkzeug, das zunächst kurz vorgestellt wird. Die
Übersicht bietet dann die Leitfragen. Im Text werden
sie näher erläutert.

12.1.3   QUADAS (Quality Assessment of Diagnostic Accuracy Studies) und Leitfragen

Das QUADAS (Whiting et al. 2003) ist ein evidenzbasiertes Werkzeug zur Beurteilung der wissenschaftlichen Güte von Validitätsstudien über klinische (diagnostische) Tests. Dieses Beurteilungsinstrument wurde in Form einer Delphi-Prozedur mit 9 Experten entwickelt (Whiting et al. 2003) und dient dazu, Autoren
eine Hilfe zu bieten, die einen systematischen Übersichtsartikel über Tests schreiben und dafür wertvolle
Studien selektieren müssen. Genauso gut bietet sich
das QUADAS jedoch für Anwender der EBP an, welche sich mit Primärstudien auseinandersetzen.

Zur Beantwortung der Fragen des QUADAS gibt
es 3 Kategorien: »ja«, »nein« oder »unklar«. Manchmal handelt es sich um Leitfragen, die man eindeutig
mit ja oder nein beantworten kann. Darunter sind eng
eingegrenzte Fragen zu verstehen, welche Informationen erfordern, die direkt in der Studie aufgeführt sein
sollten, z. B. bei der Frage »Wurde bei allen Patienten
derselbe Referenzstandard angewendet, unabhängig
von den Ergebnissen des zu überprüfenden Tests?«.
Häufig geht es jedoch um komplexere Leitfragen, bei
denen es Ermessenssache ist, welche und wie viele Informationen es braucht, um sie mit ja oder nein zu beantworten, z. B. bei der Frage »War das Spektrum der
Patienten in der Studie repräsentativ für die Patienten,
an welchen der Test in der Praxis angewendet wird?«.
Der Therapeut, der die Studie liest, sollte sich vorher
Gedanken darüber machen, welche Informationen er

zur Beantwortung der Leitfragen als wichtig erachtet, wobei ihm eine gute Praxiserfahrung bei den Überlegungen hilft.

Bevor der Leser der Studie eine Frage mit »unklar« beantwortet, weil ihm wichtige Informationen fehlen, kann er auch die Möglichkeit wahrnehmen, bei den Autorinnen und Autoren der Studie nachzufragen.

Leitfragen zur Beurteilung der Glaubwürdigkeit von Studien zur Validierung von Tests mit dichotomen Daten (Erklärungen s. Text)

- War das Spektrum der Patienten in der Studie repräsentativ für die Patienten, an welchen der Test in der Praxis angewendet wird? (Referenzen: a, b, c)
- Wurden die Auswahlkriterien klar beschrieben? (Referenzen: a)
- Ist es wahrscheinlich, dass der Referenzstandard die Zielgröße richtig klassifiziert? (Referenzen: a)
- Ist der Zeitabstand zwischen der Anwendung des Referenzstandards und des zu validierenden Tests kurz genug, sodass angenommen werden kann, dass sich die Zielgröße zwischen den beiden Erfassungen nicht geändert hat?[1] (Referenzen: a)
- Wurde die gesamte Stichprobe oder eine randomisierte Auswahl der Stichprobe durch den Referenzstandard überprüft? (Referenzen: a)
- Wurde bei allen Patienten derselbe Referenzstandard angewendet, unabhängig von den Ergebnissen des zu validierenden Tests? (Referenzen: a, b, c)
- Waren der Referenzstandard und der zu validierende Test unabhängig voneinander, d. h. bildete der zu validierende Test keinen Bestandteil des Referenzstandards? (Referenzen: a)
- Wurde die Durchführung des zu validierenden Tests ausreichend detailliert beschrieben, sodass sie nachgeahmt werden kann? (Referenzen: a, b)
- Wurde die Durchführung des Referenzstandards ausreichend detailliert beschrieben, sodass sie nachgeahmt werden kann? (Referenzen: a)
- Wurden die Ergebnisse des zu validierenden Tests interpretiert, ohne die Ergebnisse des Referenzstandards zu kennen? (Referenzen: a, b, c)
- Wurden die Ergebnisse des Referenzstandards interpretiert, ohne die Ergebnisse des zu validierenden Tests zu kennen? (Referenzen: a, b, c)
- Standen dieselben klinischen Daten bei der Interpretation der Testresultate zur Verfügung, wie sie auch bei der Anwendung des Tests in der Praxis vorzufinden wären? (Referenzen: a)
- Gab es nicht interpretierbare/intermediäre Testresultate? (Referenzen: a)
- Wurden Studienabbrüche erklärt? (Referenzen: a)

(Referenzen: a) Whiting et al. 2003; b) Jaeschke et al. 1994a; c) Sackett et al. 1999, S. 64–66. Die Ausführungen der einzelnen Leitfragen im Text lehnen sich v. a. an Whiting et al. (2003) an.[1] Diese Leitfrage muss bei Tests zur Prognose angepasst werden (► Erklärung der Leitfrage im Text).

- **War das Spektrum der Patienten in der Studie repräsentativ für die Patienten, an welchen der Test in der Praxis angewendet wird?**

Weisen die Patienten in der Praxis andere demographische und klinische Merkmale als die Patientengruppe in der Studie auf, so ist nicht gewährleistet, dass die Studienergebnisse auf die Patienten in der Praxis übertragbar sind. Wenn beispielsweise verschiedene Schweregrade zu dem interessierenden Krankheitszeitpunkt in der Praxis vorliegen, sollten diese in der Studie vertreten sein. Weitere Faktoren sind beispielsweise Alter und Geschlecht der Patienten, weitere Diagnosen oder Begleitsymptome.

Diese Leitfrage bezieht sich also nicht auf die Gültigkeit der Resultate innerhalb der Studie, sondern auf die **Generalisierbarkeit der Ergebnisse** und damit letztlich auf die Anwendbarkeit in der Praxis.

Beurteilung Die Beurteilung sollte folgendermaßen vorgenommen werden:

- Wenn man aus den Beschreibungen in der Studie oder weiteren Angaben der Autoren annehmen darf, dass das Spektrum an Patienten in der Studie für die Patienten in der Praxis repräsentativ war, wird diese Leitfrage mit »ja« beantwortet. Dabei soll der Therapeut sowohl die Methode der Patientenrekrutierung (woher stammen die Patienten, z. B. ambulant, stationär) als auch die Eigenschaften der Patienten, welche an der Studie teilnahmen, berücksichtigen. Der Leser der Studie sollte sich vorher überlegen, welche Eigenschaften wichtig sein könnten (aber ▶ Abschn. 12.1.2, Phase III)

- Studien mit einer gesunden Probandengruppe und einer Patientengruppe mit der betreffenden Krankheit erfüllen dieses Gütekriterium nicht, d. h. diese Leitfrage beantwortet man hier mit »nein«.[4] Wenn wichtige Eigenschaften in der Patientengruppe anders waren als die Patienten, die in der Praxis vorherrschen, beurteilt man die Leitfrage mit »nein«.
- Sind die Informationen über wichtige Merkmale der Patienten unzureichend, so beantwortet man die Leitfrage mit »unklar«.

- **Wurden die Auswahlkriterien klar beschrieben?**

Um sich ein klares Bild über den Selektionsprozess der Patienten für die Studie machen zu können, muss der Artikel klar darstellen, nach welchen Ein- und Ausschlusskriterien die Patienten in die Studie aufgenommen bzw. abgelehnt wurden.

Beurteilung Sind die Auswahlkriterien klar beschrieben, wird die Leitfrage mit »ja« beantwortet, andernfalls mit »nein«. Ist man der Meinung, dass zwar manche Kriterien beschrieben sind, aber doch noch Informationen für ein »ja« fehlen, beurteilt man diese Frage mit »unklar«.

- **Ist es wahrscheinlich, dass der Referenzstandard die Zielgröße richtig klassifiziert?**

Der Referenzstandard muss – wie der Name bereits andeutet – bei der Beurteilung eines neuen Tests als zuverlässiger Bezugspunkt dienen. Wenn der neue Test widersprüchliche Ergebnisse im Vergleich zum Referenzstandard ergibt, so wird automatisch angenommen, dass der neue Test die falschen Resultate anzeigt. Wären jedoch in Wirklichkeit die Ergebnisse des Referenzstandards falsch, so würde man den Fehler begehen, den neuen Test abzulehnen. Um also einen

neuen Test zuverlässig beurteilen zu können, muss der Referenzstandard selbst alle Gütekriterien eines vertrauenswürdigen Tests erfüllen.

Beurteilung Zur Beantwortung der Frage (»ja«, »nein«, »unklar«) braucht es Fachwissen auf dem Gebiet. Manchmal sind aber auch entsprechende Angaben über die Glaubwürdigkeit des Referenzstandards im Artikel angegeben.

- **Ist der Zeitabstand zwischen der Anwendung des Referenzstandards und des zu validierenden Tests kurz genug, sodass angenommen werden kann, dass sich die Zielgröße zwischen den beiden Erfassungen nicht geändert hat?**

Idealerweise sammeln die Wissenschaftler die Daten mit beiden **diagnostischen** Tests an denselben Patienten ungefähr zur selben Zeit. Wenn dies nicht möglich ist, kann das zu widersprüchlichen Ergebnissen führen, da Spontanheilungen oder ein Fortschreiten der Krankheit erfolgen können. In diesem Fall würde der zu validierende Test abgelehnt, da er zu anderen Ergebnissen als der Referenzstandard führt, obwohl er die richtigen Resultate geliefert hat.

Beurteilung Die erlaubte Zeitspanne variiert, denn sie hängt z. B. von der Krankheitsphase (akut oder chronisch) oder von der Geschwindigkeit ab, mit welcher sich ein Krankheitszustand ändert. Es kann sich also um Stunden, Tage oder Wochen handeln. Auch hier braucht es folglich Fachwissen, um diese Frage nach dem »kurz genug?« beantworten zu können.

Beispiel zur Validierung eines diagnostischen Tests

Wissenschaftler möchten überprüfen, welche Güte der Phalentest zur Diagnose eines Karpaltunnelsyndroms besitzt. Dazu führen sie sowohl diesen Test als auch den Referenztest, eine elektrodiagnostische Evaluation (Messung der sensorischen Nervenleitungsgeschwindigkeit), innerhalb einer Woche durch. Aus den Ergebnissen beider Tests ermitteln sie die Sensitivität, Spezifität etc. (▶ Abschn. 12.2.3) des Phalentests.

Diese Leitfrage und die Erläuterungen dazu entsprechen dem QUADAS. Sie gelten allerdings nur für Tests, welche die sog. **konkurrente Validität** (engl.: concurrent validity) untersuchen.

Davon abzugrenzen sind Tests, welche der **Prognose** dienen. In diesem Fall überprüfen die Wissenschaftler die **prädiktive Validität** bzw. prognostische

---

4   Diese Studien bilden die oben beschriebene Phase I der Testvalidierung. Darin wird die Güte der diagnostischen Tests eher überschätzt: Die Güte war in solchen Studien am höchsten, die Patienten mit schweren Krankheitsfällen und gesunde Kontrollprobanden untersuchten (Rutjes et al. 2006).

Validität des Tests. Dazu führen sie zuerst den zu validierenden Test durch und erfassen nach bzw. in der festgesetzten Zeitspanne die Zielgröße. Falls der prognostische Test eine mögliche Veränderung der Zielgröße voraussetzt (z. B. müssen sich bei einem prognostischen Test zur Entwicklung von Phantomschmerzen die Schmerzen wirklich entwickeln können), müsste die Leitfrage folgendermaßen lauten:

— Ist der Zeitabstand zwischen der Anwendung des zu validierenden Tests und der Messung der Zielgröße lang genug, sodass angenommen werden kann, dass sich die möglichen Gesundheits- bzw. Krankheitszustände tatsächlich entwickelt haben könnten?

Falls der prognostische Test keine mögliche Veränderung der Zielgröße voraussetzt (▶ nachfolgendes Beispiel), sollte die Leitfrage folgendermaßen lauten:

— War der Erfassungszeitraum der Zielgröße sinnvoll?

Beispiel zur Validierung eines Tests zur Prognose
Eine Therapeutin entwickelt einen Gehtest, der vorhersagen soll, ob eine zukünftige Sturzgefahr bei einem Patienten besteht. Die Patienten können maximal 50 Punkte erreichen. Zur Evaluierung des Gehtests wendet sie ihn bei allen Patienten an und teilt sie bei einem Ergebnis bis 39 Punkte in die Gruppe »sturzgefährdet« und ab 40 Punkten in »nicht sturzgefährdet« ein.

Sie bittet die Patienten, Angehörige bzw. Pflegepersonen darum, allfällige Stürze innerhalb der nächsten 12 Monate auf dem abgegebenen Dokumentationsblatt zu notieren. Nach Ablauf dieser Zeit sammelt sie die Blätter ein. Ihr »Referenzstandard« ist nun »gestürzt« bzw. »nicht gestürzt«. Für jeden Patienten bestimmt sie, ob die Vorhersage »sturzgefährdet« bzw. »nicht sturzgefährdet« aufgrund des Gehtests richtig oder falsch war. So erhält sie für den Test die Anzahl richtig positiver, richtig negativer, falsch positiver und falsch negativer Resultate und kann die Sensitivität, Spezifität etc. für den Gehtest (▶ Abschn. 12.2.3) berechnen.

Zudem lässt sie von der wissenschaftlichen Abteilung der Klinik überprüfen, ob ihr gewählter Eckpunkt (40 Punkte) für die Patientengruppe sinnvoll ist. Die Wissenschaftler können den geeigneten mittels Analyse der ROC-Kurve herausfinden (▶ Abschn. 12.2.3). Die Analyse bietet eine Basis für weitere Studien.

- **Wurde die gesamte Stichprobe oder eine randomisierte Auswahl der Stichprobe durch den Referenzstandard überprüft?**
Wenn die Resultate des zu validierenden Tests die Entscheidung beeinflussen, ob die Wissenschaftler den Referenzstandard anwenden, so kann das zur Verzerrung führen, im Englischen als partial verification bias, work-up bias, (primary) selection bias oder sequential ordering bias bezeichnet. Normalerweise passiert diese Art von Verzerrung nur in Kohortenstudien, bei welchen zuerst der neue Test bei den Patienten angewendet wurde und sich die Wissenschaftler den Aufwand für die Anwendung des Referenzstandards je nach Ergebnis des zu validierenden Tests sparen.

Beurteilung Die Leitfrage beurteilen die Leserinnen und Leser der Studie folgendermaßen: Wenn aus der Studie hervorgeht, dass alle Teilnehmer der Studiengruppe mit dem zu validierenden Test und dem Referenzstandard getestet wurden oder wenn die Wissenschaftler die Patienten randomisiert selektierten, um nur bei ihnen den Referenzstandard anzuwenden, so beantwortet man die Leitfrage mit »ja«. Das »ja« gilt sogar dann, wenn der Referenzstandard nicht bei allen Patienten derselbe war (vgl. nächste Leitfrage). Untersuchten die Wissenschaftler manche Patienten nicht mit dem Referenzstandard, um ihren tatsächlichen Gesundheitszustand zu verifizieren, und randomisierten sie diese Patienten nicht, so beantwortet man diese Leitfrage mit »nein«. Wenn keine Informationen darüber zu finden sind, notiert man »unklar«.

- **Wurde bei allen Patienten derselbe Referenzstandard angewendet, unabhängig von den Ergebnissen des zu validierenden Tests?**
Kamen unterschiedliche Referenzstandards bei den Patienten zur Anwendung, so kann das zu Verzerrungen der Resultate (engl.: differential verification bias) führen. Vor allem können sich dann Probleme ergeben, wenn die Referenzstandards die Zielgröße unterschiedlich definieren.

Dass die Wissenschaftler verschiedene Referenzstandards gebrauchen, taucht vor allem in folgenden Fällen auf: Bei Patienten, bei denen der zu validierende Test ein positives Resultat anzeigte, wenden sie eher genauere, evtl. invasive Referenzstandards an als bei solchen mit einem negativen Resultat. Wenn die Wahl des Referenzstandards davon abhängt, ob der zu validierende Test positiv oder negativ war, führt das zur Verzerrung, wenn auch in einem geringeren Ausmaß als bei der vorhergehenden Leitfrage.

Beurteilung Wenn bei den Patienten zur Bestätigung des zu validierenden Tests jeweils derselbe Referenzstandard angewendet wurde, so beantwortet man die Leitfrage mit »ja«, andernfalls mit »nein«, bei fehlenden Informationen mit »unklar«.

- **Waren der Referenzstandard und der zu validierende Test unabhängig voneinander, d. h. bildete der zu validierende Test keinen Bestandteil des Referenzstandards?**

Wenn die Wissenschaftler die Resultate des zu validierenden Tests dazu gebrauchen, um das endgültige Resultat (Diagnose) über den Gesundheitsstatus bezüglich der Zielgröße zu bestimmen, so führt das zu einer Verzerrung (engl.: incorporation bias). Eine Integration des zu validierenden Tests führt wahrscheinlich zu einer größeren Übereinstimmung zwischen dem zu validierenden Test und dem Referenzstandard, da er ja das Ergebnis in seine Richtung zieht, wodurch die Güte des Tests überschätzt wird.

Beurteilung Diese Leitfrage kommt nur zum Tragen, wenn der Referenzstandard aus mehreren Komponenten besteht, d. h. mehrere Tests enthält. Wenn der zu validierende Test keine dieser Komponenten bildet, so beantwortet man die Leitfrage mit »ja«, andernfalls mit »nein«, bei fehlenden Informationen mit »unklar«.

- **Wurde die Durchführung des zu validierenden Tests ausreichend detailliert beschrieben, sodass sie nachgeahmt werden kann?**

Die ausreichende Beschreibung der Testdurchführung ist aus 2 Gründen notwendig:
- Erstens sind Abweichungen vom »wahren« Resultat manchmal auf eine inadäquate Testdurchführung zurückzuführen. Das Ausmaß, mit welchem sie sich auf die Ergebnisse auswirkt, hängt von der Robustheit des Tests gegenüber dieser Ungenauigkeit ab. Die genaue Beschreibung des Tests in der Studie oder in den dort angegebenen Referenzen hilft, ihn **richtig durchzuführen**.
- Zweitens ist die detaillierte Beschreibung notwendig, um den Test in einem **anderen Setting** anwenden zu können (aber ▶ Abschn. 12.1.2. Phase III).

Beurteilung Wenn genügend detaillierte Informationen zur Durchführung des Tests vorliegen, so beantwortet man die Leitfrage mit »ja«, andernfalls mit »nein«. Wenn Details teilweise vorhanden sind, vermutlich jedoch nicht alle notwendigen Informationen vorliegen, notiert man »unklar«.

- **Wurde die Durchführung des Referenzstandards ausreichend detailliert beschrieben, sodass sie nachgeahmt werden kann?**

Diese Leitfrage entspricht der vorgehenden mit dem Unterschied, dass sie sich auf den Referenzstandard und nicht auf den zu validierenden Test bezieht. Die Erläuterungen entsprechen denjenigen der vorhergehenden Leitfrage.

- **Wurden die Ergebnisse des zu validierenden Tests interpretiert, ohne die Ergebnisse des Referenzstandards zu kennen?**

Diese Leitfrage bezieht sich auf die **Unvoreingenommenheit** bei der Interpretation der Testergebnisse. Sind den Wissenschaftlern die Ergebnisse des Referenzstandards bekannt, besteht die Gefahr, dass sie die Ergebnisse des zu validierenden Tests in dieselbe Richtung interpretieren, was die Güte des neuen Tests überschätzt. Diese Art von Verzerrung heißt im Englischen review bias. Das Ausmaß der möglichen Verzerrung hängt vom **Maß der Subjektivität** bei der Testinterpretation ab.

❯ **Je subjektiver die Interpretation eines Tests ist, desto größer ist die Gefahr, durch die Testergebnisse des Referenzstandards beeinflusst zu werden.**

Beurteilung Um diese Leitfrage zu beurteilen, gibt es folgende Faustregeln:
- Wenn die Wissenschaftler bei allen Patienten den zu validierenden Test **vor** dem Referenzstandard durchführten, gibt es aufgrund der Chronologie in der Regel keine Beeinflussung durch den Referenzstandard. »In der Regel« deshalb, weil es auch sein kann, dass zwar die Durchführung des zu validierenden Tests stets vor dem Referenzstandard erfolgte, aber vielleicht wurden die Ergebnisse erst später interpretiert. In diesem Fall müssen genügend Informationen vorliegen, ob die Wissenschaftler die Interpretation verblindet vorgenommen haben.
- Wie weiter oben angesprochen, hängt die Gefahr der Verzerrung von der Subjektivität bei der Interpretation der Ergebnisse ab. Wenn Testergebnisse vollkommen **objektiv** interpretiert werden können, besteht praktisch keine Gefahr. In diesem Fall ist die Leitfrage irrelevant.

— Die Gefahr der Verzerrung minimiert sich auch, wenn **Außenstehende** (z. B. unabhängige Labors, Institutionen, Personen) die Ergebnisse interpretieren, denn dann lässt sich davon ausgehen, dass sie keine Kenntnis der Ergebnisse des Referenzstandards haben.

Besonders einfach ist die Beurteilung der Leitfrage, wenn in der Publikation die klare Aussage zu finden ist, dass die Interpretation **verblindet** erfolgte. In diesem Fall beurteilt man diese Frage mit »ja«, sonst (allerdings unter Berücksichtigung der o. g. Faustregeln) mit »nein« oder bei mangelnden Informationen mit »unklar«.

- **Wurden die Ergebnisse des Referenzstandards interpretiert, ohne die Ergebnisse des zu validierenden Tests zu kennen?**

Diese Leitfrage entspricht der vorgehenden mit dem Unterschied, dass sie sich auf die Interpretation des Referenzstandards bezieht. Die Erläuterungen entsprechen denjenigen der vorhergehenden Leitfrage.

- **Standen dieselben klinischen Daten bei der Interpretation der Testresultate zur Verfügung, wie sie auch bei der Anwendung des Tests in der Praxis vorzufinden wären?**

Die Verfügbarkeit bestimmter Daten kann die Einschätzung der Testgüte beeinflussen. »Klinische Daten« sind weit gefasst und bezeichnen diejenigen Informationen, welche man durch die direkte Beobachtung am Patienten (z. B. Schonhaltungen, Fehlstellungen, Ödeme) bzw. dessen Befragung (z. B. Alter, Ursache des Traumas, Art und Verlauf der Symptome) gewinnt. Die Kenntnis solcher Faktoren kann die Testresultate beeinflussen, wenn der Test interpretative Komponenten enthält. Wenn solche Daten in der Praxis bei der Testinterpretation vorhanden sind, sollten sie auch bei der Evaluation des Tests vorhanden sein, damit gleiche Bedingungen vorherrschen. Wenn ein Therapeut daher Studien über Evaluationen von Tests liest, sollte er sich vorher darüber Gedanken machen, welche Daten in der Praxis vorhanden sind und welche davon die Testinterpretationen beeinflussen könnten.

Beurteilung Ist die Interpretation des Testergebnisses automatisiert und unabhängig von subjektiven Interpretationskomponenten, so ist diese Leitfrage irrelevant. Wenn dieselben relevanten Daten in der Praxis und in den Studienbedingungen vorliegen, beantwortet man die Frage mit »ja«, ebenso, wenn bestimmte Daten weder in der Praxis noch in der Studie vorhanden sind. Wenn diese Fälle nicht zutreffen, notiert man »nein«, bei fehlenden Informationen »unklar«.

- **Gab es nicht interpretierbare/intermediäre Testresultate?**

Ein Test kann nicht interpretierbare/unbestimmte bzw. intermediäre Ergebnisse produzieren. Solche Fälle führen die Studien häufig nicht auf, sondern entfernen sie von der Auswertung. Wenn nicht interpretierbare Resultate **zufällig** passieren, d. h. unabhängig vom Zustand der Zielgröße der betreffenden Versuchsteilnehmer, so ergibt dies theoretisch keine Verzerrung bei der Beurteilung der Testgüte, andernfalls schon. Auf jeden Fall ist wichtig, dass die Fälle aufgeführt sind, um die Auswirkungen auf die Testgüte abschätzen zu können.

Beurteilung Wenn es klar ist, dass die Studie alle Ergebnisse – auch die nicht interpretierbaren – aufführt, so beantwortet man die Leitfrage mit »ja«. Besteht der Verdacht, dass es solche Fälle gab, sie aber nicht aufgeführt wurden, so beurteilt man die Frage mit »nein«, bei mangelnder Information mit »unklar«.

- **Wurden Studienabbrüche erklärt?**

Wenn ein Patient von der Studie zurückgezogen wird bzw. sich selbst zurückzieht, bevor er den zu validierenden Test und den Referenzstandard durchgeführt hat, so gilt dies als Studienabbruch. Unterscheiden sich die Patienten, welche die Studie abbrechen, systematisch von denjenigen, die sie nicht abbrechen, so kann das die Studienergebnisse hinsichtlich der Testgüte verzerren.

Beurteilung Wenn klar ist, was mit allen in die Studie eingeschlossenen Patienten im Verlauf der Studie passiert ist (z. B. in Form eines Flussdiagramms), so beantwortet man die Leitfrage mit »ja«. Besteht der Verdacht, dass manche Studienteilnehmer die Studie nicht beendeten, so beurteilt man die Frage mit »nein«. Fehlen Informationen, notiert man »unklar«.

Die beschriebenen Leitfragen dienen dazu herauszufinden, ob die Wissenschaftler die Studie zur Überprüfung der Güte eines Tests gut durchgeführt haben. Sie sagen aber noch nichts über die Ergebnisse der Studie selbst aus, ob der Test also die Gütekriterien wie die Validität, Spezifität etc. wirklich erfüllt. Dieser Frage gehen die folgenden Abschnitte nach.

12.2 Ist die Evidenz eines Tests bedeutsam?

In den vorhergehenden Abschnitten ging es bei den Leitfragen darum, die Validität von **Studien** zu beurteilen, welche einen neuen Test untersuchen. In diesem Abschnitt »Ist die Evidenz bedeutsam?« dagegen wird nach der Validität des **neuen Tests** gefragt.

Den Gesundheitszustand des zu untersuchenden Patienten möglichst sicher einzuschätzen, hängt aber nicht nur von der Güte des Tests ab, sondern auch davon, wie richtig der Arzt oder Therapeut die Krankheitswahrscheinlichkeit des Patienten einschätzt. Es ergeben sich also 2 übergeordnete Fragen, die nachfolgend genauer beschrieben sind.

- Wie gut ist der Test und in welcher Hinsicht ist er genau oder ungenau?

  Ein Test muss eine Krankheit zuverlässig anzeigen, wenn ein Patient tatsächlich krank ist, und die Krankheit ausschließen, wenn der Patient sie nicht hat. Zur Beurteilung dieser Testeigenschaften gibt es verschiedene **Kennwerte**, z. B. die Validität, Sensitivität und Spezifität.

- Wie hoch ist die Wahrscheinlichkeit, dass der zu behandelnde Patient die Krankheit hat?

  Um diese Frage zu beantworten, gilt es 3 Komponenten zu berücksichtigen:

  1. Die 1. Komponente ist die Krankheitswahrscheinlichkeit des Patienten, die der Arzt oder Therapeut einschätzen muss, bevor der Test überhaupt zur Anwendung kommt. Dazu sammelt er Informationen über den Patienten, um z. B. herauszufinden, ob er zu einer Risikogruppe gehört und somit eine höhere Wahrscheinlichkeit vorliegt als bei Menschen außerhalb der Risikogruppe. Diese Wahrscheinlichkeit heißt **Vortestwahrscheinlichkeit**.

  2. Die 2. Komponente ist das **Testergebnis** des Patienten, ob er also ein negatives oder positives Resultat gemäß dem bei ihm angewendeten Test hat.[5]

  3. Die 3. Komponente setzt sich aus den o. g. **Kennwerten** des Tests zusammen, u. a. aus der Sensitivität und Spezifität.

Wie hoch die definitive Krankheitswahrscheinlichkeit des Patienten ist, ergibt sich also aus der Vortestwahrscheinlichkeit, dem Testergebnis und den Testeigenschaften. Die definitive Krankheitswahrscheinlichkeit des Patienten heißt **Nachtestwahrscheinlichkeit**. Sie ist der Kennwert, welcher letztendlich für den Patienten wichtig ist. Genaueres zu den Berechnungen findet sich weiter unten.

Ein Gütekriterium fehlt in den 2 Fragen: die **Objektivität**, welche über das Ausmaß Auskunft gibt, inwiefern das Testergebnis von der Person abhängt, die den Test durchführt. Die Objektivität wird separat behandelt (▶ Kap. 13), da sie eine separate Studie verlangt, in welcher verschiedene Testanwender den zu überprüfenden Test an denselben Patienten durchführen. Ein Vergleich mit einem Referenzstandard ist dort nicht erforderlich. Zur Ermittlung der Kennwerte wie die Validität, Sensitivität und Spezifität, mit welchen sich die folgenden Abschnitte befassen, ist dagegen der Vergleich der Ergebnisse beider Tests notwendig.

Damit die Ausführungen zu den verschiedenen Kennwerten verständlich sind, stellt der nächste Abschnitt die Basis für die Berechnungen der Testeigenschaften vor: die Vierfeldertafel.

12.2.1 Vierfeldertafel

Wie bereits oben beschrieben, lässt sich die Güte eines neuen zu validierenden Tests bestimmen, indem die Wissenschaftler und Wissenschaftlerinnen an denselben Patienten die Zielgröße bzw. Zielkrankheit sowohl mit dem neuen Test als auch mit einem Referenzstandard messen. Voraussetzung ist, dass der Referenzstandard die wahren Werte anzeigt, also den tatsächlichen Gesundheitszustand hinsichtlich der Zielgröße angibt. Je besser die Ergebnisse beider Tests übereinstimmen, desto höher ist die Güte des neuen Tests.

Aufgrund des Vergleichs mit dem Referenzstandard lassen sich richtige und falsche Ergebnisse unterscheiden. Richtige sind solche, bei denen der neue Test auf dasselbe Ergebnis wie der Referenzstandard kommt; falsche sind entsprechend solche, bei denen der neue Test zum gegenteiligen Ergebnis gelangt (▶ Abschn. 12.1.2). Zu den 4 Kombinationen, die sich aus dem Vergleich beider Tests ergeben, ◘ Tab. 12.2.

In die Vierfeldertafel trägt man in jedes Feld die Anzahl der Patienten ein, auf welche die Kriterien des Feldes zutreffen (ein Beispiel, ◘ Tab. 12.3).

Aus der Anzahl richtiger und falscher Ergebnisse lassen sich spezifische Kennwerte berechnen, um die

---

5 Ob der Test zur überhaupt zur Anwendung kommen soll, entscheidet sich eigentlich erst nach der Beurteilung der Güte und der Anwendbarkeit des Tests. Um die Rechenvorgänge nicht auseinanderzureißen, werden die Testergebnisse bereits in diesem Unterkapitel mit berücksichtigt.

◻ **Tab. 12.2** Vierfeldertafel zur Bestimmung der Validität von Tests mit dichotomen Merkmalsausprägungen		
		Ergebnisse des Referenzstandards
		Krank	Nicht krank
Ergebnisse des neuen, zu validierenden Tests	Krank	a (richtig positiv)	b (falsch positiv)
	Nicht krank	c (falsch negativ)	d (richtig negativ)

Die Buchstaben a–d bezeichnen jeweils die Anzahl der Patienten, welche der neue Test richtig als krank (a) bzw. nicht krank (d) oder irrtümlich als krank (b) bzw. nicht krank (c) einstuft.

◻ **Tab. 12.3** Beispiel einer Vierfeldertafel zur Bestimmung der Validität von Tests mit dichotomen Merkmalsausprägungen		
		Ergebnisse des Referenzstandards
		CTS	Kein CTS
Ergebnisse des neuen, zu validierenden Tests	CTS	50	15
	Kein CTS	25	75

Beide Tests diagnostizierten bei 50 Patienten ein Karpaltunnelsyndrom (CTS). Bei 25 Patienten kam nur der Referenzstandard zum Ergebnis »CTS«, nicht aber der neue Test. Bei 75 weiteren Patienten zeigten beide Tests »kein CTS«. Bei 15 Patienten zeigte der Referenzstandard »kein CTS«, der neue Test aber »CTS« an.

Güte des (neuen) Tests abzuschätzen, z. B. die Sensitivität und Spezifität. Zu Definitionen und Berechnungen dieser und weiterer Kennwerte, ▶ Abschn. 12.2.3.

12.2.2 Interne und externe Evidenz

Am Anfang (»Ist die Evidenz eines Tests bedeutsam?«, ▶ Abschn. 12.2) stellten sich 2 Fragen:
— Wie gut ist der Test, wie valide ist er also?
— Wie hoch ist letztlich die Nachtestwahrscheinlichkeit, dass der zu behandelnde Patient die Krankheit wirklich hat?

Um den Weg aufzuzeigen, wie sich diese 2 Fragen beantworten lassen, wird hier zuerst der allgemeine Weg aufgezeigt und danach auf die Details eingegangen. Ein anschließendes Fallbeispiel zu den Berechnungen und ein ausführliches Fallbeispiel am Schluss dieses Kapitels (▶ Kap. 12.4) verdeutlichen die Ausführungen.

Grundsätzlich wird zwischen der internen und externen Evidenz unterschieden:
— Die **interne Evidenz** ist die Vortestwahrscheinlichkeit, d. h. die geschätzte Wahrscheinlichkeit, mit welcher der Patient die Krankheit hat, bevor der Test zur Anwendung kommt.
— Die **externe Evidenz** ist die Evidenz aus der wissenschaftlichen Literatur. Sie berechnet sich aus den Daten der Vierfeldertafel, welche aus einer validen Primärstudie oder einem Übersichtsartikel stammen.

Aus der internen und externen Evidenz berechnet sich die Nachtestwahrscheinlichkeit für den Patienten, also die definitive Wahrscheinlichkeit, mit welcher der Patient die Krankheit hat.

Interne Evidenz
Zur internen Evidenz gehört nur die Vortestwahrscheinlichkeit.

- **Vortestwahrscheinlichkeit (engl.: Pre-test probability)**

Die Vortestwahrscheinlichkeit ist die **geschätzte** Wahrscheinlichkeit, mit welcher ein Patient, welcher zur Untersuchung kommt und noch keinen spezifischen Test zur Diagnose durchgeführt hat, die betreffende Krankheit aufweist. Sie heißt auch Prätest-Wahrscheinlichkeit oder A-priori-Wahrscheinlichkeit.

Die Schätzung der Vortestwahrscheinlichkeit erfolgt z. B. anhand der:
— Prävalenz[6] der Erkrankung für die betreffende Altersgruppe,
— Informationen des Patienten bei der Anamnese (z. B. hinsichtlich seiner Risikofaktoren),
— ersten Beobachtungen bzw. Befunden der klinischen Untersuchung.

---

6   Die Prävalenz ist der Anteil Erkrankter in einer definierten Population zu einem bestimmten Zeitpunkt. Sie wird weiter unten noch genauer erklärt (▶ Kap. 12.2.3).

Besteht z. B. ein Verdacht auf eine Krankheit, bei welcher die genetische Vererbung eine Rolle spielt, so hat ein Patient mit familiärer Häufung der Krankheit eine höhere Vortestwahrscheinlichkeit als ein Patient, bei welchem keine Fälle in der Verwandtschaft bekannt sind.

Es gibt verschiedene mögliche **Quellen** für den Therapeuten oder Arzt, um die Vortestwahrscheinlichkeit abzuschätzen (Sackett et al. 1999; Sackett u. Haynes 2002):

- Persönliche Erfahrung des klinischen/therapeutischen Experten,
- Wahrscheinlichkeiten für die Population, aus welcher der Patient stammt (Prävalenz),
- Tabellen über Vortestwahrscheinlichkeiten bezüglich Symptom und Zielerkrankung,
- Angaben zur Vortestwahrscheinlichkeit aus der Publikation, welche den Test beschreibt,
- Studien über Vortestwahrscheinlichkeiten.

Die Vortestwahrscheinlichkeit kann der Prävalenz entsprechen, nämlich dann, wenn der Patient bezüglich der Wahrscheinlichkeit genau derjenigen Population entspricht, die in der Studie untersucht wurde.

In diesem Fall kann man sie aus den Daten der Studie (Vierfeldertafel) mit folgender Formel berechnen (a = Anzahl richtig positiver Fälle; b = Anzahl falsch positiver Fälle; c = Anzahl falsch negativer Fälle; d = Anzahl richtig negativer Fälle):

Prävalenz = Vortestwahrscheinlichkeit

$$= \frac{a+c}{a+b+c+d} \qquad (12.1)$$

Die Schätzung der Vortestwahrscheinlichkeit ist eine **1. Vermutung** über die Krankheitswahrscheinlichkeit des Patienten. Nur durch die externe Evidenz lässt sich Genaueres bestimmen.

Externe Evidenz

Tests haben selten eine 100%ige Genauigkeit. Es kommt also praktisch immer vor, dass ein Test Patienten ohne die vermutete Krankheit als krank und Erkrankte als nicht krank einstuft. Möchte der Therapeut einen Test in der Praxis anwenden oder ein medizinisches Testergebnis interpretieren, so muss er sich dessen bewusst sein und die Irrtumsraten zu beiden Seiten (falsch positive und falsch negative Resultate) kennen, damit er weiß, wie gut der Test ist und er mit diesen Informationen die Krankheitswahrscheinlichkeit beim Patienten richtig einschätzen kann.

Die Irrtumsraten finden sich in der wissenschaftlichen Literatur, welche die externe Evidenz zu einem spezifischen Test, der für die Praxis bestimmt ist, liefert. Durch die Angaben einer oder mehrerer Studien (z. B. Primärstudien, valide Übersichtsartikel) über richtige und falsche Ergebnisse des Tests lassen sich die spezifischen Kennwerte der EBP berechnen. Diese Kennwerte geben sowohl über die Güte des Tests selbst als auch über die Aussagekraft der Krankheitseinschätzung beim Patienten Auskunft. Im Folgenden werden die verschiedenen Kennwerte, welche in der EBP üblich sind, genauer beschrieben.

12.2.3 Kennwerte

Validität (engl.: accuracy)

Die Validität ist die **Genauigkeit**, **Glaubwürdigkeit**, **Gültigkeit** des Tests. Handelt es sich wie hier um einen Test mit dichotomen Merkmalsausprägungen, so drückt die Validität aus, wie häufig der Test in der wissenschaftlichen Studie zum richtigen Ergebnis geführt hat. Dazu wird ermittelt,

- bei wie vielen Patienten, welche die Krankheit gemäß Referenzstandard aufweisen, der zu validierende Test positiv ausgefallen ist **und**
- bei wie vielen Patienten ohne diese Krankheit das Testergebnis negativ war.

Diese Anzahl richtiger Resultate wird ins Verhältnis zur Gesamtzahl der untersuchten Patienten gesetzt.

Die Validität beziffert also den Anteil der in der Studie untersuchten Menschen, die der Test korrekt eingestuft hat. Je mehr richtige Ergebnisse (richtig negative und richtig positive) pro Anzahl Studienteilnehmer vorliegen, desto besser ist die Validität des Tests.

Sie berechnet sich folgendermaßen aus den Daten der Vierfeldertafel (a = Anzahl richtig positiver Fälle; b = Anzahl falsch positiver Fälle; c = Anzahl falsch negativer Fälle; d = Anzahl richtig negativer Fälle):

$$Validität = \frac{a+d}{a+b+c+d} \qquad (12.2)$$

Die Validität berücksichtigt also sowohl die richtig positiven als auch die richtig negativen Ergebnisse desjenigen Tests, dessen Güte überprüft wird. Es gibt 2 Größen, welche den Anteil der richtig positiven Ergebnisse und den Anteil der richtig negativen Resultate separat anzeigen: die Sensitivität und die Spezifität. Sie sind wichtig, da sie – im Gegensatz zur Validität – in spätere Berechnungen mit eingehen. Die Sensitivität und die Spezifität werden nun vorgestellt.

Sensitivität (engl.: sensitivity)

Die Sensitivität gibt darüber Auskunft, wie viel Prozent der Patienten mit der Erkrankung ein positives Testresultat erhält. Oder anders ausgedrückt: Sie beziffert die Wahrscheinlichkeit, mit der ein Test Erkrankte als krank identifiziert.

Die Sensitivität berechnet sich folgendermaßen aus den Daten der Vierfeldertafel (a = Anzahl richtig positiver Fälle; c = Anzahl falsch negativer Fälle):

$$Sensitivität = \frac{a}{a+c} \qquad (12.3)$$

> **Praxistipp**
>
> Die Gleichung für die Sensitivität können Sie sich besser vorstellen, wenn Sie Folgendes bedenken: Die darin enthaltenen Patienten sind (laut Referenzstandard) **alle krank**. Während der zu validierende Test dies bei den Patienten, die unter »a« fallen, richtig diagnostiziert hat, ist das bei »c« nicht der Fall.

Wie aus der Gleichung hervorgeht, erfasst ein Test mit hoher Sensitivität nahezu alle Erkrankten, d. h. es gibt verhältnismäßig wenige falsch negative Fälle. Daraus lässt sich schließen: Wenn jemand ein negatives Testresultat hat, kann er, jedoch unter Berücksichtigung seiner Vortestwahrscheinlichkeit, ziemlich sicher sein, dass er die Krankheit nicht hat. Eine hohe Sensitivität bewirkt also, dass ein negativer Test die Krankheit mit hoher Wahrscheinlichkeit ausschließt. Um sich diese Regel besser merken zu können, wurde in der EBM der Begriff SnNout geprägt (Sackett et al. 1999, S. 97–98). **SnNout** bedeutet: Ist die **Sen**sitivität hoch, so schließt ein **N**egativer Test die Krankheit praktisch aus (**out**).

Beispiel Sensitivität

In einer Studie überprüfen Wissenschaftler einen neuen Test zur Identifizierung vorderer Kreuzbandrisse. Sie erhalten folgende Ergebnisse:

50 Patienten der Studie weisen laut Referenzstandard einen Kreuzbandriss auf. Von ihnen erhalten
- 49 Patienten ein positives,
- 1 Patient ein negatives Testergebnis mit dem zu validierenden Test.

Bei 50 weiteren Patienten liegt gemäß Referenzstandard kein Riss des vorderen Kreuzbandes vor. Der zu validierende Test ergibt bei
- 25 Patienten ein positives,
- 25 Patienten ein negatives Testresultat.

Daraus ergibt sich:

$$Sensitivität = \frac{49}{49+1} = 0,98 = 98\%$$

Die Sensitivität ist in diesem Fall sehr gut. Wenn ein Patient ein negatives Resultat hat, so kann er also davon ausgehen, dass er mit großer Wahrscheinlichkeit keinen vorderen Kreuzbandriss hat – vorausgesetzt, dass seine Vortestwahrscheinlichkeit der Prävalenz (▶ Abschn. 12.2.3, »Prävalenz«) der untersuchten Population ungefähr entspricht.

Aber: Wenn ein Patient dieses Beispiels ein positives Resultat hat, muss er nicht daran glauben, dass bei ihm das Kreuzband wirklich gerissen ist, denn sehr viele Patienten ohne Kreuzbandriss erhalten ein positives Testergebnis.

> **❯** Eine hohe Sensitivität wird angestrebt, wenn eine Erkrankung mit hoher Sicherheit ausgeschlossen werden soll (Kunz et al. 2006), denn fällt der Test bei einem Patienten negativ aus, so kann er – allerdings unter Berücksichtigung seiner Vortestwahrscheinlichkeit – ziemlich sicher sein, dass er die Krankheit nicht hat.

Über die Sicherheit, mit der ein Patient mit positivem Resultat die Krankheit hat, sagt die Sensitivität jedoch nichts aus. Diese Einschränkung zeigt den Bedarf an einer weiteren Größe auf. Sie heißt Spezifität. An dieser Stelle sei darauf verwiesen, dass häufig ein gewisser Konflikt bzw. eine Konkurrenz zwischen der Sensitivität und der Spezifität herrscht, welcher bereits weiter oben bei der Beschreibung der Phase I bei der Entwicklung von Tests (▶ Abschn. 12.1.2) angesprochen wurde. Das heißt, dass die Testentwickler sich häufig entscheiden müssen, ob sie eher eine höhere Sensitivität und dafür eine niedrigere Spezifität oder den umgekehrten Fall haben möchten. Dieser Konflikt wird am Ende des nächsten Abschnittes, welcher die Spezifität erläutert, besprochen.

Spezifität (engl.: specificity)

Die Spezifität drückt aus, wie viel Prozent der Patienten ohne Erkrankung ein negatives Testresultat erhält. Oder anders ausgedrückt: Sie beziffert die Wahrscheinlichkeit, mit der ein Test einen Gesunden als gesund einstuft.[7]

Die Spezifität berechnet sich folgendermaßen aus den Daten der Vierfeldertafel (b = Anzahl falsch positiver Fälle; d = Anzahl richtig negativer Fälle):

$$Spezifität = \frac{d}{b+d} \qquad (12.4)$$

Praxistipp

Die Gleichung für die Spezifität können Sie sich besser vorstellen, wenn Sie Folgendes bedenken: Keiner der darin enthaltenen Patienten hat (laut Referenzstandard) die betreffende Krankheit. Während der zu validierende Test dies bei den Patienten, die unter »d« fallen, richtig diagnostiziert hat, ist das bei »b« nicht der Fall.

Ein Test, der eine sehr hohe Spezifität aufweist, erfasst nahezu alle Nicht-Erkrankten, d. h. es gibt verhältnismäßig wenige falsch positive Fälle. Daraus lässt sich schließen: Wenn jemand ein positives Testresultat hat, kann er, jedoch unter Berücksichtigung seiner Vortestwahrscheinlichkeit, ziemlich sicher sein, dass er die Krankheit hat. Eine hohe Spezifität bewirkt also, dass ein positiver Test die Krankheit mit hoher Wahrscheinlichkeit einschließt (nachweist). Um sich diese Regel besser merken zu können, wurde in der EBM der Begriff SpPin geprägt (Sackett et al. 1999, S. 98). **SpPin** bedeutet: Ist die **Sp**ezifität hoch, so schließt ein **P**ositiver Test die Krankheit praktisch e**in** (ursprünglich »in«, da der Begriff aus dem Englischen stammt).

Beispiel Spezifität
In einer Studie überprüfen Wissenschaftler einen neuen Test, welcher pathologische Veränderungen der Rotatorenmanschette diagnostizieren soll. Sie erhalten folgende Ergebnisse:

50 Patienten der Studie weisen laut Referenzstandard keine Pathologie auf. Von ihnen erhalten
- 49 Patienten ein negatives,
- 1 Patient ein positives Testergebnis mit dem zu validierenden Test.

---

7   Diese Formulierung ist weniger umständlich als »einen Patienten ohne die betreffende Krankheit als nicht krank einstuft«. Genau genommen ist das nicht ganz korrekt, denn es geht nur um diejenige Krankheit, welcher der Test diagnostizieren soll. Es ist also keinesfalls gesagt, dass der Patient gesund ist, aber die bestimmte Krankheit liegt nicht vor.

Bei 50 weiteren Patienten liegt gemäß Referenzstandard eine Pathologie der Rotatorenmanschette vor. Der zu validierende Test ergibt bei
- 25 Patienten ein positives,
- 25 Patienten ein negatives Testresultat.

Daraus ergibt sich:

$$Spezifität = \frac{49}{1+49} = 0,98 = 98\%$$

Die Spezifität ist in diesem Beispiel sehr gut. Wenn ein Patient ein positives Resultat hat, so muss er also davon ausgehen, dass er die Pathologie der Rotatorenmanschette mit großer Wahrscheinlichkeit hat – vorausgesetzt, dass seine Vortestwahrscheinlichkeit der Prävalenz (▶ Abschn. 12.2.3, »Prävalenz«) der untersuchten Population ungefähr entspricht.

Aber: Wenn ein Patient dieses Beispiels ein negatives Resultat hat, kann er sich nicht sicher sein, dass seine Rotatorenmanschette unauffällig ist, denn es erhalten ja viele Patienten mit der Pathologie der Rotatorenmanschette ein negatives Testergebnis.

> **Eine hohe Spezifität wird angestrebt, wenn eine Erkrankung mit hoher Sicherheit eingeschlossen, d. h. bestätigt werden soll (Kunz et al. 2006). Denn fällt der Test bei einem Patienten positiv aus, so kann er – allerdings unter Berücksichtigung seiner Vortestwahrscheinlichkeit – ziemlich sicher sein, dass er die Krankheit hat. Über die Sicherheit, mit der ein Patient mit negativem Resultat die Krankheit nicht hat, sagt die Spezifität jedoch nichts aus.**

Sensitivität versus Spezifität

Optimal für die Praxis ist die Kombination aus einer hohen Sensitivität und einer hohen Spezifität. Häufig lässt sich jedoch beides nicht gleichzeitig realisieren. Die Sensitivität und Spezifität konkurrieren miteinander, es existiert ein gewisser Konflikt zwischen ihnen. Wie entsteht er? Die Ursache liegt darin, dass die Testentwickler einen **Eckpunkt** bzw. Wert festsetzen, ab welchem sie eine Pathologie annehmen. Dieser Eckpunkt bestimmt, wie hoch die Sensitivität und die Spezifität sind. Wird der Eckpunkt verschoben, so verbessert sich die eine Größe (z. B. die Spezifität) auf Kosten der anderen, wie das nachfolgende Beispiel verdeutlicht.

▣ Tab. 12.4 Werte für die Sensitivität und Spezifität (bzw. 1-Spezifität) für verschiedene Scores		
Score	1-Spezifität	Sensitivität
10	0,00	0,10
20	0,00	0,30
30	0,10	0,40
40	0,10	0,60
50	0,15	0,65
60	0,20	0,70
70	0,20	0,80
80	0,40	1,00
90	0,80	1,00

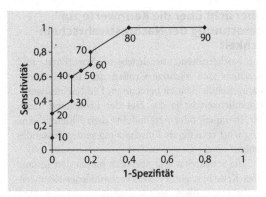

▣ **Abb. 12.2** ROC-Kurve. Zur Identifizierung des Morbus Alzheimer liegt eine Skala von 0–100 Punkten vor (Score von 100 Punkten). Die Kurve zeigt für verschiedene Scores, abgestuft in 10er-Schritten, jeweils die zugehörige Sensitivität und 1-Spezifität. Sucht man denjenigen Eckpunkt heraus, welcher die beste Balance zwischen Sensitivität und Spezifität bietet, so kommt man auf einen Score von 70. Das bedeutet: Bei 0–69 Punkten wird angenommen, dass der Patient die Krankheit hat und bei 70–100 Punkten, dass er sie nicht hat

Ein neuer Test zur Identifizierung des Morbus Alzheimer weist beispielsweise eine Skala von 0–100 Punkten auf. Werte von 0–69 Punkten definieren die Testentwickler als pathologisch und von 70–100 als nicht pathologisch. Mit dem Referenzstandard überprüfen sie, ob die Pathologie wirklich vorliegt oder nicht. Sie erhalten sowohl richtig positive, falsch positive, richtig negative als auch falsch negative Resultate. Was geschieht, wenn sie den Eckpunkt anders setzen?

- Setzen die Testentwickler den **Eckpunkt höher** an, z. B. »keine Pathologie« erst ab 80 Punkten, so
  - stuft der Test mehr Patienten als krank ein und produziert mehr falsch positive Ergebnisse,
  - sinkt die Anzahl der falsch negativen Ergebnisse,
  - verschlechtert sich also die Spezifität und
  - verbessert sich die Sensitivität.
- Setzen sie dagegen den **Eckpunkt niedriger** an, so tritt das Gegenteil ein, also eine
  - Erhöhung der Spezifität und
  - Verschlechterung der Sensitivität.

Die Entwickler eines solchen Tests müssen sich also entscheiden, ob es wichtiger ist, eine Erkrankung mit hoher Sicherheit aus- oder einzuschließen. Dementsprechend müssen sie die Eckpunkte (in einer frühen Studienphase) setzen.

Möchten die Testentwickler eine möglichst gute Balance zwischen Sensitivität und Spezifität errei-

chen, so dient als Entscheidungshilfe die sog. receiver operating characteristic curve, kurz **ROC-Kurve** genannt (Sachs u. Hedderich 2009, S. 159–160). Zur Erstellung dieser Kurve berechnen sie zunächst für verschiedene Punkte die Sensitivität und die Spezifität (genauer: 1-Spezifität, ▣ Tab. 12.4) und tragen die Werte in das ROC-Diagramm ein (▣ Abb. 12.2). Aus der Kurve suchen sie schließlich denjenigen Wert heraus, welcher eine gute Balance zwischen einer guten Sensitivität und Spezifität bietet. Dies ist der Punkt, welcher bei der Sensitivität (y-Achse) möglichst hoch ist und gleichzeitig sehr nah an der y-Achse liegt (da die x-Achse ja nicht die Spezifität, sondern 1-Spezifität darstellt).

Praxistipp

Wenn Sie einen Test suchen, müssen Sie sich entscheiden, welcher Kennwert für die Praxis Vorrang hat: eine hohe Sensitivität oder eine hohe Spezifität? Dabei gelten folgende Regeln:
- Ist es wichtiger, eine Erkrankung mit hoher Sicherheit ausschließen zu können, so ist ein Test mit hoher Sensitivität zu wählen.
- Ist es wichtiger, eine Erkrankung mit hoher Sicherheit einschließen zu können, so ist ein Test mit hoher Spezifität zu wählen.

Übersicht über die Kennwerte zur Berechnung der Nachtestwahrscheinlichkeit

Die vorhergehend beschriebene Sensitivität und Spezifität sind wichtige Größen, um die Nachtestwahrscheinlichkeit zu berechnen. Die Nachtestwahrscheinlichkeit ist ja das **Ziel** der Ermittlung, denn der Therapeut oder Arzt möchte dem Patienten eine möglichst zutreffende Einschätzung seines Zustandes geben.

Die Sensitivität und Spezifität bilden den Anfang einer Kette bzw. eines Netzes verschiedener Kennwerte. Zu den Größen, welche eine Rolle auf dem Weg zur Bestimmung der Nachtestwahrscheinlichkeit spielen, ◘ Abb. 12.3. Darin sind auch die Beziehungen der Größen zueinander durch Pfeile gekennzeichnet. Die darin enthaltenen noch unbekannten Kennwerte beschreiben die anschließenden Abschnitte.

Wahrscheinlichkeitsverhältnis, Likelihood Ratio (LR)

Da in der EBP der englische Begriff Likelihood Ratio (LR) gebräuchlicher und spezifischer als Wahrscheinlichkeitsverhältnis ist, wird im weiteren Text vorwiegend mit diesem Begriff bzw. mit der Abkürzung gearbeitet.

Die Likelihood Ratio ist ein Kennwert, der angibt, wie viel häufiger ein positives Testresultat bei Personen mit Erkrankung im Vergleich zu Personen ohne Erkrankung vorkommt. Sie bestimmt mit, wie stark sich durch das Testergebnis die Vortestwahrscheinlichkeit zur Nachtestwahrscheinlichkeit verändert (◘ Abb. 12.3). Vorweggenommen sei, dass die Nachtestwahrscheinlichkeit aber nicht einfach ein Produkt aus der LR und der Vortestwahrscheinlichkeit ist (s.u.).

Die Vortestwahrscheinlichkeit, um sie nochmals in Erinnerung zu rufen, ist die geschätzte Krankheitswahrscheinlichkeit des individuellen Patienten vor der Anwendung eines Tests. Zur definitiven Krankheitseinschätzung braucht es, wie vorhergehend erwähnt, noch den spezifischen Test. Allerdings zeigt dieser nicht immer die richtigen Resultate an, was die Einschätzung der Nachtestwahrscheinlichkeit beeinflusst. Diese Trefferquoten beschrieben oben die Abschnitte Sensitivität und Spezifität.

> ❯ Die Eigenschaften des Tests – die Sensitivität und Spezifität – bestimmen die definitive Krankheitswahrscheinlichkeit mit und die

Likelihood Ratio repräsentiert diese Testeigenschaften, denn sie berechnet sich aus diesen 2 Größen.

Bei der Berechnung der Likelihood Ratio muss der Therapeut berücksichtigen, ob beim untersuchten Patienten ein negatives oder positives Testresultat vorliegt:

— Fällt der Test beim Patienten **positiv** aus (Krankheit vorhanden), so wird LR+ berechnet. Die Formel für die Likelihood Ratio bei einem positiven Testergebnis lautet:

$$LR+ = \frac{Sensitivität}{1 - Spezifität} \tag{12.5}$$

— Ist das Testresultat dagegen **negativ** (Krankheit nicht vorhanden), so wird LR– berechnet. Die Formel für die Likelihood Ratio bei einem negativen Testergebnis lautet:

$$LR- = \frac{1 - Sensitivität}{Spezifität} \tag{12.6}$$

Bei diesen Berechnungen muss man darauf achten, die Sensitivität und Spezifität in Dezimalzahlen (z. B. 0,8) und nicht in Prozentzahlen (z. B. 80%) auszudrücken.

Interpretation der Likelihood Ratios

Was sagen nun die Werte der Likelihood Ratios aus?

> ❯ — Je höher die **positive** Likelihood Ratio ist, desto sicherer kann man sein, dass die Person mit positivem Testergebnis die Krankheit hat.
> — Je niedriger die **negative** Likelihood Ratio ist, desto sicherer kann man sein, dass die Person mit negativem Testergebnis die Krankheit nicht hat.

Zur Interpretation gibt es folgende Faustregeln (Glenck et al. 2001):

— Werte bei positivem Testresultat (LR+):
   — LR+ >10 ist bei einem positiven Testresultat sehr nützlich, um die Krankheit einzuschließen. Anders ausgedrückt: Die Nachtestwahrscheinlichkeit erhöht sich in der Regel durch LR+ >10 deutlich.
   — LR+ zwischen 5–10 ergeben mäßige Veränderungen der Vortestwahrscheinlichkeit.
   — LR+ zwischen 2–5 bewirken geringe, trotzdem manchmal wichtige Veränderungen der Vortestwahrscheinlichkeit.

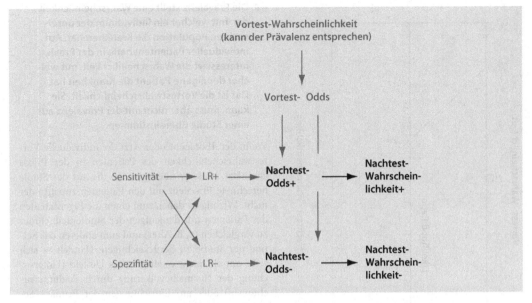

Abb. 12.3   Beziehungen zwischen den verschiedenen Kennwerten bei Tests mit dichotomen Merkmalsausprägungen. Die einzelnen Größen repräsentieren entweder Eigenschaften des Patienten (graue, fette Schrift), Eigenschaften des Tests (graue Standardschrift) oder sind sowohl durch Patienten- als auch Testeigenschaften geprägt (schwarze, fette Schrift). LR = Likelihood Ratio. »+« ist die jeweilige Größe bei positivem Testresultat des Patienten, »−« bei negativem Testergebnis

- LR+ zwischen 1 und 2 verändern die Vortestwahrscheinlichkeit in einem kaum relevanten Ausmaß.
- Werte bei negativem Testresultat (LR−):
  - LR− <0,1 ist bei einem negativen Testresultat sehr nützlich, um die Krankheit auszuschließen. Anders formuliert: Die Nachtestwahrscheinlichkeit wird durch LR− <0,1 signifikant reduziert.
  - LR− zwischen 0,1−0,2 ergeben mäßige Veränderungen der Vortestwahrscheinlichkeit.
  - LR− zwischen 0,2−0,5 bewirken geringe, trotzdem manchmal wichtige Veränderungen der Vortestwahrscheinlichkeit.
  - LR− zwischen 0,5 und 1 verändern die Vortestwahrscheinlichkeit in einem kaum relevanten Ausmaß.

Eine LR ≈1 bietet also kaum zusätzliche Information im Vergleich zur Vortestwahrscheinlichkeit. Die Untersuchung mit einem solchen Test kann man sich daher sparen.

Wenn man die Likelihood Ratio mithilfe der Faustregeln als genügend aussagekräftig einschätzt, so eignet sie sich für weitere Berechnungen bzw. für die Anwendung in einer Grafik (Abb. 12.4), denn man möchte ja zu der oben erwähnten Nachtestwahrscheinlichkeit gelangen. Dieser Anwendungszweck wird aber erst weiter unten aufgeführt, da zuerst noch weitere Größen wichtig sind.

Prävalenz (engl.: prevalence)

Die Prävalenz ist der **Anteil Erkrankter in einer definierten Population** zu einem bestimmten Zeitpunkt. Beispielsweise liegt die Prävalenz der Multiplen Sklerose in Deutschland bei 149 auf 100.000 Einwohner (Hein u. Hopfenmüller 2000).

Die Einschätzung der Prävalenz einer Krankheit ermitteln wissenschaftliche Studien. Sie beruht auf der Untersuchung einer repräsentativen Stichprobe aus derjenigen Population, welche die Studie beschreibt. Es ist also stets darauf zu achten, worauf sich die Prävalenz bezieht, z. B.:

- Auf die allgemeine Bevölkerung in einem Land oder einer Region, wie beim vorhergehenden Beispiel multiple Sklerose.
- Auf Patienten, bei welchen ein begründeter Verdacht auf die Krankheit besteht. Die Prävalenz ist höher als in der Durchschnittsbevölkerung.

Letzterer Fall ist besonders wichtig, denn Patienten kommen häufig mit Hinweisen auf eine mögliche Krankheit zur Abklärung in die Praxis. Die Prävalenz dieser Population wird in Studien zur Testvalidierung der Phase III ermittelt, denn sie untersuchen Patien-

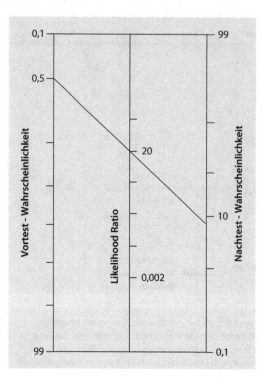

○ **Abb. 12.4**   Vereinfachte Skizze zur Erklärung des Likeli-hood Ratio Nomogramms nach Fagan (1975)

ten, bei welchen ein begründeter Verdacht auf die Krankheit besteht. In diesen Studien liegen Ergebnis-se des Referenzstandards vor, von denen anzunehmen ist, dass sie zuverlässig sind. Daher kommt folgende Formel zur Anwendung (a = Anzahl richtig positiver Fälle; b = Anzahl falsch positiver Fälle; c = Anzahl falsch negativer Fälle; d = Anzahl richtig negativer Fälle):

$$Prävalenz = \frac{a+c}{a+b+c+d} \qquad (12.7)$$

> **Praxistipp**
>
> Die Gleichung für die Prävalenz können Sie sich besser vorstellen, wenn Sie Folgendes bedenken: Im Zähler befinden sich nur die Ergebnisse der Patienten, welche (laut Referenzstandard) **krank** sind. Der Nenner ist die Anzahl aller Studienteil-nehmer.

> ❯ Die Prävalenz stellt eine Wahrscheinlichkeit dar, mit welcher ein Individuum der unter-suchten **Population** die Krankheit hat. Auf individueller Patientenebene in der Praxis interessiert die Wahrscheinlichkeit, mit wel-cher der eigene **Patient** die Krankheit hat. Das ist die Vortestwahrscheinlichkeit. Sie kann, muss aber nicht mit der Prävalenz aus einer Studie übereinstimmen.

Wenn der Therapeut oder Arzt die individuelle Vor-testwahrscheinlichkeit des Patienten in der Praxis abschätzt, muss er überlegen, ob die aus der Studie berechnete Prävalenz auf den Patienten zutrifft oder nicht. Wichtig ist dabei, zum einen die Eigenschaften des Patienten mit denjenigen der Studienteilnehmer zu vergleichen (z. B. Alter) und zum anderen das Set-ting der Studie zu berücksichtigen: Handelt es sich z. B. um ein nicht medizinisches Umfeld (Untersu-chung der Normalbevölkerung durch Feldunter-suchungen) oder um Einrichtungen der Primär-, Se-kundär- oder Tertiärversorgung? Beispielsweise ist die Prävalenz der an Multipler Sklerose Erkrankten in der Normalbevölkerung wesentlich geringer als in einer Spezialklinik, in welche der Hausarzt Patienten mit Verdacht auf multiple Sklerose überweist. Nur wenn wichtige Eigenschaften des Patienten und das Umfeld bzw. Setting der Studie übereinstimmen, lässt sich die Prävalenz der Studie auf den Patienten in der Praxis übertragen. In diesem Fall ist die Prävalenz der Studie die Vortestwahrscheinlichkeit des Patienten.

Positiver Prädiktivwert (engl.: positive predictive value), PPV

Der positive Prädiktivwert (PPV), auch Positiver Vor-hersagewert genannt, dient dazu, die Wahrscheinlich-keit herauszufinden, mit der ein Patient mit **positivem Testresultat** die Krankheit tatsächlich hat. Er ist in der untersuchten Studienpopulation der Anteil an Patien-ten mit positiven Testergebnissen, welche die Krank-heit tatsächlich haben.

Er berechnet sich folgendermaßen aus den Anga-ben der wissenschaftlichen Literatur (a = Anzahl rich-tig positiver Fälle; b = Anzahl falsch positiver Fälle):

$$PPV = \frac{a}{a+b} \qquad (12.8)$$

Diese einfache Berechnung der tatsächlichen Krank-heitswahrscheinlichkeit (Nachtestwahrscheinlichkeit) eines Patienten in der Praxis steht im scheinbaren Wi-derspruch zur Aussage im Abschnitt Likelihood Ratio (▶ Abschn. 12.2.3). Dort steht nämlich, dass es auf-wändigere Berechnungen dazu braucht, weil es mehrere Größen, d. h. die Vortestwahrscheinlichkeit des Patienten, Sensitivität und Spezifität bzw. Likelihood Ratio des Tests, zu berücksichtigen gilt.

Dieser Widerspruch lässt sich folgendermaßen erklären: Der positive Prädiktivwert gibt an, bei wie viel Prozent der Personen mit positivem Testresultat die gesuchte Erkrankung vorliegt. Diese Prozentzahl bezieht sich aber nur auf die Gruppe der Studienteilnehmer mit deren Eigenschaften. Die Frage ist also, ob sich der Prädiktivwert auf den Patienten in der Praxis mit seinen individuellen Eigenschaften übertragen lässt. Die Übertragbarkeit ist nur bei Populationen gewährleistet, welche dieselbe Prävalenz haben (Davidson 2002).

> **Stimmt die Vortestwahrscheinlichkeit des eigenen Patienten mit der Prävalenz der Studienpopulation überein, so ist der positive Prädiktivwert die Wahrscheinlichkeit, mit welcher der positiv getestete Patient die Krankheit hat (Nachtestwahrscheinlichkeit).**

Da die Übereinstimmung der Vortestwahrscheinlichkeit mit der Prävalenz der Studienpopulation häufig nicht genügend gewährleistet ist, stellt der PPV häufig keine wichtige Größe der EBP dar. Der Vollständigkeit halber ist sie hier jedoch aufgeführt.

Für Patienten mit negativem Testergebnis braucht es eine andere Größe, den negativen Prädiktivwert, dessen Beschreibung nun folgt.

Negativer Prädiktivwert (engl.: negative predictive value), NPV

Der negative Prädiktivwert (NPV), auch Negativer Vorhersagewert genannt, dient dazu, die Wahrscheinlichkeit herauszufinden, mit der ein Patient mit **negativem Testresultat die Krankheit** nicht hat. Er ist der Prozentsatz der Studienteilnehmer mit negativem Testresultat, bei denen die gesuchte Erkrankung nicht vorliegt.

Der negative Prädiktivwert berechnet sich direkt aus den Angaben der wissenschaftlichen Literatur (c = Anzahl falsch negativer Fälle; d = Anzahl richtig negativer Fälle):

$$NPV = \frac{d}{c+d} \qquad (12.9)$$

Wie der oben beschriebene positive Prädiktivwert, so ist auch der negative Prädiktivwert in der Praxis nur gültig, wenn die Vortestwahrscheinlichkeit des eigenen Patienten der Prävalenz der Studienpopulation entspricht.

> **Stimmt die Vortestwahrscheinlichkeit des Patienten in der Praxis mit der Prävalenz der Studienpopulation überein, so ist der negative Prädiktivwert die Wahrscheinlichkeit, mit welcher der negativ getestete Patient die Krankheit nicht hat.**
> **Das entspricht nicht der Nachtestwahrscheinlichkeit, die stets die Wahrscheinlichkeit ausdrückt, mit der die Krankheit vorliegt. Wenn die Vortestwahrscheinlichkeit der Prävalenz der Studiengruppe entspricht, so ist die Nachtestwahrscheinlichkeit des Patienten mit negativem Testergebnis gleich 1-NPV.**

Für Patienten mit positivem Testergebnis braucht es eine andere Größe, den vorhergehend beschriebenen positiven Prädiktivwert.

Vortest-Odds (engl.: Pre-test odds)

Der Begriff **Odds** kommt aus dem Englischen und bedeutet Gewinnchancen, Wettquote. Odds gibt die Chance an, mit der ein Ereignis eintritt. Die Vortest-Odds ist die Chance für das Vorliegen einer Krankheit, bevor ein spezifischer Test zur Bestätigung der Krankheit zur Anwendung kommt. **Chance** ist nicht wie im üblichen Sprachgebrauch mit dem Eintreten eines erfreulichen Ereignisses assoziiert. Der statistische Begriff ist wertneutral und kann sich wie hier auf unerfreuliche Ereignisse beziehen.

Der Begriff Odds ist nicht dasselbe wie Wahrscheinlichkeit, wie das folgende Beispiel verdeutlicht.

Beispiel Vortest-Odds

Angenommen, die Vortestwahrscheinlichkeit für ein Karpaltunnelsyndrom (CTS) läge bei einer Patientin, die aufgrund neurologischer Beschwerden im Handbereich die handchirurgische Abteilung einer Spezialklinik aufsucht, bei 60%. Ihre Vortest-Odds wäre dann 0,6/(1–0,6)=1,5:1. Man könnte also, um den Begriff Odds wörtlich zu nehmen, 1,5 :1 darauf wetten, dass sie ein CTS hat, ohne sie überhaupt mit einem spezifischen Test überprüft zu haben. Die Vortestwahrscheinlichkeit beträgt in diesem Beispiel also 60%, die Vortest-Odds 1,5.

Die Vortest-Odds drückt aus, mit welcher Chance ein Patient einer bestimmten Population die Krankheit hat. Die Vortest-Odds wird also immer auf das (medizinisch so definierte) positive Ereignis, also auf das Vorhandensein der Krankheit, bezogen.

Die Berechnung der Vortest-Odds erfolgt entweder aus den Angaben der Literaturstudie oder mithilfe der geschätzten Vortestwahrscheinlichkeit:

— Trifft die Häufigkeit der Erkrankung in der untersuchten Studiengruppe vermutlich auf den Patienten zu (▶ Abschn. 12.2.3, »Prävalenz«), so lautet die Gleichung für die Vortest-Odds:

$$Vortest\text{-}Odds = \frac{Prävalenz}{1 - Prävalenz} \qquad (12.10)$$

— Lässt sich die Prävalenz der Studienteilnehmer nicht auf den Patienten übertragen, so berechnet sich die Vortest-Odds anhand der Vortestwahrscheinlichkeit:

$$Vortest\text{-}Odds = \frac{Vortestwahrscheinlichkeit}{1 - Vortestwahrscheinlichkeit}$$

$$(12.11)$$

Nachtest-Odds (engl.: Post-test odds)

Wie oben bei der Vortest-Odds beschrieben, gibt die **Odds** die Chance an, mit der ein Ereignis eintritt. Die Nachtest-Odds drückt aus, mit welcher Chance ein Patient einer bestimmten Population die Krankheit hat, und zwar unter Berücksichtigung der Sensitivität und Spezifität bzw. der Likelihood Ratio des angewendeten spezifischen Tests.

Die Nachtest-Odds berechnet sich folgendermaßen:

— Wenn der zu behandelnde Patient ein **positives Testresultat** hat, so berechnet sie sich zu:

$$Nachtest\text{-}Odds + = Vortest\text{-}Odds * LR +$$

$$(12.12)$$

— Wenn der Patient in der Praxis ein **negatives Testresultat** hat, so berechnet sie sich zu:

$$Nachtest\text{-}Odds - = Vortest\text{-}Odds * LR -$$

$$(12.13)$$

Die Nachtest-Odds dient der Berechnung der Nachtestwahrscheinlichkeit für einen individuellen Patienten in der Praxis.

Dieser und die vorhergehenden Abschnitte beschrieben die verschiedenen Größen der internen und externen Evidenz. Das eigentliche Ziel fehlt aber noch: die individuelle Krankheitswahrscheinlichkeit des Patienten, also seine Nachtestwahrscheinlichkeit.

Nachtestwahrscheinlichkeit (engl.: Post-test probability)

Die Nachtestwahrscheinlichkeit, auch Posttest-Wahrscheinlichkeit genannt, beschreibt die Wahrscheinlichkeit, mit der ein Patient in der Praxis die betref-

fende Krankheit nach der Anwendung des Tests hat. Diese **definitive Krankheitswahrscheinlichkeit** des Patienten ergibt sich aus:

— der 1. Schätzung der Krankheitswahrscheinlichkeit (Vortestwahrscheinlichkeit bzw. Prävalenz),
— dem Testergebnis (positiv oder negativ)
— den Testeigenschaften (Sensitivität und Spezifität bzw. aus der daraus bestimmten Likelihood Ratio),
— der Vor- und Nachtest-Odds, welche sich aus den vorhergehend genannten Größen berechnen.

Es gibt 2 Wege, an den Wert der Nachtestwahrscheinlichkeit zu gelangen. Ein in der EBM häufig zitierter Weg ist der Gebrauch des Likelihood Ratio Nomogramms (◐ Abb. 12.4), d. h. das Ablesen der Nachtestwahrscheinlichkeit aus einer Grafik. Den genaueren Wert liefert die Berechnung über die Nachtest-Odds. Beide Möglichkeiten werden im Folgenden kurz beschrieben.

Likelihood Ratio Nomogramm

Die Nachtestwahrscheinlichkeit lässt sich mithilfe des Nomogramms auf folgende Weise bestimmen:

— Zunächst bestimmt man die Vortestwahrscheinlichkeit für den Patienten und die Likelihood Ratio für ein positives bzw. negatives Testresultat, so, wie es weiter oben beschrieben steht.
— Dann zieht man eine Gerade vom Wert der Vortestwahrscheinlichkeit (linke Achse) durch den Wert der berechneten Likelihood Ratio (mittlere Achse) und verlängert sie bis zur Achse der Nachtestwahrscheinlichkeit (rechte Achse).
— Dort, wo die Gerade die rechte Achse schneidet, lässt sich der Wert der Nachtestwahrscheinlichkeit direkt ablesen. Im Beispiel (◐ Abb. 12.4) läge bei einer Vortestwahrscheinlichkeit von 0,5 und einer Likelihood Ratio von 20 die Nachtestwahrscheinlichkeit bei etwas unter 10.

Die Verwendung des Nomogramms setzt die Kenntnis der Likelihood Ratio voraus. Ist sie nicht bekannt, muss sie zuvor aus den Werten der Vierfeldertafel bzw. aus der Sensitivität und Spezifität berechnet werden.

Berechnung der Nachtestwahrscheinlichkeit

Genauere Werte als das Nomogramm liefern die Berechnungen der Nachtestwahrscheinlichkeit.

Praxistipp

Die Excel-Datei, die Ihnen zur Verfügung steht (Internet-Link für Download: ▶ http://extras. springer.com), führt die Berechnungen zur Bestimmung der Nachtestwahrscheinlichkeit sowie anderer Größen automatisch aus. Dazu gibt es 3 Arbeitsblätter, deren Wahl sich danach richtet, welche Werte bekannt sind:

- Sind hinsichtlich der Testeigenschaften keine Werte außer denjenigen der Vierfeldertafel bekannt, so wählen Sie das Arbeitsblatt »Tests(1)«, welches alle Größen daraus berechnet.
- Zur Verwendung des Arbeitsblattes »Tests(2)« müssen Ihnen die Sensitivität und die Spezifität des Tests bekannt sein.
- Das Arbeitsblatt »Tests(3)« setzt die Kenntnis der Werte für LR+ bzw. LR– voraus.

Die Nachtestwahrscheinlichkeit berechnet sich aus der Nachtest-Odds. Dafür gibt es 2 verschiedene Formeln, deren Wahl vom Testergebnis des Patienten abhängt:

- Wenn der zu behandelnde Patient ein **negatives Testresultat** hat, so gilt:

$$Nachtestwahrscheinlichkeit- = \frac{Nachtest\text{-}Odds-}{1+Nachtest\text{-}Odds-}$$

$$(12.14)$$

- Wenn der Patient ein **positives Testresultat** hat, so gilt:

$$Nachtestwahrscheinlichkeit+ = \frac{Nachtest\text{-}Odds+}{1+Nachtest\text{-}Odds+}$$

$$(12.15)$$

Wie aus den bisherigen Ausführungen hervorging, erfolgt die Berechnung der Nachtestwahrscheinlichkeit über viele Zwischenschritte. Die Anzahl dieser Schritte hängt davon ab, wie viele Größen bereits bekannt sind, z. B. bereits die LR+ bzw. LR– oder nur die Größen der Vierfeldertafel. Zur Vernetzung der verschiedenen Größen, ◘ Abb. 12.3. Zur Übersicht, wie die Größen der EBP bei dichotomen Tests mathematisch zusammenhängen, ◘ Tab. 12.5.

Fiktives Fallbeispiel zur Verdeutlichung der Kennwerte: Blutspende[8]

Zur Beantwortung der Frage liegen folgende Informationen vor:

---

8 Dieses Fallbeispiel ist zwar nicht direkt mit der Therapie verbunden, veranschaulicht aber mit der realistisch

Fallbeispiel 1

Ein Mann geht zur Blutspende. Er gehört zwar nicht zu einer Risikogruppe für HIV-Infektionen, aber aufgrund eines zweimaligen Wechsels seiner Sexualpartnerinnen in den vergangenen Jahren ist eine HIV-Infektion nicht gänzlich auszuschließen. Zwei Wochen nach der Spende erhält er die Information, dass der HIV-Test (im Volksmund auch als AIDS-Test bezeichnet) bei der Überprüfung seiner Blutkonserve positiv ausgefallen ist. Er erfährt auch, dass dieser Test bei einem infizierten Menschen zu 99,8% positiv und bei nichtinfizierten Personen zu 99% negativ ausfällt. Muss sich der Blutspender große Sorgen machen, dass er sich wirklich mit dem Virus infiziert hat?

- Die Wahrscheinlichkeit, dass der HIV-Test eines infizierten Menschen bei Routineuntersuchungen positiv ausfällt, ist 99,8% (Sensitivität = 99,8%).
- Der Test fällt bei nichtinfizierten Personen mit einer Wahrscheinlichkeit von 99% negativ aus (Spezifität = 99%).
- Der Test wurde routinemäßig bei einer Blutspende durchgeführt. Der Patient scheint gesund zu sein, er hat keine Krankheitssymptome.
- Die Häufigkeit in der Altersklasse, mit der Lebensweise des Patienten und in dem Land, in welchem der Patient lebt, wurde mit 1/1.000 eingeschätzt, d. h. die Prävalenz bzw. Vortestwahrscheinlichkeit des Patienten beträgt 0,001.

Berechnungen

Zu den Berechnungen, ◘ Tab. 12.6.

Obwohl also die Spezifität des Tests sehr hoch ist und der Blutspender ein positives Testergebnis hat, liegt die Wahrscheinlichkeit, dass er tatsächlich mit dem Virus infiziert ist, bei nur 9%. Er darf sich also nicht davon erschrecken lassen, dass nichtinfizierte Personen zu 99% ein negatives Resultat haben und daraus schließen, dass die Wahrscheinlichkeit für ihn bei nur 1% liegt, das Virus nicht zu haben.

Diesem Resultat kann man wirklich vertrauen, auch wenn es nicht gerade dem subjektiven Gefühl entspricht. Der Grund liegt in der niedrigen Vortest-

---

hohen Güte der Tests und der Bedeutung eines solchen Testergebnisses für den Patienten für sein weiteres Leben die Wichtigkeit, die tatsächliche Wahrscheinlichkeit für das Vorliegen einer Krankheit zu berechnen und sich nicht auf sein Gefühl zu verlassen.

◘ Tab. 12.5   Übersicht über die verschiedenen Kennwerte dichotomer Tests

Größe	Formel	Bedeutung
Validität	$\dfrac{a+d}{a+b+c+d}$	Rate der untersuchten Menschen, die durch den Test korrekt eingestuft wurden
Sensitivität	$\dfrac{a}{a+c}$	Rate der richtig positiven Ergebnisse
Spezifität	$\dfrac{d}{b+d}$	Rate der richtig negativen Ergebnisse
Positiver prädiktiver Wert, PPV	$\dfrac{a}{a+b}$	Rate der Studienteilnehmer mit positiven Testergebnissen, welche die Krankheit tatsächlich haben
Negativer prädiktiver Wert, NPV	$\dfrac{d}{c+d}$	Rate der Studienteilnehmer mit negativen Testergebnissen, welche die Krankheit tatsächlich nicht haben
Positive Likelihood Ratio (LR+)	$\dfrac{\text{Sensitivität}}{1-\text{Spezifität}}$	Größe im Fall eines positiven Testergebnisses, die bestimmt, wie stark sich die Vortestwahrscheinlichkeit zur Nachtestwahrscheinlichkeit verändert
Negative Likelihood Ratio (LR−)	$\dfrac{1-\text{Sensitiviät}}{\text{Spezifität}}$	Größe im Fall eines negativen Testergebnisses, die bestimmt, wie stark sich die Vortestwahrscheinlichkeit zur Nachtestwahrscheinlichkeit verändert
Prävalenz	$\dfrac{a+c}{a+b+c+d}$	Rate der untersuchten Population, welche die Krankheit aufweist
Vortestwahrscheinlichkeit	Geschätzter Wert	Geschätzte Wahrscheinlichkeit, mit welcher ein bestimmter Patient die betreffende Krankheit hat. Sie kann der Prävalenz entsprechen
Vortest-Odds	$\dfrac{\text{Vortestwahrscheinlichkeit}}{1-\text{Vortestwahrscheinlichkeit}}$	Chance, mit welcher ein Patient der untersuchten Population die Krankheit hat Anmerkung: Ist die Vortestwahrscheinlichkeit = Prävalenz, so lässt sich entsprechend die Prävalenz in die Formel einsetzen
Nachtest-Odds+	Vortest-Odds ∗ LR+	Chance, mit welcher ein Patient der untersuchten Population mit positivem Testresultat die Krankheit unter Berücksichtigung der Testeigenschaften (Likelihood ratio) hat
Nachtest-Odds−	Vortest-Odds ∗ LR−	Chance, mit welcher ein Patient der untersuchten Population mit negativem Testresultat die Krankheit unter Berücksichtigung der Testeigenschaften (Likelihood ratio) hat

◻ Tab. 12.5 Fortsetzung

Größe	Formel	Bedeutung
Nachtestwahrscheinlichkeit+	$\dfrac{\text{Nachtest-Odds+}}{1+\text{Nachtest-Odds+}}$	Wahrscheinlichkeit, mit der ein Patient mit positivem Testresultat die betreffende Krankheit unter Berücksichtigung seiner Vortestwahrscheinlichkeit und der Testeigenschaften hat
Nachtestwahrscheinlichkeit–	$\dfrac{\text{Nachtest-Odds–}}{1+\text{Nachtest-Odds–}}$	Wahrscheinlichkeit, mit der ein Patient mit negativem Testresultat die betreffende Krankheit unter Berücksichtigung seiner Vortestwahrscheinlichkeit und der Testeigenschaften hat

a = Anzahl richtig positiver Fälle; b = Anzahl falsch positiver Fälle; c = Anzahl falsch negativer Fälle; d = Anzahl richtig negativer Fälle

◻ Tab. 12.6 Berechnung der verschiedenen Größen für das Fallbeispiel HIV-Test

Größe	Formel	Berechnung	Ergebnis
Positive Likelihood Ratio (LR+)	$\dfrac{\text{Sensitivität}}{1-\text{Spezifität}}$	$\dfrac{0,998}{1-0,99}$	99,8
Vortestwahrscheinlichkeit	Geschätzter Wert	–	0,001
Vortest-Odds	$\dfrac{\text{Vortestwahrscheinlichkeit}}{1-\text{Vortestwahrscheinlichkeit}}$	$\dfrac{0,001}{1-0,001}$	0,001
Nachtest-Odds+	Vortest-Odds $*$ LR+	$0,001 * 99,8$	0,0998
Nachtestwahrscheinlichkeit+	$\dfrac{\text{Nachtest-Odds+}}{1+\text{Nachtest-Odds+}}$	$\dfrac{0,0998}{1+0,0998}$	0,0907

wahrscheinlichkeit. Sie liegt bei dem Patienten bei 0,001. Das ist dasselbe wie ein Infizierter pro 1.000 Patienten oder 1.000 Infizierte pro 1 Mio. Patienten. Wenn 1 Mio. Patienten mit dieser Vortestwahrscheinlichkeit den Test durchführen, so fällt der Test
— bei 998 Infizierten positiv und bei 2 Infizierten negativ aus, da die Sensitivität bei 99,8% liegt,
— bei 989.010 Nicht-Infizierten negativ und bei 9.990 Nicht-Infizierten positiv aus, da die Spezifität bei 99% liegt.

10.988 Patienten erhalten also ein positives Testergebnis, aber davon ist ein geringer Bruchteil, nämlich 998 Patienten = 9%, tatsächlich infiziert. Dieser Prozentsatz ist die (Nachtest-)Wahrscheinlichkeit.

Bei dem Fallbeispiel ist jedoch zu ergänzen, dass es natürlich einer weiteren Abklärung bedarf, weil eine Infektionswahrscheinlichkeit von 9% bei diesem gefährlichen Virus immer noch eine Bedrohung darstellt. Um die Diagnose zu verifizieren, wird deshalb in der Praxis bei solch gefährlichen Krankheiten bzw. Infektionen ein 2. Test durchgeführt.

Nach der ausführlichen Beschreibung der einzelnen Größen, welche die Relevanz der Ergebnisse ausdrücken, verbleibt noch die wichtige Frage, ob der Test auch bei dem zu behandelnden Patienten zur Anwendung kommen kann und sollte. Diese Frage behandelt der nächste Abschnitt.

12.3 Ist die Evidenz zu einem Test auf die medizinisch-therapeutische Versorgung des Patienten anwendbar?

Hat ein Therapeut mithilfe der Literatur herausgefunden, dass ein Test für die Praxis wertvoll ist, was sich z. B. in Form einer hohen Sensitivität und Spezifität und einer hohen LR+ und niedrigen LR- zeigt, garantiert das noch nicht, dass er den Test wirklich am eigenen Patienten anwenden kann oder sollte. Grundsätzlich muss er hier mehrere Aspekte berücksichtigen, v. a.:

- Kann er sich den Test überhaupt anschaffen?
- Würde der Patient kooperieren?
- Lassen sich die Studienergebnisse auf die eigene Einrichtung und auf den Patienten übertragen?
- Liegen genügend Informationen über den Patienten vor, damit er zu zuverlässigen Resultaten kommen kann? Die Wichtigkeit dieses Aspekts geht aus den letzten Abschnitten hervor, die zeigten, dass die individuelle Vortestwahrscheinlichkeit eine wichtige Rolle spielt.
- Wie hoch ist der Nutzen, der aus der Durchführung des Tests hervorgeht, bzw. stehen Aufwand und Nutzen in einem sinnvollen Verhältnis zueinander?

Verschiedene Leitfragen greifen diese Aspekte auf. Die Übersicht listet sie auf, im Text werden sie dann im Einzelnen beschrieben.

> **Leitfragen zur Beurteilung der Anwendbarkeit der Evidenz von Studien über dichotome Tests**
> - Ist der Test zugänglich und bezahlbar?
>   (Referenzen: a)
> - Würde der Patient den Test durchführen?
>   (Referenzen: a)
> - Stimmt die Art der Versorgung in der Studie mit der eigenen genügend überein und ähneln relevante Eigenschaften des eigenen Patienten denjenigen der Studienpatienten ausreichend?
>   (Referenzen: a, b)
> - Ist eine klinisch sinnvolle Schätzung der Vortestwahrscheinlichkeit des Patienten möglich?

> (Referenzen: a)
> - Hat die ermittelte Nachtestwahrscheinlichkeit auf das weitere klinisch-therapeutische Vorgehen einen Einfluss?
>   (Referenzen: a, b)
> - Nützt die Kenntnis der Nachtestwahrscheinlichkeit dem Patienten?
>   (Referenzen: a)
> (Referenzen: a) Sackett et al. 1999, S. 124–127; b) Jaeschke et al. 1994b)

■ **Ist der Test zugänglich und bezahlbar?**
Im therapeutischen Bereich kann es sich bei einem Test im günstigen Fall um eine einfache Anleitung und ein Testformular handeln, aber auch z. B. um komplizierte und teure Tests mit entsprechender Ausrüstung. Manchmal ist eine kürzere oder längere Schulung zur erfolgreichen Anwendung notwendig. Deshalb ist grundsätzlich abzuklären, ob der Zugang zu dem Test und seinen vollständigen Instruktionen gewährleistet ist. Der Test muss so durchführbar sein wie in der Studie, sonst lässt sich die Güte des Tests, wie sie die Studie nachgewiesen hat, nicht auf die eigene Situation übertragen.

Manchmal besteht auch die Notwendigkeit externer Testauswertungen (z. B. Experten, Labors). Hier gilt es zu überprüfen, ob Zugang zu diesen Stellen besteht.

Verschiedene Tests sind mit unterschiedlichen Kosten verbunden. Handelt es sich z. B. um einen leicht verständlichen Test, der weder eine Lizenz noch eine Schulung noch zusätzliche Geräte benötigt, sind die Kosten sehr gering. Müssen aber Messinstrumente/-geräte, Software, Lizenzen oder Testsets angeschafft werden oder setzt die Testanwendung eine Schulung voraus, so steigen die Kosten entsprechend. Besteht die Notwendigkeit externer Testauswertungen, muss deren Finanzierbarkeit gewährleistet sein.

■ **Würde der Patient den Test durchführen?**
Wichtig ist abzuklären, ob der Patient bereit ist, den Test durchzuführen. Manche Tests sind langwierig, unangenehm bzw. schmerzhaft oder sogar mit einem gewissen Risiko verbunden. Deshalb muss der Therapeut den Patienten gut über die Durchführung, Aussagekraft und mögliche Konsequenzen des Tests aufklären, damit er sich für oder gegen ihn entscheiden kann. Zu berücksichtigen gilt hier auch die Vortestwahrscheinlichkeit und die Gefährlichkeit der mög-

lichen Krankheit, denn wenn die Wahrscheinlichkeit gering und/oder die Krankheit relativ harmlos ist, kann sich der Patient eher gegen den Test entscheiden. Vielleicht ist es in diesem Fall auch sein Wunsch, zuerst die weitere Entwicklung der Symptome abzuwarten und den Test allenfalls später durchzuführen. Die **Präferenzen des Patienten** sind stets zu respektieren.

- **Stimmt die Art der Versorgung in der Studie mit der eigenen genügend überein und ähneln relevante Eigenschaften des eigenen Patienten denjenigen der Studienpatienten ausreichend?**

Aufgrund der charakteristischen Patientenzusammensetzung beeinflusst die Art der Versorgung (Primär-, Sekundär-, Tertiärversorgung) die Aussagekraft der Tests. Die Spezifität nimmt von der Primär- zur Tertiärversorgung tendenziell ab (Sackett et al. 1999, S. 124), denn es werden aufgrund der Symptome auch Patienten mit falsch positiven Ergebnissen überwiesen, sodass die Dichte der Patienten mit falsch positiven Ergebnissen in den weiterversorgenden Institutionen höher als in der Primärversorgung liegt.

Auch spezifische Patienteneigenschaften wie beispielsweise das Krankheitsstadium können die Testeigenschaften beeinflussen (Sackett et al. 1999, S. 124). Deshalb ist es wichtig zu hinterfragen, ob das untersuchte Kollektiv der Studie dem eigenen Patienten genug ähnelt, um davon ausgehen zu können, dass der Test beim eigenen Patienten genauso präzise wie bei der Studiengruppe ist. Vielleicht gibt es in der Studie auch Ergebnisse von Untergruppen, sodass der Therapeut sich an einer geeigneten orientieren kann.

Um die **Übertragbarkeit der Studienergebnisse** auf den Patienten zu gewährleisten, sollte der praktizierende Therapeut oder Arzt also darauf achten, möglichst Studien zur Validität eines Tests zu berücksichtigen, bei welchen er

1. dieselbe Art der Versorgung wie im eigenen Arbeitsbereich und
2. Patientengruppen, die dem eigenen Patienten genug ähneln, vorfindet.

Falls das eine und/oder andere nicht zutrifft, schlagen Sackett et al. (1999, S. 125) vor, eine Sensitivitätsanalyse durchzuführen, d. h. die Wahrscheinlichkeitsverhältnisse in einem sinnvollen Rahmen zu variieren und zu prüfen, ob sich dadurch aufgrund der veränderten Nachtestwahrscheinlichkeiten andere Entscheidungen ergeben würden.

- **Ist eine klinisch sinnvolle Schätzung der Vortestwahrscheinlichkeit des Patienten möglich?**

Die Vortestwahrscheinlichkeit übt einen bedeutenden Einfluss auf die Nachtestwahrscheinlichkeit aus, wie der Berechnungsweg und die Fallbeispiele weiter oben zeigten. Deshalb ist eine möglichst zutreffende Einschätzung der Vortestwahrscheinlichkeit unerlässlich.

Zur Schätzung der Vortestwahrscheinlichkeit ist die therapeutische bzw. klinische **Erfahrung** sehr hilfreich, denn relevante Praxisdaten müssen identifiziert und daraus Schlussfolgerungen gezogen werden. Das betrifft Praxiserfahrungen mit ähnlichen Patienten, die helfen,

- die Vortestwahrscheinlichkeit des Patienten aufgrund der Beobachtungen und seiner Daten realistisch einzuschätzen bzw.
- spezifische Eigenschaften des Patienten und die Art der Versorgung richtig einzuordnen, um zu bestimmen, ob die Prävalenz einer Studiengruppe als Vortestwahrscheinlichkeit des Patienten übernommen werden darf.

Nähere Angaben dazu finden sich im Abschnitt Vortestwahrscheinlichkeit, ▶ Abschn. 12.2.2.

Bestehen Unsicherheiten hinsichtlich der Einschätzung, schlagen Sackett et al. (1999, S. 125) vor, mit den Daten aus der Studie eine Sensitivitätsanalyse durchzuführen, welche die vorhergehende Leitfrage kurz beschrieb.

- **Hat die ermittelte Nachtestwahrscheinlichkeit auf das weitere klinisch-therapeutische Vorgehen einen Einfluss?**

Die Durchführung eines Tests dient der Entscheidungsfindung, wie die Behandlung des Patienten weitergehen soll. Ist die Nachtestwahrscheinlichkeit bei positivem Testergebnis so hoch, dass das Vorhandensein der Krankheit bei ihm anzunehmen ist und es sinnvoll erscheint, den Patienten einer Behandlung zu unterziehen? Oder ist die Wahrscheinlichkeit bei negativem Ergebnis so niedrig, dass sich die Krankheit mit ziemlicher Sicherheit ausschließen lässt und der Patient auf andere Krankheiten getestet werden sollte, da er ja Beschwerden hat?

Vielleicht kann man jedoch nach der Durchführung und Auswertung des Tests die Krankheit weder aus- noch einschließen, da das Resultat sehr nah an der definierten pathologischen Grenze liegt. Befindet es sich gerade noch im nichtpathologischen Bereich, so muss man die möglichen Konsequenzen für den

Fall abschätzen, dass keine Behandlung erfolgt, der Patient aber doch die Krankheit hätte. Liegt der Wert gerade noch im pathologischen Bereich, sollte man sich entsprechend den umgekehrten Fall vor Augen führen. Sinnvoll ist, bei Unsicherheit einen weiteren, vom ersten unabhängigen Test zur Rate zu ziehen, um das Vorhandensein dieser Krankheit zu überprüfen. Die Daten des 1. Tests lassen sich dabei nutzen, denn die Nachtest-Odds des 1. Tests ist gleich der Vortest-Odds des 2. Tests (Sackett et al. 1999, S. 126–127).

Wird beispielsweise zuerst Test A und dann Test B durchgeführt, so berechnet sich die Nachtest-Odds nach der Durchführung beider Tests zu:

$$Nachtest\text{-}Odds_B = \frac{Vortestwahrscheinlichkeit_A}{1 - Vortestwahrscheinlichkeit_A}$$

$$* LR+_A * LR+_B \qquad (12.16)$$

Für die Nachtestwahrscheinlichkeit als Gesamtresultat aus Test A und Test B ergibt sich:

$$Nachtestwahrscheinlichkeit_B =$$

$$\frac{Nachtest\text{-}Odds_B}{1 + Nachtest\text{-}Odds_B} \qquad (12.17)$$

- **Nützt die Kenntnis der Nachtestwahrscheinlichkeit dem Patienten?**

Diese Leitfrage entspricht der Beschreibung der höchsten Stufe (Phase IV) bei der Validierung von Tests (Sackett u. Haynes 2002). Die Frage könnte deshalb auch so formuliert werden: Wird es dem Patienten, wenn er den Test durchführt, im Endeffekt **besser als ohne Test gehen?**

Die Leitfrage hat einen engen Zusammenhang mit der vorhergehenden Frage, denn wenn Therapeut bzw. Arzt und Patient eine sinnvolle weitere Vorgehensweise anhand des Tests festlegen können, so nützt die Kenntnis der Nachtestwahrscheinlichkeit auch dem Patienten. Kann der Patient mit ziemlicher Sicherheit eine gefährliche Krankheit ausschließen oder erweist sich die tatsächlich vorhandene Krankheit als harmlos, während in der Differenzialdiagnose auch gefährlichere Krankheiten in Betracht kamen, so darf der Patient beruhigt sein. Auch im Fall einer sehr belastenden oder sogar bedrohlichen Krankheit kann sich das Wissen auf den Patienten positiv auswirken, sei es, dass er mehr Verständnis in seinem sozialen Umfeld gewinnt oder dass er – z. B. bei einer nur noch kurzen Lebenserwartung – seinen letzten Lebensabschnitt noch selbstbestimmt planen kann. Allerdings gibt es auch Ausnahmen. Nicht alle Patienten möchten erfahren, dass sie eine lebensbedrohliche Krankheit haben,

v. a. wenn entsprechende Maßnahmen fehlen oder wenn die Krankheit vielleicht aufgrund einer anderen Krankheit oder hohen Lebensalters voraussichtlich nicht mehr zum Tragen kommt.

Die vorhergehenden Abschnitte führten aus, wie man eine Studie zur Bestimmung der Validität, Spezifität, Sensitivität etc. und zur Einschätzung der Vor- und Nachtestwahrscheinlichkeit des Patienten auswertet sowie die praktische Anwendbarkeit hinterfragt. Ein wichtiges Gütekriterium, die Objektivität, fehlt noch. Die Objektivität lässt sich nicht mit der vorhergehend besprochenen Studienart, d. h. dem Vergleich des neuen Tests mit einem Goldstandard, bestimmen. Deshalb erfordert dieses Gütekriterium ein eigenes Kapitel. In der Forschungspraxis wie auch in der EBM nimmt die Überprüfung der Objektivität bei dichotomen Tests zwar bisher nur einen kleinen Raum ein, aber es handelt sich um ein wichtiges Gütemerkmal (▶ Kap. 13).

12.4 Fallbeispiel 2 : Box Fallbeispiel 2
▶ Kap. 12

12.4.1 Fragestellungen

Der Therapeut formuliert zunächst folgende **PICO-Frage:**
- Eignet sich bei der 81-jährigen Patientin, die in einem Alterszentrum wohnt, der Timed-Up-and-Go-Test zur Abklärung der Sturzgefahr, und existiert vielleicht ein noch ein besserer Test?

Falls sich der TUG oder ein anderer Test wissenschaftlich als geeignet erweist, schlösse sich folgende Frage an:
- Wie wahrscheinlich ist es, dass die Patientin im Verlauf des nächsten halben Jahrs stürzen wird?

Der Therapeut beschränkt den Zeitraum dabei auf ein halbes Jahr, da sich in dieser Zeit die Mobilität bei dieser Altersgruppe und in diesem Setting schnell ändern kann.

12.4.2 Schätzung der Vortestwahrscheinlichkeit

Der Therapeut beobachtet den Gang von Frau F. und lässt sie einfache, altersgemäße Gleichgewichtsaufgaben durchführen, um sich einen ersten Eindruck zu verschaffen. Aufgrund seiner Beobachtungen, fehlender manifester Diagnosen (z. B. neurologische Krank-

Fallbeispiel 2

Frau F., eine 81-jährige Frau mit leichter Demenz, wohnt seit 3 Monaten in einem Alterszentrum. Sie möchte physiotherapeutisch behandelt werden, da sie den Eindruck hat, sie würde nicht mehr so sicher gehen. Eine ärztliche Diagnose, welche mit Gleichgewichtsstörungen verbunden sein könnte, besteht nicht.

Dem behandelnden Physiotherapeuten ist wichtig, ihre Sturzgefahr möglichst präzise abzuklären, um nötigenfalls präventive Maßnahmen zu treffen. Er weiß, dass mehrere geriatrische Gesellschaften den Timed-Up-and-Go-Test (TUG)[1]

hierfür empfehlen. Der Therapeut muss zur genauen Abklärung wissen, wie hoch die Sensitivität und Spezifität bzw. LR+ und LR– des Tests sind. Zudem fragt er sich, ob es nicht noch eine bessere Alternative gäbe.

---

1 Beim TUG wird die Zeit gemessen, die ein Patient benötigt, um von einem Stuhl aufzustehen, 3 m zu

gehen, sich umzudrehen, zum Stuhl zurückzukehren und sich wieder hinzusetzen.

---

heiten) und unter Berücksichtigung des Alters der Patientin schätzt er, dass eine 60%ige Vortestwahrscheinlichkeit für Stürze in den kommenden 6 Monaten vorliegt.

12.4.3 Literaturrecherche

Der Physiotherapeut beschränkt sich bei der Literatursuche auf PubMed, da seine Arbeitgeberin für kostenpflichtige Datenbanken keine Lizenzen besitzt und sich die PEDro-Datenbank auf Wirksamkeitsstudien spezialisiert hat, nicht auf Studien zur Überprüfung der Güte von Messinstrumenten. Er gibt folgende Stichwörter ins Suchfeld ein:

– timed up-and-go test fall specificity sensitivity

PubMed listet als Suchergebnis 18 Studien auf (Stand: 03.09.2010). Die Studie von Nordin et al. (2008) eignet sich für seine Fragestellung und entspricht der Zielgruppe. Zudem ist die Studie prospektiv, d. h. sie steht auf höherer Evidenzstufe als eine retrospektive. Der Artikel ist im Internet frei zugänglich, daher druckt er ihn direkt aus.

Der Therapeut überfliegt zunächst den Text, insbesondere den Methodenteil, um einen Eindruck über den Inhalt zu gewinnen. Die Studie untersuchte die Validität des TUG, aber auch folgende weitere Tests bzw. Erfassungsmethoden, um die Sturzgefahr abzuklären:

– Modifizierter Get-up-and-Go Test (GUG-m): Die Aufgabe, welche der Patient durchführt, ist dieselbe wie beim TUG. Der Therapeut beobachtet dabei die Durchführung und beurteilt das Fallrisiko auf einer 5-stufigen Ordinalskala (1= kein Fallrisiko, …, 5= sehr hohes Fallrisiko). Zur Be-

urteilung gibt es Kriterien für jede Stufe, welche im Artikel kurz beschrieben sind und die sich in der dort angegebenen Quelle noch genauer nachlesen lassen.

– Global rating of fall risk (GLORF): Der Therapeut stellt der Pflegefachperson oder Pflegefachhilfe, welche die Patientin ausreichend kennt, folgende Frage: »Wie beurteilen Sie das Risiko, dass Herr oder Frau X in den nächsten 6 Monaten stürzen wird: hoch oder tief?«

– Erfassung der vorhergehenden Stürze (History of Falls): Der Therapeut stellt der Pflegefachperson oder Pflegefachhilfe, welche die Patientin ausreichend kennt, folgende Frage: »Ist Herr oder Frau X in den letzten 6 Monaten gestürzt?«

Alle Tests bzw. Erfassungsmethoden der Sturzgefahr klingen interessant. Der Physiotherapeut von Frau F. wird alle beachten und versuchen, eine geeignete Auswahl zu treffen. Zunächst gilt es jedoch, die wissenschaftliche Validität des Artikels zu beurteilen.

12.4.4 Bewertung der Validität der Studie

Um die übergeordnete Frage »Ist die Evidenz zum Test valide?« beurteilen zu können, beantwortet der Therapeut die zugehörigen Leitfragen (genauer Wortlaut der Leitfragen, ▶ Abschn. 12.1 »QUADAS«).

Repräsentatives Spektrum der Patienten Die Gruppe der Versuchsteilnehmer (VN) setzt sich aus Bewohnern und Bewohnerinnen von Alterszentren zusammen, welche fähig waren, den TUG durchzuführen (s. Auswahlkriterien). Den Diagnosen und funktionellen

Baseline-Werten der VN nach zu urteilen, liegt innerhalb dieser Population ein repräsentatives Spektrum vor: Beispielsweise beträgt der Median des TUG 25,5 s mit einem Interquartil-Bereich[9] von 17,6–35,9 s.

Beschreibung der Auswahlkriterien Es gibt 4 Auswahlkriterien, die klar beschrieben sind:

- Bewohner eines Alterszentrums (in Schweden),
- mindestens 65 Jahre alt,
- mindestens 10 Punkte im Mini-Mental State Examination (MMSE),
- Fähigkeit, den TUG durchzuführen.

Ein wichtiger Punkt fehlt jedoch: Es ist unklar, ob die VN zur Zeit der Studie schon mindestens 6 Monate in dem Alterszentrum wohnten.

Richtige Klassifizierung der Zielgröße durch den Referenzstandard Der Referenzstandard ist hier die Registrierung der Stürze im Zeitraum eines halben Jahrs durch das betreuende Personal. Die Zielgröße »Sturz« ist im Artikel klar definiert. Deshalb kann die Leitfrage mit »ja« beurteilt werden.

Sinnvoller Erfassungszeitraum Das Follow-up beträgt 6 Monate und reicht somit aus.

Überprüfung der gesamten/randomisierten Auswahl der Stichprobe mit dem Referenzstandard Ja, bei allen VN wurde die Anzahl Stürze dokumentiert.

Anwendung desselben Referenzstandards bei allen Patienten Ja.

Unabhängigkeit des Referenzstandards und des zu validierenden Tests voneinander Ja, der Referenzstandard und der Test (TUG sowie die anderen Tests, die in der Studie validiert werden) sind unabhängig voneinander.

Detaillierte Beschreibung der Durchführung des zu validierenden Tests Ja, die Durchführung des TUG ist so beschrieben, dass sie nachgeahmt werden kann, inklusive Zubehör, Startposition, Instruktionen etc.

Auch die anderen Tests, die validiert wurden, sind ausreichend detailliert beschrieben.

Detaillierte Beschreibung der Durchführung des Referenzstandards Es handelt sich hier um eine einfache Beobachtung, welche, wie der Artikel beschreibt, zur Routine in dem betreffenden Setting gehört. Deshalb bedarf es keiner weiteren Beschreibung.

Interpretation der Ergebnisse des zu validierenden Tests ohne Kenntnis der Ergebnisse des Referenzstandards Ja, denn es handelt sich um eine prospektive Studie. Die Tests wurden vor der Erfassung der Zielgröße interpretiert.

Interpretation der Ergebnisse des Referenzstandards ohne Kenntnis der Ergebnisse des zu validierenden Tests Die Zielgröße wurde nach der Durchführung der Tests erfasst und interpretiert. Es ist unklar, ob diejenigen Personen, welche die Zielgröße erfassten bzw. interpretierten, Kenntnis von den Testergebnissen hatten. Allerdings ist die Zielgröße »Sturz« eine sehr objektive Größe, zumal die genaue Definition keinen Interpretationsspielraum ließ (z. B. durfte die Sturzursache keine Rolle spielen). Daher ist die Leitfrage irrelevant.

Gleiche klinische Daten bei der Interpretation der Testresultate wie in der Praxis Ja, die Daten, die in der Praxis vorliegen, waren auch bei den Tests vorhanden.

Nicht interpretierbare/intermediäre Testresultate Nicht interpretierbare/intermediäre Testresultate wurden aufgeführt: 10 VN brauchten beim TUG Hilfestellungen, sodass sie kein Testergebnis erhielten. Es handelt sich zwar nur um 10 von 183 VN, aber sie beeinflussen die Resultate alle in eine Richtung, daher liegt zumindest eine leichte Verzerrung der Daten dieses Tests vor.

Erklärung der Studienabbrüche Es gab keine Studienabbrüche: Von allen VN wurden die Daten der Zielgröße gesammelt und ausgewertet.

Der Therapeut kommt zum Gesamturteil, dass die Studie valide ist. Daher nimmt er den nächsten Schritt in Angriff: sich die Ergebnisse anzuschauen und zu beurteilen, welches der dort aufgeführten Tests oder Erfassungsmethoden sich eignen, um die Sturzgefahr seiner Patientin abzuschätzen.

---

9   Der Median ist der Wert, welcher die Anzahl der Messwerte in eine untere und eine obere Hälfte teilt. Die Quartile teilen die Werte in weitere Viertel auf, d.h.: Bei einem Viertel der VN liegen die Werte bei höchstens 17,6 s, bei der Hälfte der VN höchstens 25,5 s (hier sind auch die VN des unteren Quartils eingeschlossen) und bei einem Dreiviertel der VN liegt der Wert bei höchstens 35,9 s.

12.4.5 Beurteilung der therapeutischen Relevanz

Der Therapeut muss nun in Erfahrung bringen, welche Güte die im Artikel aufgeführten Tests aufweisen, d. h., wie sicher die Resultate der Tests die Prognose für Stürze wiedergeben.

Er bemerkt, dass die Autorinnen und Autoren der Studie nicht einen einzelnen Eckpunkt der ROC-Kurve festgelegt, sondern für verschiedene Testwerte jeweils die Sensitivität, Spezifität, LR+ und LR– (inklusive deren 95%-Konfidenzintervalle) aufgeführt haben.

Er sieht sich die Kennwerte an und hält fest:

- Der TUG und GUG-m sind in 2 Fällen aussagekräftig:
  - bei guten Testergebnissen, um die Sturzgefahr auszuschließen (z. B. liegt die Sensitivität beim TUG bei 96% und die LR– bei 0,1 bei einem Eckpunkt von 15 s für die Testdurchführung),
  - bei schlechten Testergebnissen, um die Sturzgefahr einzuschließen (z. B. liegt die Spezifität bei dem TUG bei 86% und die LR+ bei 2,6 bei einem Eckpunkt von 35 s für die Testdurchführung).
- Bei mittleren Testergebnissen liegen beim TUG und GUG-m die ausgewogensten Verhältnisse zwischen der Sensitivität und Spezifität vor (etwas über 60%).
- Die Ergebnisse des TUG und des GUG-m verlaufen bezüglich der Sturzgefahr relativ parallel. Es lohnt sich nicht, beide Tests durchzuführen. Weil die Kennwerte des TUG etwas besser als die des GUG-m ausfallen, ist dem TUG der Vorzug zu geben.
- Beim GLORF liegen folgende Werte vor: Sensitivität = 56%, Spezifität = 80%, LR– = 0,6 und LR+ = 2,8.
- Bei der Erfassung der vorhergehenden Stürze ergeben sich ähnliche Werte wie beim GLORF: Sensitivität = 58%, die Spezifität = 76%, LR– = 0,6 und die LR+ = 2,4.

Weil bei der Patientin eine altersgemäße Osteoporose vorliegt und ein Sturz z. B. zu einem Oberschenkelhalsbruch führen könnte, möchte der Therapeut eher vorsichtig sein und lieber falsch positive als falsch negative Resultate in Kauf nehmen. Er benötigt also für Frau F. einen Test mit **hoher Spezifität**. Diese liegt beim GLORF und bei der Erfassung vergangener Stürze vor. Beim TUG und GUG-m hängt sie von den Testwerten ab. Für eine hohe Spezifität müssten sie sehr schlecht ausfallen. Der Therapeut beschließt, folgende Tests durchzuführen, falls die Beurteilung der Anwendbarkeit der Tests positiv ausfällt:

- TUG
- GLORF
- Erfassung der vorhergehenden Stürze

Beim weiteren Vorgehen konzentriert er sich daher auf diese 3 Tests bzw. Erfassungsmethoden.

12.4.6 Einschätzung der therapeutischen Anwendbarkeit

Der Therapeut beantwortet die Leitfragen zur Anwendbarkeit (genauer Wortlaut der Leitfragen, ▶ Abschn. 12.3, Übersicht).

Zugänglichkeit und Bezahlbarkeit Die Tests sind im Artikel genau beschrieben und bedeuten keinen zusätzlichen finanziellen Aufwand. Sie sind zudem schnell und mit geringem Aufwand durchführbar.

Bereitschaft des Patienten, den Test durchzuführen Da der TUG keine Belastung für die Patientin darstellt, ist sie bereit, den Test durchzuführen und die Frage nach vergangenen Stürzen zu beantworten. Auch die Durchführung des GLORF ist realisierbar, da die Pflegepersonen eingewilligt haben, Auskunft zu geben. Weil die Patientin erst seit 3 Monaten im Alterszentrum wohnt, kann das Pflegepersonal nur über diesen Zeitraum die Frage nach vergangenen Stürzen beantworten.

Übereinstimmung Versorgungsart, Ähnlichkeit der Patientin mit Studienpatienten Die Art der Versorgung stimmt überein. Allerdings befindet sich die Patientin erst seit 3 Monaten in dem Alterszentrum. Ein Sturz vor Eintritt in die Versorgungseinrichtung, z. B. beim Gang zum Einkaufen auf Glatteis, würde eventuell nicht mit der validierten Testsituation hinsichtlich vergangener Stürze übereinstimmen. »Eventuell« deshalb, weil Informationen zur Wohndauer der VN fehlen. Von diesem Punkt abgesehen, ist die Patientin den Studienteilnehmern ausreichend ähnlich.

Klinisch sinnvolle Schätzung der Vortestwahrscheinlichkeit Anhand der 1. Beobachtungen kann der erfahrene Therapeut die Vortestwahrscheinlichkeit realistisch abschätzen.

Einfluss der Nachtestwahrscheinlichkeit auf das weitere klinisch-therapeutische Vorgehen Anhand der Nachtestwahrscheinlichkeit kann der Therapeut die Schwerpunkte der Therapie besser setzen.

Nutzen der Kenntnis der Nachtestwahrscheinlichkeit für den Patienten Falls die Nachtestwahrscheinlichkeit hoch ist, wird sich die Patientin vielleicht vermehrt in Acht nehmen und z. B. allfällige Gehhilfsmittel eher akzeptieren. Ist sie gering, kann diese Kenntnis zu einer Beruhigung der Patientin führen.

12.4.7 Schlussfolgerung aus der gewonnenen Evidenz

Der Therapeut kommt zum Schluss, dass die Erfassung vergangener Stürze sich aufgrund der fehlenden Informationen über die Bedingungen in der Studie und der Tatsache, dass Frau F. erst 3 Monate im Alterszentrum wohnt, weniger eignet. Hinzu kommt, dass Frau F. eine leichte Demenz aufweist und sie sich evtl. an einen Sturz vor dem Eintritt ins Alterszentrum gar nicht mehr erinnert oder ihn zeitlich nicht einordnen kann. Da die Erfassung der vergangenen Stürze hinsichtlich der Kennwerte dem GLORF sehr ähnlich ist und der GLORF noch eine etwas höhere Spezifität aufweist, entscheidet der Therapeut, nur den TUG und den GLORF anzuwenden.

12.4.8 Umsetzung in die Praxis

Der Therapeut führt den TUG mit Frau F. durch und befragt das Pflegepersonal gemäß dem GLORF. Er erhält folgende Ergebnisse:
- TUG: Frau F. benötigt 24 s, um die Aufgabe durchzuführen.
- GLORF: Das Pflegepersonal beurteilt das Risiko, dass Frau F. in den nächsten 6 Monaten stürzen wird, als hoch. Ein hohes Risiko gilt bei dem GLORF als positives Testergebnis.

12.4.9 Berechnung der Nachtestwahrscheinlichkeit

Der Therapeut entscheidet, den TUG zur Berechnung der Nachtestwahrscheinlichkeit bei dieser Patientin nicht zu berücksichtigen, denn bei ihrem Testergebnis sind die Spezifität (ca. 60%) und die Aussagekraft des

Tests insgesamt relativ niedrig, wenn es darum geht, Stürze zu prognostizieren.

Es verbleibt der GLORF, um die Nachtestwahrscheinlichkeit zu bestimmen. Da die LR+ im Artikel angegeben ist, trägt der Therapeut in die Excel-Datei[10] im Arbeitsblatt Tests(3) den Wert 2,8 für die LR+ und den Wert 0,6 für die Vortestwahrscheinlichkeit ein. Die LR– ist in diesem Fall nicht wichtig, weil bei Frau F. das Testergebnis positiv ausfiel.

Für Frau F. ergibt sich eine Nachtestwahrscheinlichkeit von 0,808. Die Wahrscheinlichkeit, dass Frau F. im kommenden halben Jahr unter den momentanen Bedingungen stürzen wird, liegt bei also bei ca. 81%.

12.4.10 Konsequenzen für die Therapie

Der Physiotherapeut erachtet ein einfaches Gleichgewichtstraining und Gangschulung als zu wenig angesichts dieser hohen Wahrscheinlichkeit für Stürze. Er bespricht das Resultat mit Frau F. und klärt ab, ob und welche Gehhilfsmittel sie im Haus und draußen (falls sie sich auch dort aufhält) akzeptiert, um die Gangsicherheit als Sofortmaßnahme zu erhöhen. Zudem legt er ihr dringend ans Herz, ihr Nachttischlämpchen einzuschalten, wenn sie nachts aufsteht. Die Wichtigkeit dieser Maßnahme hat er nämlich von einer Kollegin vernommen, die sich mit der Frage auseinandersetzte, welches wichtige Sturzursachen bei älteren Menschen bzw. Mittel zur Prävention sind – und entsprechende Informationen aus der wissenschaftlichen Literatur erhielt.

Literatur

Davidson M (2002) The interpretation of diagnostic tests: A primer for physiotherapists. Aust J Physiother 48(3):227–232

Fagan TJ (1975) Letter: Nomogram for Bayes theorem. N Engl J Med 293(5):257

Glenck U, Pewsner D, Bucher HC (2001) Evidence-based Medicine: Wie beurteile ich eine Studie zu einem diagnostischen Test? Schweiz Med Forum (9):213–220

Hein T, Hopfenmüller W (2000) Hochrechnung der Zahl an Multiple Sklerose erkrankten Patienten in Deutschland. Nervenarzt 71(4):288–294

Jaeschke R, Guyatt G, Sackett DL for the Evidence-Based Medicine Working Group (1994a) Users' guides to the

10   Internet-Link für Download: ▶ http://extras.springer.com

medical literature. III. How to use an article about a diagnostic test. A. Are the results of the study valid? JAMA 271(5):389–391

Jaeschke R, Guyatt GH, Sackett DL for the Evidence-Based Medicine Working Group (1994b) Users' guides to the medical literature. III. How to use an article about a diagnostic test. B. What are the results and will they help me in caring for my patients? JAMA 271(9):703–707

Kunz R, Lühmann D, Windeler J, Lelgemann M, Donner-Banzhoff N (2006) Glossar zur Evidenzbasierten Medizin. http://www.ebm-netzwerk.de/grundlagen/grundlagen/images/glossar_060920.pdf. Zugegriffen 28 Januar 2010

Nordin E, Lindelöf N, Rosendahl E, Jensen J, Lundin-Olsson L (2008) Prognostic validity of the Timed Up-and-Go test, a modified Get-Up-and-Go test, staff's global judgement and fall history in evaluating fall risk in residential care facilities. Age Ageing 37:442–448

Oxford Centre for Evidence-based Medicine (2009) Oxford Centre for Evidence-based Medicine Levels of Evidence (March 2009). http://www2.cch.org.tw/ebm/file/CEBM-Levels-of-Evidence.pdf. Zugegriffen 17. Dezember 2010

Rutjes AWS, Reitsma JB, Di Nisio M, Smidt N, van Rijn JC, Bossuyt PMM (2006) Evidence of bias and variation in diagnostic accuracy studies. CMAJ 174(4). doi:10.1503/cmaj.050090

Sachs L, Hedderich J (2009) Angewandte Statistik, 13. Aufl. Springer, Heidelberg

Sackett DL, Haynes RB (2002) The architecture of diagnostic research. BMJ 324:539–541

Sackett DL, Richardson WS, Rosenberg W, Haynes RB (1999) Evidenzbasierte Medizin – EBM-Umsetzung und – vermittlung. Deutsche Ausgabe: Kunz R, Fritsche L. Zuckschwerdt, München

Whiting P, Rutjes AW, Reitsma JB, Bossuyt PM, Kleijnen J (2003) The development of QUADAS: a tool for the quality assessment of studies of diagnostic accuracy included in systematic reviews. BMC Med Res Methodol 3:25. doi:10.1186/1471-2288-3-25

Tests mit dichotomen Merkmalsausprägungen: Überprüfung der Objektivität

Führen mehrere Therapeuten denselben Test an einem Patienten durch und kommt dabei ständig ein anderes Ergebnis heraus, obgleich sich der Zustand des Patienten nicht geändert hat, so wäre es einfacher und kostengünstiger, eine Münze zu werfen, statt den Test anzuwenden. Die Therapie braucht Tests, welche reproduzierbare Resultate erbringen, unabhängig davon, welcher Therapeut den Test mit dem Patienten durchführt. Wissenschaftliche Studien überprüfen dieses Gütekriterium, die Objektivität.

Das vorhergehende Kapitel stellte vor, wie man Studien analysiert, welche die Sensitivität, Validität etc. untersuchen. Diese wichtigen Testeigenschaften sind nicht die einzigen, denn die Objektivität ist ein weiteres **Gütemerkmal**, das es bei der Auswahl eines geeigneten Tests zu berücksichtigen gilt.

Die Objektivität (engl.: objectivity), auch Interrater-Reliabilität (engl.: interrater-reliability) genannt, bezeichnet die **Unabhängigkeit der Testresultate vom Untersucher**. Eine perfekte Objektivität bedeutet, dass es egal ist, welcher Therapeut den Test durchführt, denn alle kommen zum gleichen Ergebnis. Allerdings ist anzumerken, dass es eine perfekte Objektivität in der Praxis nicht gibt. Deshalb ist es wichtig zu wissen, welche Größen in Studien zur Objektivität anzuschauen sind und wie hoch die Werte sein müssen, um die Objektivität als akzeptabel einzustufen.

Wissenschaftler untersuchen die Objektivität, indem sie **verschiedene Testanwender den Test an derselben Patientengruppe** durchführen lassen. Die Übereinstimmung der Ergebnisse überprüfen sie dann mittels der Vierfeldertafel und statistischer Auswertungen (▶ Abschn. 13.2). Anzumerken ist dabei, dass sich die Objektivität aus der **Durchführungs-**, **Auswertungs-** und **Interpretationsobjektivität** zusammensetzt (▶ Abschn. 15.1.2), die sich zwar inhaltlich unterscheiden, aber nicht getrennt ausgewertet werden.

Wie bei der Untersuchung der anderen Gütemerkmale eines Tests, so muss der Therapeut auch bei den wissenschaftlichen Artikeln zur Überprüfung der Objektivität überprüfen, ob die Evidenz valide, bedeutsam und anwendbar ist. Diesen 3 Hauptfragen gehen die folgenden Abschnitte nach.

13.1   Ist die Evidenz zur Überprüfung der Objektivität eines dichotomen Tests valide?

Studien, welche die Objektivität eines dichotomen Tests untersuchen, müssen valide sein, d. h. wissenschaftlichen Gütekriterien genügen, damit ihre Ergebnisse glaubwürdig sind. Die Validität der Studien lässt sich anhand von **Leitfragen** überprüfen, die in der Übersicht zusammengestellt und im Text (in Anlehnung an Whiting et al. 2003) erklärt sind.

Leitfragen zur Beurteilung der Validität von Studien über die Objektivität dichotomer Tests

- War das Spektrum der Patienten in der Studie repräsentativ für die Patienten, an welchen der Test in der Praxis angewendet wird? (Referenzen: a, b, c)
- Wurden die Auswahlkriterien klar beschrieben? (Referenzen: a)
- Ist der Zeitabstand zwischen der Untersuchung des 1. Testanwenders und des 2. Testanwenders (evtl. noch weiterer Testanwender) kurz genug, sodass anzunehmen ist, dass sich die Zielgröße zwischen den beiden Erfassungen nicht geändert hat? (Referenzen: a)
- Wurde die gesamte Stichprobe von beiden (allen) Testanwendern überprüft? (Referenzen: a)
- Wurde die Durchführung des zu validierenden Tests ausreichend detailliert beschrieben, sodass sie nachgeahmt werden kann? (Referenzen: a, b)
- Gelangte jeder Testanwender zu seinen Ergebnissen, ohne die Resultate des anderen Testanwenders (bzw. der anderen Testanwender) zu kennen? (Referenzen: a, b, c)
- Standen dieselben klinischen Daten bei der Interpretation der Testresultate zur Verfügung, wie sie auch bei der Anwendung des Tests in der Praxis vorzufinden wären? (Referenzen: a)
- Gab es nicht interpretierbare/intermediäre Testresultate? (Referenzen: a)
- Wurden Studienabbrüche erklärt? (Referenzen: a)

(Referenzen: a) Whiting et al. 2003; b) Jaeschke et al. 1994a; c) Sackett et al. 1999, S. 64-66)

Die Leitfragen der Referenzen beziehen sich auf Studien, welche die Ergebnisse eines neuen Tests mit denen des Referenzstandards vergleichen; sie wurden für das Thema Objektivität entsprechend angepasst.

- **War das Spektrum der Patienten in der Studie repräsentativ für die Patienten, an welchen der Test in der Praxis angewendet wird?**

Sollen die Studienergebnisse **übertragbar** sein, so müssen die Studienpatienten und die Patienten in der Praxis hinsichtlich wichtiger demographischer und klinischer Eigenschaften ausreichend übereinstimmen, z. B. bezüglich ihres Alters, Geschlechts oder ihrer Begleitsymptome. Liegen verschiedene Schweregrade in der Praxis zu dem interessierenden Krankheitszeitpunkt vor, sollten diese in der Studie vertreten sein. Befänden sich beispielsweise nur deutlich kranke Patienten und gesunde Probanden in der Studie, so würden die Ergebnisse zweier Testanwender wesentlich besser übereinstimmen, als wenn die Patientengruppe ein **kontinuierliches Spektrum** abdecken würde.

Beurteilung Die Beurteilung sollte folgendermaßen vorgenommen werden:
- Wenn sich aus den Beschreibungen in der Studie oder weiteren Angaben der Autoren annehmen lässt, dass das Spektrum an Patienten in der Studie für die Patienten in der Praxis repräsentativ war, wird diese Leitfrage mit »ja« beantwortet. Dabei sollte der Therapeut sowohl die Methode der Patientenrekrutierung (woher stammen die Patienten, z. B. ambulant, stationär) als auch die Eigenschaften der Patienten, welche an der Studie teilnahmen, berücksichtigen. Der Therapeut sollte sich vorher überlegen, welche Eigenschaften wichtig sein könnten (aber ▶ Abschn. 12.1.2, Phase III).
- Studien mit einer **gesunden Probandengruppe** und einer Patientengruppe mit der betreffenden Krankheit erfüllen dieses Gütekriterium **nicht**, d. h. diese Leitfrage wird hier mit »nein« beantwortet (Anmerkung: Diese Studien bilden die beschriebene Phase I, ▶ Abschn. 12.1.2). Wenn wichtige Eigenschaften in der Patientengruppe

anders als bei Patienten waren, die in der Praxis vorherrschen, wird die Leitfrage ebenfalls mit »nein« beantwortet.
- Wenn keine genügenden Informationen über wichtige Merkmale der Patienten vorliegen, so beantwortet man die Leitfrage mit »unklar«.

- **Wurden die Auswahlkriterien klar beschrieben?**

Um sich ein klares Bild über den Selektionsprozess der Patienten für die Studie machen zu können, muss der Artikel klar beschreiben, anhand welcher Kriterien der Ein- bzw. Ausschluss der Patienten stattfand.

Beurteilung Sind die Auswahlkriterien klar beschrieben, beantwortet man die Leitfrage mit »ja«, andernfalls mit »nein«. Ist man der Meinung, dass zwar manche Kriterien beschrieben sind, aber doch noch Informationen für ein »ja« fehlen, beurteilt man diese Frage mit »unklar«.

- **Ist der Zeitabstand zwischen der Untersuchung des 1. Testanwenders und des 2. Testanwenders (evtl. noch weiterer Testanwender) kurz genug, sodass anzunehmen ist, dass sich die Zielgröße zwischen den beiden Erfassungen nicht geändert hat?**

Bei der Objektivität überprüfen die Wissenschaftler, ob bzw. in welchem Ausmaß 2 oder mehr Testanwender bei denselben Patienten zu übereinstimmenden Ergebnissen kommen. Der **Zustand der Patienten** hinsichtlich der Zielgröße muss für diese Überprüfung **gleich bleiben**. Änderte er sich durch spontane Verbesserung oder Verschlechterung, dann dürften die Testergebnisse gar nicht übereinstimmen. In diesem Fall würde die Objektivität als zu niedrig eingeschätzt. Um die Objektivität überprüfen zu können, muss deshalb die Datensammlung an denselben Patienten zur selben Zeit bzw. in einem sehr engen Zeitfenster stattfinden.

Beurteilung Die erlaubte Zeitspanne variiert, denn sie hängt z. B. davon ab, ob eine relativ schnelle Spontanheilung oder rasche Verschlechterung bei dem Krankheitsbild möglich ist, was häufig mit der Krankheitsphase (akut oder chronisch) zusammenhängt. Es kann sich also um Stunden, Tage oder Wochen handeln. Auch hier braucht es folglich Fachwissen, um diese Frage nach dem »kurz genug?« beantworten zu können.

- **Wurde die gesamte Stichprobe von beiden (allen) Testanwendern überprüft?**

Für eine präzise Beurteilung der Objektivität ist es notwendig, dass alle Testanwender alle Patienten untersuchen. Angenommen, Patienten, welche glaubten, ihr Testergebnis sei sicher, ließen sich nicht mehr von einem anderen Untersucher testen. Die anderen Patienten mit subjektiv nicht so überzeugendem Resultat ließen einen weiteren Test durch einen 2. Untersucher zu. Dies wäre ein systematischer Fehler, welcher die wissenschaftlichen Ergebnisse verzerren kann.

Beurteilung Wenn alle Testanwender alle Teilnehmer der Studiengruppe untersuchten, so beantwortet man die Leitfrage mit »ja«, ansonsten mit »nein«. Wenn keine Informationen darüber zu finden sind, so wird »unklar« notiert.

- **Wurde die Durchführung des zu validierenden Tests ausreichend detailliert beschrieben, sodass sie nachgeahmt werden kann?**

Diese Leitfrage ist aus 2 Gründen wichtig:
- Erstens muss der Therapeut abschätzen können, ob die Ursache für unterschiedliche Messresultate bei denselben Patienten vielleicht darin liegt, dass der Test in der Studie aufgrund möglicher Mängel und Unsicherheiten unterschiedlich durchgeführt, ausgewertet oder interpretiert wurde. Eine **Standardisierung** der Durchführung und Vorgaben zur Auswertung und Interpretation der Testergebnisse durch z. B. vorgegebene **Normwerte** bewirken eine geringere Variation in der Testanwendung (▶ Abschn. 15.1.1, ▶ Abschn. 15.1.2).
- Zweitens ist die detaillierte Beschreibung (oder die Angabe entsprechender Referenzen) notwendig, um den Test in einem anderen Setting anwenden zu können (aber ▶ Abschn. 12.1.2, Phase III).

Beurteilung Liegen genügend detaillierte Informationen zur Durchführung des Tests vor, so beantwortet man die Leitfrage mit »ja«, andernfalls mit »nein«. Wenn Details teilweise vorhanden sind, vermutlich jedoch nicht alle notwendigen Informationen vorliegen, notiert man »unklar«.

- **Gelangte jeder Testanwender zu seinen Ergebnissen, ohne die Resultate des anderen Testanwenders (bzw. der anderen Testanwender) zu kennen?**

Die Testanwender müssen unabhängig voneinander zu ihren Resultaten gelangen. Weiß ein Untersucher, welcher Patient welches Ergebnis beim anderen Untersucher erhalten hat, so kann ihn dieses Wissen in seiner Durchführung, Auswertung oder Interpretation beeinflussen. Die Messungen sind also nicht mehr unabhängig voneinander. Diese **Unvoreingenommenheit** der Untersucher entspricht der Verblindung in Interventionsstudien. Das Ausmaß der möglichen Verzerrung bei Kenntnis der Ergebnisse des anderen Testanwenders hängt vom Maß der Subjektivität bei der Testanwendung ab.

> ❯ Je größer der Spielraum bei der Testdurchführung z. B. mangels Standardisierung und je subjektiver die Auswertung und Interpretation eines Tests sind, desto größer ist die Gefahr bzw. das Ausmaß der Verzerrung.

Beurteilung Wenn in der Publikation die klare Aussage zu finden ist, dass die Testanwender keine Kenntnisse der Ergebnisse des anderen Untersuchers (bzw. der anderen Untersucher) hatten, beurteilt man die Frage mit »ja«, sonst mit »nein« oder bei mangelnden Informationen mit »unklar«.

- **Standen dieselben klinischen Daten bei der Interpretation der Testresultate zur Verfügung, wie sie auch bei der Anwendung des Tests in der Praxis vorzufinden wären?**

Die Testgüte hängt für den Gebrauch in der Praxis auch von der Verfügbarkeit bestimmter Daten ab. Der Begriff »klinische Daten« bedeutet diejenigen Informationen, welche der Therapeut durch die direkte Befragung oder Beobachtung am Patienten (z. B. Alter, Geschlecht, Symptome) gewinnt. Wenn der Test interpretative Komponenten enthält, so kann die Kenntnis solcher Faktoren die Testresultate beeinflussen. Liegen solche Daten in der Praxis vor, sollten sie auch bei der Studie, welche den Tests evaluiert, vorhanden sein, damit **gleiche Bedingungen** vorherrschen. Schließlich ist es ja nicht nur wichtig, dass verschiedene Testanwender in der Studie zu denselben Ergebnissen gelangen (evtl. unter künstlichen oder unrealistischen Bedingungen), sondern vor allem auch, dass die Testanwendung in der Praxis zu denselben Resultaten geführt hätte. Wenn der Therapeut daher Studien über Evaluationen von Tests liest, sollte er sich vorher darüber Gedanken machen, welche Daten in der Praxis vorhanden sind und welche davon die Testergebnisse beeinflussen könnten.

Beurteilung Wenn die Interpretation des Testergebnisses automatisiert ist und nicht von subjektiven

Interpretationskomponenten abhängt, so ist diese Leitfrage irrelevant. Liegen dieselben relevanten Daten in der Praxis und in den Studienbedingungen vor, beantwortet man die Frage mit »ja«, ebenfalls, wenn bestimmte Daten weder in der Praxis noch in der Studie vorhanden sind. Wenn diese Fälle nicht zutreffen, notiert man »nein«, bei fehlenden Informationen »unklar«.

■ **Gab es nicht interpretierbare/intermediäre Testresultate?**

Ein Test kann unklare, d. h. nicht interpretierbare, unbestimmte bzw. intermediäre Ergebnisse produzieren. Wenn unklare Resultate **zufällig** passieren, d. h. unabhängig vom Zustand der Zielgröße der betreffenden Versuchsteilnehmer, so ergibt dies theoretisch keine Verzerrung bei der Beurteilung der Testgüte, andernfalls schon. Auf jeden Fall ist wichtig, dass die Fälle aufgeführt sind, um die Testgüte abschätzen zu können.

Beurteilung Wenn es klar ist, dass die Studie alle Ergebnisse – auch die nicht interpretierbaren – aufführt, so beantwortet man die Leitfrage mit »ja«. Besteht der Verdacht, dass es solche Fälle gab, sie aber nicht aufgeführt sind, so beurteilt man sie mit »nein«, bei mangelnder Information mit »unklar«.

■ **Wurden Studienabbrüche erklärt?**

Wenn ein Patient von der Studie zurückgezogen wird bzw. selbst seine weitere Teilnahme ablehnt, bevor alle Untersucher den Test anwenden konnten, so gilt dies als Studienabbruch. Unterscheiden sich die Patienten, welche die Studie abbrechen, **systematisch** von denjenigen, die alle Untersuchungen abschließen, so kann das die Studienergebnisse hinsichtlich der Testgüte verzerren (► Leitfrage »Wurde die gesamte Stichprobe von beiden (allen) Testanwendern überprüft?«).

Beurteilung Wenn z. B. anhand eines Flussdiagramms klar ist, was mit allen in die Studie eingeschlossenen Patienten im Verlauf der Studie passierte, so beantwortet man die Leitfrage mit »ja«. Wenn der Verdacht besteht, dass manche Studienteilnehmer die Studie nicht beendeten, so beurteilt man die Frage mit »nein«. Fehlen Informationen, notiert man »unklar«.

Die vorhergehenden Leitfragen dienen dazu abzuschätzen, ob die Forscher und Forscherinnen die Studie auf wissenschaftlich adäquate Weise durchgeführt haben. Sie hinterfragen noch nicht das Ausmaß, wie objektiv der Test nun ist. Diesen Aspekt klärt der folgende Abschnitt.

◻ **Tab. 13.1** Vierfeldertafel für Tests mit dichotomen Merkmalsausprägungen zur Überprüfung der Objektivität

		Ergebnisse des Testanwenders 1	
		Krank	Nicht krank
Ergebnisse des Testanwenders 2	Krank	a (+/+)	b (–/+)
	Nicht krank	c (+/–)	d (–/–)

13.2 Ist die Evidenz zur Objektivität eines dichotomen Tests bedeutsam?

Die Objektivität bezeichnet das **Ausmaß der Übereinstimmung** der Testergebnisse verschiedener Untersucher. Wie hoch die Werte sind, welche die Objektivität charakterisieren, sollte im Artikel selbst beschrieben sein. Andernfalls lässt sie sich berechnen.

Grundlage für ein Maß der Objektivität ist die **Vierfeldertafel** (◻ Tab. 13.1). In jedes Feld trägt man dabei die Anzahl der Patienten ein, auf welche die Kriterien des Feldes zutreffen. Allerdings ist anzumerken, dass bei mehr als 2 Testanwendern eine Vierfeldertafel nicht ausreichen würde, da es entsprechende weitere Felder bräuchte, beispielsweise 9 Felder bei 3 Testanwendern. Das Prinzip der Berechnungen bleibt dasselbe. Zur Vereinfachung wird hier der Fall mit nur 2 Testanwendern beschrieben.

Die Kriterien der Felder sind folgende:

– In das **Feld links oben** (a, +/+) kommt die Anzahl Patienten, bei welchen beide Testanwender zum Ergebnis »krank« gelangt sind. Die Urteile stimmen also überein, d. h. sie sind **konkordant**).

– In das **Feld links unten** (c, +/–) gehört die Anzahl der Patienten, welche der Testanwender 1 als »krank«, Testanwender 2 aber als »nicht krank« eingestuft hat. Die Resultate der Testanwender stimmen also nicht überein, sie sind **diskonkordant**.

– Das **Feld rechts oben** (b, –/+) beinhaltet die Anzahl Patienten, bei welchen der Testanwender 1 zum Ergebnis »nicht krank« und der Testanwender 2 zum Ergebnis »krank« gekommen ist. Die Resultate der Testanwender sind also **diskonkordant**.

— Im **Feld rechts unten** (d, –/–) wird die Anzahl Patienten eingetragen, welche beide Untersucher als krank eingestuft haben. Die Urteile sind also **konkordant**.

Aus den Daten der Vierfeldertafel berechnet sich die **Übereinstimmungsrate** (Rate$_{Konkordanz}$) zwischen den Testanwendern als Maß für die Objektivität. Sie ist der Anteil der konkordanten positiven und negativen Ergebnisse in der gesamten untersuchten Patientengruppe und berechnet sich bei 2 Testanwendern folgendermaßen[1] (a = Anzahl der übereinstimmenden positiven Fälle; b und c = Anzahl der nicht übereinstimmenden Fälle; d = Anzahl der übereinstimmenden negativen Fälle):

$$Rate_{Konkordanz} = \frac{a+d}{a+b+c+d} \qquad (13.1)$$

Um auszuschließen, dass eine Übereinstimmung auf Zufall beruht, sollte der Therapeut in der Studie noch die Angaben über den entsprechenden statistischen **Test zur Überprüfung der Urteilerübereinstimmung** (Urteilskonkordanz) heraussuchen und interpretieren. Der statistische Test, der sich auch notfalls mit Statistikprogrammen selbst durchführen lässt, sofern die notwendigen Daten dazu vorliegen, berechnet den Übereinstimmungskoeffizienten sowie die statistische Signifikanz. Die Bedeutung beider Größen und deren Interpretation werden kurz erklärt.

— Der **Übereinstimmungskoeffizient** ist die Maßzahl für die Güte der Übereinstimmung verschiedener Testanwender.[2] Beispiele dafür sind der Kappa-Koeffizient von Cohen für 2 Testanwender (Bortz u. Lienert 2008, S. 310-314) oder der Kappa-Koeffizient von Fleiss für mehrere Testanwender (Bortz u. Lienert 2008, S. 314-320). Der Wert des Koeffizienten liegt zwischen 0 und 1.[3] Die

0 bedeutet Diskonkordanz, 1 bezeichnet absolute Urteilerübereinstimmung. Beispielsweise der Kappa-Koeffizient zeigt eine gute Übereinstimmung bereits bei einem Wert von **0,6–0,75** an (Fleiss et al. 1973, zitiert in Bortz u. Döring 2006, S. 277).

— Die **statistische Signifikanz** wird durch die Irrtumswahrscheinlichkeit p angegeben. Eine Irrtumswahrscheinlichkeit von p ≤0,05 bedeutet, dass die Übereinstimmung mit großer Wahrscheinlichkeit nicht einfach per Zufall entstanden ist, dass die Objektivität des Tests also mit großer Wahrscheinlichkeit gewährleistet ist. Ein kleinerer Wert für p (z. B. p ≤0,01) bedeutet ein noch besseres Resultat. Liegt der Wert über 0,05, so wird üblicherweise nicht mehr von statistischer Signifikanz geredet.

Studien zur Überprüfung der Urteilerübereinstimmung geben die statistische Signifikanz nicht immer an. Der Koeffizient ist zwar wesentlich aussagekräftiger, aber die statistische Signifikanz ist als Minimalbedingung anzusehen, eine genügende Anzahl untersuchter Personen vorausgesetzt.

13.3 Ist die Evidenz zur Objektivität eines dichotomen Tests auf die medizinisch-therapeutische Versorgung des Patienten anwendbar?

Hat eine valide Studie eine ausreichende Objektivität des Tests nachgewiesen, garantiert das noch nicht, dass sich die Evidenz zur Objektivität auf die eigene Situation übertragen lässt und ob der Therapeut bzw. die Therapeutin den Test wirklich am eigenen Patienten anwenden kann oder sollte.

Zur Überprüfung gibt es Leitfragen, welche die Übersicht auflistet. Im Text werden sie erklärt.

Leitfragen zur Beurteilung der Anwendbarkeit der Evidenz von Studien, welche die Objektivität dichotomer Tests überprüfen

— Ist der Test zugänglich und bezahlbar? (Referenzen: a)
— Würde der Patient den Test durchführen? (Referenzen: a)
— Stimmt die Art der Versorgung in der Studie mit der eigenen genügend überein und ähneln relevante Eigenschaften des eigenen

---

1   Bei mehr als zwei Testanwendern bleibt das Berechnungsprinzip für die Übereinstimmungsrate dasselbe: Man zählt die Anzahl Fälle, bei denen alle Testanwender zum positiven Ergebnis und die Anzahl Fälle, bei denen alle Testanwender zum negativen Ergebnis gekommen sind, zusammen und teilt sie durch die Gesamtzahl der untersuchten Patienten.

2   Der Übereinstimmungskoeffizient berücksichtigt nicht nur die tatsächlichen Übereinstimmungen, sondern auch, wie viele Urteilsübereinstimmungen in einem Feld zu erwarten wären, wenn die Testanwender rein zufällig urteilen würden.

3   Der Koeffizient kann auch einen negativen Wert annehmen. Ein negativer Koeffizient bedeutet eine sehr schlechte Objektivität.

und interpretiert haben. Deshalb müssen die entsprechenden Voraussetzungen auch in der eigenen Praxis gegeben sein. Dazu bedarf es der entsprechenden Testbögen bzw. Messinstrumente sowie genügender Informationen über den Test (z. B. standardisierte Patientenanleitungen oder Normwerte). Je nach Test müssen zudem spezifische Bedingungen wie die Durchführung in bestimmten Räumlichkeiten oder zu definierten Zeiten eingehalten werden. Vielleicht ist eine Schulung notwendig, damit die Testresultate zuverlässig sind. Der Therapeut muss den Test so wie in der Studie durchführen können, sonst lässt sich die nachgewiesene Objektivität in der Studie nicht auf die eigene Situation übertragen.

- **Ist der Test zugänglich und bezahlbar?**
Möchte ein Therapeut den Test in der Praxis anwenden, muss er finanzierbar und zugänglich sein. Nähere Erläuterungen, ▶ Abschn. 12.3, gleichlautende Leitfrage.

- **Würde der Patient den Test durchführen?**
Der Therapeut muss den Patienten gut über die **Durchführung, Vor- und Nachteile** aufklären, damit sich der Patient für oder gegen den Test entscheiden kann. Letztendlich ist der Wunsch des Patienten ausschlaggebend. Weitere Erläuterungen, ▶ Abschn. 12.3, gleichlautende Leitfrage.

- **Stimmt die Art der Versorgung in der Studie mit der eigenen genügend überein und ähneln relevante Eigenschaften des eigenen Patienten denjenigen der Studienpatienten ausreichend?**
Da das Spektrum der eingeschlossenen Patienten in die Studie einen Einfluss auf die Objektivität ausübt und die Zusammensetzung der Patientengruppe von der Art der Versorgung (Primär-, Sekundär-, Tertiärversorgung) abhängt, folgt, dass die Art der Versorgung die Studienergebnisse hinsichtlich der Objektivität mitbestimmt. Auch die spezifischen Eigenschaften (Alter, Krankheitsstadium etc.) der Studienpatienten können das Ergebnis beeinflussen. Die ausreichende Übereinstimmung der Versorgungsart mit der eigenen Einrichtung und die Übereinstimmung der Eigenschaften der Studienpatienten mit dem eigenen Patienten sind daher Voraussetzungen, um die ermittelte Objektivität des Tests auf die eigene Situation übertragen zu können.

- **Lässt sich der Test in der Praxis genauso wie in der Studie durchführen?**
Eine gute Übereinstimmung der Testresultate verschiedener Testanwender setzt voraus, dass sie die **Daten auf die gleiche Weise erhoben, ausgewertet**

Literatur

Bortz J, Döring N (2006) Forschungsmethoden und Evaluation für Human- und Sozialwissenschaftler, 4. Aufl. Springer, Heidelberg

Bortz J, Lienert GA (2008) Kurzgefasste Statistik für die klinische Forschung. Leitfaden für die verteilungsfreie Analyse kleiner Stichproben, 3. Aufl. Springer, Heidelberg

Jaeschke R, Guyatt G, Sackett DL for the Evidence-Based Medicine Working Group (1994a) Users' guides to the medical literature. III. How to use an article about a diagnostic test. A. Are the results of the study valid? JAMA 271(5):389–391

Jaeschke R, Guyatt GH, Sackett DL for the Evidence-Based Medicine Working Group (1994b) Users' guides to the medical literature. III. How to use an article about a diagnostic test. B. What are the results and will they help me in caring for my patients? JAMA 271(9):703–707

Sackett DL, Richardson WS, Rosenberg W, Haynes RB (1999) Evidenzbasierte Medizin – EBM-Umsetzung und –vermittlung. Deutsche Ausgabe: Kunz R, Fritsche L. Zuckschwerdt, München

Whiting P, Rutjes AW, Reitsma JB, Bossuyt PM, Kleijnen J (2003) The development of QUADAS: a tool for the quality assessment of studies of diagnostic accuracy included in systematic reviews. BMC Med Res Methodol 3:25. doi:10.1186/1471-2288-3-25

Tests mit mehr als 2 Merkmalsausprägungen: Überprüfung der Reliabilität

Wendet ein Therapeut bei einem Patienten einen Test an, so muss er sich auf dessen Ergebnis verlassen können. Es nützt weder ihm noch seinem Patienten, wenn der Test einmal dieses, einmal jenes Resultat anzeigt, obwohl sich beim Patienten nichts geändert hat. Ein Test muss konsistente und reproduzierbare Ergebnisse erbringen – eben zuverlässig, reliabel sein. Und der Therapeut muss wissen, wie er in wissenschaftlichen Studien zur Reliabilität erkennt, dass der Test diese Anforderung erfüllt.

Tests mit mehr als 2 Merkmalsausprägungen sammeln kontinuierliche Daten wie beispielsweise die Muskelkraft, oder diskrete Daten, welche mehr als nur 2 Ausprägungen beinhalten, z. B. ein Selbsthilfestatus wie der Barthel-Index, der für jedes Item mehrere Stufen mit bestimmter Punktzahl definiert.

Ein guter Test zeichnet sich durch verschiedene Gütekriterien aus. Bei dieser Testkategorie zählen dazu insbesondere die Reliabilität, Objektivität, Validität, Sensitivität und Praktikabilität, welche sich teilweise anhand statistischer Angaben aus den Studien und anhand von Leitfragen einschätzen lassen. Die verschiedenen Gütekriterien verlangen zu ihrer Untersuchung unterschiedliche Vorgehensweisen. Deshalb ist es zur Beurteilung nicht möglich, bei allen Gütekriterien dieselben Leitfragen zu stellen. Daher werden die Reliabilität, Validität etc. in verschiedenen Kapiteln abgehandelt. Dieses Kapitel beschränkt sich auf die Intra-rater-Reliabilität und die Interne Konsistenz.

14.1 Einschätzung der Reliabilität eines Tests mit mehr als 2 Merkmalsausprägungen

Die Reliabilität (engl.: reliability, consistency) ist die **Zuverlässigkeit** eines Tests. Sie gewährleistet, dass das Instrument konsistente Daten produziert und sie auch reproduziert, sofern sich bei der Person hinsichtlich der untersuchten Zielgröße nichts geändert hat. Misst ein Therapeut beispielsweise mehrmals die Selbständigkeit eines Patienten im ADL-Bereich, so sollte jedes Mal dieselbe Punktzahl herauskommen, falls die Person sich weder verschlechtert noch verbessert hat. Die Reliabilität kann sogar hoch sein, wenn das Ergebnis gar nicht der Wahrheit entspricht: Ist der Patient sehr selbstständig und kommt das Ergebnis »unselbstständig« heraus – aber das bei jeder Messung und sogar mit praktisch gleicher Punktzahl – so ist der Test trotzdem reliabel. Dass das Ergebnis in diesem Bei-

spiel nicht die Realität widerspiegelt, ist ein Problem der Validität (▶ Kap. 16), nicht der Reliabilität.

Zur Einschätzung der Reliabilität überprüfen die Wissenschaftler, ob ein Testanwender bei einer Testwiederholung zu demselben Ergebnis gelangt. Diese Art nennt sich **Intra-rater-Reliabilität**. Außerdem gibt es noch andere Möglichkeiten, die Reliabilität einzuschätzen. Darunter greift dieses Kapitel nur die relativ häufige Art **Interne Konsistenz** heraus und beschreibt sie kurz. Für die anderen Arten sei auf weiterführende Statistikbücher verwiesen (z. B. Bortz u. Döring 2006, S. 196–200).

Manchmal wird auch die **Objektivität** zur Reliabilität gezählt. Die Objektivität beschreibt die Unabhängigkeit der Ergebnisse vom Testanwender, also das Ausmaß, mit welchem verschiedene Anwender bei denselben Testpersonen zu denselben Ergebnissen gelangen. Die Objektivität heißt auch Inter-rater-Reliabilität (▶ Kap. 15).

14.2 Überprüfung der Intra-rater-Reliabilität in wissenschaftlichen Studien

Der Begriff Intra-rater-Reliabilität, auch Test-Retest Reliabilität genannt, bezeichnet die Zuverlässigkeit, mit der ein Therapeut bei einer Testwiederholung am gleichen Patienten dasselbe Ergebnis erhält. Die englischen Bezeichnungen dafür sind: intrarater reliability, test-retest reliability, reproducibility oder repeatability.

Zur wissenschaftlichen Überprüfung der Intra-rater-Reliabilität wendet **1 Therapeut** den Test bei verschiedenen Patienten an und wiederholt ihn beispielsweise 1 Woche später bei denselben Patienten. Wichtig ist dabei, dass die Zeitspanne zwischen den beiden Messungen so kurz ist, dass sich keine Veränderungen beim Patienten hinsichtlich der gemessenen Größe ergeben. Die Wissenschaftler vergleichen dann die Daten miteinander, indem sie statistisch überprüfen, wie sehr sich die beiden Messreihen in ihrem Verlauf ähneln, ob sie also einen engen Zusammenhang aufweisen oder nicht.

Genauere Angaben zur statistischen Auswertung finden sich weiter unten bei der Frage »Ist die Evidenz zur Intra-rater-Reliabilität eines Tests bedeutsam?«. Jedoch erfordert eine vorhergehende Leitfrage, dass der Leser bereits hier einen Eindruck über dasjenige Maß erhält, welches den **Zusammenhang** ausdrückt. Es ist der sog. **Korrelationskoeffizient**, auch Korrelationswert oder Reliabilitätswert genannt. Je nach statistischem Test, welcher u. a. von der Art der gesammelten Daten abhängt, tragen die Korrelationsko-

◻ **Tab. 14.1** Messergebnisse eines Tests zur Bestimmung der Intra-rater-Reliabilität (fiktives Beispiel)

Patient	Messung 1	Messung 2
1	4	3
2	6	5
3	7	8
4	2	3
5	3	3
6	8	8
7	9	8
8	3	4
9	5	4
10	2	1
11	1	2
12	9	9
13	4	5
14	6	6
15	3	2
16	4	4
17	7	6
18	7	7

◻ **Abb. 14.1** Grafische Darstellung der Messergebnisse aus Tab. 14.1. Jede Raute in der Abbildung stellt das Wertepaar jeweils eines Patienten dar. Die Raute ganz links im Diagramm beispielsweise gehört zum 11. Patienten, da er in der 1. Messung (x-Achse) 1 Punkt und in der 2. Messung (y-Achse) 2 Punkte erhalten hat. Die Raute rechts oben zeigt die Ergebnisse des 12. Patienten an, da er in beiden Messungen 9 Punkte erreicht hat

effizienten spezifische Namen, z. B. Pearson Korrelationskoeffizient.

Das folgende Beispiel verdeutlicht das Vorgehen zur Ermittlung der Korrelation.

Beispiel Armfunktion (fiktiv)

Ein neues Instrument zur Bestimmung der Armfunktion bei Kindern mit Zerebralparese weist 10 Stufen auf, die von 1 (keine Armfunktion) bis 10 (normale Armfunktion) gehen. Erreicht ein Kind beispielsweise die Stufe 4, so erhält es 4 Punkte, bei Stufe 6 erhält es 6 Punkte etc.

Ein Therapeut führt die Erfassung an 18 Kindern durch (Messung 1). Eine Woche später wiederholt er den Test an denselben Kindern (Messung 2). Die Wertepaare[1], die er erhalten hat, führt Tabelle 14.1 auf und stellt Abb. 14.1 grafisch dar (◻ Tab. 14.1, ◻ Abb. 14.1).

Aus Abb. 14.1 geht hervor, dass die Punkte ungefähr auf einer ansteigenden Geraden liegen. Den engen Zusammenhang kann man also bereits von Auge erkennen. Der Korrelationskoeffizient bestätigt den Zusammenhang: Sein Wert beträgt 0,94. Er ist also hoch, denn der Korrelationskoeffizient kann maximal 1,0 erreichen und sollte – um es vorwegzunehmen – **mindestens 0,7** betragen. Folglich ist eine gute Reliabilität vorhanden. Genauere Angaben zu den Korrelationswerten finden sich weiter unten bei der Frage, wie bedeutsam die Evidenz ist.

Studien, welche die Intra-rater-Reliabilität überprüfen, sind von unterschiedlicher wissenschaftlicher Qualität. Wie lässt sich ihre Güte und damit ihre Aussagekraft beurteilen? Diese Frage beantwortet der folgende Abschnitt.

14.3　Ist die Evidenz zur Überprüfung der Intra-rater-Reliabilität eines Tests valide?

Wissenschaftliche Studien, welche die Intra-rater-Reliabilität untersuchen, müssen bestimmte wissen-

---

1　Ein Wertepaar besteht aus zwei Messergebnissen, in diesem Fall aus den beiden Testergebnissen jeweils eines Patienten. Beispielsweise besteht das Wertepaar des 7. Patienten (◻ Tab. 14.1) aus den Werten 9 und 8 Punkten.

schaftliche Kriterien erfüllen, damit man ihnen Glauben schenken darf. Die Beurteilung erfolgt mit Hilfe von **Leitfragen**.

14.3.1 Leitfragen

Die folgende Übersicht listet die Leitfragen zur Überprüfung dieser Kriterien auf, die dann im Text näher erläutert werden.

Leitfragen, welche der Beurteilung der Validität von Studien zur Überprüfung der Intra-rater-Reliabilität dienen
- War das Vorgehen standardisiert?
  (Referenzen: a)
- War der Testanwender bezüglich des Tests geschult oder zertifiziert?
  (Referenzen: a)
- War der zeitliche Abstand zwischen den Messzeitpunkten bei der Überprüfung der Intra-rater-Reliabilität angemessen?
  (Referenzen: b)
- Wurde die Testwiederholung bei der gesamten Stichprobe durchgeführt?
  (Referenzen: b)
- Wurde die Durchführung des Tests so detailliert beschrieben, dass sie nachgeahmt werden kann?
  (Referenzen: b, c)
- Wurden Personen untersucht, welche sich in der untersuchten Zielgröße genügend unterschieden?
  (Referenzen: keine)
(Referenzen: a) Helewa u. Walker 2000, S. 65; b) Whiting et al. 2003; c) Jaeschke et al. 1994a)

■ War das Vorgehen standardisiert?
Es ist wichtig, dass Wissenschaftler in der Studie und Therapeuten in der Praxis genaue Vorgaben haben, wie bei dem Test vorzugehen ist, um zuverlässige Resultate zu erzielen (▸ Abschn. 15.1.2).

Beurteilung Ob der Test standardisiert war bzw. ist, sollte in der Publikation, welche die Intra-rater-Reliabilität des Tests beschreibt, angegeben sein.

■ War der Testanwender bezüglich des Tests geschult oder zertifiziert?
Der Therapeut, welcher den Test in der Studie durchgeführt hat, sollte mit der Testdurchführung **ausreichend vertraut** sein. Sonst kann es passieren, dass er ihn bei der wissenschaftlichen Testwiederholung aufgrund der gesteigerten Erfahrung aus der 1 Testreihe anders anwendet oder andere Punkte vergibt als bei der 1. Untersuchung der Patienten. Diese Studie würde also durch die mangelnde Schulung und Vertrautheit des Therapeuten verzerrt. Wie intensiv die Schulung sein muss, hängt von der Schwierigkeit der Testdurchführung ab. Je einfacher die Durchführung und je eindeutiger die Instruktionen und Beschreibung der Punktevergabe sind, desto weniger Schulung und Erfahrung benötigt der Testanwender.

Beurteilung Ob der Therapeut in der Studie mit dem Test genügend vertraut bzw. ob er geschult war, sollte im Artikel direkt genannt sein. Wie intensiv eine Schulung notwendig ist, kann der Leser der Studie mithilfe seiner praktischen Erfahrung abschätzen.

■ War der zeitliche Abstand zwischen den Messzeitpunkten bei der Überprüfung der Intra-rater-Reliabilität angemessen?
Die Messzeitpunkte sollten zwischen Test und Testwiederholung weder zu weit auseinander noch in einem zu engen Zeitraum liegen:
- Findet die 2. Messung zu lange nach der 1. Messung statt, so kann es sein, dass sich die gemessene Zielgröße beim Patienten geändert hat. Trifft letzterer Fall zu, so **muss** ein gutes Messinstrument bei der 2. Messung ein anderes Ergebnis liefern als bei der 1. Messung. In diesem Fall erscheint das Messinstrument **irrtümlich als unzuverlässig**, da sich die Werte unterscheiden.
- Liegen die Messungen dagegen zu eng zusammen, so erinnern sich Therapeut und/oder Patient zu sehr an die Werte des 1. Tests (❏ Abb. 14.2). Dieses Wissen kann die Untersuchung ebenfalls verzerren und zwar umso mehr, je mehr **Subjektivität** in den Test einfließt (z. B. Abschätzung der eigenen Leistung statt objektiver Messparameter wie Zeit, Kraft oder Anzahl erfolgreich absolvierter Aufgaben pro Zeiteinheit).

Beurteilung Ob die Zeitpunkte gut gewählt sind, kann der Leser der wissenschaftlichen Studie nur abschätzen. Theoretisches Wissen über die Krankheit und praktische Erfahrungen helfen dabei. Wird die Intra-rater-Reliabilität eines Instrumentes beispiels-

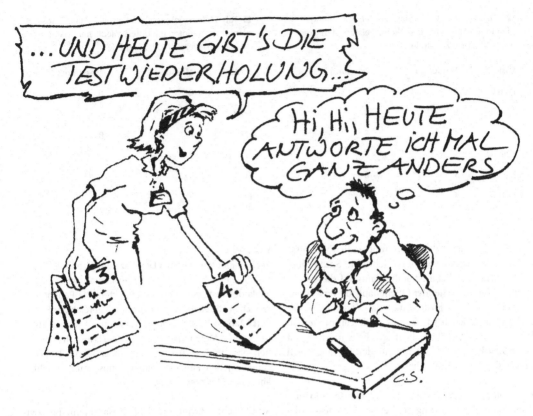

◻ **Abb. 14.2** Testwiederholung

weise an Menschen mit einer chronischen Krankheit oder Behinderung überprüft, so darf eine längere Zeit zwischen den Tests liegen als bei Patienten in der akuten Phase.

■ **Wurde die Testwiederholung bei der gesamten Stichprobe durchgeführt?**

Eine präzise Beurteilung der Intra-rater-Reliabilität erfordert, dass der Testanwender bei allen Versuchspersonen den Test 2-mal anwendet. Fehlende Daten führen zu einer Verzerrung. Wenn beispielsweise gerade diejenigen Patienten, die an das 1. Testergebnis nicht glauben, die Testwiederholung verweigern, so führt das zur Verzerrung der Ergebnisse. Auch der umgekehrte Fall führt zu einem **systematischen Fehler**, d. h. wenn gerade diejenigen Patienten einen weiteren Test verweigern, welche an die Richtigkeit der Testergebnisse des 1. Durchlaufs glauben und ihnen das für ihre Bedürfnisse ausreicht.

Beurteilung Ob die Testwiederholung bei der gesamten Stichprobe stattfand, sollte der Artikel angeben

bzw. aus der Anzahl aufgenommener Patienten und der Anzahl an Daten (Wertepaaren) ersichtlich sein.

■ **Wurde die Durchführung des Tests so detailliert beschrieben, dass sie nachgeahmt werden kann?**

Die genaue Beschreibung der Durchführung des Tests ist aus 2 Gründen notwendig:

— Erstens muss der Therapeut abschätzen können, ob die Ursache für abweichende Messresultate bei der Messwiederholung vielleicht darin liegt, dass der Test aufgrund möglicher Mängel und Unsicherheiten unterschiedlich durchgeführt, ausgewertet oder interpretiert wurde. Eine **Standardisierung** des Tests reduziert Unterschiede in der Testanwendung und fördert somit die Reliabilität.

— Außerdem geht die Frage auch in die **Praktikabilität** des Tests hinein, d. h. der Therapeut, der die Studie liest, kann erkennen, ob der Test in seiner praktischen Arbeit durchführbar wäre.

Die detaillierte Beschreibung kann im Artikel selbst, jedoch auch in einem separaten Artikel aufgeführt

◘ **Tab. 14.2** Ergebnisse des Beispiels »Handlungsplanung«: Patienten mit ähnlicher Leistungsfähigkeit hinsichtlich der Zielgröße

Patient	Messung 1	Messung 2
Frau E.	4	4
Frau B.	5	4
Herr C.	4	5
Frau A.	5	5
Frau D.	5	6
Herr F.	4	4

◘ **Tab. 14.3** Ergebnisse des Beispiels »Handlungsplanung«: Patienten mit unterschiedlicher Leistungsfähigkeit hinsichtlich der Zielgröße

Patient	Messung 1	Messung 2
Herr H.	0	0
Frau J.	2	1
Herr I.	7	8
Frau G.	5	5
Frau K.	3	4
Frau L.	9	9

sein, z. B. in einer Publikation, welche die Ergebnisse über die Objektivität veröffentlicht. Die Studie über die Intra-rater-Reliabilität sollte dann auf diesen Artikel unter entsprechender Quellenangabe verweisen.

Diese Leitfrage fordert, dass das Vorgehen so detailliert beschrieben ist, dass es nachgeahmt werden kann. Sie schließt jedoch die mögliche Notwendigkeit einer **Schulung** nicht aus, möchte der Therapeut den Test in der Praxis anwenden.

Beurteilung Liegen genügend detaillierte Informationen zur Durchführung des Tests vor, so beantwortet man die Leitfrage mit »ja«, andernfalls mit »nein«. Wenn Details teilweise vorhanden sind, vermutlich jedoch nicht alle notwendigen Informationen vorliegen, notiert man »unklar«.

- **Wurden Personen untersucht, welche sich in der untersuchten Zielgröße genügend unterschieden?**

Die statistischen Tests können die Reliabilität nur zuverlässig berechnen, wenn sich die Patienten in der zu beurteilenden Zielgröße genügend unterscheiden. Oder statistisch noch genauer ausgedrückt: Sie setzen voraus, dass die Grundgesamtheit, aus der die Stichprobe stammt, bivariat normalverteilt[2] ist (Bortz 2005, S. 213–214).

---

2 Bivariat bedeutet hier, dass es sich um zwei Messreihen handelt. Für die bivariate Normalverteilung müsste a) jede Messreihe für sich normalverteilt sein; b) die Verteilung der zur 1. Messreihe gehörenden 2. Messreihe normal sein; c) die Varianzen der Array-Verteilungen homogen sein (Bortz 2005, S. 213).

Beispiel 1
Sechs Patienten mit einer Demenz vom Alzheimer-Typ führen einen Test zur Handlungsplanung durch. Die Skala des Tests geht von 0–10 Punkten. Die Patienten erreichen alle einen Wert im mittleren Bereich der Skala (◘ Tab. 14.2). Naturgemäß variieren die Messwerte der 1. und 2. Messung etwas. Von Auge lässt sich erkennen, dass der Test zuverlässig ist, da er bei der 2. Messung bei jedem Patienten einen identischen oder sehr ähnlichen Messwert ergibt.

Statistisches Ergebnis: Der Zusammenhang zwischen Messung 1 und Messung 2 ist niedrig, denn der zugehörige Pearson-Korrelationskoeffizient beträgt $r = 0{,}45$ und der Zusammenhang ist nicht signifikant ($p = 0{,}37$). Erklärungen zum Korrelationskoeffizienten und zur Signifikanz, ▶ Abschn. 14.4.

Beispiel 2
Sechs andere Patienten mit der gleichen Diagnose führen denselben Test wie im vorhergehenden Beispiel durch. Die Patienten unterscheiden sich deutlich in ihrer Handlungsplanung (◘ Tab. 14.3). Wiederum variieren die Messwerte der 1. und 2. Messreihe, und zwar – zu Demonstrationszwecken – jeweils um den gleichen Betrag wie beim vorhergehenden Beispiel.

Statistisches Ergebnis: Es besteht ein sehr deutlicher Zusammenhang zwischen Messung 1 und Messung 2, denn der zugehörige Pearson-Korrelationskoeffizient beträgt $r = 0{,}98$ und der Zusammenhang ist signifikant ($p \leq 0{,}001$). Erklärungen zum Korrelationskoeffizienten und zur Signifikanz, ▶ Abschn. 14.4.

Vergleich der beiden Beispiele In den 2 Beispielen ist der Test also eigentlich reliabel, da er bei beiden

14.4 · Ist die Evidenz zur Intra-rater-Reliabilität eines Tests bedeutsam?

177   **14**

Messreihen identische oder fast identische Messwerte bei ein und demselben Patienten anzeigt. Beim 1. Beispiel wird durch die geringen Unterschiede zwischen den Patienten fälschlicherweise eine schlechte Reliabilität, beim 2. Beispiel durch die große Bandbreite der Versuchspersonen hinsichtlich der untersuchten Zielgröße richtigerweise eine gute Reliabilität nachgewiesen.

Zu beachten ist jedoch, dass für die Verallgemeinerung der Ergebnisse eine **zufällig** gezogene Stichprobe notwendig ist (Bortz 2005, S. 214).

❯ Die Patienten müssen sich zwar für eine aussagekräftige Studie in der untersuchten Zielgröße genügend unterscheiden, aber es ist den Wissenschaftlern **nicht erlaubt**, Patienten mit voraussichtlich guter, mittlerer und schlechter Zielgröße **auszusuchen**, um auf diese Weise höhere Reliabilitätswerte zu erreichen. Sie müssen vielmehr über die Einschluss- und Ausschlusskriterien die Grundgesamtheit der Patienten definieren, für die der Test konzipiert ist, und dann die Patienten so aufnehmen, wie sie kommen und gemäß der Einschluss- und Ausschlusskriterien geeignet sind.

14.3.2 Verzerrung der Daten

In welche Richtung werden nun die Daten verzerrt, wenn die Leitfragen nicht erfüllt sind? Führen sie zu einem zu hohen oder zu niedrigen Reliabilitätswert? Allgemein lässt sich sagen, dass **schlecht durchgeführte Studien** eher eine **schlechtere Reliabilität** dokumentieren. Eine Ausnahme bildet die Erinnerung an die 1. Testreihe. Wenn sich der erfassende Therapeut an den jeweiligen 1. Messwert erinnert, kann es passieren, dass er bei der Messwiederholung nochmals dieselben Ergebnisse aufschreibt, statt sich zu bemühen, so unbefangen wie möglich zum 2. Messwert zu gelangen. Dadurch ist das Resultat verzerrt, es zeigt eine zu hohe Reliabilität an.

Nach den Ausführungen, wie sich die Güte einer wissenschaftlichen Studie zur Ermittlung der Intra-rater-Reliabilität bewerten lässt, muss der Therapeut nun danach fragen, wie bedeutsam die Evidenz ist, d. h. ob die gefundene Reliabilität akzeptabel ist.

14.4 Ist die Evidenz zur Intra-rater-Reliabilität eines Tests bedeutsam?

Liegt eine wissenschaftlich gut durchgeführte Studie vor, so muss der Therapeut nun deren Erkenntnisse auswerten bzw. interpretieren. Dieser Abschnitt bietet statistische Grundlagen und Faustregeln, welche helfen einzuschätzen, wie gut die Intra-rater-Reliabilität ist.

Wissenschaftliche Artikel liefern üblicherweise 2 statistische Informationen zur Reliabilität eines Tests:
- ob der Zusammenhang, d. h. die Korrelation, **statistisch signifikant** ist und
- wie hoch der **Korrelationskoeffizient** ist.

Die beiden Begriffe werden kurz erklärt. Es sei aber bereits hier darauf hingewiesen, dass statistische Korrelationstests nur die Enge des Zusammenhangs, nicht aber betragsmäßige Übereinstimmungen zwischen Messreihen oder Testteilen überprüfen. Nähere Erklärungen dazu, ▶ Abschn. 14.4.3.

14.4.1 Statistische Signifikanz

Die statistische Signifikanz drückt die **Irrtumswahrscheinlichkeit p** aus.
- $p \leq 0{,}05$ bedeutet, dass der Test mit großer Wahrscheinlichkeit reliabel ist, sofern der Korrelationskoeffizient genügend groß ist.
- Ein kleinerer Wert für p (z. B. $p \leq 0{,}01$) drückt entsprechend eine noch höhere Wahrscheinlichkeit aus.
- Bei einem Wert $p > 0{,}05$ redet man üblicherweise nicht mehr von statistischer Signifikanz.

❯ Die Anzahl der untersuchten Personen beeinflusst die statistische Signifikanz. Bei kleinen Patientengruppen ergibt sich eher ein nichtsignifikantes Ergebnis als bei großen Gruppen.

14.4.2 Korrelationskoeffizient

Der Korrelationskoeffizient hat je nach statistischem Test, welcher u. a. von den Datentypen abhängt, spezifische Namen. In Bezug auf die Intra-Rater-Reliabilität sind dies v. a. Cronbach Alpha, Pearson-Korrelationskoeffizient r, Spearmans rho, Kappa(-Wert)

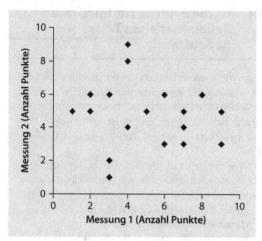

Abb. 14.3 Grafische Darstellung der Messergebnisse aus Tab. 14.4

Tab. 14.4 Messergebnisse eines Tests zur Bestimmung der Intra-rater-Reliabilität

Patient	Messung 1	Messung 2
1	4	4
2	6	6
3	7	5
4	2	6
5	3	1
6	8	6
7	9	5
8	3	6
9	5	5
10	2	5
11	1	5
12	9	3
13	4	9
14	6	3
15	3	2
16	4	8
17	7	3
18	7	4

und Intraclass Correlation Coefficient (ICC). Für die Erläuterungen dieser Tests sei auf Statistikbücher verwiesen (z. B. Bortz u. Lienert 2008). Der Wert der Koeffizienten liegt **zwischen 0 und 1**. Die 0 bedeutet einen höchst unzuverlässigen Test, 1 bezeichnet absolute Zuverlässigkeit[3].

Den Wert 1 wird man im medizinischen und therapeutischen Bereich aufgrund verschiedener Störvariablen, z. B. durch unterschiedliche Befindlichkeiten des Patienten, welche ein Messergebnis beeinflussen, kaum finden. Deshalb ist es wichtig, Grenzen für akzeptable Korrelationswerte zu kennen, um sie richtig interpretieren zu können. Je nach Autor finden sich verschiedene **Faustregeln**:

- Gemäß Weise (1975, S. 219, zit. nach Bortz u. Döring 2006, S. 199) gelten folgende Grenzen:
  - Ein guter Test weist einen Korrelationswert von mindestens 0,8 auf.
  - Die Werte zwischen 0,8 und 0,9 gelten als mittelmäßige Reliabilität.
  - Die Werte über 0,9 bedeuten eine hohe Reliabilität.
- Nach Colton (1974, zit. nach Dawson-Saunders u. Trapp 1994, S. 54) zeigen
  - Korrelationen von 0–0,25 wenig oder keinen Zusammenhang,

- von 0,25–0,50 einen leichten Zusammenhang,
- zwischen 0,50 und 0,75 einen mäßigen bis guten Zusammenhang,
- ab 0,75 einen sehr guten Zusammenhang.

Für den praktischen Gebrauch lässt sich als grobe Faustregel daraus ein Wert von 0,7 annehmen, um die Reliabilität als akzeptabel anzusehen.

Beispiele zur Bestimmung der Reliabilität

Die folgenden 2 Beispiele demonstrieren den Unterschied zwischen einer guten und schlechten Korrelation.

Beispiel 1

Beispiel 1 ist dasselbe wie oben (Tab. 14.1). Es dient dazu, sich einen Eindruck über die Begriffe Zusammenhang bzw. Korrelation und Korrelationswert zu verschaffen.

---

3   Der Koeffizient kann auch einen negativen Wert annehmen, d.h. zwischen 0 und –1 liegen. Das würde bei der Test-Retest-Reliabilität Folgendes bedeuten: Je höher die Werte bei der ersten Messung waren, desto niedriger waren sie bei der Testwiederholung. Ein negativer Koeffizient bedeutet also eine sehr schlechte Reliabilität, der Test ist unbrauchbar.

Ein neues Instrument zur Bestimmung der Armfunktion bei Kindern mit Zerebralparese weist 10 Stufen auf, die von 1 (keine Armfunktion) bis 10 (normale Armfunktion) gehen. Die Punktzahl, die der Patient erreicht, entspricht der Stufe (z. B. Stufe 5 bedeutet 5 Punkte). Ein Therapeut führt die Erfassung an 18 Kindern durch (Messung 1). Eine Woche später wiederholt er den Test an denselben Kindern (Messung 2). Die Messresultate, die er erhalten hat, führt Tabelle 14.1 auf und stellt Abb. 14.1 grafisch dar (◘ Tab. 14.1, ◘ Abb. 14.1).

Statistisches Ergebnis: ◘ Abb. 14.1 lässt einen linearen Zusammenhang erkennen, welchen der Korrelationskoeffizient (Spearmans rho) mit dem Wert 0,94 bestätigt (◘ Abb. 14.1). Die Korrelation ist zudem signifikant (p < 0,01). Daraus ist zu schließen: Die Reliabilität ist hoch.

Beispiel 2
Wie sähe nun eine schlechte Korrelation aus? Angenommen, der Test (Messung 1) und die Testwiederholung (Messung 2) ergäben die Werte der Tabelle (◘ Tab. 14.4). Zur grafischen Darstellung der Wertepaare, ◘ Abb. 14.3.

Statistisches Ergebnis: ◘ Abb. 14.3 zeigt eine ungeordnete Punktewolke, in der man keinen kontinuierlichen Anstieg von links nach rechts erkennen kann. Es zeigt sich also auf den ersten Blick kein Zusammenhang zwischen der 1. und 2. Messung. Der zugehörige Korrelationskoeffizient (Spearmans rho) beträgt –0,12 und ist nicht signifikant (p = 0,63). Dieser niedrige (und sogar negative) Wert des Koeffizienten bestätigt den Eindruck aus der Grafik, dass kein Zusammenhang zwischen den beiden Messreihen besteht. Ein Messinstrument mit solchen Testergebnissen müsste der Therapeut ablehnen, es ist nicht reliabel.

14.4.3 Zusammenhang und Übereinstimmung

Verwendet eine Studie den Pearson-Korrelationskoeffizienten r oder Spearmans rho, muss man sich trotzdem die Daten selbst oder weitere Kennwerte genauer anschauen, sofern sie vorhanden sind. Der Grund liegt darin, dass die Korrelationen zwar überprüfen, wie stark der **Zusammenhang** zwischen den Datenreihen ist, aber nicht, wie sehr die Werte der Wertepaare **übereinstimmen**.

◘ Tab. 14.5 Beispiel einer Messwiederholung mit enger Korrelation der beiden Messungen, aber unterschiedlicher Größenordnung der Punktzahlen

Patient	Messung 1	Messung 2
1	5	10
2	7	14
3	4	8
4	8	16
5	6	12
6	3	6

Beispiel
Ein Therapeut führt einen Test bei 6 Personen durch und wiederholt ihn nach 1 Woche. Die Testskala geht von 0–20 Punkten. Bei den Patienten hat sich bezüglich der Zielgröße nichts geändert. Zu den Messergebnissen, ◘ Tab. 14.5.

Eine lineare Korrelation mit diesen Daten (◘ Tab. 14.5) ergibt einen Korrelationswert von 1, da die Datenpaare, in ein Diagramm eingetragen, alle genau auf einer Linie liegen. Der Zusammenhang ist also perfekt und auch signifikant. Trotzdem stimmen die Werte der 1. und der 2. Messung nicht überein, denn bei der 2. Messung sind die Werte stets doppelt so hoch.

> **Verwendet eine Studie den Pearson-Korrelationskoeffizienten r oder Spearmans rho, (inklusive Signifikanz), um die Zuverlässigkeit eines Messinstrumentes zu überprüfen, so reicht die Überprüfung der Korrelation als einziges Maß nicht aus, denn sie sagt nichts darüber aus, in welchem Ausmaß die Werte der Wertepaare übereinstimmen.**

Der Intraclass Correlation Coefficient (ICC) dagegen berücksichtigt nicht nur den Zusammenhang zwischen den Datenreihen, sondern auch die systematische Abweichung zwischen den beiden Bewertungen. Im Gegensatz zum Pearson-Korrelationskoeffizienten r und Spearmans rho braucht es beim ICC also keine weitere Größe, um das Ausmaß der Übereinstimmung zu überprüfen.

Abschätzung der Übereinstimmung

Welche Möglichkeiten gibt es nun, um das **Ausmaß der Übereinstimmung** (engl.: agreement) abzuschätzen?

◘ Tab. 14.6 Werte der Wiederholbarkeit für die vorhergehenden Beispiele zur Intra-rater-Reliabilität

Beispiel aus der Tabelle	r	Maximale Punktzahl	r in % der maximal erreichbaren Punktzahl
Tab. 14.1	1,66	10	16,6%
Tab. 14.2	1,39	10	13,9%
Tab. 14.3	1,39	10	13,9%
Tab. 14.4	6,36	10	63,6%
Tab. 14.5	11,97	20	59,9%

r = Wert der Wiederholbarkeit

— Manche Publikationen führen die **Wertepaare** in Form von Tabellen oder Grafiken auf, so oder ähnlich wie in diesem Kapitel (◘ Tab. 14.1, ◘ Abb. 14.1). Beispielsweise in Tabelle 14.1 oder Abb. 14.1 lässt sich erkennen, dass die Größenordnungen beider Messreihen gleich sind, d. h. Messreihe 1 weist nicht z. B. doppelt so hohe Werte wie Messreihe 2 auf.
Oder mathematisch differenzierter ausgedrückt: Würde man eine Gerade durch die Punkte ziehen, so würde sie bei guter Übereinstimmung (ungefähr) durch den Nullpunkt des Koordinatenkreuzes ziehen und hätte (ungefähr) die Steigung 1 (◘ Abb. 14.1).
— Manche Wissenschaftler nennen in ihren Artikeln die **Häufigkeit der Übereinstimmungen**, z. B. »Die Messwerte der 1. und 2. Messreihe stimmten zu 75% überein«. Dabei sollten Leser und Leserinnen solcher Studien darauf achten, wie groß die Skala ist. Eine Skala mit 5 Punkten führt zu mehr Übereinstimmungen als eine Skala mit 100 Punkten, es sei denn, die Wissenschaftler in der Studie hätten bei größeren Skalen einen Toleranzbereich definiert, z. B. »Als Übereinstimmung galt, wenn sich das Testergebnis um nicht mehr als 5 Punkte unterschied«.
— Ein weiteres Maß, um die Übereinstimmung zu beurteilen, ist der **Wert der Wiederholbarkeit** (► nachfolgenden Abschnitt).

Wert der Wiederholbarkeit

Ein Maß dafür, wie sehr die Werte der 2 Messreihen übereinstimmen, ist der Wert der Wiederholbarkeit (engl.: repeatability coefficient).

Diese Größe bedeutet Folgendes: Führt man eine Messwiederholung bei Patienten mit stabiler Zielgröße durch, so sind die Unterschiede zwischen der 1. und 2. Messung in 95% der Fälle (d. h. bei 95% der Wertepaare) nicht größer als der Wert der Wiederholbarkeit. Oder theoretischer ausgedrückt: Der Wert der Wiederholbarkeit ist der Wert, unterhalb dessen die absolute Differenz zwischen 2 Resultaten mit einer Wahrscheinlichkeit von 95% liegt.

Um die Größenordnung der Wiederholbarkeit noch genauer abzuschätzen, empfiehlt es sich, den Wert **ins Verhältnis zur maximal erreichbaren Punktzahl** zu setzen, d. h. ihn durch diese Punktzahl zu teilen.

❯❯ Je kleiner der Wert der Wiederholbarkeit im Verhältnis zur maximal erreichbaren Punktzahl ist, desto größer ist die Übereinstimmung der beiden Messreihen.

Zu Beispielen für den Wert der Wiederholbarkeit und seinen Wert im Verhältnis zu der maximalen Punktzahl, ◘ Tab. 14.6. Die Algorithmen für die Berechnungen finden interessierte Leser und Leserinnen im Anhang.

Was sagen nun die Werte der Wiederholbarkeit aus? Dazu werden 2 Beispiele beleuchtet (◘ Tab. 14.6):
— Das Beispiel in der zweitobersten Zeile der Tabelle (◘ Tab. 14.6) gibt einen Wert r = 1,39 an. Er besagt, dass die Unterschiede zwischen der 1. und 2. Messung in 95% der Fälle (Wertepaare) nicht größer als 1,39 Punkte sind. Wären maximal 3 Punkte erreichbar, wäre das ein schlechtes, bei 1.000 Punkten ein ausgezeichnetes Ergebnis. Deshalb ist es notwendig, die Skala mitzuberücksichtigen, indem man den Wert r ins Verhältnis zur maximal erreichbaren Punktzahl setzt. In dem Beispiel der zweitobersten Zeile sind die Unterschiede zwischen der 1. und 2. Messung in 95% der Fälle (Wertepaare) also nicht größer als 13,9% der maximalen Punktzahl.
— Im Beispiel der letzten Zeile der Tabelle (◘ Tab. 14.6) beträgt der Wert der Wiederholbarkeit in% der maximal erreichbaren Punktzahl 59,9%. Dieser Wert bestätigt die schlechte Übereinstimmung, wie sie bei den Ausführungen zur Tabelle (◘ Tab. 14.5) per Begutachtung der Einzeldaten beschrieben wurden.

14.5 Ist die Evidenz zur Intra-rater-Reliabilität eines Tests anwendbar?

Wenn eine wissenschaftlich wertvolle Studie Evidenz dafür liefert, dass die Intra-rater-Reliabilität des untersuchten Tests akzeptabel ist, muss der Therapeut zu guter Letzt hinterfragen, ob sie sich auch auf seine eigene Situation übertragen lässt und ob er den Test überhaupt am eigenen Patienten anwenden kann und sollte.

Die Übersicht führt relevante **Leitfragen** auf, um der Frage nach der Anwendbarkeit differenziert nachzugehen. Manche Fragen wiederholen sich aus den vorhergehenden Kapiteln. Angepasst an die Anforderungen der Intra-rater-Reliabilität werden sie hier nochmals aufgeführt und beschrieben.

Leitfragen zur Beurteilung der Anwendbarkeit der Evidenz von Studien über die Intra-rater-Reliabilität

- Ist der Test zugänglich und bezahlbar? (Referenzen: a)
- Würde der Patient den Test durchführen? (Referenzen: a)
- Stimmt die Art der Versorgung in der Studie mit der eigenen genügend überein und ähneln relevante Eigenschaften des eigenen Patienten denjenigen der Studienpatienten ausreichend? (Referenzen: a, b)
- Lässt sich der Test in der Praxis genauso wie in der Studie durchführen? (Referenzen: keine)
- Hat die Evidenz einen Einfluss auf das weitere klinisch-therapeutische Vorgehen? (Referenzen: a, b)
- Nützt das Testergebnis dem Patienten? (Referenzen: a)

(Referenzen: a) Sackett et al. 1999, S. 124-127; b) Jaeschke et al. 1994b)

▪ Ist der Test zugänglich und bezahlbar?

Die Vielfalt der Tests reicht von einfachen bis zu komplexen Tests und vom Testbogen, der vielleicht sogar im Internet gratis heruntergeladen werden kann, bis zu kostspieligen Messinstrumenten und Schulungen.

Es ist grundsätzlich abzuklären, ob die Arbeitgeberin, z. B. eine Rehabilitationsklinik, bzw. die eigene Praxis die allfälligen **Kosten** aufwenden kann und ob der **Zugang** zu dem Test und seinen vollständigen **Instruktionen** gewährleistet ist. Vollständige Instruktionen und damit evtl. eine Schulung sind notwendig, damit der praktizierende Therapeut den Test genau so durchführt wie in der Studie, sonst lässt sich die dort nachgewiesene Güte des Tests nicht auf die eigene Situation übertragen.

Manchmal müssen externe Experten oder Labors den betreffenden Test auswerten. Dann gilt es abzuklären, ob Zugang zu diesen Stellen besteht und ob die Kosten aufgewendet bzw. abgerechnet werden können.

▪ Würde der Patient den Test durchführen?

Wenn der Patient nicht bereit ist, den Test durchführen zu lassen, erübrigen sich die anderen Fragen, die sich in diesem Kapitel stellen. Wichtig ist, den Patienten vor seiner Entscheidung über das Ziel, den Aufwand, die Grenzen, Risiken und auch Kosten des Tests **aufzuklären**, damit er eine fundierte Entscheidung treffen kann. In diesem Zusammenhang stehen auch die unten genannten Leitfragen über die medizinisch-therapeutischen Konsequenzen aufgrund des Testergebnisses und die Frage nach dem Nutzen des Testergebnisses.

Allerdings ist die **Verhältnismäßigkeit** zu berücksichtigen: In der Therapie handelt es sich – anders als in der Medizin – sehr häufig um kurze Tests ohne Nebenwirkungen bzw. Gefahrenpotential und ohne zusätzlichen Kostenaufwand. In diesem Fall braucht es keine ausführliche vorhergehende Besprechung mit dem Patienten. Eine kurze Information über den Zweck, die Dauer und die Durchführung sollte jedoch nicht fehlen.

▪ Stimmt die Art der Versorgung in der Studie mit der eigenen genügend überein und ähneln relevante Eigenschaften des eigenen Patienten denjenigen der Studienpatienten ausreichend?

Studienergebnisse über ein Gütekriterium lassen sich mit größerer Wahrscheinlichkeit auf die eigene Situation übertragen, wenn die Art der Versorgung (Primär-, Sekundär-, Tertiärversorgung) der Studie mit der eigenen übereinstimmt.

Ebenso wie die Art der Versorgungseinrichtung, so sollten auch spezifische Patienteneigenschaften wie beispielsweise das Alter der Patienten oder das Krankheitsstadium übereinstimmen.

Näheres dazu, ▶ Abschn. 12.3, gleichlautende Leitfrage.

- **Lässt sich der Test in der Praxis genauso wie in der Studie durchführen?**

Eine gute Übereinstimmung der Resultate bei Testwiederholungen bei gleichem Zustand des Patienten setzt voraus, dass die Daten **auf gleiche Weise erhoben, ausgewertet und interpretiert** werden. Soll die Evidenz aus dem wissenschaftlichen Artikel für die eigene Praxis gelten, müssen diese Bedingungen auch in der eigenen Praxis gewährleistet sein. Die entsprechenden Testbögen bzw. Messinstrumente sowie genügend Informationen über den Test, z. B. **standardisierte** Patientenanleitungen, **Normwerte** etc., müssen vorliegen. Vielleicht gibt es auch spezifische Testbedingungen einzuhalten wie die Durchführung in bestimmten Räumlichkeiten oder zu definierten Zeiten.

Grundsätzlich ist abzuklären, ob eine Schulung notwendig ist, um den Test adäquat durchführen zu können.

- **Hat die Evidenz einen Einfluss auf das weitere klinisch-therapeutische Vorgehen?**

Die Durchführung eines Tests dient zum einen der momentanen Dokumentation des Zustandes des Patienten und der Verlaufsdokumentation unter entsprechenden Testwiederholungen im Laufe der Zeit, zum anderen aber auch der **Entscheidungsfindung**, wie bei dem Patienten weiter vorzugehen ist:

- Soll eine Behandlung aufgenommen werden oder nicht?
- Soll eine bereits begonnene Behandlung weitergeführt oder beendet werden?
- Vielleicht gibt der Test eine Prognose über den Krankheitsverlauf, sodass sich eine gezieltere Behandlung vornehmen lässt?

Fehlen Konsequenzen für das weitere klinisch-therapeutische Vorgehen, so sollte zumindest die nachfolgende Frage positiv ausfallen. Andernfalls ist – v. a. bei aufwändigen, schmerzhaften, risikobehafteten oder kostenintensiven Tests – eine sinnvolle Anwendung ernsthaft in Frage zu stellen.

- **Nützt das Testergebnis dem Patienten?**

Wie bei den dichotomen Tests beschrieben, entspricht diese Leitfrage der Beschreibung der höchsten Stufe, der Phase IV, bei der Validierung von Tests (Sackett u. Haynes 2002). Die Frage könnte deshalb auch so lauten: Wird es dem Patienten, wenn er den Test durchführt, im Endeffekt besser gehen als ohne Test?

Lässt sich eine sinnvolle weitere Vorgehensweise anhand des Tests festlegen, so nützt dem Patienten das Testresultat. Aber auch wenn er den Test unabhängig

von möglichen Konsequenzen durchführt, kann er u. a. aus folgenden Gründen davon profitieren:

- Kennt der Patient das Testresultat, kann ihm dieses Wissen vielleicht helfen, seinen weiteren Lebensabschnitt **gezielter zu planen**. Vielleicht erhält er auch größeres Verständnis in seinem sozialen Umfeld.
- Wenn der Test beispielsweise persönliche Schwerpunkte, Wünsche oder Werte erfasst, so erfährt er vielleicht mehr über sich selbst, weil er in dieser Situation dazu angehalten wird, über sich nachzudenken. Erkennt er beispielsweise, dass er auf Dinge, die ihm wichtig sind, nicht verzichten muss, so kann es ihm dadurch besser gehen.
- Wenn beispielsweise eine **mangelnde Krankheitseinsicht** vorliegt, so kann ein Test ihm helfen, diese zu überwinden und in der Therapie besser zu kooperieren.
- Werden Testwiederholungen durchgeführt und lassen sich Verbesserungen erkennen, so kann das den Patienten **motivieren**.

Diese Punkte können, müssen aber nicht dazu führen, dass es dem Patienten besser geht. Zudem kann auch das Gegenteil eintreten, wenn er beispielsweise umso mehr erkennt, worauf er verzichten muss oder wenn beim Verlauf keine Verbesserungen oder sogar Verschlechterungen zu verzeichnen sind. In diesem Fall ist der Nutzen gegenüber den Nachteilen abzuwägen und zu überlegen, ob und wie häufig der Patient den Test durchführen soll.

14.6 Interne Konsistenz

Die letzten Abschnitte beschrieben, wie man eine Studie zur Bestimmung der Intra-rater-Reliabilität auswertet sowie die praktische Anwendbarkeit hinterfragt. Ein anderes Maß für die Reliabilität eines Tests ist die Interne Konsistenz. Sie beschreibt, inwiefern ähnliche Eigenschaften, die der Test erfasst, zu ähnlichen Ergebnissen führen.

Zur Bestimmung der Internen Konsistenz zerlegen die Wissenschaftler den Test in **mehrere Teile** und untersuchen deren Korrelation untereinander. Ein Selbsthilfestatus mit guter Interner Konsistenz sollte beispielsweise zeigen, dass Patienten, die sehr selbstständig Haushaltsaktivitäten durchführen können, auch hinsichtlich ihrer Körperhygiene ähnlich selbstständig sind. Der umgekehrte Fall sollte ebenfalls zu treffen, d. h. eine geringe Selbstständigkeit sollte sich in beiden Bereichen herauskristallisieren.

Die Interne Konsistenz untersuchen Wissenschaftler häufig als Nebenprodukt in Studien zur Reliabilität, Objektivität oder Validität. Daher geht dieser Abschnitt nicht speziell auf die Fragen zur Validität der Studien zur Internen Konsistenz und auf die Anwendbarkeit der Evidenz ein. Sie sind vielmehr in den betreffenden Kapiteln aufgeführt und lassen sich zum großen Teil auf die Interne Konsistenz übertragen.

Die Bedeutsamkeit der Evidenz lässt sich analog zur bereits behandelten Intra-rater-Reliabilität ermitteln, denn sie wird durch statistische Tests überprüft, um die Enge des Zusammenhangs zwischen den einzelnen Teilen des Tests herauszufinden. Ein übliches Maß hierfür ist beispielsweise der Cronbach Alpha. Als Faustregel gilt auch hier ein **Wert von 0,7** als untere Grenze für eine akzeptable Reliabilität (▶ Abschn. 14.4.2).

14.7   Fallbeispiel

Zu einem Fallbeispiel, welches neben anderen Gütemerkmalen eines Tests auch die Reliabilität (Intrarater-Reliabilität und interne Konsistenz) beinhaltet, ▶ Abschn. 17.5.

Literatur

Bortz J (2005) Statistik für Human- und Sozialwissenschaftler, 6. Aufl. Springer, Heidelberg

Bortz J, Döring N (2006) Forschungsmethoden und Evaluation für Human- und Sozialwissenschaftler, 4. Aufl. Springer, Heidelberg

Bortz J, Lienert GA (2008) Kurzgefasste Statistik für die klinische Forschung. Leitfaden für die verteilungsfreie Analyse kleiner Stichproben, 3. Aufl. Springer, Heidelberg

Dawson-Saunders B, Trapp RG (1994) Basic & Clinical Biostatistics, 2nd edn. Appleton & Lange, Connecticut

Helewa A, Walker JM (2000) Critical Evaluation of Research in Physical Rehabilitation. Towards Evidence-based practice. W.B. Saunders Company, Philadelphia, Pennsylvania

Jaeschke R, Guyatt G, Sackett DL for the Evidence-Based Medicine Working Group (1994a) Users' guides to the medical literature. III. How to use an article about a diagnostic test. A. Are the results of the study valid? JAMA 271(5):389–391

Jaeschke R, Guyatt GH, Sackett DL for the Evidence-Based Medicine Working Group (1994b) Users' guides to the medical literature. III. How to use an article about a diagnostic test. B. What are the results and will they help me in caring for my patients? JAMA 271(9):703–707

Sackett DL, Haynes RB (2002) The architecture of diagnostic research. BMJ 324:539–541

Sackett DL, Richardson WS, Rosenberg W, Haynes RB (1999) Evidenzbasierte Medizin – EBM-Umsetzung und – vermittlung. Deutsche Ausgabe: Kunz R, Fritsche L. Zuckschwerdt, München

Whiting P, Rutjes AW, Reitsma JB, Bossuyt PM, Kleijnen J (2003) The development of QUADAS: a tool for the quality assessment of studies of diagnostic accuracy included in systematic reviews. BMC Med Res Methodol 3:25. doi:10.1186/1471-2288-3-25

Tests mit mehr als 2 Merkmalsausprägungen: Überprüfung der Objektivität

Therapeuten und Therapeutinnen können unbeabsichtigt Testergebnisse beeinflussen, indem sie z. B. Patienteninstruktionen bei der Testdurchführung unterschiedlich gestalten oder Kriterien zur Beurteilung der Funktionen des Patienten individuell interpretieren. Ein Test, dessen Ergebnis davon abhängt, welcher Therapeut ihn anwendet, ist nicht robust, nicht zuverlässig und daher für die Praxis ungeeignet. Das Gütekriterium, welches diese Art der Zuverlässigkeit beschreibt, ist die Objektivität. Ein Therapeut, der einen Test für die Praxis sucht, sollte auf dieses Gütekriterium achten und wissen, wie er in wissenschaftlichen Studien zur Objektivität erkennt, ob der Test dieser Anforderung genügt.

Die Objektivität (Synonym: Inter-rater-Reliabilität) eines Tests gibt an, in welchem Ausmaß Testergebnisse **vom Untersucher unabhängig** sind. Bei einer guten Objektivität spielt es also keine Rolle, welcher Therapeut den Test durchführt, alle kommen zu sehr ähnlichen bzw. häufig zu den gleichen Ergebnissen. Mit Ergebnis ist hier nicht nur der reine Messwert gemeint, sondern auch dessen Interpretation, beispielsweise, ob die Gleichgewichtsfunktion eines Kindes altersgerecht ist.

15.1 Standardisierung, Arten der Objektivität und wissenschaftliche Überprüfung

15.1.1 Standardisierung

Eine wichtige Voraussetzung für eine gute Objektivität ist die **Standardisierung** des Tests. Sie vereinheitlicht die Bedingungen bei der Durchführung, Auswertung und Interpretation eines Tests. Die Standardisierung bezieht sich besonders auf die
- Strukturierung der Situation, z. B.,
  - Ausgangsposition des Patienten (z. B. aufrecht sitzend, Unterarme auf der Armlehne),
  - Endposition des Patienten,
  - Anordnung der Testgegenstände (z. B. Entfernung und Ausrichtung der Greifobjekte eines Handfunktionstests),
  - Zeitbegrenzungen für die Durchführung des Tests,
- Vorgabe bestimmter Materialien,
- exakte Formulierung verbaler Patienteninstruktionen,
- evtl. schriftliche Testinstruktionen für den Patienten,

- präzise Anleitung und Beschreibung des Umgangs mit den Daten,
  - Beurteilung der Items inklusive deren Skala (z. B. keine Muskelaktivität sichtbar/palpierbar = 0 Punkte; ...; Bewegung im vollen Bewegungsausmaß gegen die Schwerkraft, aber ohne Widerstand = 3 Punkte; ... = 5 Punkte),
  - weitere Datenverarbeitung (z. B. Zusammenfassen verschiedener Items durch Zusammenzählen der Punkte),
  - Interpretation der Testdaten (Interpretationshilfen: Vergleichs-, Normwerte).

15.1.2 Durchführungs-, Auswertungs- und Interpretationsobjektivität

Wie aus der Beschreibung der Standardisierung hervorgeht, beinhaltet die Objektivität mehr als nur den Vorgang während der Testdurchführung mit dem Patienten. Die Objektivität bezieht sich sowohl auf die Datenerhebung (Durchführungsobjektivität), Datenauswertung (Auswertungsobjektivität) als auch auf deren Interpretation (Interpretationsobjektivität, Bortz u. Döring 2006, S. 195).
- Die **Durchführungsobjektivität** gibt an, inwiefern der Therapeut den Test immer gleich durchführen kann. Um eine gute Durchführungsobjektivität zu gewährleisten, sollte der Test hinsichtlich der Strukturierung der Situation, Materialien und Patienteninstruktionen standardisiert sein.
  Ob die Durchführungsobjektivität gewährleistet ist, wird nicht in Zahlen ausgedrückt, sie ist Ermessenssache. Zum Teil geben wissenschaftliche Artikel an, inwiefern der Test standardisiert ist. Häufig wird sich der Therapeut trotzdem Zusatzmaterial (z. B. Gebrauchsanleitung, Informationen von den Entwicklern des Tests) beschaffen müssen, um Genaueres über die Standardisierung zu erfahren. Referenzen über die notwendigen Zusatzinformationen sollten in den wissenschaftlichen Artikeln angegeben sein. Aus den verfügbaren Informationen über die Durchführung und Standardisierung lässt sich abschätzen, ob die Durchführungsobjektivität gewährleistet ist.
- Die **Auswertungsobjektivität** bedeutet, dass die Vergabe von Testpunkten nicht von der auswertenden Person abhängt. Dazu bedarf es einer genauen Beschreibung, wie die Anzahl der Punkte

für jede Aufgabe zustande kommt. Beispielsweise kann bei einem Handfunktionstest die Punktvergabe davon abhängen, dass der Patient eine vorgegebene Griffart (z. B. Schlüsselgriff) einhält, sonst gibt es einen Abzug von 2 Punkten.

Wie bei der Durchführungsobjektivität, so findet man manchmal auch bei der Auswertungsobjektivität die Angaben nicht in der notwendigen Ausführlichkeit im wissenschaftlichen Artikel selbst, sondern in zusätzlichem Informationsmaterial. Auch hier ist die Beurteilung, ob die Auswertungsobjektivität gewährleistet ist, Ermessenssache.

— Die **Interpretationsobjektivität** gewährleistet, dass keine individuellen Ansichten die Interpretation beeinflussen. Mit Interpretation ist die Einschätzung bzw. Schlussfolgerung gemeint, ob beim Patienten tatsächlich eine Gesundheitsbeeinträchtigung vorliegt oder ob z. B. seine getestete Funktion zwar etwas schlechter als in der durchschnittlichen Altersgruppe, aber trotzdem noch im normalen Bereich liegt. Für die Interpretationsobjektivität braucht es also **Vergleichs- bzw. Normwerte**, z. B. Tabellen mit Alters- oder Geschlechtsnormen für den betreffenden Test. Existieren Vergleichs- bzw. Normwerte und wurden die Daten bei den entsprechenden Studien, welche die Normwerte ermittelten, bei den passenden Bevölkerungsgruppen mit ausreichender Gruppengröße gesammelt, so lässt sich eine gute Interpretationsobjektivität annehmen.

15.1.3 Wissenschaftliche Überprüfung der Objektivität

In Studien, welche die Objektivität überprüfen, wenden **mindestens 2 Therapeuten** den Test an denselben Patienten an. Anschließend überprüfen Wissenschaftler statistisch, wie deutlich der Zusammenhang zwischen den Ergebnissen der verschiedenen Therapeuten ist und wie sehr die Werte der Wertepaare übereinstimmen.

Oben wurden die Durchführung-, Auswertungs- und Interpretationsobjektivität differenziert. Es ist in den Studien jedoch nicht üblich, die einzelnen Arten der Objektivität getrennt zu untersuchen. Sie werden vielmehr als Gesamtpaket behandelt.

Bevor jedoch diese Frage nach der Bedeutsamkeit der Evidenz gestellt wird, muss der Leser eines wissenschaftlichen Artikels zur Objektivität zuerst überprüfen, ob diese Studie überhaupt valide ist. Wie das geschieht, behandelt der folgende Abschnitt.

15.2 Ist die Evidenz zur Überprüfung der Objektivität eines Tests valide?

Wissenschaftliche Studien, welche die Objektivität (Inter-rater-Reliabilität) überprüfen, müssen verschiedene Kriterien erfüllen, damit man ihnen Glauben schenken darf. Für die Beurteilung eines wissenschaftlichen Artikels auf diesem Gebiet eignen sich gleichartige **Leitfragen** wie oben bei der Intra-rater-Reliabilität (▶ Abschn. 14.3.1), ergänzt durch Leitfragen zur Überprüfung der Objektivität dichotomer Tests (▶ Abschn. 13.1). Die folgende Übersicht listet die Leitfragen auf. Im Text werden sie erläutert.

Leitfragen, welche der Beurteilung der Validität von Studien zur Überprüfung der Objektivität (Inter-rater-Reliabilität) dienen

— War das Vorgehen standardisiert? (Referenzen: a)

— Waren die Testanwender bezüglich des Tests geschult oder zertifiziert? (Referenzen: a)

— War der zeitliche Abstand zwischen den Tests der verschiedenen Testanwender bei der Überprüfung der Objektivität angemessen? (Referenzen: b)

— Wurde die gesamte Stichprobe von beiden (allen) Testanwendern überprüft? (Referenzen: b)

— Wurde die Durchführung des Tests so detailliert beschrieben, dass sie nachgeahmt werden kann? (Referenzen: b, c)

— Gelangte jeder Testanwender zu seinen Ergebnissen, ohne die Resultate des anderen Testanwenders (bzw. der anderen Testanwender) zu kennen? (Referenzen: b, c, d)

— Wurden Studienabbrüche erklärt? (Referenzen: b)

— Wurden Personen untersucht, welche sich in der untersuchten Zielgröße genügend unterschieden? (Referenzen: keine)

(Referenzen: a) Helewa u. Walker 2000, S. 65; b) Whiting et al. 2003; c) Jaeschke et al. 1994a, d) Sackett et al. 1999, S. 64-66)

■ **War das Vorgehen standardisiert?**

Damit Verzerrungen durch unterschiedliche Vorgehensweisen bei der Durchführung, Auswertung und Interpretation des Tests vermieden werden, muss der Test standardisiert sein (► Abschn. 15.1.2, Beschreibungen der Durchführungsobjektivität, Auswertungsobjektivität und Interpretationsobjektivität).

Beurteilung Wenn in der Publikation die klare Aussage zu finden ist, dass das Vorgehen standardisiert war, beurteilt man die Frage mit »ja«, sonst mit »nein« oder bei mangelnden Informationen mit »unklar«.

■ **Waren die Testanwender bezüglich des Tests geschult oder zertifiziert?**

Die Therapeuten, welche den Test in der Studie durchgeführt haben, sollten mit dem Test **genügend vertraut** sein, d. h. eine ausreichende Schulung erfahren haben. Wenn sie unzureichend oder gar nicht geschult sind, kann es passieren, dass sie den Test unterschiedlich anwenden, wodurch es zu einer Verzerrung der Ergebnisse kommt.

Beurteilung Ob und in welchem Ausmaß die Therapeuten der Studie geschult waren, sollte der Artikel erwähnen. Besonders aufschlussreich ist es, wenn aus der wissenschaftlichen Arbeit hervorgeht, wie lange die Schulung dauerte.

■ **War der zeitliche Abstand zwischen den Tests der verschiedenen Testanwender bei der Überprüfung der Objektivität angemessen?**

Da man bei der Objektivität nicht einen Veränderungsprozess beim Patienten nachweisen möchte, sondern die Zuverlässigkeit des Tests, darf sich beim Patienten zwischen den Messungen hinsichtlich der Zielgröße nichts ändern. Deshalb dürfen die Abstände zwischen den Messungen nicht zu weit auseinander liegen. Bei Tests, in denen der Patient das Resultat leicht **steuern** kann (z. B. bei Tests, welche subjektive Meinungen/Empfindungen erfassen), sollten die Messzeitpunkte andererseits nicht zu eng liegen, damit der Patient nicht einfach die vorhergehenden Angaben aus dem Gedächtnis wiederholt. Dasselbe gilt für Tests, welche z. B. Ermüdungserscheinungen nach sich ziehen, d. h. hier sollte eine ausreichende Erholungspause gewährleistet sein, bevor ein anderer Therapeut dieselbe Messung durchführt.

Beurteilung Ob in der wissenschaftlichen Arbeit geeignete Zeitpunkte gewählt wurden, kann der Leser der Studie nur abschätzen. Theoretisches Wissen über die Krankheit und praktische Erfahrungen helfen bei dieser Beurteilung. Wird die Objektivität eines Tests z. B. an chronisch Kranken überprüft, so darf eine längere Zeit zwischen den Testwiederholungen liegen als bei Patienten in der akuten Phase.

■ **Wurde die gesamte Stichprobe von beiden (allen) Testanwendern überprüft?**

Eine präzise Überprüfung der Objektivität erfordert, dass alle Testanwender alle Patienten untersuchen. Fehlende Daten führen zu einer Verzerrung. Wenn beispielsweise gerade diejenigen Patienten, die sich bei der 1. Testanwendung nicht im Testergebnis wiederfinden, die Wiederholung durch den 2. Testanwender ablehnen, so führt das zur Verzerrung der Ergebnisse.

Beurteilung Wenn alle Testanwender alle Teilnehmer der Studiengruppe untersuchten, so beantwortet man die Leitfrage mit »ja«, ansonsten mit »nein«. Wenn keine Informationen darüber zu finden sind, so wird »unklar« notiert.

■ **Wurde die Durchführung des Tests so detailliert beschrieben, dass sie nachgeahmt werden kann?**

Damit sich der Leser einer Studie, welche die Objektivität überprüft, von der genauen Vorgehensweise bei der Durchführung, Auswertung und Interpretation des Tests ein Bild machen kann, ist es notwendig, dass er eine detaillierte Beschreibung darüber in der Studie vorfindet. Zum einen kann er dadurch erkennen, ob und welche **Fehlerquellen oder Unsicherheitsfaktoren** es gibt, die evtl. zu Verzerrungen führten, zum anderen kann er abschätzen, ob der Test in seiner praktischen Arbeit **durchführbar** wäre. Eventuell findet er die Beschreibung auch in einem separaten Artikel. In diesem Fall sollte die entsprechende Referenz angegeben sein.

Die Forderung, das Vorgehen so exakt zu beschreiben, dass es nachgeahmt werden kann, schließt jedoch die mögliche Notwendigkeit einer Schulung nicht aus, wenn der Therapeut den Test in seiner Praxis anwenden will.

Beurteilung Liegen genügend detaillierte Informationen zur Durchführung des Tests vor, so beantwortet man die Leitfrage mit »ja«, andernfalls mit »nein«. Wenn Details teilweise vorhanden sind, vermutlich jedoch nicht alle notwendigen Informationen vorliegen, notiert man »unklar«.

- **Gelangte jeder Testanwender zu seinen Ergebnissen, ohne die Resultate des anderen Testanwenders (bzw. der anderen Testanwender) zu kennen?**

Wenn ein Testanwender die Resultate des anderen Anwenders kennt, so kann ihn das beeinflussen. Die Testanwender müssen deshalb unabhängig voneinander zu ihren Resultaten gelangen. Diese Unvoreingenommenheit der Untersucher entspricht der Verblindung in Wirksamkeitsstudien von Interventionen.

Wie stark sich der verzerrende Effekt ausprägt, hängt vom Maß der **Subjektivität** bei der Testanwendung ab. Je größer der Spielraum bei der Testdurchführung (z. B. durch mangelnde Standardisierung) und je subjektiver die Auswertung und Interpretation eines Tests sind, desto größer sind die Gefahr und das Ausmaß der Verzerrung.

Beurteilung Wenn in der Publikation die klare Aussage zu finden ist, dass die Testanwender keine Kenntnisse der Ergebnisse des anderen Untersuchers (bzw. der anderen Untersucher) hatten, beurteilt man die Frage mit »ja«, sonst mit »nein« oder bei mangelnden Informationen mit »unklar«.

- **Wurden Studienabbrüche erklärt?**

Zieht der Studienleiter den Patienten von der Studie nach dem 1. Testdurchlauf zurück oder lässt dieser selbst die Testwiederholung nicht zu, so gilt dies als Studienabbruch. Unterscheiden sich die Patienten, welche die Studie abbrechen, **systematisch** von denjenigen, die sie nicht abbrechen, so kann das die Studienergebnisse verzerren (▶ Leitfrage oben, »Wurde die gesamte Stichprobe von beiden (allen) Testanwendern überprüft?«). Deshalb sollte aus dem Artikel hervorgehen, warum die Studienabbrüche passierten.

Beurteilung Wenn z. B. anhand eines Flussdiagramms klar ist, was mit allen in die Studie eingeschlossenen Patienten im Verlauf der Studie passierte, so beantwortet man die Leitfrage mit »ja«. Wenn der Verdacht besteht, dass manche Studienteilnehmer die Studie nicht beendeten, so beurteilt man die Frage mit »nein«. Fehlen Informationen, notiert man »unklar«.

- **Wurden Personen untersucht, welche sich in der untersuchten Zielgröße genügend unterschieden?**

Diese Leitfrage wird aus statistischen Gründen gestellt, denn statistische Tests können die Korrelation zwischen Messreihen nur zuverlässig berechnen, wenn sich die Patienten hinsichtlich der Zielgröße genügend unterscheiden (▶ Abschn. 14.3.1, genauere Ausführungen anhand von Beispielen bei der gleichlautenden Leitfrage zur Überprüfung der Intra-rater-Reliabilität).

Abschließend ist zu bemerken, dass die meisten dieser Kriterien eher zu einem fälschlicherweise **niedrigeren Korrelationswert** führen, wenn sie nicht erfüllt sind. Eine Ausnahme bildet die Erinnerung an die 1. Testreihe durch den Patienten, falls er einen ausreichenden Einfluss auf die Testergebnisse hat und sich (vielleicht dem Wissenschaftler zuliebe) darum bemüht, möglichst gleiche Testergebnisse zu liefern. Dadurch erhöht sich das Maß für die Objektivität fälschlicherweise. Dasselbe gilt für eine mangelnde Verblindung der Testanwender untereinander.

15.3 Ist die Evidenz zur Objektivität eines Tests bedeutsam?

Liegt eine wissenschaftlich gut durchgeführte Studie vor, so muss der Therapeut als nächsten Schritt deren Resultate interpretieren. Dieser Abschnitt stellt statistische Faustregeln vor, welche dabei helfen, die Güte der Objektivität richtig einzuschätzen.

Die Objektivität wird wissenschaftlich evaluiert, indem 2 oder mehr Untersucher den Test an denselben Patienten anwenden. Die Wissenschaftler vergleichen dann die beiden Messreihen miteinander. Üblicherweise liefern sie 2 statistische Informationen zur Reliabilität eines Tests, nämlich die Angabe,

- ob der Zusammenhang (Korrelation) **statistisch signifikant** ist,
- wie hoch der **Korrelationskoeffizient** (-wert) ist.

Es handelt sich also um dieselben Größen wie bei der Reliabilität (▶ Abschn. 14.4). Der Korrelationskoeffizient wird hier trotzdem nochmals erläutert, denn die Grenzwerte sind anders.

15.3.1 Korrelationskoeffizient (-wert)

Der Wert des Korrelationskoeffizienten liegt **zwischen 0 und 1**.[1] Die 0 bedeutet keine Objektivität, 1 be-

---

1 Der Koeffizient kann auch einen negativen Wert annehmen, d.h. zwischen 0 und –1 liegen. Das würde bei der Inter-rater-Reliabilität Folgendes bedeuten: Je höhere Werte der eine Therapeut bei einem Patienten misst, desto niedriger sind sie beim anderen Therapeuten. Ein negativer Koeffizient bedeutet also wie der Wert 0, dass der Test nicht objektiv ist, d.h. der Test ist in der vorliegenden Form unbrauchbar.

zeichnet einen perfekten Zusammenhang zwischen den Anwendern des Tests. Je nach statistischem Test hat der Korrelationskoeffizient spezifische Namen. Welcher statistische Test überhaupt in Frage kommt, hängt u. a. von den Datentypen ab. In Bezug auf die Objektivität finden sich v. a. folgende Korrelationskoeffizienten: Cronbachs Alpha, Pearson Korrelationskoeffizient r, Kappa(-Wert) (bzw. Cohens Kappa, Fleiss' Kappa) und Intraclass Correlation Coefficient (ICC). Für die Erläuterungen dieser Tests sei auf Statistikbücher verwiesen (z. B. Bortz u. Lienert 2008).

Im medizinischen und therapeutischen Bereich wird man für den Koeffizienten den Wert 1 kaum finden, selbst wenn die Objektivität des Tests sehr gut ist, denn z. B. unterschiedliche Tagesformen des Patienten beeinflussen das Messergebnis. Um abschätzen zu können, ob ein Korrelationswert akzeptabel ist oder nicht, gibt es mehrere **Faustregeln**:

- Landis et al. (1977, zitiert nach Tooth u. Ottenbacher 2004) halten für den Kappa-Wert folgenden generellen Konsens fest:
  - Kappa-Werte unter 0,4 weisen darauf hin, dass kaum ein Zusammenhang besteht.
  - Werte zwischen 0,4 und 0,6 bedeuten einen mäßigen Zusammenhang,
  - von 0,6–0,8 einen guten Zusammenhang,
  - über 0,8 einen sehr guten Zusammenhang.
- Gemäß Colton (1974, zit. nach Dawson-Saunders u. Trapp 1994, S. 54) zeigen Korrelationen,
  - von 0–0,25 wenig oder keinen Zusammenhang,
  - von 0,25–0,50 einen leichten Zusammenhang,
  - zwischen 0,50 und 0,75 einen mäßigen bis guten Zusammenhang,
  - ab 0,75 einen sehr guten Zusammenhang.

Für die Praxis lässt sich als grobe Faustregel daraus ein **Wert von 0,6** annehmen, um die Objektivität als akzeptabel einzustufen. Dieser Mindestwert des Korrelationskoeffizienten für einen annehmbaren Zusammenhang darf hier also etwas niedriger als bei der Intra-rater-Reliabilität ausfallen. Dies betonen auch Eliasziw et al. (1994), denn sie weisen darauf hin, dass für die Objektivität niedrigere Werte für den Korrelationskoeffizienten zu erwarten sind als für die Intrarater-Reliabilität desselben Tests.

Zu Beispielen für Korrelationen und Hinweise dazu, ▶ Abschn. 14.4. Sie lassen sich für die Objektivität mit der Ausnahme übertragen, dass bei der Reliabilität (▶ Abschn. 14.4) die Messreihen durch nur einen Therapeuten aufgenommen werden, während bei der

Objektivität mindestens 2 Therapeuten die Messungen und Messwiederholungen durchführen.

15.3.2 Ausmaß der Übereinstimmung der Werte

Verwendet eine Studie den Pearson-Korrelationskoeffizienten r oder Spearmans rho, so muss man zusätzlich herausfinden, in welchem Ausmaß die Werte der Wertepaare **übereinstimmen**, denn die Korrelation überprüft nur die **Enge des Zusammenhangs** zwischen den Messreihen. Wenn beispielsweise eine Therapeutin stets doppelt so hohe Werte wie eine andere Therapeutin misst, so ergibt sich ein perfekter Zusammenhang, d. h. ein Korrelationswert von 1, aber die Werte stimmen nicht überein.

Das Ausmaß der Übereinstimmung (engl.: agreement) erfährt der Therapeut z. B. anhand

- der Tabellen oder Grafiken, welche die Wertepaare einzeln aufführen,
- der Übereinstimmungshäufigkeiten (-raten),
- des Wertes der Wiederholbarkeit.

Nähere Erläuterungen dazu erfolgten beim Thema Intra-rater-Reliabilität, ▶ Abschn. 14.4.3.

15.4 Ist die Evidenz zur Objektivität eines Tests anwendbar?

Wenn der Therapeut gemäß der vorhergehenden Ausführungen festgestellt hat, dass eine Studie zur Überprüfung der Objektivität eines Tests wissenschaftlich gut durchgeführt wurde und dass die Objektivität akzeptabel ist, muss er noch analysieren, ob sich die Evidenz auch auf seine eigene Situation übertragen lässt und ob er den Test überhaupt am eigenen Patienten anwenden kann oder sollte. Dazu gibt es **Leitfragen** in der folgenden Übersicht.

> **Leitfragen zur Beurteilung der Anwendbarkeit der Evidenz von Studien zur Überprüfung der Intra-rater-Reliabilität**
> - Ist der Test zugänglich und bezahlbar? (Referenzen: a)
> - Würde der Patient den Test durchführen? (Referenzen: a)
> - Stimmt die Art der Versorgung in der Studie mit der eigenen genügend überein und ähneln relevante Eigenschaften des eigenen

Patienten denjenigen der Studienpatienten
ausreichend?
(Referenzen: a, b)
- Lässt sich der Test in der Praxis genauso wie
in der Studie durchführen?
(Referenzen: keine)
- Hat die Evidenz einen Einfluss auf das weitere
klinisch-therapeutische Vorgehen?
(Referenzen: a, b)
- Nützt das Testergebnis dem Patienten?
(Referenzen: a)
(Referenzen: a) Sackett et al. 1999, S. 124-127;
b) Jaeschke et al. 1994b)

Die Leitfragen sind identisch wie bei den Ausführungen zur Intra-rater-Reliabilität. Die Erklärungen zu diesen Fragen sind hier daher nicht nochmals aufgeführt, sie lassen sich nachlesen (▶ Abschn. 14.5).

15.5   Fallbeispiel

Zu einem Fallbeispiel, welches neben anderen Gütemerkmalen eines Tests auch die Objektivität beinhaltet, ▶ Abschn. 17.5.

Literatur

Bortz J, Döring N (2006) Forschungsmethoden und Evaluation für Human- und Sozialwissenschaftler, 4. Aufl. Springer, Heidelberg

Bortz J, Lienert GA (2008) Kurzgefasste Statistik für die klinische Forschung. Leitfaden für die verteilungsfreie Analyse kleiner Stichproben, 3. Aufl. Springer, Heidelberg

Dawson-Saunders B, Trapp RG (1994) Basic & Clinical Biostatistics, 2nd edn. Appleton & Lange, Connecticut

Eliasziw M, Young SL, Woodbury MG, Fryday-Field K (1994) Statistical methodology for the concurrent assessment of interrater and intrarater reliability: using goniometric measurements as an example. Phys Ther 74(8):777-788

Helewa A, Walker JM (2000) Critical Evaluation of Research in Physical Rehabilitation. Towards Evidence-based practice. W.B. Saunders, Philadelphia, Pennsylvania

Jaeschke R, Guyatt G, Sackett DL for the Evidence-Based Medicine Working Group (1994a) Users' guides to the medical literature. III. How to use an article about a diagnostic test. A. Are the results of the study valid? JAMA 271(5):389–391

Jaeschke R, Guyatt GH, Sackett DL for the Evidence-Based Medicine Working Group (1994b) Users' guides to the medical literature. III. How to use an article about a dia-gnostic test. B. What are the results and will they help me in caring for my patients? JAMA 271(9):703–707

Sackett DL, Richardson WS, Rosenberg W, Haynes RB (1999) Evidenzbasierte Medizin – EBM-Umsetzung und – vermittlung. Deutsche Ausgabe: Kunz R, Fritsche L. Zuckschwerdt, München

Tooth LR, Ottenbacher KJ (2004) The κ statistic in rehabilitation research: an examination. Arch Phys Med Rehabil 85:1371–1376

Whiting P, Rutjes AW, Reitsma JB, Bossuyt PM, Kleijnen J (2003) The development of QUADAS: a tool for the quality assessment of studies of diagnostic accuracy included in systematic reviews. BMC Med Res Methodol 3:25. doi:10.1186/1471-2288-3-25

Tests mit mehr als 2 Merkmals- ausprägungen: Überprüfung der Validität

Ein Test, welcher sehr zuverlässig, also reliabel ist, kann trotzdem zur Messung der bestimmten Zielgröße untauglich sein. Wenn beispielsweise ein Test entwickelt wurde, um die Handlungsplanung zu messen, tatsächlich aber die Merkfähigkeit überprüft, so schießt er am Ziel vorbei. Es bedarf daher eines weiteren Gütekriteriums, um entscheiden zu können, ob ein Test für den aktuellen Patienten geeignet ist: die Validität.

16.1 Bedeutung und Überprüfung der Validität

16.1.1 Bedeutung des Begriffs Validität

Die Validität (Gültigkeit; engl.: validity, accuracy) eines Tests gibt das Ausmaß an, mit dem die Testresultate das **Messziel** wiedergeben. Oder anders ausgedrückt: »Die Validität eines Tests gibt an, wie gut der Test in der Lage ist, genau das zu messen, was er zu messen vorgibt« (Bortz u. Döring 2006, S. 200). Ist der Test angemessen, passend zur Problemstellung? Entspricht er der Realität? Gibt er das richtige Maß an? Ist er effektiv?

Die Validität ist das **wichtigste Gütekriterium** eines Tests (Bortz u. Döring 2006, S. 200), denn ein Test, der zwar zuverlässig immer dasselbe Ergebnis erbringt, aber am Ziel vorbei schießt, ist für die Eigenschaft, die überprüft werden soll, nicht geeignet. ◘ Abb. 16.1

Beispiel Validität Merkfähigkeit
Eine Therapeutin möchte den Grad der Merkfähigkeit bei Alltagshandlungen messen. Sie legt ihrem Patienten einen dafür entwickelten neuropsychologischen Test vor, um die Zielgröße zu messen. Der Test setzt sich aus verschiedenen Gedächtnisaufgaben auf dem Papier zusammen. Der Patient erreicht eine niedrige Punktzahl, wodurch die Therapeutin seine Merkfähigkeit als gering einstuft. Auch bei Testwiederholungen erhält er immer wieder die niedrige Punktzahl. Der Test ist also reliabel (▶ Kap. 14). Der Patient hat jedoch nur wenige Probleme, sich Handlungen, die er im Alltag ausprobieren kann, zu merken. Der Test misst also nicht das, wofür er gedacht war. Die Testentwickler haben zwar angenommen, dass sich das Ergebnis für die Merkfähigkeit auf die Alltagshandlungen übertragen ließe, aber das stimmt nicht. Trotz hoher Reliabilität ist der Test also für den anvisierten Zweck nicht gültig, er ist hierfür nicht valide.

Bei einem validen Test ist unbedingt zu beachten, dass er **nur in dem Bereich** valide Resultate liefern kann, für den er konstruiert und überprüft (validiert) wurde. Ist ein Therapeut auf der Suche nach einem geeigneten Test für die Praxis, muss er daher darauf achten, dass seine Patienten in ihren Eigenschaften mit der Patientengruppe, an welcher der Test überprüft wurde, übereinstimmen.

Beispiel Validität Alter
Angenommen, Wissenschaftler hätten einen Test für Erwachsene mit einem bestimmten Krankheitsbild entwickelt. An dieser Patientengruppe weisen sie eine hohe Validität nach. Wenn Therapeuten diesen Test bei Kindern mit demselben Krankheitsbild anwenden, wissen sie nicht, ob die Validität ebenfalls gewährleistet ist. Eine andere Studie müsste sie an dieser Patientengruppe wissenschaftlich überprüfen.

16.1.2 Überprüfung der Validität

Die Validität überprüfen Wissenschaftler mithilfe verschiedener Verfahren. Sie schätzen sie beispielsweise durch einen Vergleich der Ergebnisse des neuen Tests mit denjenigen eines bewährten Tests, **Referenzstandard** oder **Goldstandard** genannt, ein. Eine andere Möglichkeit ist es, den Test (z. B. einen Test zur Erfassung der Aggressivität) anhand bereits bekannter **Konstrukte** bzw. deren gesicherter Beziehungen (z. B. jüngere Männer weisen eine höhere Aggressivität als ältere auf) zu überprüfen.

Aufgrund dieser verschiedenen Vorgehensweisen ist es nicht möglich, einheitliche Leitfragen zur wissenschaftlichen Güte der entsprechenden Studien zu formulieren. Daher sind die verschiedenen Hauptarten der Validität, d. h. die Inhalts-(und Augenschein-), Kriteriums- und Konstruktvalidität, in separaten Unterkapiteln aufgeführt. Sie erläutern für jede Validitätsart die Vorgehensweisen zur Analyse der wissenschaftlichen Güte (Validität) der Studie und zur Bewertung der Bedeutsamkeit der darin gefundenen Evidenz. Die Frage nach der Anwendbarkeit wird am Schluss für alle Validitätsarten zusammen beschrieben.

16.2 Inhaltsvalidität und Augenschein-Validität

16.2.1 Inhaltsvalidität

Die Inhaltsvalidität (engl.: content validity) bezeichnet das Ausmaß, mit dem der Test den Inhalt von dem, was er messen soll, **erschöpfend erfasst**. Soll

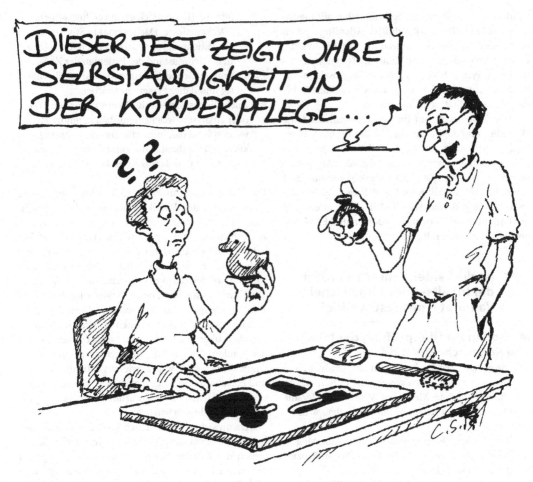

◻ **Abb. 16.1**   Validität eines Tests

er beispielsweise die Farben-Unterscheidungsfähigkeit untersuchen, so kann sich der Test nicht nur auf die Farben Blau und Gelb beschränken. Bei diesem Beispiel gibt es einen Vorteil: Das für den Menschen sichtbare Farbspektrum ist bekannt. Selbstverständlich wird man nicht jede Wellenlänge des Spektrums in den Test aufnehmen, aber eine Stichprobe auswählen, welche die Farbpalette genügend repräsentiert.

Weniger gut umrissen ist dagegen z. B. das Thema Selbstständigkeit. Was gehört alles dazu? Darüber lässt sich sicherlich streiten, denn die Bandbreite ist sehr groß. Die Gesamtheit der zu messenden Inhalte bei diesem Thema ist also nicht genügend umrissen. Um zu einer akzeptablen Inhaltsvalidität zu gelangen, kreieren die Wissenschaftler deshalb beispielsweise einen ersten Entwurf anhand theoretischer Erkenntnisse und/oder empirischer[1] Evidenz und führen

anschließend eine **Delphi-Prozedur** durch. Diese beinhaltet ein mehrmaliges Einholen von Expertenmeinungen über die Testinhalte und die entsprechende Anpassung des Tests anhand dieser Feedbacks. Ein anschauliches Beispiel für diese Vorgehensweise findet sich im Artikel von Whiting et al. (2003), der die Entwicklung eines Beurteilungsinstrumentes diagnostischer Validitätsstudien beschreibt.

16.2.2 Augenschein-Validität

Die Augenschein-Validität (face validity) bezeichnet das Ausmaß, mit dem es jemandem **erscheint**, dass der Test sinnvoll und passend ist und dass er den Inhalt erschöpfend erfasst. Es muss sich nicht um einen Experten handeln, der die Beurteilung vornimmt. Im Prinzip reicht eine Person zur Einschätzung und es braucht keine Experimente dazu. Die Augenschein-

---

1 Empirie: praktische und/oder experimentell ermittelte Erfahrung.

Validität steht in ihrer Aussagekraft daher auf **niedrigerer Stufe** als die Inhaltsvalidität. Allerdings gilt zu beachten, dass manche Autoren die Begriffe Inhaltsvalidität und Augenschein-Validität als Synonym gebrauchen. Wenn also ein Autor von Augenschein-Validität spricht, kann damit durchaus die höhere Stufe, die Inhaltsvalidität, gemeint sein.

Wie lassen sich nun die wissenschaftliche Güte (Validität) und die Bedeutsamkeit der Resultate einer Studie einschätzen, welche die Inhalts- und Augenschein-Validität untersucht? Die folgenden Abschnitte beantworten diese Frage. Anzumerken ist, dass dort manchmal der Begriff **Klient** statt Patient verwendet wird. Das liegt daran, dass die Wissenschaftler nicht nur **Patienten**, sondern auch **Experten und Expertinnen** in ihre Studien mit einbeziehen.

16.2.3 Ist die Evidenz zur Überprüfung der Inhalts- oder Augenschein-Validität eines Tests valide?

Methoden zur Überprüfung der Inhalts- und Augenschein-Validität

Um die anschließenden Leitfragen zur Validität einer Studie besser verstehen zu können, ist es hilfreich zu wissen, mit welchen Methoden Wissenschaftler die Inhalts- und Augenschein-Validität überhaupt überprüfen können:

- Wie erwähnt (▶ Abschn. 16.2.1), gibt es die Möglichkeit, einen Test mit Hilfe einer **Delphi-Prozedur** zu entwickeln und zu verfeinern.
- Auch **Studien mit der betreffenden Klientengruppe** können dazu dienen, diese Validitätsarten zu überprüfen und den Test entsprechend der gewonnenen Erkenntnisse zu verbessern. Methodisch gibt es bisher aber erst wenige Ansätze, um von der bloßen subjektiven Beurteilung zu objektiveren Kriterien zu kommen.
  - Parsons et al. (2006) beispielsweise wählten bei der Entwicklung eines neuen Rasters zur Schmerzlokalisierung und -intensität den Ansatz, die Angaben im Raster mit den Markierungen in einer menschlichen Figur, welche die gesamte Bandbreite an Körperteilen darstellt, zu vergleichen. In diesem Fall war es sogar möglich, die Werte zu **quantifizieren**, d. h. die prozentuale Übereinstimmung auszurechnen.
  - Eine Möglichkeit, überflüssige Items zu streichen, kann z. B. darin liegen, sog. **floor**

effects[2] (Bodeneffekte) und **ceiling effects**[3] (Deckeneffekte, Dacheffekte) in Studien mit der Patientengruppe zu erkennen. Da solche Items den Zustand der Patienten der Zielgruppe nicht differenzieren, sind sie überflüssig und daher besser zu streichen.
- Auch **Diskussionen mit Klienten** über den Test oder Analysen, welche Items häufig ignoriert werden (und daher überflüssig sein könnten), können dazu dienen, die Validität des Tests zu überprüfen und daraus Konsequenzen zu ziehen.

Die Inhalts- und Augenschein-Validität sind häufig nicht in separaten Publikationen zu finden, sondern die Artikel beschreiben sie – häufig nur am Rande – zusammen mit anderen Testeigenschaften. Ausführlichere Publikationen berichten dagegen nicht nur über die Überprüfung der Inhalts- und Augenschein-validität, sondern auch noch genauer über den Entstehungsprozess des Tests, bevor Wissenschaftler dessen Validität überprüft haben. Auch wenn letztendlich das Endprodukt interessiert, helfen solche detaillierten Angaben über den Entwicklungsprozess den Lesern der Studien, die Güte des Tests einzuschätzen, denn damit können sie abwägen, wie sorgfältig die Forscher und Forscherinnen vorgegangen sind. Ebenso können sie besser nachvollziehen, warum gewisse Items ein- bzw. ausgeschlossen wurden.

Damit sich der Leser einen Eindruck über die Inhalts- und Augenschein-Validität verschaffen kann, sollten die Autoren einer solchen Studie also genau beschreiben, wie sie das Erfassungsinstrument entwickelt und mit welchen Methoden sie die Validität überprüft haben. Wichtig ist darunter auch die Angabe, welchen Einfluss z. B. die gesammelten Expertenmeinungen oder Datenauswertungen auf die **Weiterentwicklung des Tests** hatten. Außerdem sollte

---

2   Floor effect bedeutet hier, dass praktisch alle Patienten nicht über den untersten Wert in einer Skala hinauskommen. Das Messinstrument ist bei dem betreffenden Item also am unteren Anschlag. Patienten mit kompletter Tetraplegie beispielsweise werden bei einem Test mit dem Item Gehfähigkeit (bei dem der kleinste Wert »nicht gehfähig« bedeutet) immer den niedrigsten Wert erhalten. Es macht keinen Sinn, ein solches Item bei dieser Patientengruppe zu überprüfen.

3   Im Zusammenhang der Testvalidität bedeutet der »ceiling effect«, dass sich die Testergebnisse bei praktisch allen Testpersonen am oberen Anschlag befinden. Das passiert beispielsweise bei Leistungstests (bei dem die höchste Zahl die beste Leistung darstellt), wenn der Test zu leicht für die Patienten ist.

der Test selbst so gut beschrieben sein, dass der Leser einer solchen Validitätsstudie selbst einschätzen kann, ob die Items dem Zweck, für den der Test bestimmt ist, entsprechen.

Leitfragen

Aus den vorhergehenden Ausführungen lassen sich zur Überprüfung der Inhalts- und Augenschein-Validität Leitfragen ableiten, welche folgende Übersicht auflistet. Sie differenzieren nicht, um welche Methode zur Überprüfung der Validität es sich genau handelt, sondern sie halten sich allgemein, um die verschiedenen Verfahren einzuschließen.

> **Leitfragen zur Beurteilung der Validität von Studien zur Überprüfung der Inhalts- oder Augenschein-Validität**
> — Wurde die Entwicklung des Tests vor der 1. Überprüfung der Inhalts- und/oder Augenschein-Validität sorgfältig durchgeführt? Bemerkung: Sorgfalt des 1. Testentwurfs.
> — Wurde die Untersuchung der Inhalts- und/oder Augenschein-Validität mit geeigneten Methoden durchgeführt? Bemerkung: Sorgfalt der Überprüfung der Validität.
> — Wurde eine ausreichend große Klientel bei der Überprüfung der Inhaltsvalidität beigezogen? Bemerkung: Sorgfalt der Überprüfung der Validität.
> — Hatte die Untersuchung einen Einfluss auf die Weiterentwicklung des Tests? Bemerkung: Überarbeitung des Testentwurfs.
> — Wurde der Test so gut beschrieben, dass eingeschätzt werden kann, ob die Items dem Zweck, für den der Test bestimmt ist, genügen? Bemerkung: Transparenz der Items.

- **Wurde die Entwicklung des Tests vor der 1. Überprüfung der Inhalts- und/oder Augenschein-Validität sorgfältig durchgeführt?**

Um zu einer guten Validität zu gelangen, sollten die Autoren bei der Entwicklung des Tests systematisch und sorgfältig vorgehen. Dazu gehören mehrere Schritte:

- **Zielformulierung**: Die Entwickler sollten ein oder mehrere Ziele formulieren, welche der Test erfüllen soll, z. B. verschiedene Kategorien

der Basis-ADL (sich ankleiden, waschen etc.) zu erfassen oder eine Prognose für die Wiedererlangung dieser Fähigkeiten durch den Test zu erhalten.
- **Beschreibung der theoretischen Konstrukte[4]**: Die Entwickler des Tests sollten sich intensiv mit den theoretischen Konstrukten, welche den zu messenden Fähigkeiten oder Funktionen zugrunde liegen, auseinandergesetzt haben. Oder einfacher ausgedrückt: Sie sollten verstehen, was sie messen wollen. Bei den o. g. Beispielen müssten sie sich z. B. damit auseinandersetzen, welche kognitiven und motorischen Grundfunktionen für die Basis-ADL notwendig sind und wie das grundsätzliche Potential für Erholungschancen bei dem betreffenden Krankheitsbild ist. Damit man nachvollziehen kann, ob sich die Entwickler genügend mit den theoretischen Konstrukten auseinandergesetzt haben, sollten diese in der Studie beschrieben sein.
- **Zusammenstellung geeigneter und wichtiger Items für den 1. Testentwurf**: Falls bereits Tests bestehen, welche ähnliche Ziele verfolgen, sollten die Entwickler die entsprechenden Studien aufgetrieben und sie bei ihrer Zusammenstellung der Items berücksichtigt haben. Wenn sie für den neuen Test eine Auswahl aus denjenigen Items, die aus der Literatur hervorgingen, getroffen haben, sollten die Auswahlkriterien transparent sein. Positiv zu bewerten ist zudem, wenn sie bereits in dieser Phase Patienten- und Expertenmeinungen bei der Zusammenstellung der Items mitberücksichtigt haben.

- **Wurde die Untersuchung der Inhalts- und/oder Augenschein-Validität mit geeigneten Methoden durchgeführt?**

Die Methoden, welche die Entwickler zur Überprüfung der Inhalts- bzw. Augenschein-Validität gewählt haben, sollten klar beschrieben und geeignet sein.
- Ein gutes Verfahren für die Überprüfung ist beispielsweise die wiederholte **Befragung von Experten und Expertinnen** mit entsprechenden Anpassungen des Tests anhand der jeweiligen Rückmeldungen (Delphi-Verfahren).

---

4   Ein Konstrukt ist die Annahme eines Zustands oder Vorgangs, welcher nicht unmittelbar beobachtet werden kann. Konstrukte sind somit gedanklicher bzw. theoretischer Natur. Die Richtigkeit der Annahme lässt sich lediglich aus anderen, leichter beobachtbaren Sachverhalten erschließen.

— Auch **Studien mit der Patientengruppe**, für welche der Test konzipiert ist, können zur Überprüfung der Validität dienen. Beispielsweise lassen sich bei einem Fragebogen die Testergebnisse der Patienten dahingehend analysieren, ob sie manche Items grundsätzlich nicht ausgefüllt haben. Daraus wäre zu schließen, dass diese nicht wichtig oder unverständlich sind. Vielleicht hatten sie auch die Möglichkeit, eigene Items zu ergänzen. Nannten sie bestimmte Items häufig, ist anzunehmen, dass sie wichtig sind.

— Auch die Identifizierung von **floor und ceiling effects** (s. o.) kann dazu dienen, die Art und Anzahl an Items sinnvoll anzupassen.

— Eine gute Methode ist auch, den Klienten zunächst den Inhalt von dem, was gemessen werden soll, zu verdeutlichen. **Nach Anwendung des Tests** werden sie anschließend **befragt**, ob der Inhalt mit den Items erschöpfend erfasst wird, ob überflüssige Items vorhanden sind etc.

■ **Wurde eine ausreichend große Klientel bei der Überprüfung der Inhaltsvalidität herangezogen?**

Es reicht nicht aus, die Inhaltsvalidität anhand von z. B. 1 oder 2 Experten bzw. Patienten zu bestimmen. Es lässt sich jedoch keine bestimmte Zahl festlegen, da sie u. a. von der **Komplexität des Untersuchungsgegenstandes** abhängt. Eine Gruppe von 10 Experten stellt schätzungsweise schon eine gute Anzahl für viele Fragestellungen dar und ist auch praktizierbar. Patientengruppen sollten eher noch größer sein.

■ **Hatte die Untersuchung einen Einfluss auf die Weiterentwicklung des Tests?**

Die Einholung von Expertenmeinungen über den Test oder die Studien mit Patienten zur Überprüfung der Inhalts- und Augenschein-Validität des Tests dienen auch dazu, das **Erfassungsinstrument zu verbessern**. In der Studie sollten daher Angaben darüber zu finden sein, ob und in welchem Ausmaß die Testentwickler die Ergebnisse dazu verwendeten, den Test zu verändern.

■ **Wurde der Test so gut beschrieben, dass eingeschätzt werden kann, ob die Items dem Zweck, für den der Test bestimmt ist, genügen?**

Auch der Leser der wissenschaftlichen Validitätsstudie soll sich ein Urteil darüber bilden können, ob der Test valide ist. Dazu ist es notwendig, dass ihn der Artikel genau beschreibt. Alle Items sowie allfällige notwen-

dige Erläuterungen dazu müssen aufgeführt sowie die Struktur z. B. des Testbogens ersichtlich sein.

Falls die Beschreibungen fehlen oder nicht ausreichen, so gibt es vielleicht die Möglichkeit, sich bei den Autoren und Autorinnen der Studie die genaueren Testbeschreibungen zu organisieren.

Wenn der Therapeut die Durchführung der Studie für valide befunden hat und der Inhalt sowie der Aufbau des Tests transparent sind, kann er dazu übergehen, die Bedeutsamkeit der Ergebnisse der Studie zu beurteilen. Das Vorgehen dazu beinhaltet der nächste Punkt.

16.2.4 Ist die Evidenz zur Inhalts- und Augenschein-Validität eines Tests bedeutsam?

Die Höhe der Inhalts- und Augenschein-Validität wird meistens nicht quantitativ, sondern anhand der **subjektiven Einschätzung** bestimmt. Eine akzeptable Inhaltsvalidität lässt sich dann annehmen, wenn die Testitems nach Ansicht der Experten passen und eine gute Stichprobe aus der Bandbreite der möglichen Aufgaben darstellt. Es sollten also weder unpassende und damit überflüssige Items vorkommen noch zu wenige vorhanden sein, wodurch der Test zu einseitig oder zu löchrig und damit zu wenig aussagekräftig würde. Die Items sollten möglichst durch **Theorie** bzw. vorhergehende wissenschaftliche **Studien** unterstützt sein.

Die in der folgenden Übersicht aufgeführten Leitfragen zur Beurteilung der Inhalts- und Augenschein-Validität berücksichtigen die vorhergehenden Überlegungen und gehen davon aus, dass die Einschätzung der Inhaltsvalidität aus verschiedenen Perspektiven erfolgen soll: Zum einen zählt die in der Studie gewonnene Evidenz, z. B. die Meinung der darin befragten Expertinnen und Experten, zum anderen soll der Leser der Studie selbst eine Einschätzung vornehmen. Damit bestimmt er aus seiner Sicht die Augenschein-Validität.

> **Leitfragen zur Beurteilung der Bedeutsamkeit der Evidenz aus Studien zur Überprüfung der Inhalts- oder Augenschein-Validität**
>
> — Wenn in der Studie Expertinnen und Experten zugezogen wurden, um den Test zu entwickeln/zu verfeinern: Wie schätzten diese den Test ein?
> Bemerkung: Perspektive der befragten Fachleute.

— Wenn in der Studie die Items mit Patienten diskutiert wurden: Wie schätzen sie den Test ein?
Bemerkung: Perspektive der Betroffenen.
— Wenn andere Verfahren als in den vorhergehenden Leitfragen angewendet wurden: Gaben sie Anhaltspunkte dafür, ob Items ausgeschlossen, geändert oder ergänzt werden sollten?
Bemerkung: z. B. Ausschluss aufgrund eines floor effects.
— Wurde der Test anhand der gewonnenen Ergebnisse verbessert?
Bemerkung: Angaben in der Studie.
— Macht der Test intuitiven Sinn?
Bemerkung: Perspektive des Lesers der Studie.

Im Folgenden werden die Leitfragen erklärt. Zurzeit wird man nicht zu allen Leitfragen bzw. deren untergeordnete Fragen genaue Angaben in den Artikeln erhalten. Zumindest zu einem Teil davon sollten jedoch Antworten in den Publikationen stehen.

▪ **Wenn in der Studie Expertinnen und Experten zugezogen wurden, um den Test zu entwickeln/zu verfeinern: Wie schätzten sie den Test ein?**
Führt der Artikel die Meinungen der Experten über den Test auf, so lässt sich die Leitfrage leicht beantworten. Vor allem ist wichtig zu erfahren, ob die Testitems nach Meinung der Experten **zur Fragestellung passen**, die der Test untersuchen soll. Ebenso wichtig ist die Information, ob sie der Ansicht sind, dass der Test das, was er messen soll, **erschöpfend erfasst**. Vielleicht wurde sogar die **Übereinstimmungsrate** der Expertenmeinungen bestimmt, oder es liegen Angaben dazu vor, dass der Leser sie selbst ermitteln kann.

▪ **Wenn in der Studie die Items mit Patienten diskutiert wurden: Wie schätzen sie den Test ein?**
Diese Frage ist dieselbe wie die vorhergehende mit dem Unterschied, dass es sich hier nicht um professionelle Experten und Expertinnen handelt, sondern um Versuchspersonen, welche zu derjenigen Patientengruppe gehören, an welcher der Test später angewendet werden soll. Dieses Vorgehen, Versuchspersonen einzubeziehen, bietet den Vorteil herauszufinden, ob die Fragen und Aufgaben, die der Test beinhaltet, für die Betroffenen verständlich und sinnvoll sind.

Es lassen sich folgende untergeordnete Fragen zu dieser Leitfrage formulieren:
— **Passen die Testitems** nach Meinung der Patienten zur Fragestellung, die untersucht werden soll?
— Stellen die Items nach Ansicht der Patienten eine **gute Stichprobe** aus der Bandbreite der möglichen und passenden Aufgaben, Fragen etc. dar?
— Haben die Patienten die Items **richtig verstanden**?

An dieser Stelle sei angemerkt, dass sich Patienten mit der Zeit für ihre spezifische Krankheit auch zu Experten entwickeln, wenn auch auf einer anderen Ebene. Je nachdem, welche Ebene erfasst wird, sind Patienten also auch als Experten anzusehen. Dadurch ändert sich jedoch an den Leitfragen nichts.

▪ **Wenn andere Verfahren als in den vorhergehenden Leitfragen angewendet wurden: Gaben sie Anhaltspunkte dafür, ob Items ausgeschlossen, geändert oder ergänzt werden sollten?**
Zu anderen Verfahren als in den vorhergehenden Leitfragen genannt, beispielsweise die Identifizierung nicht beantworteter Items oder floor effects, ▶ Abschn. 16.2.3 (Anfang). Auch diese können zeigen, ob der Test in der vorliegenden Form bereits eine gute Inhalts- oder Augenschein-Validität besitzt oder was konkret noch geändert werden sollte.

▪ **Wurde der Test anhand der gewonnenen Ergebnisse verbessert?**
Falls notwendige Änderungen bei der Überprüfung der Inhalts- und Augenschein-Validität ersichtlich wurden, sollten die Testentwickler diese auch umgesetzt oder zumindest geplant haben. Die Änderungen können sich darauf beziehen, Items oder auch Testmaterial, Vorgehensweisen bei der Messung etc.
— auszuschließen, falls sie sich als unpassend oder redundant erwiesen haben,
— anders zu gestalten, z. B.
  — bei Fragen oder Anleitungen andere Formulierungen zu wählen, falls sie missverständlich oder unverständlich sind,
  — (funktionelle) Testaufgaben umzustrukturieren, d. h. beispielsweise anderes Testmaterial zu wählen oder den Schwierigkeitsgrad anzupassen,
  — in eine andere Reihenfolge zu bringen.
— zu ergänzen, falls das, was gemessen werden soll, nicht ausreichend erfasst wurde.

Setzten die Testentwickler die Ergebnisse aus den Erhebungen um, so haben sie damit den Test und dessen Validität verbessert. Letztendlich zählt ja die **Endfassung des Tests**, nicht, ob der Test in der Erstversion ausreichend valide war.

- **Macht der Test intuitiven Sinn?**

Bei dieser Leitfrage nimmt der **Leser der Studie**, also der praktizierende Therapeut, Stellung zu dem Instrument und bestimmt damit die Augenschein-Validität aus seiner Sicht. Er beurteilt, ob die Vorgehensweise bei der Messung, der Testaufbau, die Items etc. **logisch** erscheinen und ob der Test das, was er vorgibt zu messen, **erschöpfend erfasst**. Wie bereits in der vorhergehenden Leitfrage erwähnt, soll er sich auf die im Artikel beschriebene Endfassung beziehen, da ja diese Version in die Praxis gelangen soll.

Mit der Beschreibung dieser Leitfrage sind die Erläuterungen der übergeordneten Frage, ob die Evidenz zur Inhalts- und Augenschein-Validität eines Tests bedeutsam ist, abgeschlossen. Die Frage nach der Anwendbarkeit der Evidenz wird zusammen mit den anderen Validitätsarten am Schluss dieses Kapitels vorgestellt.

Die Inhalts- und Augenschein-Validität sind Validitätsarten, die man vorwiegend **subjektiv** beurteilt. Objektivere Arten der Validität, die quantifizierbar sind, sind die Kriteriums- und Konstruktvalidität, welche die nächsten Abschnitte vorstellen. Es ist wichtig, dass sich der Therapeut nicht auf Artikel zur Inhalts- bzw. Augenschein-Validität beschränkt, sondern nach Artikeln sucht, welche die Kriteriums- und/oder Konstruktvalidität untersuchen – es sei denn dass die verschiedene Validitätsarten in ein und demselben Artikel beschrieben sind.

16.3 Kriteriumsvalidität

Die Kriteriumsvalidität, auch kriterienbezogene Validität genannt, ist das Ausmaß, mit welchem die Messergebnisse des zu validierenden Tests mit den Resultaten eines anderen, korrespondierenden Tests korrelieren. Dieser andere Test heißt auch **Referenz- oder Goldstandard**. Er misst sog. Außenkriterien, d. h. Kriterien, welche in einem engen Zusammenhang mit der Zielgröße des zu validierenden Tests stehen (▶ Beispiel Kriteriumsvalidität). Der Referenzstandard muss seinerseits valide sein.

Wissenschaftler überprüfen folglich die Kriteriumsvalidität, indem sie bei einer Probandengruppe den zu validierenden Test und den Referenzstandard anwenden und die Ergebnisse miteinander vergleichen. Dazu bestimmen sie den Zusammenhang durch eine Korrelation (▶ Abschn. 14.2, ▶ Abschn. 14.4.2).

Beispiel Kriteriumsvalidität

Thieme et al. (2009) überprüften die Kriteriumsvalidität des Functional Gait Assessment (FGA; deutsche Version). Dieser Test soll die Fähigkeit subakuter Schlaganfallpatienten, das Gleichgewicht während des Gehens zu bewahren, erfassen. Dazu korrelierten sie die Ergebnisse des FGA u. a. mit denen der Berg Balance Scale und des Rivermead Mobility Index. Die Studie kam zum Ergebnis, dass das FGA valide ist.

Bei der Kriteriumsvalidität gibt es verschiedene Unterformen:

- **Übereinstimmungsvalidität:** Erfolgen die Messungen durch beide Tests im gleichen Zeitraum, so spricht man von Übereinstimmungsvalidität (concurrent validity). Das vorhergehende Beispiel überprüfte diese Art von Validität.
- **Prognostische Validität:** Manchmal lässt sich das Außenkriterium erst später messen, dann nämlich, wenn der zu validierende Test eine **Vorhersage** trifft: Dient beispielsweise ein (neuer) Test dazu vorauszusagen, wie hoch die Arbeitsfähigkeit in der reellen Arbeitswelt nach der Rehabilitation ist, so kann diese erst später, wenn der Patient tatsächlich arbeitet, anhand des Arbeitserfolges überprüft werden. Aufgrund der Vorhersage, welche der Test trifft, heißt diese Art der Kriteriumsvalidität prognostische Validität (predictive validity).
- Weitere Unterformen der Kriteriumsvalidität finden sich in weiterführender Literatur (z. B. Bortz u. Döring 2006, S. 200–201).

Die Kriteriumsvalidität überprüfen Studien, welche von unterschiedlicher wissenschaftlicher Qualität sein können. Wie der Leser einer solchen Studie beurteilen kann, ob sie wissenschaftlich gut durchgeführt wurde, zeigt der nächste Abschnitt.

16.3.1 Ist die Evidenz zur Überprüfung der Kriteriumsvalidität eines Tests valide?

Zur Überprüfung der Kriteriumsvalidität dient ein Referenzstandard. Daher bieten sich die Leitfragen an, welche das **QUADAS** (Quality Assessment of Diagnostic Accuracy Studies, ▶ Abschn. 12.1.3) aufführt (Whiting et al. 2003). Sie sind zwar auf die Überprüfung der Validität diagnostischer Studien mit dichotomen Merkmalen zugeschnitten, aber die Leitfragen eignen sich auch für die Analyse der Kriteriumsvalidität der hier beschriebenen Tests.

Die folgende Übersicht listet die Leitfragen auf. Zu ausführlichen Erläuterungen der Fragen, ▶ Abschn. 12.1.3, wo die identischen Leitfragen in derselben Reihenfolge zu finden sind. Dort wurden die Leitfragen zwar exemplarisch anhand der Zielgröße Gesundheitszustand (krank/nicht krank) erklärt, aber es sei nochmals darauf hingewiesen, dass der Begriff »Test« in einem weiten Sinne aufzufassen ist. Wie eingangs erwähnt (▶ Kap. 11), beinhaltet der Begriff »alle Vorgehensweisen, welche dazu dienen, Informationen über den Gesundheitszustand, die Leistungsfähigkeit, Zufriedenheit etc. eines Patienten zu sammeln«.

Leitfragen zur Beurteilung der Validität von Studien, welche die Kriteriumsvalidität überprüfen

- War das Spektrum der Patienten in der Studie repräsentativ für die Patienten, an welchen der Test in der Praxis angewendet wird? (Referenzen: a, b, c)
- Wurden die Auswahlkriterien klar beschrieben? (Referenzen: a)
- Ist es wahrscheinlich, dass der Referenzstandard die Zielgröße richtig klassifiziert? (Referenzen: a)
- Ist der Zeitabstand zwischen der Anwendung des Referenzstandards und des zu validierenden Tests kurz genug, sodass angenommen werden kann, dass sich die Zielgröße zwischen den beiden Erfassungen nicht geändert hat?[1] (Referenzen: a)
- Wurde die gesamte Stichprobe oder eine randomisierte Auswahl der Stichprobe durch den Referenzstandard überprüft? (Referenzen: a)
- Wurde bei allen Patienten derselbe Referenzstandard angewendet, unabhängig von den Ergebnissen des zu validierenden Tests? (Referenzen: a, b, c)
- Waren der Referenzstandard und der zu validierende Test unabhängig voneinander (d. h. bildete der zu validierende Test keinen Bestandteil des Referenzstandards)? (Referenzen: a)

- Wurde die Durchführung des zu validierenden Tests ausreichend detailliert beschrieben, sodass sie nachgeahmt werden kann? (Referenzen: a, b)
- Wurde die Durchführung des Referenzstandards ausreichend detailliert beschrieben, sodass sie nachgeahmt werden kann? (Referenzen: a)
- Wurden die Ergebnisse des zu validierenden Tests interpretiert, ohne die Ergebnisse des Referenzstandards zu kennen? (Referenzen: a, b, c)
- Wurden die Ergebnisse des Referenzstandards interpretiert, ohne die Ergebnisse des zu validierenden Tests zu kennen? (Referenzen: a, b, c)
- Standen dieselben klinischen Daten bei der Interpretation der Testresultate zur Verfügung, wie sie auch bei der Anwendung des Tests in der Praxis vorzufinden wären? (Referenzen: a)
- Gab es nicht interpretierbare/intermediäre Testresultate? (Referenzen: a)
- Wurden Studienabbrüche erklärt? (Referenzen: a)

(Referenzen: a) Whiting et al. 2003; b) Jaeschke et al. 1994a; c) Sackett et al. 1999, S. 64-66).
[1] Diese Leitfrage muss bei der prognostischen Validität durch folgende ersetzt werden: »Ist der Zeitabstand zwischen der Anwendung des zu validierenden Tests und der Messung des Außenkriteriums lang genug?«

Liegt eine wissenschaftlich gut durchgeführte Studie zur Bestimmung der Kriteriumsvalidität vor, so muss der Therapeut nun deren Erkenntnisse interpretieren. Der folgende Abschnitt bietet statistische Grundlagen und Faustregeln, welche helfen einzuschätzen, wie gut die Kriteriumsvalidität ist.

16.3.2 Ist die Evidenz zur Kriteriumsvalidität eines Tests bedeutsam?

Wie bereits im Kapitel zur Reliabilität (▶ Kap. 14) beschrieben, so liegen auch zur Beurteilung der Kriteriumsvalidität 2 Informationen aus der statistischen Auswertung vor: Die Angabe darüber, ob der Zusammenhang (Korrelation) statistisch signifikant und wie hoch der Korrelationskoeffizient ist. Die Erklärungen dieser beiden Begriffe können (▶ Abschn. 14.4) nachgeschlagen werden.

Zur Interpretation der beiden statistischen Größen gibt es folgende Orientierungshilfen:

- Die **statistische Signifikanz**, durch die Irrtumswahrscheinlichkeit p angegeben, sollte höchstens 0,05 betragen (p ≤0,05).
- Der **Korrelationskoeffizient**, typischerweise der Pearson-Korrelationskoeffizient r, liegt zwischen 0 (schlechter Wert) und 1 (sehr guter Wert)[5].
  - Validitäten zwischen 0,4 und 0,6 werden als mittelmäßig,
  - Validitäten über 0,6 als hoch eingestuft.
  - (Weise 1975, S. 219, zit. nach Bortz u. Döring 2006, S. 202).

Die Frage nach der Anwendbarkeit der Evidenz wird zusammen mit den anderen Validitätsarten am Schluss dieses Kapitels vorgestellt.

16.4   Konstruktvalidität

Bei der Konstruktvalidität gehen die Wissenschaftler von einem **Konstrukt** aus, dessen angenommene Eigenschaften und Beziehungen **möglichst abgesichert** bzw. zumindest **logisch** sein sollten. Sie formulieren verschiedene Hypothesen zur Beschreibung des Konstrukts und überprüfen in einer Studie, ob die Testergebnisse mit den Hypothesen genügend übereinstimmen (korrelieren).

❯❯ Die Konstruktvalidität ist das Ausmaß, mit welchem die Messergebnisse des zu validierenden Tests mit den Hypothesen eines möglichst abgesicherten und in sich logischen Konstrukts korrelieren.
  - Wenn die Testwerte so ausfallen, dass sie die aus Theorie und Empirie abgeleiteten Hypothesen bestätigen, so bedeutet das eine gute Konstruktvalidität.

---

5   Der Koeffizient kann auch einen negativen Wert annehmen, d.h. zwischen 0 und −1 liegen. Wenn beispielsweise die Anzahl erfolgreich bewältigter Aufgaben (Test A) mit der benötigten Zeit anderer Aufgaben (Test B) korreliert wird, so sollte sich ein negativer Koeffizient ergeben, denn je kürzer die Zeit pro Aufgabe, desto mehr Aufgaben kann der Patient in einer bestimmten Zeit erledigen. Als Richtwerte für den Koeffizienten gelten dieselben Werte, nur sind sie negativ (z.B. hohe Korrelation bei einem Korrelationskoeffizienten zwischen −0,6 und −1).

- Bestätigen sie sie nicht, so ist entweder der Test nicht valide oder die Hypothesen sind zu hinterfragen.

Beispiel Konstruktvalidität

Wissenschaftler entwickeln einen neuen Test zur Erkennung der Hyperaktivität bei Kindern. Sie gehen davon aus (Hypothese), dass die Kinder eine verringerte Aufmerksamkeitsdauer, eine unstrukturierte Handlungsweise, motorische Unruhe und Impulsivität aufweisen. Die Wissenschaftler lassen den neuen Test von Kindern durchführen und überprüfen statistisch, ob die Testwerte mit den Zielgrößen der Hypothesen korrelieren. Das heißt beispielsweise: Je größer die motorische Unruhe des Kindes ist, desto höher sollte das Ergebnis des neuen Tests ausfallen.

Wissenschaftliche Studien, welche die Konstruktvalidität überprüfen, können eine gute oder schlechte Qualität aufweisen. Leser und Leserinnen solcher Studien müssen diese einschätzen, um zu beurteilen, wie sehr sie sich auf deren Ergebnisse verlassen können. Entsprechende Leitfragen dazu finden sich im folgenden Abschnitt.

16.4.1   Ist die Evidenz zur Überprüfung der Konstruktvalidität eines Tests valide?

Wie oben beschrieben ist, überprüfen Wissenschaftler die Konstruktvalidität anhand von Beziehungen eines Konstrukts, welche der Realität entsprechen müssen. Daher stellt sich zur Überprüfung der Konstruktvalidität eine spezielle Leitfrage zum Konstrukt (▶ folgende Übersicht, 1. Leitfrage). Bei der Konstruktvalidität handelt es sich um ein experimentelles Design, deshalb muss man noch weitere Leitfragen beachten. Geeignet sind ausgewählte Fragen v. a. aus dem **QUADAS** (Quality Assessment of Diagnostic Accuracy Studies, ▶ Abschn. 12.1.3). Die Übersicht listet die Leitfrage zum Konstrukt und die anderen Leitfragen, welche für die Konstruktvalidität relevant sind, auf.

Im Text wird nur die 1. Leitfrage erklärt. Zu Erläuterungen der anderen Fragen, ▶ Abschn. 12.1.3. Zum Verständnis der Leitfragen ist noch Folgendes anzumerken: Das obige Beispiel wählte u. a. die Aufmerksamkeitsdauer und die motorische Unruhe als Teil des Konstruktes. Diese Größen sind als Referenz anzusehen. Wenn in den Leitfragen der Begriff »Referenzstandard« verwendet wird, so sind die Erfassungsinstrumente dieser Größen gemeint.

Leitfragen zur Beurteilung der Glaubwürdigkeit von Studien über die Konstruktvalidität

- Ist das Konstrukt geeignet, d. h. sind dessen Eigenschaften und Beziehungen abgesichert bzw. zumindest logisch?
(Referenzen: keine)
- Wurden die Auswahlkriterien klar beschrieben?
(Referenzen: a)
- Ist es wahrscheinlich, dass der Referenzstandard die Zielgröße richtig klassifiziert?
(Referenzen: a)
- Ist der Zeitabstand zwischen der Anwendung des Referenzstandards und des zu validierenden Tests kurz genug, sodass angenommen werden kann, dass sich die Zielgröße zwischen den beiden Erfassungen nicht geändert hat?
(Referenzen: a)
- Wurde die gesamte Stichprobe oder eine randomisierte Auswahl der Stichprobe durch den Referenzstandard überprüft?
(Referenzen: a)
- Wurde bei allen Patienten derselbe Referenzstandard angewendet, unabhängig von den Ergebnissen des zu validierenden Tests?
(Referenzen: a, b, c)
- Waren die Referenzstandards und der zu validierende Test unabhängig voneinander, d. h. bildete der zu validierende Test keinen Bestandteil des Referenzstandards?
(Referenzen: a)
- Wurde die Durchführung des zu validierenden Tests ausreichend detailliert beschrieben, sodass sie nachgeahmt werden kann?
(Referenzen: a, b)
- Wurde die Durchführung des Referenzstandards ausreichend detailliert beschrieben, sodass sie nachgeahmt werden kann?
(Referenzen: a)
- Wurden die Ergebnisse des zu validierenden Tests interpretiert, ohne die Ergebnisse des Referenzstandards zu kennen?
(Referenzen: a, b, c)
- Wurden die Ergebnisse des Referenzstandards interpretiert, ohne die Ergebnisse des zu validierenden Tests zu kennen?
(Referenzen: a, b, c)
- Standen dieselben klinischen Daten bei der Interpretation der Testresultate zur Verfügung, wie sie auch bei der Anwendung des Tests in der Praxis vorzufinden wären?
(Referenzen: a)

- Gab es nicht interpretierbare/intermediäre Testresultate?
(Referenzen: a)
- Wurden Studienabbrüche erklärt?
(Referenzen: a)
(Referenzen: a) Whiting et al. 2003; b) Jaeschke et al. 1994a; c) Sackett et al. 1999, S. 64-66).

- **Ist das Konstrukt geeignet, d. h. sind dessen Eigenschaften und Beziehungen abgesichert bzw. zumindest logisch?**

Die Konstruktvalidität wird anhand von Beziehungen bzw. Hypothesen überprüft. Sie müssen der **Realität** entsprechen, möglichst bereits wissenschaftlich abgesichert sein oder zumindest logisch erscheinen. Sind die Beziehungen oder Hypothesen, auf welche sich die Wissenschaftler abstützen, falsch, so weiß man bei einem schlechten Ergebnis nicht, ob die Validität tatsächlich niedrig ist.

Nach der Analyse der Glaubwürdigkeit der Studie folgt nun die Frage, ob die Ergebnisse für die Praxis relevant sind.

16.4.2 Ist die Evidenz zur Konstruktvalidität eines Tests bedeutsam?

Zur Beurteilung der Konstruktvalidität gibt es wie bei der Kriteriumsvalidität 2 statistische Parameter: den Korrelationswert und die Signifikanz der Korrelation. Zur Erklärung dieser beiden Begriffe, ▶ Abschn. 14.4.

Zur Interpretation der Höhe der beiden statistischen Größen gibt es dieselben Orientierungshilfen wie bei der Kriteriumsvalidität:

- Die **statistische Signifikanz**, durch die Irrtumswahrscheinlichkeit p angegeben, sollte höchstens 0,05 betragen (p ≤0,05).
- Der **Korrelationskoeffizient** liegt zwischen 0 (schlechter Wert) und 1 (sehr guter Wert)[6].

---

6 Der Koeffizient kann auch einen negativen Wert annehmen, d.h. zwischen 0 und −1 liegen. Angenommen, das Testergebnis des Hyperaktivitätstests fällt umso höher aus, je hyperaktiver das Kind ist. Die Aufmerksamkeitsdauer als Referenz ist dagegen umso kürzer. Zwischen dem zu validierenden Test (Hyperaktivitätstest) und dem Referenzstandard (Erfassung der Aufmerksamkeitsdauer) ergibt sich ein negativer Koeffizient. Als

- Validitäten zwischen 0,4 und 0,6 werden als mittelmäßig,
- Validitäten über 0,6 als hoch eingestuft.
- (Weise 1975, S. 219, zit. nach Bortz u. Döring 2006, S. 202).

Dieser und die vorhergehenden Abschnitte stellten für verschiedene Validitätsarten die Güte der wissenschaftlichen Studien und die Bedeutsamkeit der Resultate für die Praxis vor. Zusätzlich stellt sich noch die Frage nach der Anwendbarkeit der Evidenz aus diesen Studien. Der folgende Abschnitt beschreibt sie für alle Validitätsarten zusammen.

16.5 Ist die Evidenz zur Validität eines Tests anwendbar?

Hat der Therapeut festgestellt, dass eine Studie zur Überprüfung der Validität eines Tests glaubwürdig und praxisrelevant ist, muss er letztlich noch überlegen, ob sich die Evidenz auch auf seine Situation übertragen lässt und ob er den Test überhaupt an seinem Patienten anwenden kann und soll.

Die Fragen zur Anwendbarkeit sind dieselben wie bei den anderen Gütekriterien (▶ Abschn. 14.5, ▶ Abschn. 15.4). Die Leitfragen listet die folgende Übersicht auf. Zu Erklärungen dieser Fragen, ▶ Abschn. 14.5.

Leitfragen zur Beurteilung der Anwendbarkeit der Evidenz von Studien über die Validität

- Ist der Test zugänglich und bezahlbar?
  (Referenzen: a)
- Würde der Patient den Test durchführen?
  (Referenzen: a)
- Stimmt die Art der Versorgung in der Studie mit der eigenen genügend überein und ähneln relevante Eigenschaften des eigenen Patienten denjenigen der Studienpatienten ausreichend?
  (Referenzen: a, b)
- Lässt sich der Test in der Praxis genauso wie in der Studie durchführen?

(Referenzen: keine)
- Hat die Evidenz einen Einfluss auf das weitere klinisch-therapeutische Vorgehen?
  (Referenzen: a, b)
- Nützt das Testergebnis dem Patienten?
  (Referenzen: a)

(Referenzen: a) Sackett et al. 1999, S. 124-127; b) Jaeschke et al. 1994b).

Zu einem Fallbeispiel, welches neben anderen Gütemerkmalen eines Tests auch die Validität beinhaltet, ▶ Abschn. 17.5.

Literatur

Bortz J, Döring N (2006) Forschungsmethoden und Evaluation für Human- und Sozialwissenschaftler, 4. Aufl. Springer, Heidelberg

Jaeschke R, Guyatt G, Sackett DL for the Evidence-Based Medicine Working Group (1994a) Users' guides to the medical literature. III. How to use an article about a diagnostic test. A. Are the results of the study valid? JAMA 271(5):389–391

Jaeschke R, Guyatt GH, Sackett DL for the Evidence-Based Medicine Working Group (1994b) Users' guides to the medical literature. III. How to use an article about a diagnostic test. B. What are the results and will they help me in caring for my patients? JAMA 271(9):703–707

Parsons S, Carnes D, Pincus T, Foster N, Breen A, Vogel S, Underwood M (2006) Measuring troublesomeness of chronic pain by location. BMC Musculoskelet Disord 7:34

Sackett DL, Richardson WS, Rosenberg W, Haynes RB (1999) Evidenzbasierte Medizin – EBM-Umsetzung und – vermittlung. Deutsche Ausgabe: Kunz R, Fritsche L. Zuckschwerdt, München

Schochat T, Voigt-Radloff S, Heiss HW (2002) Psychometrische Testung des Ergotherapeutischen Assessments. Gesundheitswesen 64(6):343–352

Thieme H, Ritschel C, Zange C (2009) Reliability and validity of the functional gait assessment (German version) in subacute stroke patients. Arch Phys Med Rehabil 90(9):1565–1570

Whiting P, Rutjes AW, Reitsma JB, Bossuyt PM, Kleijnen J (2003) The development of QUADAS: a tool for the quality assessment of studies of diagnostic accuracy included in systematic reviews. BMC Med Res Methodol 3:25. doi:10.1186/1471-2288-3-25

Richtwerte für den Koeffizienten gelten dieselben Werte, nur sind sie negativ (z.B. hohe Korrelation bei einem Korrelationskoeffizienten zwischen –0,6 und –1).

Tests mit mehr als 2 Merkmalsausprägungen: Überprüfung der Sensitivität

Zeigt eine Uhr immer dieselbe Zeit an, so ist sie nutzlos, denn schließlich schreitet die Zeit fort. Genauso ergeben sich Änderungen bei Patienten, sei es z. B. im Bewegungsausmaß, in der Fortbewegung, Selbstständigkeit oder psychischen Befindlichkeit. Wie von der Uhr, so muss der Therapeut auch von einem Test erwarten können, dass er Veränderungen anzeigt. Woher weiß er aber, dass der Test diese Anforderung erfüllt? Die Antwort findet er in Studien, welche die Sensitivität des Tests untersuchen.

17.1 Bedeutung und Überprüfung der Sensitivität

17.1.1 Bedeutung des Begriffs Sensitivität

Normalerweise verändert sich der Zustand der Patienten mit der Zeit, besonders in der akuten Krankheitsphase. Wenn sich beim Patienten Veränderungen der Zielgröße ergeben, so sollten die Testergebnisse des Patienten vor und nach der Veränderung entsprechend unterschiedlich ausfallen. Das Gütekriterium, welches die **Empfindlichkeit eines Tests auf Änderungen** untersucht, heißt Sensitivität, auch Änderungssensitivität oder Trennschärfe genannt (engl.: sensitivity to change[1]).

> ❯❯ Die Sensitivität bezeichnet die Fähigkeit eines Erfassungsinstrumentes, Veränderungen der Zielgröße bei der Patientengruppe, für welche es bestimmt ist, innerhalb eines angemessenen Zeitraumes nachzuweisen.[2]

17.1.2 Überprüfung der Sensitivität

Möchten Wissenschaftler die Sensitivität überprüfen, so ist es notwendig, dass sich bei den Patienten die Zielgröße **tatsächlich verändert** hat. Zur bestmöglichen Sicherheit, dass bzw. ob diese Bedingung erfüllt

---

1   Häufig wird im Englischen »responsiveness« als Synonym für »sensitivity to change« verwendet. Manche definieren »responsiveness« enger, d.h. als klinisch **bedeutungsvolle** (wichtige) Änderung.

2   Diese Definition der Sensitivität gilt für Tests mit mehr als zwei Merkmalsausprägungen. Für dichotome Tests gilt eine andere Definition dieses Begriffes (▶ Kap. 14.2).

---

ist, können sie verschiedene experimentelle Vorgehensweisen wählen, welche sich aber auch kombinieren lassen:

1. Gibt es **wirksame Behandlungsformen**, so führen sie die Messungen bei den Patienten vor und nach der Behandlung durch und bestimmen so die Veränderungen.
2. Lässt sich eine Verbesserung **in einem bestimmten Zeitraum** erwarten (z. B. bei der motorischen Funktion in der Akutphase nach einem Schlaganfall), so wenden sie das Instrument am Anfang und Ende dieses Zeitraums an.
3. Sie erfassen die Veränderungen sowohl mit dem zu überprüfenden Instrument als auch mit einem **Referenzstandard** und vergleichen die Veränderungen miteinander.

Die größte Sicherheit, ob sich die Zielgröße beim Patienten tatsächlich verändert hat, bietet die Verwendung eines Referenzstandards mit ausreichender Sensitivität. Bleibt die Zielgröße gleich, so zeigt es der Referenzstandard an, woraus klar wird, dass sich keine Aussage über die Sensitivität des zu validierenden Tests treffen lässt und es eine neue Studie braucht. So verringert sich die Gefahr, einen neuen Test irrtümlich als nicht sensitiv einzustufen.

Die Studien, welche die Sensitivität überprüfen, können wissenschaftlich wertvoll sein oder auch geringere Qualität aufweisen. Die Leitfragen zur Beurteilung der **wissenschaftlichen Güte** einer Studie sowie die Vorgehensweise zur Beurteilung der Bedeutsamkeit der Ergebnisse hängen davon ab, ob die Messungen nur mit dem zu validierenden Messinstrument oder zusätzlich mit einem Referenzstandard erfolgten. Für beide Methoden erläutern separate Unterkapitel die entsprechenden Leitfragen bzw. Vorgehensweisen. Die Leitfragen zur Beurteilung der Anwendbarkeit hängen dagegen nicht von der Vorgehensweise der Studien ab und werden für beide Methoden gemeinsam erklärt.

17.2 Ist die Evidenz zur Überprüfung der Sensitivität eines Tests valide?

17.2.1 Validierung des Tests ohne Vergleich mit einem Referenzstandard

Dieses Design setzt voraus, dass sich bei den Patienten die Zielgröße **sicher ändert**, z. B. durch eine wirkungsvolle Behandlung oder eine zu erwartende Veränderung beim Patienten in dem bestimmten Zeitraum (▶ Abschn. 17.1.2).

Wie bei den anderen Gütekriterien, so bieten sich auch bei der Sensitivität ausgewählte Leitfragen v. a. des **QUADAS** (Quality Assessment of Diagnostic Accuracy Studies) an (Whiting et al. 2003). Die passenden Leitfragen listet die Übersicht auf.

Leitfragen zur Beurteilung der Glaubwürdigkeit von Studien über die Sensitivität ohne Anwendung eines Referenzstandards

- War das Spektrum der Patienten in der Studie repräsentativ für die Patienten, an welchen der Test in der Praxis angewendet wird? (Referenzen: a, b, c)
- Wurden die Auswahlkriterien klar beschrieben? (Referenzen: a)
- Wurden der Zeitraum und die therapeutische Dosis, sofern eine wirksame Behandlungsmethode durchgeführt wurde, so gewählt, dass sicher Veränderungen bei den Patienten erwartet werden konnten? (Referenzen: keine)
- Wurde die Durchführung des zu validierenden Tests ausreichend detailliert beschrieben, sodass sie nachgeahmt werden kann? (Referenzen: a, b)
- Standen dieselben klinischen Daten bei der Interpretation der Testresultate zur Verfügung, wie sie auch bei der Anwendung des Tests in der Praxis vorzufinden wären? (Referenzen: a)
- Gab es nicht interpretierbare/intermediäre Testresultate? (Referenzen: a)
- Wurden Studienabbrüche erklärt? (Referenzen: a)

(Referenzen: a) Whiting et al. 2003; b) Jaeschke et al. 1994a; c) Sackett et al. 1999, S. 64-66)

Mit Ausnahme der 3. Leitfrage wurden alle bereits ausführlich erläutert (▶ Abschn. 12.1.3). Die 3. Leitfrage wird nachfolgend kurz erklärt.

- **Wurden der Zeitraum und die therapeutische Dosis, sofern eine wirksame Behandlungsmethode durchgeführt wurde, so gewählt, dass sicher Veränderungen bei den Patienten erwartet werden konnten?**

Da die Wissenschaftler bei diesem Versuchsdesign nicht mithilfe eines anderen Messinstrumentes mit ausreichender Sensitivität überprüfen, ob sich tatsächlich bei den Patienten eine Veränderung ergeben hat, muss durch eine genügend große Zeitspanne sichergestellt sein, dass sich die Zielgröße geändert hat. Falls eine wirksame Behandlung angewendet wird, so muss die Dosis hoch genug sein und ebenfalls eine ausreichend lange Zeitspanne zwischen den Messungen liegen.

Beurteilung Wie groß der Zeitraum sein muss, hängt von der potentiellen Remission bei der spezifischen Krankheit im betreffenden Krankheitsstadium ab. Diese gehen evtl. aus der Literatur hervor oder lassen sich aus der eigenen Erfahrung abschätzen.

17.2.2 Validierung des Tests mithilfe eines Referenzstandards

Bei diesem Design wenden die Wissenschaftlerinnen und Wissenschaftler einen Referenzstandard mit einer ausreichenden Sensitivität an. Um die Sensitivität des neuen Messinstrumentes nachweisen zu können, ist auch hier erforderlich, dass sich bei den Patienten die Zielgröße ändert, z. B. durch eine wirkungsvolle Behandlung oder eine zu erwartende Veränderung beim Patienten in dem bestimmten Zeitraum.

❯ **Der Vorteil des Referenzstandards** besteht darin zu erkennen, ob sich die Zielgröße tatsächlich geändert hat, um so die Gefahr zu reduzieren, einen zu validierenden Test irrtümlich als nicht sensitiv einzustufen.

Die mit dem neuen Messinstrument gemessenen Veränderungen vergleichen die Wissenschaftler statistisch mit denjenigen des Referenzstandards. Der Unterschied zu der beschriebenen Überprüfung der Kriteriumsvalidität (▶ Abschn. 16.3), bei der ebenfalls ein Vergleich mit einem Referenzstandard erfolgt, liegt darin, dass bei der Validität ein **momentaner Zustand** und bei der Sensitivität die **Änderung** der Zielgröße erfasst wird.

Zur Beurteilung, ob die Studie zur Überprüfung der Sensitivität gute Evidenz erbringt, eignen sich die Leitfragen des QUADAS (Quality Assessment of Diagnostic Accuracy Studies, Whiting et al. 2003) und weiterer Quellen. Die Leitfragen listet die folgende Übersicht auf. Zu Erläuterungen der Fragen, ▶ Abschn. 12.1.3. Die letzte Leitfrage ist eine Ergänzung und wird im Text erklärt.

Leitfragen zur Beurteilung der Glaubwürdigkeit von Studien über die Sensitivität bei Anwendung eines Referenzstandards

- War das Spektrum der Patienten in der Studie repräsentativ für die Patienten, an welchen der Test in der Praxis angewendet wird?
  (Referenzen: a, b, c)
- Wurden die Auswahlkriterien klar beschrieben?
  (Referenzen: a)
- Ist es wahrscheinlich, dass der Referenzstandard die Zielgröße richtig klassifiziert?
  (Referenzen: a)
- Ist der Zeitabstand zwischen der Anwendung des Referenzstandards und des zu validierenden Tests kurz genug, sodass angenommen werden kann, dass sich die Zielgröße zwischen den beiden Erfassungen nicht geändert hat?
  (Referenzen: a)
- Wurde die gesamte Stichprobe oder eine randomisierte Auswahl der Stichprobe durch den Referenzstandard überprüft?
  (Referenzen: a)
- Wurde bei allen Patienten derselbe Referenzstandard angewendet, unabhängig von den Ergebnissen des zu validierenden Tests?
  (Referenzen: a, b, c)
- Waren der Referenzstandard und der zu validierende Test unabhängig voneinander (d. h. bildete der zu validierende Test keinen Bestandteil des Referenzstandards)?
  (Referenzen: a)
- Wurde die Durchführung des zu validierenden Tests ausreichend detailliert beschrieben, sodass sie nachgeahmt werden kann?
  (Referenzen: a, b)
- Wurde die Durchführung des Referenzstandards ausreichend detailliert beschrieben, sodass sie nachgeahmt werden kann?
  (Referenzen: a)
- Wurden die Ergebnisse des zu validierenden Tests interpretiert, ohne die Ergebnisse des Referenzstandards zu kennen?
  (Referenzen: a, b, c)
- Wurden die Ergebnisse des Referenzstandards interpretiert, ohne die Ergebnisse des zu validierenden Tests zu kennen?
  (Referenzen: a, b, c)
- Standen dieselben klinischen Daten bei der Interpretation der Testresultate zur Verfügung, wie sie auch bei der Anwendung des Tests in der Praxis vorzufinden wären?
  (Referenzen: a)
- Gab es nicht interpretierbare/intermediäre Testresultate?
  (Referenzen: a)
- Wurden Studienabbrüche erklärt?
  (Referenzen: a)
- Wurden Personen untersucht, welche sich im Referenztest bezüglich der Veränderung genügend unterschieden?
  (Referenzen: keine)

(Referenzen: a) Whiting et al. 2003; b) Jaeschke et al. 1994a; c) Sackett et al. 1999, S. 64-66)

- **Wurden Personen untersucht, welche sich im Referenztest bezüglich der Veränderung genügend unterschieden?**

Die statistischen Tests können eine Korrelation nur zuverlässig berechnen, wenn sich die Patienten hinsichtlich der Änderung der Zielgrößen genügend unterscheiden. Ob dies der Fall ist, lässt sich an den Ergebnissen des Referenzstandards ablesen, vorausgesetzt, dass er eine genügende Sensitivität aufweist.

Sind die Änderungen der Zielgröße bei den verschiedenen Patienten **sehr ähnlich**, so ergibt sich ein **niedriger** Korrelationskoeffizient. In der analogen Leitfrage (▶ Abschn. 14.3.1) wurde bereits auf diesen verfälschenden Einfluss hingewiesen, dieser genauer erklärt und Beispiele dazu angeführt. Auch unten bei der Beurteilung der Bedeutsamkeit sind zur Verdeutlichung nochmals Beispiele aufgeführt.

Wurde anhand der Leitfragen festgestellt, dass die Studie valide ist, so muss der Therapeut als Nächstes prüfen, ob die Evidenz praxisrelevant ist.

17.3 Ist die Evidenz zur Sensitivität eines Tests bedeutsam?

Die Beantwortung der Frage, ob die Evidenz der Studie praxisrelevant ist, erfordert eine unterschiedliche Auswertung der zwei o. g. Studiendesigns.

17.3.1 Validierung des Tests ohne Vergleich mit einem Referenzstandard

Bei diesem Design wird überprüft, ob sich die Messergebnisse statistisch signifikant voneinander unterscheiden, sofern eine messbare Veränderung erwartet wurde. Der Unterschied sollte jedoch nicht nur **signifikant**, sondern auch **klinisch relevant** sein. Dazu haben vielleicht die Autoren und Autorinnen der Studie eine Mindestpunktzahl festgelegt, die erreicht werden sollte, um von klinischer Relevanz zu reden.

Ein spezifisches Maß zur Bestimmung der klinischen Relevanz ist ferner die **Effektgröße** (▶ Abschn. 7.5.1). Sie berücksichtigt sowohl die Mittelwerte als auch die Streuungen. Sie bestimmt quasi das Verhältnis vom Signal, d. h. dem Unterschied zwischen den Gruppen, zum Rauschen, d. h. der Streuung innerhalb der Gruppen.

Ob die Evidenz bedeutsam ist, wird üblicherweise folgendermaßen beurteilt:

- Die statistische Signifikanz, durch die **Irrtumswahrscheinlichkeit p** angegeben, sollte höchstens 0,05 betragen (p ≤ 0,05).
- Gemäß Cohen (1988) bedeutet eine **Effektgröße** von 0,2 einen kleinen, von 0,5 einen mittleren und von mindestens 0,8 einen großen Effekt.

17.3.2 Validierung des Tests mithilfe eines Referenzstandards

Wenn die Wissenschaftler die Änderungen der Zielgröße sowohl mit dem zu validierenden Test als auch mit einem Referenzstandard messen, so vergleichen sie die Ergebnisse beider Messinstrumente statistisch miteinander. Die Möglichkeiten dazu werden kurz erklärt.

Korrelation der Datenreihen

Die Korrelation ist die **Enge des Zusammenhangs** zwischen den Ergebnissen der beiden Messinstrumente. Wenn – vereinfacht beschrieben – der Referenzstandard z. B. bei Frau F. eine größere Verbesserung als bei Frau G. und bei Frau H. die geringste Verbesserung anzeigt, so gibt dies auch das neue Messinstrument an, falls die Korrelation gut ist.

Korreliert ein Wissenschaftler die Datenreihen beider Messinstrumente, so liegen zur Beurteilung der Sensitivität 2 Informationen aus der statistischen Auswertung vor: Die Angabe darüber, ob der Zusammenhang (Korrelation) **statistisch signifikant** und wie hoch der **Korrelationskoeffizient** ist. Zur genaueren Beschreibungen, was man sich unter einer Korrelation und der statistischen Signifikanz vorzustellen hat, ▶ Abschn. 14.4.

Die Beurteilung, ob die Ergebnisse bedeutsam sind, erfolgt analog zur Konstruktvalidität:

- Die statistische Signifikanz, durch die **Irrtumswahrscheinlichkeit p** angegeben, sollte höchstens 0,05 betragen (p ≤0,05).
- Der **Korrelationskoeffizient**, typischerweise der Pearson-Korrelationskoeffizient r, liegt zwischen 0 (schlechter Wert) und 1 (sehr guter Wert)[3].
  - Validitäten zwischen 0,4 und 0,6 werden als mittelmäßig,
  - Validitäten über 0,6 als hoch eingestuft. (Weise 1975, S. 219, zit. nach Bortz u. Döring 2006, S. 202).

Der Vergleich mit einem Referenzstandard hat den Nachteil, sich darauf verlassen bzw. überprüfen zu müssen, dass der Referenzstandard wirklich sensibel ist und dasselbe Konstrukt misst. Ergibt sich ein schlechter Korrelationswert, so kann es sein, dass das neue Erfassungsinstrument nicht sensibel ist. Der Grund kann aber auch darin liegen, dass die Wissenschaftler einen **unpassenden Referenzstandard** gewählt haben.

Beim Pearson-Korrelationskoeffizienten ergibt sich ferner ein irrtümlich zu schlechter Korrelationswert, wenn die Veränderungswerte innerhalb der Gruppe zu ähnlich sind. Im Zusammenhang mit der Intra-rater-Reliabilität (▶ Abschn. 14.3.1) wurde dies erklärt. Zwei Beispiele verdeutlichen aber den Einfluss in diesem spezifischen Zusammenhang.

Beispiel 1
Sechs Patienten mit einem Schädelhirntrauma führen am Anfang und Ende einer wirksamen Therapie zur Behandlung ihrer Apraxie Untersuchungen mit einem Referenzstandard und einem neuen Test durch (◘ Tab. 17.1). Sie verbessern ihre Punktzahl beim Referenzstandard (mit einer Skala von 0–10 Punkten) um 4–5 Punkte, also um 40–50% der Maximalpunktzahl. Bei dem neuen Messinstrument (mit einer Skala von 0–100 Punkten) verbessern sie sich um 40–60 Punkte, also um 40–60% der Maximalpunktzahl. Da sich bei beiden Messinstrumenten deutliche Veränderungen derselben prozentualen Größenordnung ergeben,

---

3 Der Koeffizient kann auch einen negativen Wert annehmen, d.h. zwischen 0 und –1 liegen. Wenn beispielsweise die Anzahl erfolgreich bewältigter Aufgaben (Test A) mit der benötigten Zeit anderer Aufgaben (Test B) korreliert wird, so ergibt sich ein negativer Koeffizient ergeben, denn je kürzer die Zeit pro Aufgabe ist, desto mehr Aufgaben kann der Patient in einer bestimmten Zeit erledigen. Als Richtwerte für den Koeffizienten gelten dieselben Werte, nur sind sie negativ (z.B. hohe Korrelation bei einem Korrelationskoeffizienten zwischen –0,6 und –1).

◘ Tab. 17.1 Ergebnisse des Beispiels »Apraxie«: Patienten mit ähnlichen Verbesserungen der untersuchten Zielgröße, gemessen mit dem Referenzstandard und dem neuen Test

Patient	Ergebnisse mit dem Referenzstandard	Ergebnisse mit dem neuen Test
Herr N.	4	40
Frau K.	5	40
Frau O.	4	50
Herr M.	5	50
Herr J.	5	60
Herr L.	4	40

◘ Tab. 17.2 Ergebnisse des Beispiels »Apraxie«: Patienten mit deutlich unterschiedlichen Verbesserungen der untersuchten Zielgröße, gemessen mit dem Referenzstandard und dem neuen Test

Patient	Ergebnisse mit dem Referenzstandard	Ergebnisse mit dem neuen Test
Herr P.	0	0
Herr U.	2	10
Herr R.	7	80
Frau S.	9	90
Frau Q.	3	40
Herr T.	5	50

lässt sich annehmen, dass der neue Test eine gute Sensitivität hat. Trotzdem ergibt sich nur ein mittelmäßiger Pearson-Korrelationskoeffizient von r = 0,45.

Beispiel 2

Sechs andere Patienten mit der gleichen Diagnose führen dieselben Tests wie im vorhergehenden Beispiel durch. Die Patienten unterscheiden sich deutlich im Grad der Verbesserung ihrer Apraxie (◘ Tab. 17.2). Zur Verdeutlichung sind die prozentualen Variationen (Abweichungen, Streuungen) identisch zum 1. Beispiel.

Der zugehörige Pearson-Korrelationskoeffizient beträgt r = 0,98.

Bei beiden Beispielen ist die Sensitivität des neuen Tests also eigentlich gut, da er mit den (prozentualen) Ergebnissen des Referenzstandards überzeugend übereinstimmt. Beim 1. Beispiel ergibt sich durch die geringen Unterschiede zwischen den Patienten aber fälschlicherweise ein schlechtes Ergebnis.

Wichtig ist trotzdem, dass die Wissenschaftler nicht die Patienten absichtlich nach unterschiedlichen Verbesserungspotentialen ausgesucht haben, sondern dass es sich um eine **zufällige, repräsentative Stichprobe** handelt (► Abschn. 14.3.1).

Weitere Möglichkeiten zur Überprüfung der Sensitivität mithilfe eines Referenztests

Die Nachteile der Korrelation, Patienten mit sehr unterschiedlichen Änderungen in der Studie untersuchen zu müssen, entfallen, wenn die Wissenschaftler 2 Messinstrumente anwenden und z. B. die **Effektgrößen** miteinander vergleichen.

> Je höher die Effektgröße bei denselben Patienten in derselben Zeitspanne ist, desto besser ist die Sensitivität.

Auch lassen sich die kontinuierlichen oder diskreten Daten in **dichotome Daten** umwandeln und in eine Vierfeldertafel eintragen. Dazu müssen die Wissenschaftler definieren, wie viele Punkte bei welchem Test als **klinisch wichtige Änderung** gelten. In die Mehrfeldertafel tragen sie dann bei jedem Test ein, bei wie vielen Patienten sich klinisch wichtige Änderungen ergeben haben. Anschließend vergleichen sie diese Daten statistisch mit einem Chi-Quadrat-Test, der zeigt, ob sich die Testergebnisse signifikant voneinander unterscheiden (p <0,05). Ferner ist möglich, sie analog zur Sensitivität dichotomer Tests (► Abschn. 12.2.3) auszuwerten.

17.4 Ist die Evidenz zur Sensitivität eines Tests anwendbar?

Wenn ein Therapeut eine Studie zur Überprüfung der Sensitivität eines Tests für wissenschaftlich gut und die Evidenz daraus für praxisrelevant befunden hat,

Fallbeispiel 1

Eine Ergotherapeutin möchte in ihrer ambulanten Praxis ein Erfassungsinstrument einführen, welches die Selbstständigkeit bei Aktivitäten zur Selbstversorgung sowie alltagsrelevante Folgen aufgrund beeinträchtigter Funktionen (z. B. im sensomotorischen Bereich) erfasst. Wichtig ist der Therapeutin, dass sich die Erfassung auf das für die Patienten gewohnte Umfeld bezieht. Ihre Klientel umfasst erwachsene Patienten aus der Rheumatologie, Neurologie und Handchirurgie. Das Instrument soll möglichst alle 3 Gruppen abdecken.

Ein Kollege hat ihr das Ergotherapeutische Assessment (EA) empfohlen, ein Fremdbeurteilungsinstrument, welches folgende Domänen erfasst:

- Aktivitäten zur körperlichen Selbstversorgung,
- Aktivitäten zur eigenständigen Lebensführung,
- alltagsrelevante Folgen sensomotorischer Funktionen,
- alltagsrelevante Folgen neuropsychologischer Funktionen,
- alltagsrelevante Folgen psychosozialer Funktionen.

Die Therapeutin möchte nun abklären, ob das Erfassungsinstrument standardisiert, valide, reliabel und veränderungssensitiv ist.

---

muss er noch überprüfen, ob sich die Evidenz auch auf seine eigene Situation übertragen lässt.

Die Fragen zur Anwendbarkeit sind dieselben wie bei den anderen Gütekriterien (▶ Abschn. 14.5, ▶ Abschn. 15.4). Die Leitfragen listet die Übersicht auf. Für Erklärungen zu diesen Fragen, ▶ Abschn. 14.5.

Leitfragen zur Beurteilung der Anwendbarkeit der Evidenz von Studien über die Validität

- Ist der Test zugänglich und bezahlbar? (Referenzen: a)
- Würde der Patient den Test durchführen? (Referenzen: a)
- Stimmt die Art der Versorgung in der Studie mit der eigenen genügend überein und ähneln relevante Eigenschaften des eigenen Patienten denjenigen der Studienpatienten ausreichend? (Referenzen: a, b)
- Lässt sich der Test in der Praxis genauso wie in der Studie durchführen? (Referenzen: keine)
- Hat die Evidenz einen Einfluss auf das weitere klinisch-therapeutische Vorgehen? (Referenzen: a, b)
- Nützt das Testergebnis dem Patienten? (Referenzen: a)

(Referenzen: a) Sackett et al. 1999, S. 124-127; b) Jaeschke et al. 1994b)

17.5 Fallbeispiel 1: Box Fallbeispiel 1
▶ Kap. 17

Das Fallbeispiel beschäftigt sich nicht nur mit der Sensitivität, welche Thema dieses Kapitels ist, sondern auch mit der Intra-rater-Reliabilität (▶ Kap. 14), Objektivität (▶ Kap. 15) und Validität (▶ Kap. 16).

17.5.1 Fragestellung

Da die Therapeutin gezielt nach dem EA für verschiedene Patientengruppen suchen möchte, verzichtet sie darauf, eine PICO-Frage zu formulieren. Stattdessen überlegt sie, durch welche Stichwörter sie die Studien zum EA am schnellsten finden könnte, z. B.: »Occupational Therapy Assessment« (englischer Name des EA), reliability, validity, sensitivity.

17.5.2 Literaturrecherche

Suche der Artikel

Folgende Stichwörter gibt die Therapeutin in PubMed ein:

- Occupational Therapy Assessment, reliability

Sie findet 5 Artikel (Stand: 22.11.2010). Einer davon ist die Studie von Schochat et al. (2002), welche sich dazu eignet, die Frage nach den psychometrischen Eigenschaften (Reliabilität, Validität etc.) des EA zu beantworten. Sie erhält zwar keinen Zugang zum Volltext über PubMed, aber sie kann ihn in einer nahe gelegenen Hochschulbibliothek kopieren.

Beschreibung der Studie

Die Studie von Schochat et al. (2002) untersuchte die Reliabilität (Intra-rater-Reliabilität und Interne Konsistenz), Objektivität, Übereinstimmungsvalidität und Sensitivität des EA. In 44 Einrichtungen wurden insgesamt 887 konsekutiv behandelte Patienten in die Studie aufgenommen, von denen 54 Patienten abbrachen. Die Intra-rater-Reliabilität und die Objektivität wurden an einer kleineren, zufällig gewählten Stichprobe der 833 teilnehmenden Patienten überprüft.

Die Einrichtungen setzten sich aus Ergotherapiepraxen, Akutkrankenhäusern, ambulanten und stationären Rehabilitationseinrichtungen, stationären Einrichtungen zur Langzeitbetreuung sowie kombinierten Versorgungsarten zusammen.

Die Fachrichtungen umfassten u. a. die Orthopädie/Rheumatologie, Neurologie, Handchirurgie.

17.5.3 Beurteilung der Validität der Studie

Leitfragen

Um die übergeordnete Frage »Ist die Evidenz zum Test (Erfassungsinstrument) valide?« beurteilen zu können, beantwortet die Therapeutin die zugehörigen Leitfragen.[4]

Klar beschriebene Auswahlkriterien Ja, sie wurden klar beschrieben. Aus ihnen geht hervor, dass ein breites Spektrum von Patienten verschiedenster Fachrichtungen eingeschlossen werden sollte.

Repräsentatives Spektrum der Patienten Das Spektrum der aufgenommenen Patienten war breit. Da das Instrument in verschiedenen Bereichen (Orthopädie, Rheumatologie, Neurologie etc.) eingesetzt werden soll, war das Spektrum repräsentativ.

Standardisiertes Vorgehen Ja, die Durchführung des EA war standardisiert.

Bezüglich des Tests geschulter oder zertifizierter Testanwender Ja, die Ergotherapeuten erhielten eine

Schulung zur Durchführung des EA und auch zur Studiendurchführung.

Erklärung der Studienabbrüche Die Abbruchkriterien wurden erklärt. Die Erklärung der Studienabbrüche war aber allgemein gehalten, z. B. wurde nicht differenziert, wie viele Patienten aus eigenem Willen die Studie abbrachen. Allerdings wurde sorgfältig untersucht, ob sich die Studienabbrecher von den anderen Teilnehmern statistisch unterschieden. Anhand der betreffenden Daten lässt sich annehmen, dass die Gründe der Studienabbrüche keine Verzerrung bewirkten.

Detailliert beschriebene Durchführung des Tests Die Studie selbst beschreibt die Testdurchführung nicht detailliert. Allerdings existiert ein Handbuch zum EA, wie aus dem Artikel hervorgeht.

Vorliegen derselben klinischen Daten bei der Interpretation der Testresultate wie in der Praxis Aus den Beschreibungen lässt sich schließen, dass die Therapeuten den Test unter normalen therapeutischen Bedingungen durchführten und daher über dieselben Daten verfügten, wie sie auch bei der Anwendung des Tests in der Praxis vorzufinden wären.

Nicht interpretierbare/intermediäre Testresultate Ja; fehlende Werte wurden mit der Erklärung »nicht beurteilbar oder keine Angabe« aufgeführt.

Überprüfung der gesamten Stichprobe von beiden (allen) Testanwendern Diese Leitfrage stellt sich für die Objektivität (Inter-rater-Reliabilität).

In der Studie wurde die Objektivität an einer randomisierten Stichprobe (n = 59) überprüft. Von diesen Patienten liegen Ergebnisse jeweils beider Testanwender vor, deshalb ist diese Leitfrage erfüllt.

Durchführung der Testwiederholung bei der gesamten Stichprobe Diese Leitfrage bezieht sich auf die Intra-rater-Reliabilität (Test-Retest-Reliabilität).

In der Studie wurde die Intra-rater-Reliabilität an einer randomisierten Stichprobe (n = 42) überprüft. Von diesen Patienten liegen Ergebnisse des Tests und der Testwiederholung vor, deshalb ist diese Leitfrage erfüllt.

Angemessener Zeitabstand zwischen Messzeitpunkten Ja:
- Zur Überprüfung der Intra-rater-Reliabilität lagen 7 Tage zwischen den beiden Messungen,

---

4   Da es sich um mehrere Gütekriterien handelt, sind hier die Leitfragen aus ▶ Kap. 16-19 zusammengestellt. Teilweise sind sie in etwas anderem Wortlaut formuliert, um sie für die verschiedenen Gütekriterien zusammenzufassen. Wenn eine Leitfrage nur auf bestimmte Gütekriterien anwendbar ist, wird explizit darauf hingewiesen.

ein üblicher, geeigneter Zeitrahmen zur Überprüfung dieses Gütekriteriums.

- Bei der Objektivität führten die beiden Testanwender das EA innerhalb von 2 Tagen beim selben Patienten durch, sodass anzunehmen ist, dass sich die Zielgrößen zwischen den beiden Erfassungen nicht geändert haben.
- Zur Überprüfung der Übereinstimmungsvalidität wurden die Referenzstandards zeitnah (2 Tage Abstand) zum 1. EA durchgeführt.
- Ein weiterer Test am Ende der Therapie diente zur Überprüfung der Sensitivität. Die Therapie erfolgte dabei »in der für die jeweilige Einrichtung typischen Art und Intensität«, wie die Studie erklärte. Die Therapiezeit betrug mindestens 6 Stunden.

Ergebnisse jedes Testanwenders ohne Kenntnis der Resultate der anderen Testanwender Diese Leitfrage stellt sich für die Objektivität (Inter-rater-Reliabilität).

Das EA wurde von 2 Therapeuten unabhängig voneinander erstellt. Jeder Testanwender gelangte zu seinen Ergebnissen, ohne die Resultate des anderen Testanwenders zu kennen.

Personen mit genügendem Unterschied bezüglich der untersuchten Zielgröße Diese Leitfrage ist bei der Intra-rater-Reliabilität, Objektivität und Übereinstimmungsvalidität anwendbar.

Aus den Standardabweichungen der verschiedenen EA-Domänen geht hervor, dass sich die Personen hinsichtlich der Zielgröße genügend unterschieden.

Richtige Klassifizierung der Zielgröße durch den Referenzstandard Als Referenzstandards dienten der MMSE (Mini Mental State Examination) und 3 standardisierte Selbstbeurteilungsbögen: IRES (Indikatoren des Reha-Status, BL (Beschwerdeliste) und FFbH-P (Funktions-Fragebogen Hannover – polyartikuläre Erkrankungen).

Die Referenzstandards klassifizieren die verschiedenen Domänen des EA (► Abschn. 17.5, Fallbeschreibung) unterschiedlich gut. Alle Domänen sind aber durch mindestens einen Referenzstandard passend abgedeckt, und der Artikel differenziert die Ergebnisse und Interpretationen entsprechend dem Inhalt der Domänen.

Hinsichtlich der Güte der Referenzstandards geben die Autoren an, dass die psychometrischen Eigenschaften der Selbstbeurteilungsbögen »als abgesichert gelten können«. Es ist unklar, welche Referenzen es

dazu gibt. Beim MMSE sind Referenzen zur Validität und Reliabilität angegeben.

Überprüfung der gesamten Stichprobe oder einer randomisierten Auswahl der Stichprobe durch Referenzstandard Diese Leitfrage betrifft die Übereinstimmungsvalidität.

Es wurde die gesamte Stichprobe durch die Referenzstandards geprüft.[5]

Anwendung desselben Referenzstandards bei allen Patienten Diese Leitfrage betrifft die Übereinstimmungsvalidität.

Es wurden bei allen Patienten dieselben Referenzstandards angewendet.

Unabhängigkeit des Referenzstandards und des zu validierenden Tests Diese Leitfrage betrifft die Übereinstimmungsvalidität.

Der zu validierende Test bildete keinen Bestandteil des Referenzstandards.

Detailliert beschriebene Durchführung des Referenzstandards Diese Leitfrage betrifft die Übereinstimmungsvalidität.

Die Durchführungen der Referenzstandards wurden im Artikel selbst nicht ausreichend detailliert beschrieben, um sie nachahmen zu können. In den dort angegebenen Referenzen sind die Durchführungen evtl. genauer beschrieben.

Interpretation der Ergebnisse des zu validierenden Tests ohne Kenntnis der Ergebnisse des Referenzstandards Diese Leitfrage betrifft die Übereinstimmungsvalidität.

Die Ergebnisse wurden von einer Person interpretiert, welche nicht an der Datenerhebung beteiligt war. Ob sie die Ergebnisse des Referenzstandards vor der Interpretation der Ergebnisse des EA kannte, ist unklar.

---

5   Die Antwort auf diese Leitfrage ging nicht eindeutig aus dem Artikel hervor. Um diese Leitfrage im Rahmen des Fallbeispiels nicht offen zu lassen, wurde einer der Autoren der Studie kontaktiert. Er bestätigte, dass die Referenzstandards bei der gesamten Stichprobe angewendet wurden. Durch fehlende Werte entweder in der EA-Domäne oder dem jeweiligen Referenzstandard konnte die Gesamtzahl der Wertepaare reduziert sein, sie lag jedoch bei allen Vergleichen bei n > 500.

Interpretation der Ergebnisse des Referenzstandards ohne Kenntnis der Ergebnisse des zu validierenden Tests Diese Leitfrage ist entsprechend der vorhergehenden zu beantworten.

Gesamturteil über die Validität der Studie

Die Therapeutin gelangt zum Gesamturteil, dass die Evidenz des Artikels trotz weniger Unklarheiten auf hoher Stufe steht. Sie kommt deshalb zum nächsten Schritt, der Beurteilung der therapeutischen Relevanz.

17.5.4 Beurteilung der therapeutischen Relevanz

Die Therapeutin sucht nun die Daten im Artikel zusammen, welche zeigen, ob das EA die psychometrischen Kriterien erfüllt.

Reliabilität

Die Reliabilität zeigt sich in der Test-Retest-Reliabilität und in der Internen Konsistenz. Beide Arten weisen eine hohe Reliabilität des EA nach:
-   Die Pearson-Korrelationskoeffizienten zur Überprüfung der Test-Retest-Reliabilität lagen bei den verschiedenen Domänen zwischen 0,93 und 0,99 und waren statistisch signifikant. Die Intraklassen-Koeffizienten (ICC) waren fast identisch wie die Pearson-Korrelationskoeffizienten.
-   Bei der Internen Konsistenz ergab sich für die verschiedenen Domänen ein Cronbach Alpha von 0,90 bis 0,97.

Objektivität

Die Therapeutin stellt fest, dass auch die Objektivität des EA hoch ist:
-   Die Pearson-Korrelationskoeffizienten lagen bei den verschiedenen Domänen zwischen 0,87 und 0,95 und waren statistisch signifikant.
-   Das Konkordanzmaß Kappa[6] lag für die verschiedenen Domänen zwischen 0,72 und 0,82.

Validität

Zur Überprüfung der Validität (Übereinstimmungsvalidität) wurden 4 Referenzstandards verwendet und alle (z. T. noch unterteilt in Unterdimensionen)

mit den einzelnen Domänen des EA korreliert. Diese Menge an Vergleichen erschwert der Therapeutin die Beurteilung der Validität, denn nicht alle Referenzstandards passten inhaltlich zu jeder Domäne des EA. Sie bemerkt, dass sich sowohl hohe als auch niedrige Korrelationswerte und sowohl signifikante als auch nichtsignifikante Resultate ergaben. Sie hält jedoch zugunsten des EA fest: Bei Referenzstandards, welche gut zu einer Domäne passten, waren die Pearson-Korrelationskoeffizienten hoch (> 0,60) und statistisch signifikant.

Sensitivität

Die Studie überprüfte die Sensitivität ohne Vergleich mit einem Referenzstandard.

Anhand folgender Ergebnisse erkennt die Therapeutin, dass die Sensitivität akzeptabel ist:
-   Die Unterschiede zwischen der Baseline und der Messung am Ende der Therapie waren bei allen Domänen statistisch signifikant (p <0,0001).
-   Die Effektgrößen lagen je nach Domäne zwischen 0,44 und 0,65. Gemäß Cohen (1988) bedeuten diese Werte mittlere Effekte.

Gesamturteil über die therapeutische Relevanz

Alle Domänen des EA sind reliabel, objektiv, valide und veränderungssensitiv.

17.5.5 Einschätzung der therapeutischen Anwendbarkeit

Zum Schluss beantwortet die Therapeutin die Leitfragen zur Anwendbarkeit aus der Perspektive heraus, das EA an Patienten mit verschiedenen Krankheitsbildern (und nicht nur für einen bestimmten Patienten) anzuwenden.

Zugänglichkeit und Bezahlbarkeit des Tests Unter ▶ www.ergoas.de findet sie Informationen über den Zugang und den Preis des Handbuchs sowie Informationen über Kurse und Kontaktadressen. Aufgrund dieser Informationen kann sie die Leitfrage mit »Ja« beantworten.

Bereitschaft des Patienten, den Test durchzuführen Aus ihrer praktischen Erfahrung heraus schätzt die Therapeutin ab, dass ihre Patienten und Patientinnen diesen Test durchführen würden.

---

6   Das Konkordanzmaß Kappa bietet gegenüber dem Pearson Korrelationskoeffizienten den Vorteil, dass es nur den Anteil der Übereinstimmung bestimmt, welcher über eine Zufallserwartung hinausgeht.

Genügende Übereinstimmung der Art der Versorgung und Ähnlichkeit des eigenen Patienten mit Studienpatienten Die Ergotherapeutin möchte das EA in ihrer ambulanten Praxis verwenden. Diese Art der Versorgung war auch in der Studie vertreten. Ihre Klientel stimmt z. B. hinsichtlich der Krankheitsbilder und Altersgruppen gut mit den Studienpatienten überein.

Gleichartige Durchführbarkeit des Tests in der Praxis Das EA lässt sich genauso wie in der Studie durchführen. Eine Hilfe dabei ist dessen Standardisierung.

Einfluss auf das weitere klinisch-therapeutische Vorgehen Der Einfluss der Evidenz ist vorhanden: Die Durchführung des EA dient einer gezielten Therapieplanung, um den Patienten in Bezug auf die Bewältigung des Alltags im gewohnten Umfeld zu fördern.

Nutzen des Testergebnisses für Patienten Diese Frage lässt die Therapeutin unbeantwortet, da sie zu diesem Zeitpunkt noch nicht an einen bestimmten Patienten denkt, bei welchem sie das EA anwenden möchte.

17.5.6 Schlussfolgerung

Die Therapeutin kommt zum Schluss, dass sie das EA in ihren Behandlungsalltag integrieren möchte, da es relevante Größen für ihre ergotherapeutischen Behandlungsschwerpunkte erfasst und standardisiert, reliabel, objektiv, valide und veränderungssensitiv ist.

Literatur

Bortz J, Döring N (2006) Forschungsmethoden und Evaluation für Human- und Sozialwissenschaftler, 4. Aufl. Springer, Heidelberg

Cohen J (1988) Statistical power analysis for the behavioral sciences, 2nd edn. Lawrence Earlbaum Associates, Hillsdale, NJ

Jaeschke R, Guyatt G, Sackett DL for the Evidence-Based Medicine Working Group (1994a) Users' guides to the medical literature. III. How to use an article about a diagnostic test. A. Are the results of the study valid? JAMA 271(5):389–391

Jaeschke R, Guyatt GH, Sackett DL for the Evidence-Based Medicine Working Group (1994b) Users' guides to the medical literature. III. How to use an article about a diagnostic test. B. What are the results and will they help me in caring for my patients? JAMA 271(9):703–707

Sackett DL, Richardson WS, Rosenberg W, Haynes RB (1999) Evidenzbasierte Medizin – EBM-Umsetzung und – vermittlung. Deutsche Ausgabe: Kunz R, Fritsche L. Zuckschwerdt, München

Schochat T, Voigt-Radloff S, Heiss HW (2002) Psychometrische Testung des Ergotherapeutischen Assessments. Gesundheitswesen 64(6):343–352

Whiting P, Rutjes AW, Reitsma JB, Bossuyt PM, Kleijnen J (2003) The development of QUADAS: a tool for the quality assessment of studies of diagnostic accuracy included in systematic reviews. BMC Med Res Methodol 3:25. doi:10.1186/1471-2288-3-25

Wirksamkeit einer Therapie

Das Kerngeschäft der Therapeuten ist die Anwendung einer Intervention, sei es z. B. die manuelle Therapie, eine Ultraschallbehandlung oder ein Behandlungskonzept wie die Vojta-Methode. Sind diese Interventionen wirklich wirksam, und wenn ja, bei welcher Indikation? Vielleicht gibt es inzwischen bessere Methoden? Zugegeben: Selbst die beste Intervention führt nicht bei allen Patienten zum Erfolg. Wenden Therapeuten und Therapeutinnen aber Methoden an, deren Wirksamkeit bzw. Überlegenheit gegenüber anderen Interventionen wissenschaftlich belegt ist, erhöhen sie die Chancen, auf Anhieb Erfolg zu haben.

Die Frage nach der Wirksamkeit einer therapeutischen Intervention für den Patienten ist eine der häufigsten in der Praxis, sei es, weil ein Patient nicht gut auf eine bisher angewandte therapeutische Methode reagiert hat, weil ein neuer Therapieansatz entstanden ist und der Therapeut herausfinden muss, ob er sich besser als die bis dahin angewandten eignet oder weil die Kranken- oder Unfallversicherungen an einem Behandlungskonzept zweifeln und die Kosten für die Behandlung deshalb nicht übernehmen wollen. Die EBP bietet Hilfe dazu, wie der Therapeut wissenschaftliche Wirksamkeitsstudien analysieren und die Übertragbarkeit auf den eigenen Patienten überprüfen kann.

18.1   Schritte der EBP bei Fragen zur Wirksamkeit einer Therapie

Um zu einer möglichst wirksamen Intervention zu gelangen, sucht der Therapeut zunächst gemäß seiner Fragestellung nach entsprechender wissenschaftlicher Evidenz, beurteilt sie, wendet die Methode an, sofern er sie beherrscht und überprüft, ob sie sich beim betreffenden Patienten bewährt (Abb. 18.1). Gibt es bei einem dieser Schritte ein negatives Resultat (in der Abbildung durch ein Minuszeichen gekennzeichnet), d. h. findet der Therapeut beispielsweise keine Evidenz zu seiner Frage, ist die therapeutische Relevanz nicht gegeben oder zeigt die Überprüfung eine mangelnde Wirkung, so bedarf es einer neuen Fragestellung, und der Kreis beginnt von vorne.

Die Wirksamkeit einer Therapie überprüfen Wissenschaftlerinnen und Wissenschaftler in Wirksamkeitsstudien, auch Effektivitätsstudien genannt. Sie bilden die **externe Evidenz**, deren Güte der Therapeut mithilfe der EBP-Analysen beurteilen kann.

Studien, welche die Wirksamkeit therapeutischer Interventionen untersuchen, lassen sich hinsichtlich der Validität, Relevanz und Anwendbarkeit anhand verschiedener Leitfragen und quantitativer Kenngrößen, z. B. dem Relativen Risiko, der Number Needed to Treat bzw. Number Needed to Benefit und derer Konfidenzintervalle bewerten. Die folgenden Abschnitte beschäftigen sich mit den Leitfragen, mit denen der Therapeut beurteilen kann, ob eine Studie valide ist. Sie beziehen sich nur auf Primärstudien, denn Meta-Analysen und systematische Reviews sind in einem eigenen Kapitel aufgeführt (▶ Kap. 21).

18.2   Ist die Evidenz zur Wirksamkeit einer Therapie valide?

18.2.1   Studiendesigns

Den ersten Hinweis über die Validität der Wirksamkeitsstudie ist deren **Design**.

❯ Die Studienart, welche die beste Evidenz für eine Frage nach der Wirksamkeit einer Therapie erbringt, ist bei Primärstudien die randomisierte kontrollierte Doppel- bzw. Dreifachblindstudie.

Zum Ablauf einer randomisiert kontrollierten Studie (Abb. 18.2): Die Wissenschaftler nehmen Patienten des betreffenden Krankheitsbildes gemäß vordefinierter Einschluss- und Ausschlusskriterien in die Studie auf bzw. lehnen ungeeignete Patienten ab (nicht in der Abbildung dargestellt). Die geeigneten Patienten teilen die Wissenschaftler dann über ein **Zufallsverfahren** entweder der Behandlungsgruppe oder der Vergleichs- bzw. Kontrollgruppe zu. Diese Art der Zuteilung heißt **Randomisierung**. Patienten der Behandlungsgruppe, auch Interventionsgruppe genannt, erhalten z. B. eine neue Therapieform, diejenigen der Vergleichsgruppe beispielsweise eine konventionelle Therapie[1]. Handelt es sich statt einer Vergleichsgruppe um eine Kontrollgruppe, so verabreicht der Therapeut eine Placebotherapie oder keine Therapie.[2] Der Therapeut bzw. Wissenschaftler erfasst die Zielgröße wie beispielsweise die Minderung von Schmerzen in beiden Gruppen und vergleicht sie miteinander statistisch. Das setzt voraus, dass er die Zielgröße, z. B. die

---

1   Eine konventionelle Therapie ist eine in der Praxis akzeptierte/gängige und evtl. wissenschaftlich überprüfte Therapie.

2   Die Begriffe Vergleichs- und Kontrollgruppe werden häufig als Synonyme verwendet, daher sollte man stets im Methodenteil der Studie nachlesen, ob und welche Art der Therapie in der Vergleichs- bzw. Kontrollgruppe angewendet wird.

18.2 · Ist die Evidenz zur Wirksamkeit einer Therapie valide?

219   **18**

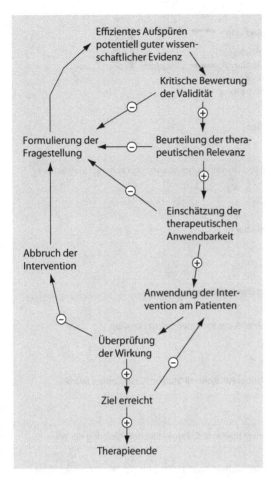

Effizientes Aufspüren
potentiell guter wissen-
schaftlicher Evidenz

Kritische Bewertung
der Validität

Formulierung der
Fragestellung

Beurteilung der thera-
peutischen Relevanz

Einschätzung der
therapeutischen
Anwendbarkeit

Abbruch der
Intervention

Anwendung der Inter-
vention am Patienten

Überprüfung
der Wirkung

Ziel erreicht

Therapieende

◩ **Abb. 18.1**   Schritte der EBP bei Fragen zur Wirksamkeit einer Therapie. Das Pluszeichen (+) bedeutet ein positives Ergebnis des betreffenden Schrittes, das Minuszeichen (–) ein negatives Ergebnis. Beispielsweise bedeutet das oberste Pluszeichen, dass der Artikel gemäß eigener Einschätzung valide ist

Schmerzintensität, vor Beginn und am Schluss der Behandlung bzw. auch noch Wochen oder Monate nach Abschluss zur Überprüfung der Nachhaltigkeit misst (die verschiedenen Messzeitpunkte sind in der Abbildung 18.2 nicht dargestellt).

Außer der randomisierten kontrollierten Studien (RCT) gibt es noch andere Studiendesigns zur Überprüfung der Wirksamkeit. Die EBM bzw. EBP spricht den verschiedenen Arten wissenschaftlicher Studien unterschiedlich viel Beweiskraft zu. Die Studien stehen also auf verschieden hohen Evidenzstufen. Zur Auflistung der **Hierarchie der Evidenzstufen** von Studien, welche die Wirksamkeit von Therapien be-

urteilen (◩ Tab. 18.1, Oxford Centre for Evidence-based Medicine 2009). Die Liste enthält jedoch nicht alle Studienarten. Beispielsweise fehlen Leitlinien sowie Single-subject research designs. **Leitlinien** hoher Qualität (Beurteilungskriterien, ▶ Abschn. 22.6) wären sicherlich bei der Stufe 1a einzuordnen, **Single-subject research designs** auf der Stufe 4.

18.2.2 Leitfragen

Die Studienart gibt Aufschluss über die Stellung in der Hierarchie der Evidenzstufen (◩ Tab. 18.1). Die Aussagekraft einer Studie hängt aber auch davon ab, wie valide sie ist, welchen wissenschaftlichen Gütekriterien sie also genügt.

Zur Beurteilung der wissenschaftlichen Qualität bzw. Validität der Wirksamkeitsstudien dienen verschiedene Leitfragen der nachfolgenden Übersicht. Im Text werden sie nochmals einzeln aufgeführt und erklärt.

> **Leitfragen zur Beurteilung der Validität von Wirksamkeitsstudien**
> — Erfolgte die Zuordnung der Patienten zu der Interventionsgruppe und Vergleichsgruppe randomisiert, d. h. nach dem Zufallsprinzip? (Referenzen: a, b, c, d)
> — Wurde die Randomisierungsliste geheim gehalten? (Referenzen: b, c, d)
> — Gab es klar definierte Vergleichsgruppen, welche zu Beginn der Studie bezüglich wichtiger Parameter, welche die Zielgröße(n) mitbestimmen, ausreichend ähnlich waren? (Referenzen: a, b, c, d)
> — Wurden bei allen Patienten dieselben Erfassungsinstrumente zur Messung der Zielgröße(n) angewendet und wurden wichtige Messbedingungen konstant gehalten? (Referenzen: keine)
> — Wurden wissenschaftlich anerkannte Erfassungsinstrumente für die Untersuchungen der Zielgröße(n) gewählt? (Referenzen: e, f)
> — Waren Patienten und Therapeuten gegenüber der durchgeführten Behandlung verblindet? (Referenzen: a, b, c, d)
> — Waren die Fachpersonen, welche die Zielgröße(n) erfassten, verblindet? (Referenzen: a, b, c, d)

▢ Abb. 18.2   Ablauf randomisiert kontrollierter Wirksamkeitsstudien

▢ Tab. 18.1 Hierarchie der Evidenzstufen (Level of Evidence) verschiedenartiger Studien und anderer Quellen über die Wirksamkeit von Therapien	
Level	**Studienart/Evidenzquelle**
1a	Systematischer Übersichtsartikel (Systematic Review) über RCTs
1b	Einzelne RCT (mit engem Konfidenzintervall)
1c	Alle-oder-Keiner-Studie (All or None Study)
2a	Systematischer Übersichtsartikel (Systematic Review) über Kohortenstudien
2b	Einzelne Kohortenstudie, RCT von geringer Qualität (z. B. Daten von weniger als 80% der Patienten beim Follow-up
2c	Versorgungsforschung (Outcomes Research); Ökologische Studie (Ecological Study)
3a	Systematischer Übersichtsartikel (systematic Review) über Fall-Kontroll-Studien (Case-Control Studies)
3b	Einzelne Fall-Kontroll-Studie
4	Fallserie (Case Series), Kohortenstudie und Fall-Kontroll-Studie von geringerer Qualität (z. B. keine klare Beschreibung der Vergleichsgruppen)
5	Expertenmeinung ohne explizite kritische Analyse oder basierend auf der Physiologie, Bench Research oder Grundprinzipien
RCT = randomisierte kontrollierte Studie; Erklärungen zu den Studienarten, ▶ Internet-Link für Download: http://extras.springer.com	

- Wurden die Patienten beider Gruppen, abgesehen von der experimentellen Intervention, gleich behandelt?
(Referenzen: a, b)
- Wenn die Intervention mit einer konventionellen Therapie verglichen wurde: Wurde diese richtig und der Fragestellung angepasst angewendet?
(Referenzen: keine)
- War das Follow-up ausreichend lang?
(Referenzen: e, g, h)
- Waren die Gruppen ausreichend groß?
(Referenzen: i)
- War die Abbruchrate niedrig genug?
(Referenzen: a, b, c)

- Wurde eine Intention-to-Treat-Analyse durchgeführt?
(Referenzen: a, b, c, d)
- Wurden adäquate statistische Tests zur Auswertung genommen?
(Referenzen: d, e)
(Referenzen: a) Guyatt et al. 1993; b) Sackett et al. 1999, S. 72-76; c) Physiotherapy Evidence Database 1999; d) Altman et al. 2001; e) Fransen u. de Bruin 2000; f) Mangold 2005; g) Laupacis et al. 1994; h) Sackett et al. 1999, S. 67-71; i) de Vet et al. 1997)

18.2 · Ist die Evidenz zur Wirksamkeit einer Therapie valide?

221 **18**

- **Erfolgte die Zuordnung der Patienten zu der Interventionsgruppe und Vergleichsgruppe randomisiert, d. h. nach dem Zufallsprinzip?**

Um eine Verzerrung der Daten zu vermeiden, müssen die Wissenschaftler z. B. mithilfe eines **Zufallsgenerators** die Patienten den Gruppen zuteilen. Näheres dazu, ▶ Abschn. 7.4.1.

- **Wurde die Randomisierungsliste geheim gehalten?**

Das Studienpersonal, welches abklärt, ob der Patient in die Studie aufgenommen werden kann oder nicht, darf nicht im Voraus wissen, ob dieser in die Kontroll- bzw. Vergleichsgruppe oder in die Interventionsgruppe kommen wird, sonst kann das zu einem verzerrenden Selektionsverfahren führen.[3] Näheres dazu, ▶ Abschn. 7.4.1.

- **Gab es klar definierte Vergleichsgruppen, welche zu Beginn der Studie bezüglich wichtiger Parameter, welche die Zielgröße(n) mitbestimmen, ausreichend ähnlich waren?**

Soll die Wirksamkeit einer Intervention im Vergleich zu einer Placebobehandlung oder konventionellen Behandlung festgestellt werden, ist es wichtig, dass die Patienten in beiden Gruppen insgesamt **gleiche Verbesserungs- bzw. Heilungschancen** haben. Daher müssen die Gruppen zu Beginn der Studie hinsichtlich derjenigen Parameter, welche die interessierende Zielgröße beeinflussen, ähnlich sein. Oder anders ausgedrückt: Die Baseline der Gruppen muss bezüglich der wichtigsten prognostischen Anzeichen gleich sein. Näheres dazu, ▶ Abschn. 7.4.1.

- **Wurden bei allen Patienten dieselben Erfassungsinstrumente zur Messung der Zielgröße(n) angewendet und wurden wichtige Messbedingungen konstant gehalten?**

Die Wissenschaftler sollten die Zielgröße zu allen Messzeitpunkten stets mit denselben Messinstrumenten erfasst haben, damit die Daten vergleichbar sind.

Zudem sollten wichtige beeinflussende Messbedingungen, wie z. B. der Zeitraum zwischen der Einnahme beeinflussender Medikamente und dem Test, gleich sein. Wichtige Bedingungen sollte der Artikel beschreiben. Näheres dazu, ▶ Abschn. 7.4.1.

- **Wurden wissenschaftlich anerkannte Erfassungsinstrumente für die Untersuchungen der Zielgröße(n) gewählt?**

Die Wissenschaftler sollten die Zielgröße mit **standardisierten** (▶ Abschn. 15.1.1) und **validierten** (hinsichtlich ihrer Güte überprüften) Tests erfassen. Entsprechende Referenzen über die Validierung der Messinstrumente sollten in der Studie zu finden sein. Stehen für die Fragestellung der Studie keine geeigneten Instrumente zur Verfügung, sollte das von den Wissenschaftlern selbst entwickelte Erfassungsinstrument in der Studie genau dargestellt sein, damit sich die Leser und Leserinnen eine genaue Vorstellung davon machen können, ob sie den Ergebnissen, welche mit diesem Messinstrument gewonnen wurden, trauen dürfen. Näheres dazu, ▶ Abschn. 7.4.1.

- **Waren Patienten und Therapeuten gegenüber der durchgeführten Behandlung verblindet?**

Um unvoreingenommen zu sein, sollten die Patienten nicht wissen, welche Behandlungsart sie erhalten. In der Therapie ist diese Forderung der Verblindung allerdings häufig nicht möglich.

Zudem sollten die Therapeuten, welche die Therapie anwenden, verblindet sein. Auch bei ihnen ist diese Forderung häufig nicht realisierbar. ◘ Abb. 18.3. Näheres dazu, ▶ Abschn. 7.4.1.

- **Waren die Fachpersonen, welche die Zielgröße(n) erfassten, verblindet?**

Die Fachpersonen, welche die Erfassung durchführen, sollten nicht wissen, welcher Patient welche Behandlungsmethode erhält, um Verzerrungen der Studienresultate zu vermeiden. Diese Forderung ist auch in der Therapie umsetzbar. Näheres dazu, ▶ Abschn. 7.4.1.

- **Wurden die Patienten beider Gruppen, abgesehen von der experimentellen Intervention, gleich behandelt?**

Die Patienten der Interventions- und Vergleichsgruppe sollten gleich viele und gleichartige Begleittherapien erhalten, sofern sich diese auf die interessierende Zielgröße auswirken (▶ Abschn. 7.4.1).

Außerdem darf die Interventionsgruppe durch die experimentelle Behandlung **zeitlich nicht bevorzugt** werden. Die Kontrollgruppe sollte daher eine Placebobehandlung bzw. die Vergleichsgruppe eine konventionelle Behandlung erhalten, die genau gleich lang dauert wie die experimentelle Behandlung der Interventionsgruppe.

Wenn die Patienten der Interventionsgruppe doch zusätzliche Therapiezeit oder z. B. ein zusätz-

---

3   Die Entscheidung über die Aufnahme in eine Studie erfolgt anhand der Einschluss- und Ausschlusskriterien, welche z.B. die Diagnose, Schweregrad der Erkrankung, Alter, Verständnis des Vorgehens in der Studie, Kontraindikationen etc. umfassen. Zudem hängt sie von der Einwilligung des Patienten ab.

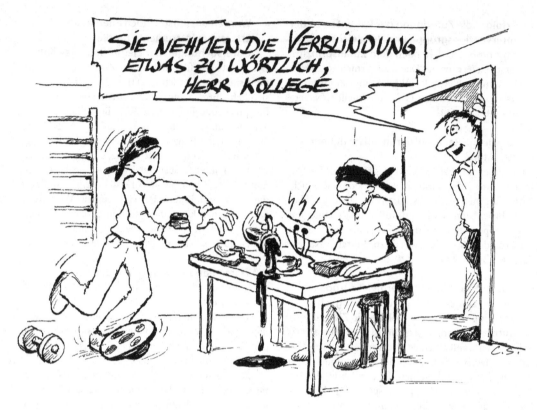

◼ **Abb. 18.3**   Verblindung

liches Programm zur eigenständigen Durchführung erhielten, müssen die Schlussfolgerungen der Studie bei positivem Effekt entsprechend angepasst sein. Die Autoren und Autorinnen der Studie dürfen nicht gefolgert haben, dass das neue oder zusätzliche Programm besser als die konventionelle Therapie sei und sie ersetzen könnte. Es ist nämlich durchaus möglich, dass das zusätzliche Programm nur eine geringe Wirksamkeit oder sogar nur einen Placeboeffekt hat und dass die konventionelle Therapie – hätte man sie stattdessen im gleichen zeitlichen Rahmen angewendet – einen besseren Erfolg erzielt hätte.

- **Wenn die Intervention mit einer konventionellen Therapie verglichen wurde: Wurde diese richtig und der Fragestellung angepasst angewendet?**

Studien vergleichen häufig Therapieformen, deren Wirksamkeit sie nachweisen möchten, mit sog. konventionellen Interventionen, d. h. Interventionen, welche in der Praxis üblich. Solche Vergleichsinterventionen sind aufgrund positiver langjähriger Erfahrungen in der Praxis anerkannt. Sie müssten aber

eigentlich wissenschaftlich abgesichert sein. Das ist eine Forderung, welche in der Therapie noch nicht immer durchsetzbar ist. Abgesehen von diesem Manko ist es aber sinnvoll zu überprüfen, ob eine neue Therapieform gegenüber der herkömmlichen besser ist. So lässt sich entscheiden, ob die übliche Praxis beibehalten oder zugunsten der neuen Intervention geändert werden sollte.

Beim wissenschaftlichen Vergleich muss unbedingt gewährleistet sein, dass die Therapeuten in der Studie die konventionelle Methode bei den Patienten **fachgerecht** angewendet und der Fragestellung entsprechend konzipiert haben. Letzteres bedeutet, dass sie z. B. diejenigen Elemente der Methode, welche die untersuchte Zielgröße besonders fördern, nicht vernachlässigen dürfen (▶ Beispiel einer inadäquaten Anwendung eines Therapiekonzeptes).

Die praktische Anwendung therapeutischer Methoden und Konzepte ist wesentlich vielschichtiger und individueller als z. B. die Verabreichung eines Medikamentes in der Medizin. Die Routine der Therapeutinnen und Therapeuten spielt zudem eine Rolle. Die folgenden Vorschläge sollen helfen, die Leitfrage

trotz dieser Unsicherheit nachvollziehbar zu beantworten:

1. Sind die Therapeuten in der Studie als entsprechend **ausgebildet und erfahren** beschrieben
   (z. B. Bobath-Therapeut), so lässt sich davon
   ausgehen, dass sie die Methode richtig anwenden
   konnten, auch wenn' es innerhalb der Therapiekonzepte etwas unterschiedliche Verfahrenswei-
   sen gibt.
2. Studien können die genaue Anwendung einer
   Methode nicht bis ins Detail beschreiben. Allerdings sollten sie die **Schwerpunkte der Therapie**
   nennen. Beispielsweise ist »Mobilisation der
   oberen Extremität nach dem Bobath-Konzept«
   bereits konkreter als das pauschale Schlagwort
   »Behandlung nach Bobath«. Mit der prägnanten
   Beschreibung der angewendeten Behandlung
   lässt sich abschätzen, ob die konventionelle Therapie für das Problem der Patienten in der Studie
   angemessen ausgeschöpft wurde. Eine **Verstüm-
   melung** oder **Verfälschung** eines Konzeptes,
   indem die Wissenschaftler beispielsweise

   - zu wenig Therapiezeit einräumen,
   - falsche Parameter einstellen wie beispielsweise
     unwirksame Stimulationsfrequenzen bei der
     Elektrostimulation,
   - gerade diejenigen Elemente einer konventio-
     nellen Behandlungsmethode auslassen, welche
     die Patienten bräuchten,

führt zur Verzerrung der Studienergebnisse und
damit zu falschen Schlussfolgerungen.

Beispiel einer inadäquaten Anwendung eines Therapiekonzeptes

Uyanik et al. (2003) untersuchten die Effekte ergotherapeutischer Behandlungsmethoden bei 45 Kindern
mit Down-Syndrom im Alter von 7–10 Jahren. Sie teil-
ten die Kinder 3 Gruppen zu, welche folgenden Therapien erhielten:

- 1. Gruppe: nur Sensorische Integration,
- 2. Gruppe: zusätzlich zur Sensorischen Integration
  vestibuläre Stimulation,
- 3. Gruppe: neurologische Entwicklungstherapie
  (neurodevelopmental therapy).

Die Sensorische Integration beschränkte sich auf folgende Elemente: Aktivitäten zur visuellen Wahrnehmung, Körperbewusstsein (Zeigen auf Körperteile,
Zeichnen, Wahrnehmung durch Berühren), taktile
Wahrnehmung und visuo-motorisches Koordinations-
training.

Die Studie erbrachte folgende Ergebnisse:

- Die Kinder der 1. Gruppe schnitten nach der
  3-monatigen Behandlung schlechter als die der
  anderen beiden Gruppen ab: In Untertests aus
  den Ayres Southern California Sensory Integration
  Tests (SCSIT; u. a. Einbeinstand-Test, Imitation von
  Haltungen) und in der Feinmotorik verbesserten
  sie sich zwar signifikant im Vergleich zum Thera-
  piebeginn, nicht aber in den Tests zur Überprüfung des Vestibularsystems (z. B. Hypotonie der
  Extensorenmuskeln, gravitational insecurity test),
  der automatischen Bewegungsreaktionen und
  der lokomotorischen Fähigkeiten.
- Die 2. Gruppe zeigte signifikante Verbesserungen
  in den Untertests der Sensorischen Integration,
  der Feinmotorik, des Vestibularsystems und der
  automatischen Bewegungsreaktionen.
- In der 3. Gruppe waren alle Bereiche am Ende der
  Therapie signifikant besser.

Aus den Gruppenvergleichen schlossen die Autoren
und Autorinnen, dass die vestibuläre Stimulation zusätzlich zur Sensorischen Integration und die neurologische Entwicklungstherapie besser seien als nur
die Sensorische Integration. Diese Schlussfolgerung
ist jedoch nicht zulässig, denn zum Konzept der Sensorischen Integration gehören Übungen, welche das
Vestibularorgan stimulieren. In der Studie wurden sie
weggelassen, d. h. das Konzept wurde verstümmelt.

■ War das Follow-up ausreichend lang?

Das Follow-up (Nachbeobachtungszeit) ohne weitere
Anwendung der Intervention ist wichtig, um herauszufinden, ob eine Therapie **nachhaltig** wirkt.

Wie lange das Follow-up sein sollte, hängt von
der genauen Fragestellung ab. Mögliche fortschreiten-
de Krankheitsentwicklungen oder Remissionen sind
hier bestimmende Faktoren. Schließt beispielsweise
die untersuchte Intervention bei Patienten mit einem
Schlaganfall 4 Monate nach Krankheitsbeginn ab, so
sollte das Follow-up sicher noch weitere 6 Monate einschließen, da die Remission bei diesem Krankheitsbild nach 4 Monaten noch andauert. War am Ende der
Behandlungsphase die untersuchte Intervention z. B.
gegenüber einer konventionellen Behandlung über-
oder unterlegen, kann dieser Unterschied nach 6 weiteren Monaten aufgehoben sein. Ob dieser Fall zutrifft,
zeigt das Follow-up. Näheres dazu, ▶ Abschn. 7.4.1.

■ Waren die Gruppen ausreichend groß?

Die notwendige Gruppengröße hängt davon ab, wie
viele Patienten es überhaupt mit der entsprechenden

Krankheit gibt. Gäbe es weltweit nur 30 Patienten, um deren Krankheitsbild die Studie geht, so würden diese 30 ausreichen. So ein Fall ist jedoch äußerst selten.

Normalerweise handelt es sich in den Studien um Patientengruppen, welche weltweit sehr viele Menschen umfassen. In diesem Fall kann die Studie nicht sämtliche Patienten einschließen, sondern sie untersucht einen Bruchteil, d. h. eine **Stichprobe** davon. Wie groß muss nun die Stichprobe sein?

Die erforderliche Gruppengröße hängt zum einen davon ab, wie stark der Effekt - bzw. genauer, wie hoch die **Effektgröße** - sein soll. Unter der Effektgröße sind die Veränderungen der Zielgröße zu verstehen, unter Berücksichtigung der Streuung der Daten innerhalb der Gruppen (▶ Abschn. 7.5.1).[4]

❯❯ — **Für einen sehr deutlichen Effekt bzw. für Resultate mit sehr geringen Streuungen zwischen den Versuchsteilnehmern braucht es nur wenige Probanden.**
— **Um geringere Effekte nachzuweisen, bedarf es einer größeren Probandenzahl.**
— **Mit sehr großen Gruppen lässt sich zu schnell ein signifikanter Effekt nachweisen, da die Streuungen im Verhältnis zur Probandenzahl abnehmen.**

Der optimale Stichprobenumfang hängt außer von der Effektgröße noch vom **Signifikanzniveau α** und von der **Teststärke ε** ab.[5] In der klinischen Forschung wird häufig für das Signifikanzniveau α =0,05 (=5%) und für die Teststärke ε =0,8 (=80%) gewählt.

Der **optimale Stichprobenumfang** lässt sich also anhand der Effektgröße, Teststärke und des Signifikanzniveaus berechnen, sofern diese 3 Größen bekannt sind. Die Berechnung hängt davon ab, um welche statistische Aufgabenstellung es sich handelt,

---

4   Eine Effektgröße von 0,2 bedeutet einen kleinen, 0,5 einen mittleren und mindestens 0,8 einen großen Effekt (Cohen 1988).

5   **Signifikanzniveau:** Ein Signifikanzniveau von beispielsweise α=0,05 bedeutet ein 5%-iges Risiko, sich fälschlicherweise zugunsten der H_1 (Hypothese, die annimmt, dass ein signifikanter Unterschied zwischen zwei Gruppen existiert) zu entscheiden, d.h. einen signifikanten Unterschied anzunehmen, obwohl tatsächlich gar keiner existiert (Fehler 1. Art).
Teststärke: Eine Teststärke von beispielsweise 0,8 bedeutet eine 80%-ige Wahrscheinlichkeit, eine richtige H_1 als richtig zu identifizieren, d.h. einen signifikanten Unterschied anzuzeigen, wenn er tatsächlich existiert. Oder anders ausgedrückt: Sie begrenzt das Risiko auf 20%, eine richtige H_1 für falsch zu halten (d.h. der β-Fehler beträgt β = 0,2 (Fehler 2. Art)).

d. h. ob es beispielsweise um eine Korrelation oder um einen Vergleich von Mittelwerten geht. Dazu sind Statistikbücher heranzuziehen.

> **Praxistipp**
>
> Bequemer, als selbst Berechnungen durchzuführen, sind Tabellen, welche die optimalen Stichprobenumfänge für verschiedene statistische Aufgabenstellungen auflisten. Tabellen für parametrische Tests (▶ Abschn. 7.5.1, Fußnote) finden sich z. B. in Bortz u. Döring (2006, S. 627–634), für nichtparametrische Tests in Bortz u. Lienert (2008, S. 53).

Für die einfache und schnelle Beantwortung der Leitfrage, ob die Gruppen ausreichend groß waren, sind folgende Hinweise hilfreich:

— **Faustregel** (Fransen u. de Bruin 2000): Bei der physikalischen Medizin ist eine Größe von 50 Probanden pro Gruppe akzeptabel. Sicherlich kann diese Faustregel auch allgemein auf andere therapeutische Studien übertragen werden. Diese Anzahl von 50 Patienten pro Gruppe entspricht einer optimalen Stichprobengröße zum Nachweis **mittlerer Effektgrößen** für α = 0,05 und ε = 0,8 (Bortz u. Lienert 2008, S. 53).

— **Angaben im Artikel:** Zunehmend geben die Autoren und Autorinnen der Studien direkt an, ob eine ausreichende Gruppengröße für ihre Studie vorliegt und wie sie zu der betreffenden Aussage gelangten. Die notwendigen Angaben über die Effektgröße können dabei z. B. aus einer **Vorstudie** stammen, anhand derer die Wissenschaftler die angemessene Anzahl an Patienten vor Beginn ihrer Studie bestimmten und in ihrer Studie berücksichtigten. Existieren noch keine vorgängigen Angaben, so berechnen die Wissenschaftler mit den in ihrer Studie gewonnenen Daten die Effektgröße und deklarieren nachträglich, ob der Umfang der Gruppen ausreichte oder ob es größere Patientengruppen bräuchte.

● **War die Abbruchrate niedrig genug?**
Die Abbruchrate ist der Anteil der Patienten, welcher die Studie abgebrochen hat.

Zur ausführlichen Beschreibung dieser Leitfrage, ▶ Abschn. 7.4.1. Es sei nochmals auf folgende Faustregel verwiesen: Eine Abbruchrate von 5% führt wahrscheinlich zu keiner besonderen Verzerrung der

18.2 · Ist die Evidenz zur Wirksamkeit einer Therapie valide?

225   **18**

Daten. Eine Rate von über 20% bedeutet eine ernsthafte Gefährdung der Validität (Sackett et al. 1999, S. 68).

- **Wurde eine Intention-to-Treat-Analyse durchgeführt?**

Wie bereits erläutert (▶ Abschn. 7.4.1.), werden bei der Intention-to-Treat-Analyse alle Patienten in derjenigen Gruppe analysiert, welcher sie ursprünglich randomisiert zugeteilt waren, d. h. unabhängig davon, ob sie wirklich die Einschlusskriterien erfüllten, die Behandlung tatsächlich erhielten, die Studie abbrachen oder ob vom Studienprotokoll abgewichen wurde (Hollis et al. 1999). Ob die Wissenschaftler tatsächlich eine Intention-To-Treat-Analyse durchgeführt haben, sollte in der Publikation angegeben sein, besonders, wenn Patienten die Behandlung abbrachen.

- **Wurden adäquate statistische Tests zur Auswertung genommen?**

Wurden statistische Tests durchgeführt, so müssen die Tests passen, unter Berücksichtigung der Fragestellung, des Datentyps, der Normalverteilung und Messwiederholungen. Näheres dazu, ▶ Abschn. 7.4.1, gleichlautende Leitfrage.

Optimal ist, wenn der Leser und die Leserin einer wissenschaftlichen Studie die vorhergehenden Leitfragen selbst beantworten kann. Ungeübtere finden Hilfestellung in der **PEDro** Datenbank und in **OT seeker**, denn mithilfe dieser therapeutischen Datenbanken lassen sich nicht nur wissenschaftliche Studien suchen, sondern der Benutzer erhält gleichzeitig eine Bewertung der Validität der dort gefundenen Publikationen, die einige der oben genannten Leitfragen abdeckt. Der folgende Abschnitt beschreibt die PEDro-Scale mit den zugehörigen Beurteilungskriterien und stellt den Bezug zu den oben genannten Leitfragen her.

> Praxistipp
>
> Wenn Sie einen Artikel z. B. in PubMed gefunden haben, überprüfen Sie, ob er auch in PEDro aufgeführt ist, und nehmen Sie die Beurteilung, welche das PEDro liefert, als Referenz.

18.2.3 Die PEDro-Skala

Die physiotherapeutische Datenbank PEDro vergibt für **10 wissenschaftliche Kriterien** Punkte (Physiotherapy Evidence Database 1999). Ist in der PEDro-Scale (PEDro-Skala) ein Kriterium erfüllt, so erhält

es einen Punkt, andernfalls keinen. Dadurch erreicht eine Studie maximal 10 Punkte. Die meisten Kriterien entsprechen den Leitfragen der EBP. Von 10 Kriterien basieren 8 auf der Delphi-Liste (Verhagen et al. 1998). Zusätzlich gibt es noch 1 Kriterium, welches zwar beurteilt, aber nicht bepunktet wird (◘ Tab. 18.2, 1. Kriterium).

Die Bewertung in der PEDro Datenbank nimmt den Lesern und Leserinnen wissenschaftlicher Studien Arbeit ab, da sie im Einzelnen aufführt, welches Kriterium erfüllt ist. Allerdings gilt Folgendes zu beachten: Wie beschrieben (◘ Tab. 18.2), muss häufig nur mindestens 1 Schlüsselgröße[6] das Kriterium erfüllen, damit es 1 Punkt erhält. Viele Artikel untersuchen jedoch nicht nur 1, sondern mehrere Schlüssel- bzw. Zielgrößen. Es kann daher passieren, dass ein Therapeut sich für eine Zielgröße interessiert, welche einem Kriterium nicht genügt, auch wenn dieses Kriterium insgesamt von PEDro mit »ja, erfüllt« beurteilt wurde – ein »ja«, welches sich aber auf eine ganz andere Größe bezieht. Letztendlich muss er also in der Lage sein, selbst eine Beurteilung vorzunehmen.

PEDro listet die gefundenen Studien zu den eingegebenen Stichwörtern nach Art der Studien (zuerst Übersichtsartikel, dann Primärstudien) und nach Anzahl vergebener Punkte auf (◘ Tab. 18.3). Die Spalten bedeuten dabei Folgendes:

- **Title:** In dieser Spalte befinden sich alle Titel der Publikationen, welche PEDro zu den eingegebenen Stichwörtern gefunden hat.
- **Method:** Sie gibt die Art jedes Artikels an.
- **Score (/10):** Sie gibt die Punkzahl an, welche der Artikel in der Bewertung erreicht hat. PEDro bewertet jedoch keine systematischen Reviews und Leitlinien, deshalb erhalten sie keine Punkte, gekennzeichnet durch »N/A« (not applicable).
- **Select Record:** Durch Anklicken von »Select« in der gewünschten Zeile gelangt man zur Information, welche Kriterien des betreffenden Artikels einen Punkt erhalten haben.

Zuverlässigkeit der Beurteilung in PEDro

Die wissenschaftliche Studie von Maher et al. (2003) überprüfte die Zuverlässigkeit (Reliabilität) der Bewertung der Gütekriterien in PEDro. Sie befand die

---

6   Der Begriff »key outcome« in PEDro wird hier als »Schlüsselgröße« bezeichnet, also eine wichtige Zielgröße zur Bestimmung der Wirksamkeit einer Intervention.

☐ Tab. 18.2   PEDro-Skala (Physiotherapy Evidence Database 1999)

Nr.	Kriterium	Kommentare
1	Passende Kriterien für den Einschluss der Versuchspersonen in die Studie wurden spezifiziert	Es genügt, wenn die Publikation beschreibt, aus welcher Quelle die VPn rekrutiert wurden und anhand welcher Kriterien bestimmt wurde, dass sie für die Teilnahme an der Studie geeignet seien. Dieses Kriterium wird in der PEDro-Beurteilung nicht bepunktet
2	Die VPn wurden den Gruppen nach dem Zufallsprinzip zugeteilt (in Crossover-Studien wurde den VPn eine zufällige Reihenfolge der Behandlungen zugeteilt).	Dieses Kriterium entspricht der Leitfrage: »Erfolgte die Zuordnung der Patienten zu der Interventionsgruppe und Vergleichsgruppe randomisiert, d. h. nach dem Zufallsprinzip?« PEDro ergänzt hier die Beurteilung der Studienart Crossover-Studien
3	Die Zuteilung wurde geheim gehalten.	Dieses Kriterium entspricht der Leitfrage: »Wurde die Randomisierungsliste geheim gehalten?«
4	Die Gruppen waren zur Zeit der Baseline hinsichtlich der wichtigsten prognostischen Indikatoren gleich.	Dieses Kriterium entspricht der Leitfrage: »Gab es klar definierte Vergleichsgruppen, welche zu Beginn der Studie bezüglich wichtiger Parameter, welche die Zielgröße(n) mitbestimmen, ausreichend ähnlich waren?«
5	Alle VPn waren verblindet.	Dieses Kriterium entspricht einem Teil der Leitfrage: »Waren Patienten und Therapeuten gegenüber der durchgeführten Behandlung verblindet?«
6	Alle Therapeuten, welche die Therapie durchführten, waren verblindet.	Dieses Kriterium entspricht einem Teil der Leitfrage: »Waren Patienten und Therapeuten gegenüber der durchgeführten Behandlung verblindet?«
7	Alle Tester, welche mindestens eine Schlüsselgröße (key outcome) erfassten, waren verblindet.	Dieses Kriterium entspricht der Leitfrage: »Waren die Fachpersonen, welche die Zielgröße(n) erfassten, verblindet?«
8	Messergebnisse von mindestens einer Schlüsselgröße wurden von mehr als 85% der VPn erhalten, welche ursprünglich den Gruppen zugeteilt waren.	Dieses Kriterium entspricht der Leitfrage: »War die Abbruchrate niedrig genug?« Sackett et al. (1999) setzen die Grenze allerdings niedriger, d. h. bei 80%.
9	Alle VPn, für welche Messergebnisse der Zielgrößen vorlagen, erhielten die Behandlung bzw. die Kontrollbedingung, so wie sie zugeteilt wurde; oder, wo dies nicht der Fall war, wurden die Daten mindestens einer Schlüsselgröße durch eine Intention-to-Treat-Analyse durchgeführt.	Die 2. Hälfte des PEDro-Kriteriums ist in der folgenden Leitfrage enthalten: »Wurde eine Intention-To-Treat-Analyse durchgeführt?«
10	Die Resultate der statistischen Gruppenvergleiche sind für mindestens eine Schlüsselgröße dokumentiert.	Eine solche Leitfrage fehlt, aber statistische Gruppenvergleiche sind bei kontrollierten Studien die Regel, und auch die Leitfrage »Wurden adäquate statistische Tests zur Auswertung genommen?« fragt nach statistischen Tests

8

Nr.	Kriterium	Kommentare
	◨ Tab. 18.2 Fortsetzung	
11	Die Studie gibt für mindestens eine Schlüsselgröße sowohl die punktuellen Werte als auch deren Streuungen an.	Punktuelle Werte geben die Größe der Wirksamkeit einer Behandlung an. Sie können z. B. als Differenz zwischen Gruppen oder als Wert (z. B. Mittelwert) jeder Gruppe angegeben sein. Streuungen geben die statistische Bandbreite an, beispielsweise in Form der Standardabweichung, Konfidenzintervalle etc. Eine solche konkrete Leitfrage fehlt. Allerdings fragt die übergeordnete Frage nach der **Relevanz der Ergebnisse** ganz ähnlich nach den quantitativen Ergebnissen.

Ein Teil der Kommentare stammt aus: Physiotherapy Evidence Database (1999).
Die Kriterien werden jeweils mit »ja« oder »nein« beurteilt. Jedes »ja« gibt mit Ausnahme des ersten Kriteriums einen Punkt.
Die PEDro-Scale benutzt stets das Wort »subject«, hier mit Versuchsperson übersetzt und als VPn abgekürzt.

Zuverlässigkeit der Beurteilungen in PEDro für **akzeptabel**.

Bewertungen in OT seeker

In der ergotherapeutischen Datenbank OT seeker finden sich ebenfalls Beurteilungen wissenschaftlicher Publikationen hinsichtlich ihrer Validität. Die Datenbank übernahm dabei die PEDro-Scale mit denselben Kriterien.

Unter ▶ http://www.otseeker.com/PDF/PEDroscalepartitionedratingsheet.pdf kann man die in Englisch aufgeführten und erklärten Beurteilungskriterien und ein Beurteilungsraster herunterladen.

Sowohl bei den Leitfragen als auch in der PEDro-Skala wurde eine quantitative Auswertung der Ergebnisse gefordert. Sie soll herausfinden, ob die Evidenz bedeutsam ist. Welche Auswertungen bei Studien zur Wirksamkeit von Therapien sinnvoll sind, stellen die nächsten Abschnitte vor.

18.3 Ist die Evidenz zur Wirksamkeit einer Therapie bedeutsam?

Ob die Evidenz einer Studie zur Wirksamkeit relevant ist, drückt sich in Zahlen aus. Welche Größen der Anwender der EBP in den Studien beachten oder evtl. selbst berechnen muss, hängt von der Art der Daten ab. Jedoch lassen sich 2 übergeordnete Leitfragen formulieren, welche die Übersicht auflistet.

> **Leitfragen zur Beurteilung der Bedeutsamkeit der Evidenz von Studien zur Therapiewirksamkeit**
> — Waren die Ergebnisse für die Zielgrößen statistisch signifikant?
>   (Referenzen: keine)
> — Wie groß war der Behandlungseffekt und wie präzise waren die Resultate?
>   (Referenzen: a)
> (Referenzen: a) Guyatt et al. 1994).

Die Frage nach der Bedeutsamkeit lässt sich also in 2 Aspekte aufteilen, in die Frage nach der **statistischen Signifikanz** und der klinisch-therapeutischen **Relevanz** der Ergebnisse aufgrund des Behandlungseffektes. Zudem gilt es, die **Präzision** der Ergebnisse (Konfidenzintervalle und Streuungen von Daten) zu beachten.

Die klinisch-therapeutische Relevanz lässt sich durch unterschiedliche Größen untersuchen, welche von der Art der Daten abhängen, insbesondere, ob es sich um dichotome Daten handelt oder um Daten mit mehr als 2 Merkmalsausprägungen.

Anders als in vielen anderen (Unter-)Kapiteln strukturieren die Leitfragen nicht den weiteren Text, sondern sie sind inhaltlich in die verschiedenen Abschnitte eingeflochten. Zunächst folgen grundsätzliche Bemerkungen zur statistischen Signifikanz, danach Erläuterungen, wie sich dichotome Daten auswerten und interpretieren lassen und anschließend,

◻ Tab. 18.3   Beispiel (Ausschnitt) eines Suchergebnisses mit der Datenbank PEDro

Title	Method	Score (/10)	Select Record
The effectiveness of rehabilitation for nonoperative management of shoulder instability: a systematic review	systematic review	N/A	Select
Scapular fixation in muscular dystrophy (Cochrane review) [with consumer summary]	systematic review	N/A	Select
Prevention and management of shoulder pain in the hemiplegic patient	systematic review	N/A	Select
Role of physiotherapy in the treatment of subacromial impingement syndrome: a prospective study	clinical trial	8/10	Select
Prospective randomized clinical trial comparing the effectiveness of immediate arthroscopic stabilization versus immobilization and rehabilitation in first traumatic anterior dislocation of the shoulder	clinical trial	6/10	Select
Primary repair versus conservative treatment of first-time traumatic anterior dislocation of the shoulder: a randomized study with 10-year follow-up	clinical trial	3/10	Select

wie man mit Daten mit mehr als 2 Merkmalsausprägungen umgeht.

18.3.1 Statistische Signifikanz der Zielgröße(n)

Aus ethischen Gründen vergleichen ergo- und physiotherapeutische Studien normalerweise 2 Behandlungsformen miteinander, d. h. sowohl die Interventionsgruppe als auch die Vergleichsgruppe erhalten Therapie. Der Unterschied besteht nur darin, dass die Interventionsgruppe mit einer neuen und die Vergleichsgruppe mit einer konventionellen Therapie behandelt werden. Die beiden Gruppenergebnisse vergleichen die Wissenschaftler miteinander und finden heraus, ob sie sich statisch unterscheiden.

Um statistische Signifikanz (▶ Abschn. 7.5.1) zu erreichen, bedarf es eines sehr **unterschiedlichen Behandlungserfolges** beider Therapien, denn Faktoren wie üblicherweise geringe Stichprobengrößen in therapeutischen Studien, Heterogenität der Patientengruppen, unkontrollierbare Störvariablen, Messfehler und uneinheitliche Vorgehensweisen bei Multicenter-Studien[7] tragen zur geringen statistischen Teststärke

bei (Lipsey 1990; Turner-Stokes 1999). Daher lässt sich in ergo- und physiotherapeutischen Studien häufig kein Effekt nachweisen, obwohl eventuell einer vorhanden wäre (Ottenbacher u. Maas 1998).

Demgegenüber steht der Anspruch, dass in der Physio- und Ergotherapie nur **deutliche Effekte** (z. B. Therapie A ist um 10% wirksamer als Therapie B) therapierelevant sind, d. h. Effekte, welche sich auch schon an kleinen Patientengruppen und nicht erst durch epidemiologische Studien[8] nachweisen lassen (Liedtke u. Seichert 2000).

In der EBP gibt es – wie schon in vorhergehenden Themenbereichen vorgestellt – Größen, welche zur Beurteilung der **Praxisrelevanz** (Bedeutsamkeit) dienen: beispielsweise die Number Needed to Treat, Absolute Erhöhung des Nutzens bzw. Absolute Reduktion des Risikos und die Relative Erhöhung des Nutzens bzw. Relative Reduktion des Risikos. Sie hängen nicht davon ab, wie groß die Patientengruppen sind, denn sie beziehen sich auf Prozentzahlen von Patienten, bei welchen die Therapien Erfolg zeigen, und lassen statistische Berechnungen, welche von der

---

7   Eine Multicenter-Studie ist eine Studie, die an mehreren klinischen Einrichtungen durchgeführt wird. Ziele, Patientengruppen, Vorgehensweise etc. sind dabei an allen Orten gleich.

8   Die Epidemiologie (von griech. epi »auf, über«, demos »Volk«, logos »Lehre«) ist eine wissenschaftliche Disziplin, die sich mit der Verteilung von Krankheiten in einer Bevölkerung und mit den Faktoren beschäftigt, welche diese Verteilung beeinflussen.

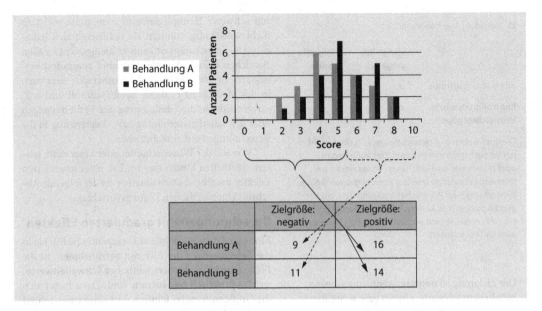

◨ **Abb. 18.4**   Umwandlung graduierter in dichotome Daten am Beispiel Schmerz

Stichprobengröße abhängen, außer Acht.[9] Es ist aber anzumerken, dass auch hier die Zahlen aussagekräftiger sind, wenn es sich um große Patientengruppen handelt.

Die Number Needed to Treat, Absolute Reduktion des Risikos, Relative Reduktion des Risikos sowie andere wichtige Größen werden später (▶ Abschn. 18.3.2) vorgestellt. Die folgenden Abschnitte führen mit vorbereitenden Erklärungen auf diese Größen hin.

18.3.2 Klinisch-therapeutische Relevanz der Zielgröße(n) bei dichotomen Daten

Die klinisch-therapeutische Relevanz drückt sich bei dichotomen bzw. in dichotome Merkmale umgeformte kontinuierliche oder diskrete Daten (◨ Abb. 18.4) darin aus, wie hoch der Anteil behandelter Patienten ist, welche von der Therapie in einem befriedigenden Ausmaß profitieren. Grundsätzlich lässt sich auch hier feststellen, ob es sich um statistisch signifikante Ergebnisse handelt. Die typische Vorgehensweise der EBP zur Beantwortung der Frage nach der therapeutischen Relevanz ist jedoch, wie beispielsweise schon bei der

9   Allerdings hängen die Berechnungen der Konfidenzintervalle ebenfalls von der Anzahl Versuchsteilnehmer ab.

Ätiologie beschrieben, die Berechnung verschiedener **Kenngrößen**, z. B. die Number Needed to Treat to Benefit (NNT_B) und deren Konfidenzintervalle.

Vierfeldertafel

Die Basis für die Berechnungen der Kenngrößen, welche zur Beurteilung der klinisch-therapeutischen Relevanz dienen, bildet die Vierfeldertafel. Sie wurde bereits in anderem Zusammenhang, beispielsweise beim Thema Ätiologie, vorgestellt. Zugeschnitten auf das Thema Wirksamkeit einer Therapie wird sie nachfolgend erklärt.

Die Vierfeldertafel ist ein dichotomes (binäres) System, welches nur »ja-nein« bzw. »positiv-negativ«-Fälle berücksichtigt (Bender u. Lange 2001). Jedes der 4 Felder stellt die Anzahl derjenigen Versuchspersonen dar, welche bei der Studie positiv und welche negativ abgeschnitten haben, wobei ersichtlich wird, wie viele davon der Interventionsgruppe und wie viele davon der Kontroll- bzw. Vergleichsgruppe zugehörten (◨ Tab. 18.4).

In der Medizin treffen häufig folgende Definitionen für die positive bzw. negative Zielgröße zu:

—   Die Zielgröße ist **positiv**, wenn der Patient ein schädliches Ereignis bis zum Ende der Studiendauer nicht entwickelt oder wenn zuvor bestehende Krankheitssymptome nicht mehr vorhanden sind.

○ **Tab. 18.4** Vierfeldertafel

	Zielgröße negativ	Zielgröße positiv
Interventionsgruppe	a	b
Kontrollgruppe bzw. Vergleichsgruppe	c	d

Die Buchstaben a–d bezeichnen jeweils die Anzahl der Versuchsteilnehmer, deren Zielgröße negativ oder positiv war und welche davon entweder zur Interventionsgruppe oder zur Kontrollgruppe (keine Behandlung oder Placebobehandlung) bzw. zur Vergleichsgruppe (z. B. konventionelle Therapie) gehörten. Was negative und positive Zielgrößen bedeuten, wird im Text erläutert

— Die Zielgröße ist **negativ**, wenn eine Gesundheitsbeeinträchtigung eintritt bzw. wenn die zu Anfang der Studie bestehenden Symptome oder Krankheit nicht eliminiert werden konnten.

Im Prinzip besteht also ein **Schwarz-Weiß-Denken**: Entweder ist die Krankheit bei einem Patienten vorhanden oder nicht vorhanden. In der Medizin bzw. Pharmakologie ist das häufig gerechtfertigt. Beispielsweise kann ein Medikament einen Herzinfarkt medikamentös nicht »ein bisschen« verhindern. Entweder erleidet ein Patient den Infarkt oder nicht. Ein Patient kann auch nicht »ein bisschen« Krebs haben. Entweder besteht die Diagnose Krebs oder nicht, auch wenn verschiedene Krebsarten eine unterschiedliche Bedrohlichkeit mit sich bringen. Daher lassen sich Studien über Medikamente gegen Krebs oder zur Verhinderung von Herzinfarkten durchaus mit dem Alles-oder-nichts-Denken bewerten.

Anders sieht es dagegen aus, wenn eine **Graduierung der Symptome** bzw. derer Veränderungen vorliegt, z. B. bei chronischen Schmerzen. Nach den oben genannten Definitionen wäre die Zielgröße positiv, wenn ein Patient von seinen Schmerzen befreit würde (100%-ige Heilung) bzw. negativ, würde er nicht schmerzfrei. Im letzteren Fall erfährt der Patient aber vielleicht eine für ihn bedeutende Schmerzreduktion, welche die Lebensqualität erheblich steigert, wenn er die Schmerzen auch nicht völlig verliert. Dieses Ergebnis müsste deshalb eigentlich zu den positiven Fällen zählen. Das Schwarz-Weiß-Denken ist folglich im Hinblick auf die praktische Bedeutung oder Wichtigkeit einer medikamentösen Therapie bzw. physio- oder ergotherapeutischen Schmerzbehandlung zu undifferenziert. Auch verliert ein Patient beispielsweise

mit schwerer Hemiplegie seine Symptome meistens nicht vollständig, sondern sie reduzieren sich lediglich. Die Selbständigkeit kann er häufig nicht in allen Bereichen vollständig erlangen, aber zumindest verbessern. In der Physio- und Ergotherapie, aber auch in der Medizin ist es daher häufig sinnvoll und z. T. unvermeidlich, die Graduierung der Verbesserungen oder der Schadensverhütung bzw. -begrenzung in die Berechnungen mit einzubeziehen.

Wie soll der Wissenschaftler oder Leser einer wissenschaftlichen Studie nun im Fall eines graduierten Effektes vorgehen? Dazu unterbreitet der folgende Abschnitt einen einfachen Lösungsvorschlag.

Berechnungen mit graduierten Effekten

Eine gute Lösung, graduierte therapeutische Effekte in die Berechnungen der EBP mit aufzunehmen, ist die Festlegung klinisch-therapeutischer **Schwellenwerte**, welche **praktisch bedeutsam** sind. Dazu bietet sich die Größe **minimaler klinisch wichtiger Unterschied** (engl.: Minimal Clinically Important Difference, MCID) an (▶ Abschn. 7.5.1).

Ein Schwellenwert lässt sich aber auch anders als vorhergehend beschrieben festlegen. Beim Schmerz beispielsweise könnte der Schwellenwert »tolerierbarer Schmerz« heißen. Angenommen, in einer Studie wären nur Patienten eingeschlossen, die zu Anfang den Wert von 9–10 auf der Schmerzskala eingetragen haben. Dann könnte man z. B. festlegen, dass nur diejenigen Patienten zu den positiven Fällen zählen, wenn sie am Ende höchstens den Wert 5 angegeben haben (▶ Beispiel Schmerz).

Die Umwandlung kontinuierlicher oder diskreter Werte in dichotome Daten heißt **Dichotomisierung**.

Beispiel Schmerz (fiktiv)

In einer Studie mit 2 verschiedenen Behandlungen A und B mit je 25 Patienten befinden sich aufgrund des betreffenden Einschlusskriteriums nur chronische Schmerzpatienten, welche bei der 1. Messung zu Beginn der Studie einen Punktewert (Score) von 9–10 auf einer Schmerzskala von 0–10 Punkten aufweisen. Die Studienleiter haben festgelegt, dass der Schwellenwert bei der Abschlussmessung höchstens 5 Punkte betragen darf, um den Patienten zu den positiven Zielgrößen zu zählen. Zu den Ergebnissen, ○ Abb. 18.4.

Im Balkendiagramm der Abbildung (○ Abb. 18.4) sind die Anzahlen Patienten mit ihren Schmerzwerten bei der Abschlussmessung eingetragen. Beispielsweise gab es 3 Patienten der Behandlungsgruppe A, welche den Wert 7 auf der Schmerzskala angaben. In der Vierfeldertafel der Abbildung sind die Häufigkeiten bzw. Anzahlen an Patienten angegeben, welche die festgelegte Schwelle von höchstens 5 erfüllten bzw. nicht erfüllten. Beispielsweise gab es in der Behandlungsgruppe A 16 Patienten, welche höchstens den Schmerzwert 5 angaben und somit in der Vierfeldertafel in das Feld »positive Zielgröße« eingetragen wurden.

Wie hier am Beispiel Schmerz ersichtlich, muss die praktische Bedeutsamkeit und damit der Schwellenwert für jede wissenschaftliche Problemstellung definiert werden.

> ❯ Kontinuierliche bzw. diskrete Werte lassen
> sich in dichotome Zielgrößen umwandeln,
> indem ein klinisch relevanter Schwellenwert
> bestimmt wird, der je nach Fragestellung
> bzw. Skala als Mindest- oder Höchstwert gilt,
> um das Ergebnis des Patienten als positiv an-
> zusehen. Die dichotomen Zielgrößen lassen
> sich mithilfe der Vierfeldertafel und zugehö-
> rigen Kenngrößen der EBP auswerten.

Die Idee der praktischen Bedeutsamkeit ist nicht neu. Auch in wissenschaftlichen Studien, welche nur klassische statistische Verfahren benutzen und somit zwischen signifikanten und nichtsignifikanten Effekten unterscheiden, wird die Einschätzung der praktischen Relevanz (Bortz u. Döring 2006, S. 501) oder sogar deren Einfließen in die statistischen Berechnungen gefordert (Windeler u. Conradt 1999). Dieser Forderung kamen die Wissenschaftler bisher erst zögerlich nach.

Differenzierte Erklärung der Vierfeldertafel

Die vorhergehenden Überlegungen hinsichtlich graduierter Effekte erfordern, die Vierfeldertafel nochmals genauer anzuschauen und differenzierter zu definieren, was unter positiver und negativer Zielgröße zu verstehen ist.

Die Buchstaben a–d der Vierfeldertafel (❏ Tab. 18.5) bezeichnen jeweils die Anzahl der Versuchsteilnehmer, welche ein negatives oder positives Ergebnis der Zielgröße entwickelten und welche sich davon entweder in der Interventionsgruppe oder in der Kontrollgruppe (keine Behandlung oder Placebobehandlung) bzw. Vergleichsgruppe (z. B. konventionelle Therapie) befanden.

> ❯ Je nach genauer Fragestellung bedeutet
> negative Zielgröße bei Wirksamkeitsstudien,
> dass
> — der Patient keine praktisch relevante
> Verbesserung erfahren hat (d. h. dass er
> den festgelegten Schwellenwert nicht
> erreicht hat) oder

❏ **Tab. 18.5** Vierfeldertafel zur Einteilung der Zielgrößen

	Zielgröße: negativ	Zielgröße: positiv
Interventionsgruppe	a	b
Kontrollgruppe bzw. Vergleichsgruppe	c	d

> — die angestrebte vollständige Heilung
> nicht eingetreten ist oder
> — sich ein unerwünschtes Symptom (z. B.
> eine Kontraktur) oder eine Krankheit,
> welche verhindert werden sollte, doch
> entwickelt hat.
> Je nach genauer Fragestellung bedeutet
> **positive Zielgröße, dass**
> — der Patient eine praktisch relevante Ver-
> besserung erreicht hat oder
> — geheilt wurde oder
> — sich ein unerwünschtes Symptom (z. B.
> eine Kontraktur) oder eine Krankheit,
> welche verhindert werden sollte, nicht
> entwickelt hat.
> Statt positiver bzw. negativer Zielgröße
> spricht man auch von positivem bzw. negati-
> vem **Ereignis** oder **Ergebnis**.

Kenngrößen der EBP zur Beurteilung der Bedeutsamkeit

Nach der differenzierteren Betrachtung der Vierfeldertafel stellt sich nun die Frage, welche Berechnungen sich mit den darin enthaltenen Häufigkeiten durchführen lassen, um herauszufinden, wie überzeugend die Wirksamkeit der Therapie ist.

Die EBM und EBP definieren hierfür folgende Größen:

- Control Event Rate (CER), Kontroll-Ereignisrate,
- Experimental Event Rate (EER), Experimentelle Ereignisrate,
- Relative Benefit (RB), Relativer Nutzen bzw.
- Relative Risk (RR), Relatives Risiko,
- Relative Odds (RO), Chancenverhältnis,
- Relative Benefit Increase (RBI), Relative Erhöhung des Nutzens bzw.
- Relative Risk Reduction (RRR), Relative Risikoreduktion,
- Absolute Benefit Increase (ABI), Absolute Erhöhung des Nutzens bzw.

- Absolute Risk Reduction (ARR), Absolute Risikoreduktion,
- Number Needed to Treat to Benefit (NNT_B), Anzahl Patienten, die behandelt werden müssen, um ein zusätzliches erwünschtes Ergebnis herbeizuführen.

Manchmal sind diese Kenngrößen bereits in den Studien angegeben, sonst lassen sie sich – sofern die Angaben über die Anzahl positiver und negativer Ergebnisse der Zielgrößen in der Studie zu finden sind – auch selbst berechnen.

❯❯ **Wichtig ist zu beachten, dass z. B. die EER nicht immer dasselbe bedeutet, weil der Fokus auf den positiven oder negativen Ereignissen (Zielgrößen) liegen kann.**

Orientiert sich der Wissenschaftler oder der Leser der Studie an den **positiven** Ereignissen, bedeutet die EER die **Erfolgsquote** der Interventionsgruppe. Steht dagegen die Entwicklung **negativer** Ereignisse im Zentrum, bedeutet die EER die **Misserfolgsquote** der Interventionsgruppe.

Im 1. Fall möchte man durch die EER und weitere Größen letztendlich herausfinden, ob die Intervention im Vergleich zur Kontrollbehandlung die Wahrscheinlichkeit der positiven Ereignisse erhöht, im 2. Fall, ob sie die Wahrscheinlichkeit der negativen Ereignisse verringert.

Je nach Fokus müssen die Wissenschaftler bzw. Leser der Studien also die passenden Berechnungen durchführen. Die nachfolgenden Abschnitte definieren die spezifischen Kenngrößen der EBP und stellen die entsprechenden Vorgehensweisen zu deren Berechnung für beide Fälle vor. Im Anhang findet sich zusätzlich ein Überblick (▶ Tab. A.2).

| Praxistipp |

Falls Sie die Kenngrößen selbst berechnen müssen, so steht Ihnen dafür eine Excel-Datei zur Verfügung (Internet-Link für Download: ▶ http://extras.springer.com). Sie müssen nur wissen, welches Arbeitsblatt Sie darin zu wählen haben (Hinweise dazu gibt es weiter unten), was die einzelnen Größen inhaltlich bedeuten und welche Zahlen aus einem Artikel zu entnehmen sind, um sie an der entsprechenden Stelle in der Excel-Datei einzugeben. Das Programm rechnet dann die für die EBP wichtigen Kenngrößen inklusive Konfidenzintervalle aus.

Herbeiführung eines positiven Ereignisses

Möchte ein Wissenschaftler oder Therapeut herausfinden, ob eine neue Behandlung die Wahrscheinlichkeit der **Herbeiführung eines positiven** Ereignisses **erhöht**, muss er die nachfolgend aufgeführten Größen berechnen.

Zur Veranschaulichung wird zunächst ein Beispiel geliefert, mit dessen Zahlen die jeweiligen Berechnungen durchgeführt werden.

Beispiel Mobilisationstechniken (fiktiv)

Angenommen, in einer Studie erreichten 48 von 72 Patienten mit Kontrakturen im Ellenbogen mit einer konventionellen Mobilisationsmethode ein vollständiges Bewegungsausmaß. Die Mobilisation mithilfe des neuen (fiktiven) Gerätes MobiMe führte bei 56 von 74 Patienten zum vollen Bewegungsausmaß (❏ Tab. 18.6).

CER: Control Event Rate, Kontroll-Ereignisrate

Die CER ist die **Rate der positiven Ereignisse** (Zielgrößen) in der **Vergleichs-bzw. Kontrollgruppe**.[10] Sie drückt also die verhältnismäßige Häufigkeit aus, mit welcher das positive Ereignis in der Kontroll- bzw. Vergleichsgruppe beobachtet wurde. Als positives Ereignis gilt je nach Fragestellung, dass sich eine klinisch relevante Reduktion des Symptoms ereignet, eine Heilung eintritt oder dass sich ein bestimmtes Symptom (z. B. eine Kontraktur) bzw. eine Krankheit nicht entwickelt.

Die CER berechnet sich folgendermaßen aus der Vierfeldertafel:

$$CER = \frac{d}{c+d} \tag{18.1}$$

Für das Beispiel ergibt sich:

$$CER = \frac{48}{24+48} = 0,67 \text{ bzw. } 67\%$$

---

10 Beachte: Die CER berechnet sich im weiter unten beschriebenen Fall (Verringerung der Wahrscheinlichkeit, dass ein negatives Ereignis auftritt) anders, denn dort wird die Anzahl der negativen Ereignisse als Zähler eingesetzt (der Nenner bleibt gleich). Dasselbe gilt für die EER. Wenn man später daraus die Number Needed to Treat ausrechnet, erhält man für beide Fälle aber dasselbe Ergebnis.

EER: Experimental Event Rate, Experimentelle Ereignisrate

Die EER ist die **Rate der positiven Ereignisse** in der experimentellen Gruppe, also der **Interventionsgruppe**.

Die EER berechnet sich folgendermaßen aus der Vierfeldertafel:

$$EER = \frac{b}{a+b} \qquad (18.2)$$

Für das Beispiel ergibt sich:

$$EER = \frac{56}{18+56} = 0{,}76 \text{ bzw. } 76\%$$

◩ Tab. 18.6 Fiktives Beispiel: Vergleich der Ergebnisse einer konventionellen Mobilisationstechnik und des neuen (fiktiven) Mobilisationsgerätes MobiMe zur Erhöhung des Bewegungsausmaßes

	Zielgröße: negativ	Zielgröße: positiv
Interventionsgruppe (MobiMe)	18	56
Vergleichsgruppe (konventionelle Mobilisationstechnik)	24	48

RB: Relative Benefit, Relativer Nutzen

Der RB ist die Erfolgsrate der Interventionsgruppe **im Verhältnis** zur Erfolgsrate der Kontroll- bzw. Vergleichsgruppe.

Der RB berechnet sich folgendermaßen:

$$RB = \frac{EER}{CER} \qquad (18.3)$$

Für das Beispiel ergibt sich:

$$RB = \frac{0{,}76}{0{,}67} = 1{,}14 \text{ bzw. } 114\%$$

(Anmerkung: Berechnung mit nicht gerundeten Zahlen der EER und CER).

Der RB ist folgendermaßen zu interpretieren:

Wäre das Ergebnis für **RB ≈1** bzw. ≈100%, so wären die Erfolgsraten der Interventionsgruppe und Kontroll- bzw. Vergleichsgruppe (ungefähr) **gleich**. Erhielt die Vergleichsgruppe z. B. eine konventionelle Behandlung, so besagt dieses Ergebnis, dass keine der Behandlungen der anderen über- bzw. unterlegen ist. Wenn keine Behandlung in der Kontrollgruppe durchgeführt wurde, lässt sich daraus schließen, dass die Intervention unwirksam ist.

Weicht der RB deutlich von 1 ab, so besteht ein Unterschied zwischen den Ergebnissen beider Gruppen. Dabei sind 2 Fälle zu unterscheiden:

- Ist der RB (bedeutend) **größer als 1**, ist die **Intervention wirksam** (Vergleich mit einer Kontrollgruppe ohne Behandlung) bzw. **wirksamer** als die Vergleichsbehandlung.
- Ist der RB (bedeutend) **kleiner als 1**, spricht das Ergebnis entsprechend **gegen die Intervention**.

Wichtig ist, das **Konfidenzintervall** zu beachten. Das RB weicht nur deutlich von 1 ab, wenn sein Konfidenzintervall den Wert 1 nicht einschließt.

RO: Relative Odds, Chancenverhältnis

Die RO ist eine analoge Größe zum RB. Sie wird statt dem RB bei **Fall-Kontroll-Studien** verwendet, da diesem Studiendesign **vorab** definierte Interventions- und Kontrollgruppen fehlen (▶ Abschn. 9.3.1). Zudem ist diese Größe auch in **Meta-Analysen** gebräuchlich.

❯ Wenn von RO die Rede ist, muss man stets darauf achten, ob es sich um den Fall »Herbeiführung eines positiven Ereignisses« oder »Verhinderung eines negativen Ereignisses« handelt, denn im 1. Fall ist sie ein Maß für den **Nutzen (Benefit)**, im 2. Fall ein Maß für das **Risiko (Risk)**.

Um sich unter dem Begriff RO etwas vorstellen zu können, muss man wissen, was Odds bedeutet. Der Begriff **Odds** kommt aus dem Englischen und bedeutet Gewinnchancen, Wettquote. Beispielsweise lässt sich wetten, dass ein Patient mit einer Wahrscheinlichkeit von 80% gesund wird. Die Chance (Odds) steht dann 80%:20%=4:1=4, dass er gesund wird.

Die **RO** ist ein **Chancenverhältnis**. Beim Fokus »Herbeiführung eines positiven Falles« setzt es die Chance, mit der ein Patient mit der neuen Intervention gesund wird (b/a), ins Verhältnis zur Chance, mit der er bei Anwendung einer Kontrollbehandlung gesund wird (d/c):

$$RO = \frac{b/a}{d/c} \qquad (18.4)$$

bzw. umgeformt

$$RO = \frac{bc}{ad} \qquad (18.5)$$

Die RO ist folgendermaßen analog zum vorhergehend beschriebenen RB zu interpretieren, d. h. ein Wert von **RO** $\approx$ **1** ist neutral, während eine **RO > 1** zugunsten und eine **RO < 1** zuungunsten der Intervention spricht. Auch bei der RO darf das Konfidenzintervall den Wert 1 nicht einschließen, um nicht neutral zu sein.

RBI: Relative Benefit Increase, Relative Erhöhung des Nutzens

Die RBI ist das Maß für den Vergleich zweier Therapien (oder einer Intervention mit einer Placebobehandlung oder keiner Behandlung) **relativ** zueinander. Sie bedeutet die verhältnismäßige Steigerung der positiven Ereignisrate in der Interventionsgruppe im Vergleich zur Vergleichs- oder Kontrollgruppe:

$$RBI = \frac{EER - CER}{CER} \qquad (18.6)$$

Für das Beispiel ergibt sich:

$$RB = \frac{0,76 - 0,67}{0,67} = 1,14 \text{ bzw. } 114\%$$

(Anm.: Berechnung mit nicht gerundeten Zahlen der EER und CER).

Die relative Erhöhung des Nutzens zwischen den beiden Behandlungsformen beträgt also 14%.

> **Das Vorzeichen des Ergebnisses muss unbedingt beachtet werden: Ist RBI negativ, da EER < CER, so spricht das gegen die Intervention.**

ABI: Absolute Benefit Increase, Absolute Erhöhung des Nutzens

Die ABI bedeutet die **absolute** Steigerung der positiven Ereignisrate in der Interventionsgruppe im Vergleich zur Vergleichs- oder Kontrollgruppe:

$$ABI = EER - CER \qquad (18.7)$$

Für das Beispiel ergibt sich: $ABI = 0,76 - 0,67 = 0,09$ bzw. 9%.

> **Bei der Interpretation muss man unbedingt das Vorzeichen beachten: Ist ABI negativ, da EER < CER, so spricht das gegen die Intervention.**

Number Needed to Treat to Benefit (NNT_B)

Für die Praxis sind die Größen RB, RBI und ABI zwar wichtig, aber nicht sehr anschaulich. Die EBM führte eine anschaulichere Größe ein, welche die Bedeutsamkeit für die Praxis direkt ausdrückt, nämlich die Number Needed to Treat to Benefit (NNT_B).

Die NNT_B ist die Anzahl Patienten, die behandelt werden müssen, damit **einer zusätzlich beschwerdefrei** wird bzw. eine **klinisch relevante Verbesserung** erfährt. Oder anders ausgedrückt: Die NNT_B ist die Anzahl an Patienten, welche, erhielten sie die neue Intervention statt der Vergleichsbehandlung, einen zusätzlichen positiven Fall aufweisen würden. Das Wort **zusätzlich** ist in diesem Zusammenhang sehr wichtig, denn meistens entwickelt ja auch ein Teil der Patienten der Vergleichs- bzw. Kontrollgruppe das positive Ergebnis (Abb. 18.5).

Die NNT_B ist der Kehrwert der ABI:

$$NNT_B = \frac{1}{ABI} \qquad (18.8)$$

Für das Beispiel ergibt sich:

$$NNT_B = \frac{1}{0,09} = 11$$

Im Beispiel müssten also 11 Patienten behandelt werden, damit 1 zusätzlicher Patient das volle Bewegungsausmaß erreicht, also vom Wechsel von der konventionellen Therapie zum neuen Mobilisationsgerät profitiert. Zur Veranschaulichung dieser Aussage, Abb. 18.5.

Aus dem oberen Teil (A, Abb. 18.5) wird ersichtlich, dass in der Vergleichsgruppe 48 Patienten ein positives und 24 ein negatives Ergebnis erreicht haben (Tab. 18.6, Vierfeldertafel). In der Interventionsgruppe weisen 56 Patienten eine positive und 18 Patienten eine negative Zielgröße auf (nicht dargestellt). Daraus ergibt sich: CER = 67%, EER = 76%, ABI = 9% und $NNT_B = 1/ABI = 11$.

Eine $NNT_B = 11$ bedeutet: Erhielten 11 Patienten der Vergleichsgruppe die Intervention statt der Vergleichsbehandlung, so würde ein weiterer Patient dieser Gruppe ein positives Ergebnis erzielen, also 49 statt nur 48 Patienten (Abb. 18.5, unterer Teil B).

8

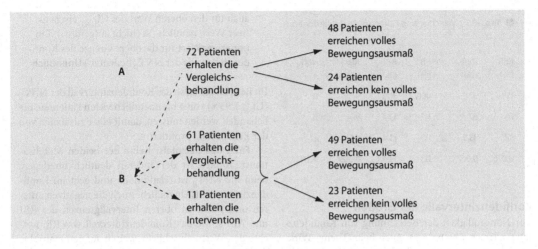

○ **Abb. 18.5**   Veranschaulichung der NNT$_B$ anhand des Beispiels Mobilisationstechniken (○ Tab. 18.6)

❯ **Das Vorzeichen der NNT$_B$ muss unbedingt beachtet werden:**
  – **Ist die NNT$_B$ positiv, da EER > CER, so spricht das für die Intervention.**
  – **Ist die NNT$_B$ negativ, da EER < CER, so spricht das gegen die Intervention.**

Manchmal geben die Artikel nicht die einzelnen Anzahlen Patienten (a, b, c und d) an, aber dafür die RO und die CER. Auch daraus lässt sich die NNT$_B$ berechnen. Formel zur Berechnung der NNT$_B$, ▶ Anhang, A.3.

Diskussion der Aussagekraft der Größen

Die vorhergehend beschriebenen Kenngrößen der EBM und EBP dienen dazu, die Relevanz der Ergebnisse zu beurteilen. Manche Größen sind anschaulicher als die anderen. Ferner unterscheiden sie sich in der Aussagekraft. Zu Vor- und Nachteilen der Kenngrößen, ○ Tab. 18.7 und zugehörige Erklärungen.

Einfluss der Ausgangslage bei gleichen Differenzen zwischen der EER und CER

Den Einfluss der Ausgangslage auf die Dateninterpretation bei gleichen ABI verdeutlichen die ersten beiden Datenzeilen (○ Tab. 18.7): In der 1. Zeile sind die CER und EER niedrig, in der 2. Zeile dagegen hoch. Der Abstand zwischen CER und EER (= ABI) unterscheidet sich nicht. Die relative Erhöhung der 1. Zeile ist daher im Vergleich zur 2. Zeile hoch (RBI = 300%).

Am leichtesten kann man sich die relative Erhöhung vorstellen, wenn man an das eigene Bankkonto und dazugehörige Zinsen denkt: Wenn ich 3,00 € bei

der Bank A anlege und nach 1 Jahr dank der Zinsen 12,00 € daraus geworden sind, so ist das ein viel höherer relativer Zuwachs, als wenn ich bei Bank B 67,00 € einzahle und nach 1 Jahr 76,00 € auf dem Konto habe. Bei beiden Konten sind zwar 9,00 € dazugekommen, aber aufgrund der verschieden hohen Ausgangslage ist das Ergebnis bei Bank A erfreulicher als bei Bank B.

Einfluss der Ausgangslage bei gleichen Verhältnissen der EER und CER

Die 3. und 4. Zeile unterscheiden sich von der 2. Zeile dadurch, dass die verhältnismäßige Steigerung (RBI) zwar bei allen gleich, aber die absolute Steigerung kleiner (3. Zeile) bzw. sehr klein (4. Zeile) ist. Besonders die 4. Zeile verdeutlicht, dass es nicht sinnvoll ist, sich nur auf die verhältnismäßige Steigerung RBI zu verlassen. In diesem Fall führen nämlich weder die Vergleichstherapie noch die neue Intervention zum Erfolg, wie man an der sowohl niedrigen CER als auch EER erkennen kann. Auch wenn die neue Intervention einen verhältnismäßig größeren Erfolg aufweist, ist er doch praktisch nicht relevant. Die mangelnde Relevanz geht am besten aus der niedrigen ABI und der sehr hohen NNT$_B$ hervor.

❯ **Insgesamt ist sinnvoll, alle Größen bei der Interpretation der Daten zu berücksichtigen, also die RB, RBI, ABI, NNT$_B$ sowie die EER und CER. Am anschaulichsten gilt in der EBP die NNT$_B$.**

◨ **Tab. 18.7**   Verschiedene Fallbeispiele (Erklärungen s. Text)

EER (%)	CER (%)	RB (%)	RBI (%)	ABI (%)	NNT$_B$
12	3	400	300	9	11
76	67	113	13,4	9	11
38	33,5	113	13,4	4,5	22
0,076	0,067	113	13,4	0,009	11.111

Konfidenzintervalle der Größen

Zur Notwendigkeit der Berechnung von Konfidenzintervallen, ▶ Abschn. 7.5.1. Auch beim Thema Wirksamkeit einer Therapie sind solche Konfidenzintervalle wichtig.

> **Praxistipp**
>
> Ihnen steht für die Berechnungen der verschiedenen Größen und deren Konfidenzintervalle eine Excel-Datei zur Verfügung (Internet-Link für Download: ▶ http://extras.springer.com). Wählen Sie für diese Fragestellung in der geöffneten Excel-Datei das Arbeitsblatt »Herbei_pos« an.

Interessierte Leser und Leserinnen finden die Formeln für die Berechnungen von Konfidenzintervallen im Anhang.

Für das oben beschriebene Beispiel Mobilisationstechniken mit a = 18, b = 56, c = 24, d = 48 ergeben sich die Werte und 95%-Konfidenzintervalle (CI, ◨ Tab. 18.8).

In der Tabelle (◨ Tab. 18.8) ist ersichtlich, dass die Konfidenzintervalle jeweils den zugehörigen Wert umschließen. Beispielsweise geht das 95% CI$_{ABI}$ von -0,06–0,24 und schließt den Wert 0,09 ein.

▷ **Enthält bzw. umschließt das Konfidenzintervall für RBI, ABI und NNT den Wert 0, so ist weder die eine noch die andere Therapieform überlegen.**

Zur Berechnung des CI$_{NNT}$ ist Folgendes zu anzumerken:

- Der untere Wert des CI$_{NNT}$ berechnet sich aus dem oberen Wert des CI$_{ABI}$. Im Beispiel ist daher die untere Grenze des CI$_{NNT}$ =1/0,24 = 4.
- Der obere Wert des CI$_{NNT}$ berechnet sich aus dem unteren Wert des CI$_{ABI}$. Da im Beispiel der untere Wert des CI$_{ABI}$ negativ ist, ergäbe sich

auch für den oberen Wert des CI$_{NNT}$ ein negativer Wert, nämlich -18 (nicht aufgeführt). Ein **negativer Wert** für die obere Grenze des Konfidenzintervalls der NNT$_B$ bedeutet +**Unendlich**.

Im Beispiel geht also das Konfidenzintervall der NNT$_B$ (CI$_{NNT}$, 95%) von 4 bis unendlich vielen Patienten, die behandelt werden müssen, damit einer zusätzlich von der Behandlung profitiert.

Fazit des Beispiels: Keine der beiden Mobilisationstechniken ist der anderen deutlich überlegen, denn die NNT$_B$ ist relativ hoch und geht im Konfidenzintervall bis Unendlich. Auch die negativen unteren und positiven oberen Intervallgrenzen der RBI und ABI sowie das Konfidenzintervall von RB, welches den Wert 1 einschließt, weisen auf den mangelnden Unterschied hin.

Verhinderung eines negativen Ereignisses

Während man beim Thema »Herbeiführung eines positiven Ereignisses« mit den positiven Ereignissen rechnete, die durch die Therapie erreicht werden sollten, sind es hier nun die **negativen Ereignisse**, die es durch die Therapie zu **verhindern** gilt. Es handelt sich hier also um 2 verschiedene Betrachtungsweisen, jedoch mit derselben Aussagekraft. Beide Vorgehensweisen der Berechnungen führen zum identischen Wert der NNT$_B$, aber die meisten anderen Größen unterscheiden sich.

Um die Unterschiede zwischen beiden Ansätzen zu verdeutlichen, beziehen sich die Berechnungen auf ein ähnliches fiktives Beispiel »Mobilisationstechniken« mit denselben Häufigkeiten wie beim Thema »Herbeiführung eines positiven Ereignisses«.

Beispiel Mobilisationstechniken (fiktiv)

Mit einer konventionellen Mobilisationsmethode bleibt bei 48 Patienten mit subakuter spastischer Tetraplegie das vollständige Bewegungsausmaß im Ellbogen erhalten, bei 24 Patienten entwickelt sich eine Kontraktur. Mit einer neuen Art Mobilisationstechnik, d. h. mithilfe des (fiktiven) Gerätes MobiMe bleibt bei 56 Patienten das volle Bewegungsausmaß erhalten, bei 18 Patienten nicht (◨ Tab. 18.9).

CER: Control Event Rate, Kontroll-Ereignisrate

Die CER ist die **Rate der negativen Ereignisse** (Zielgrößen) in der **Kontroll- bzw. Vergleichsgruppe**. Sie drückt also die verhältnismäßige Häufigkeit aus, mit welcher das negative Ereignis in der Kontroll- bzw.

◘ Tab. 18.8 Werte und Konfidenzintervalle der verschiedenen Größen des Beispiels Mobilisationstechniken (Erklärungen zu den Werten s. Text)

Größe	Wert	Unterer Wert des 95%-Konfidenzintervalls	Oberer Wert des 95%-Konfidenzintervalls
CER	0,67	0,56	0,78
EER	0,76	0,66	0,85
RB	1,14	0,92	1,40
RBI	0,14	−0,08	0,40
ABI	0,09	−0,06	0,24
NNT_B	11	4	+Unendlich

Vergleichsgruppe beobachtet wurde.[11] Als negatives Ereignis gilt, wenn der Patient keine praktisch relevante Verbesserung erfahren hat, die angestrebte vollständige Heilung nicht eingetreten ist oder wenn sich ein unerwünschtes Symptom oder eine Krankheit entwickelt. Auf das Beispiel bezogen ist die Entwicklung der Kontraktur das negative Ereignis.

Die CER berechnet sich folgendermaßen aus der Vierfeldertafel:

$$CER = \frac{c}{c+d} \qquad (18.9)$$

Für das Beispiel ergibt sich:

$$CER = \frac{24}{24+48} = 0,33 \ \text{bzw.} \ 33\%$$

EER: Experimental Event Rate, Experimentelle Ereignisrate

Die EER ist die **Rate der negativen Ereignisse** in der experimentellen Gruppe, also der **Interventionsgruppe**. Sie drückt in diesem Fall die verhältnismäßige Häufigkeit aus, mit der das negative Ereignis, im Beispiel die Entwicklung der Kontraktur, in der Interventionsgruppe beobachtet wurde.

---

11 Beachte: Die CER wird im weiter oben beschriebenen Fall (Erhöhung der Wahrscheinlichkeit, dass ein positives Ereignis auftritt) anders ausgerechnet, denn dort wird die Anzahl der positiven Ereignisse als Zähler eingesetzt. Der Nenner bleibt gleich. Dasselbe gilt für die EER. Wenn man später daraus die Number Needed to Treat ausrechnet, erhält man für beide Fälle dasselbe Ergebnis.

◘ Tab. 18.9 Fiktives Beispiel: Vergleich einer konventionellen Mobilisationstechnik und des neuen (fiktiven) Mobilisationsgerätes MobiMe zur Verhinderung der Bewegungseinschränkung

	Zielgröße negativ	Zielgröße positiv
Interventionsgruppe (MobiMe)	18	56
Vergleichsgruppe (konventionelle Mobilisationstechnik)	24	48

Die EER berechnet sich folgendermaßen aus der Vierfeldertafel:

$$EER = \frac{a}{a+b} \qquad (18.10)$$

Für das Beispiel ergibt sich:

$$EER = \frac{18}{18+56} = 0,24 \ \text{bzw.} \ 24\%$$

RR: Relative Risk, Relatives Risiko

Das RR ist die negative Ereignisrate der experimentellen Behandlung (Intervention) **im Verhältnis** zur negativen Ereignisrate der Kontroll- bzw. Vergleichsbehandlung.

Das RR berechnet sich folgendermaßen:

$$RR = \frac{EER}{CER} \qquad (18.11)$$

Für das Beispiel ergibt sich:

$$RR = \frac{0,24}{0,33} = 0,73 \ \text{bzw. } 73\%$$

Das RR ist folgendermaßen zu interpretieren:

Wäre das Ergebnis für **RR** ≈ 1 bzw. 100%, so wäre die negative Ereignisrate der Intervention und Vergleichsbehandlung (ungefähr) **gleich**. Erhielt die Vergleichsgruppe z. B. eine konventionelle Behandlung, so besagt dieses Ergebnis, dass keine der Behandlungen der anderen über- bzw. unterlegen ist. Wenn keine Behandlung in der Kontrollgruppe durchgeführt wurde, lässt sich daraus schließen, dass die Intervention unwirksam ist.

Weicht das RR deutlich von 1 ab, so besteht ein Unterschied zwischen den Ergebnissen beider Gruppen. Dabei sind 2 Fälle zu unterscheiden:

- Ist das RR (bedeutend) **kleiner als 1**, ist die **Intervention wirksam** (Vergleich mit einer Kontrollgruppe ohne Behandlung) bzw. **wirksamer** als die Vergleichsbehandlung.
- Ist das RR (bedeutend) **größer als 1**, spricht das Ergebnis entsprechend **gegen die Intervention**.

Wichtig ist, das **Konfidenzintervall** zu beachten. Das RR weicht nur deutlich von 1 ab, wenn sein Konfidenzintervall den Wert 1 nicht einschließt.

RO: Relative Odds, Chancenverhältnis

Die RO ist eine analoge Größe zum RR. Sie wird statt dem RR bei **Fall-Kontroll-Studien** verwendet, da diesem Studiendesign **vorab definierte** Interventions- und Kontrollgruppen fehlen (▶ Abschn. 9.3.1). Zudem ist diese Größe auch in **Meta-Analysen** gebräuchlich.

Die RO ist beim Fall »Verhinderung eines negativen Ereignisses« das Verhältnis der Chance (Odds) für einen Therapiemisserfolg/-erfolg bei Anwendung der Intervention (a/b) zu der Chance für einen Therapiemisserfolg/-erfolg unter der Kontrollbehandlung (c/d). Genauere Erklärungen des Begriffs Odds und RO finden sich weiter oben (▶ Abschn. 18.3.2, Fall »Herbeiführung eines positiven Ereignisses«, RO: Relative Odds).

$$RO = \frac{a/b}{c/d} \tag{18.12}$$

bzw. umgeformt

$$RO = \frac{ad}{bc} \tag{18.13}$$

Die RO ist analog zum vorhergehend beschriebenen RR zu interpretieren, d. h. ein Wert von **RO** ≈ 1 ist neutral, während eine **RO** < 1 zugunsten und eine **RO** > 1 zuungunsten der Intervention spricht. Auch bei der RO darf das Konfidenzintervall den Wert 1 nicht einschließen, um nicht neutral zu sein.

RRR: Relative Risk Reduction, Relative Risikoreduktion

Die RRR ist das Maß für den Vergleich zweier Therapien (oder einer Intervention mit einer Placebobehandlung oder keiner Behandlung) **relativ** zueinander. Als Risiko wird die Gefahr bezeichnet, dass die Zielgröße negativ ist, also das unerwünschte Ereignis (im Beispiel die Kontraktur) eintritt. Die RRR bedeutet die verhältnismäßige Verringerung der negativen Ereignisrate in der Interventionsgruppe im Vergleich zur Vergleichs- oder Kontrollgruppe:

$$RRR = \frac{CER - EER}{CER} \tag{18.14}$$

Für das Beispiel ergibt sich:

$$RRR = \frac{0,33 - 0,24}{0,33} = 0,27 \ \text{bzw. } 27\%$$

Die relative Verringerung des Risikos zwischen den beiden Behandlungsformen beträgt also 27%.

❯ Das **Vorzeichen** des Ergebnisses muss unbedingt beachtet werden: Ist RRR **negativ**, da EER > CER, so spricht das **gegen die Intervention**.

ARR: Absolute Risk Reduction, Absolute Risikoreduktion

Die ARR bedeutet die **absolute** Verringerung der negativen Ereignisrate in der Interventionsgruppe im Vergleich zur Vergleichs- oder Kontrollgruppe:

$$ARR = CER - EER \tag{18.15}$$

Für das Beispiel ergibt sich: ARR = 0,33−0,24 = 0,09 bzw. 9%.

❯ Bei der Interpretation muss man unbedingt das **Vorzeichen** beachten: Ist ARR **negativ**, da EER > CER, so spricht das **gegen die Intervention**.

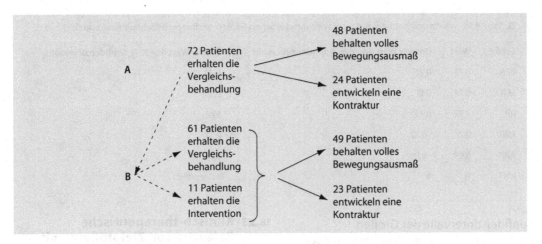

■ **Abb. 18.6**   Veranschaulichung der NNT$_B$ anhand des Beispiels Mobilisationstechniken (■ Tab. 18.9)

NNT$_B$: Number Needed to Treat to Benefit (NNT$_B$)

Für die Praxis sind die Größen RR, RRR und ARR zwar wichtig, aber nicht sehr anschaulich. Wie weiter oben im Fall »Herbeiführung eines positiven Ereignisses« beschrieben, so gibt es auch hier die anschaulichere Größe, nämlich die Number Needed to Treat to Benefit (NNT$_B$).

Die NNT$_B$ ist die Anzahl Patienten, welche die Intervention erhalten müssen, damit bei **einem zusätzlichen** das negative Ereignis nicht eintritt. Das Wort **zusätzlich** ist in diesem Zusammenhang sehr wichtig, denn meistens entwickelt ja auch ein Teil der Patienten der Vergleichs- bzw. Kontrollgruppe das unerwünschte Ergebnis nicht (vgl. ■ Abb. 18.6).

Die NNT$_B$ ist der Kehrwert der ARR:

$$NNT_B = \frac{1}{ARR} \tag{18.16}$$

Für das Beispiel ergibt sich:

$$NNT_B = \frac{1}{0,09} = 11$$

Hier müssten also 11 Patienten mit der neuen Mobilisationstechnik statt der konventionellen Behandlungsform behandelt werden, damit 1 zusätzlicher Patient die Kontraktur nicht entwickelt. Zur Veranschaulichung diese Aussage, ■ Abb. 18.6.

Aus dem oberen Teil (A, ■ Abb. 18.6) wird ersichtlich, dass in der Vergleichsgruppe 48 Patienten ein positives und 24 ein negatives Ergebnis erreicht haben (■ Tab. 18.9). In der Interventionsgruppe wei-

sen 56 Patienten eine positive und 18 Patienten eine negative Zielgröße auf (nicht dargestellt). Daraus ergibt sich: CER = 33%, EER = 24%, ARR = 9% und NNT$_B$ = 1/ARR = 11.

Eine NNT$_B$ = 11 bedeutet nun: Erhielten 11 Patienten der Vergleichsgruppe die Intervention statt der Vergleichsbehandlung, so würde 1 weiterer Patient dieser Gruppe das negative Ereignis (Entwicklung der Kontraktur) nicht entwickeln, also 49 statt nur 48 Patienten (unterer Teil B, ■ Abb. 18.6).

Ob diese Rechnung stimmt, lässt sich leicht kontrollieren: Würden alle Patienten der Vergleichsgruppe mit der Intervention behandelt, wären es 6,5 × 11 (=72) Patienten, welche die Intervention statt der Vergleichsbehandlung erhielten. Dadurch würden 6,5 bzw. gerundet 7 zusätzliche Patienten das **negative Ergebnis nicht entwickeln**. In der Gruppe wären dann also insgesamt 55 Patienten (48 ursprüngliche und 7 zusätzliche Patienten) ohne Entwicklung der Kontraktur. Dies entspricht ungefähr der Zahl der Interventionsgruppe. Die Abweichung entsteht nur dadurch, dass die Gruppengröße nicht ganz gleich ist, sonst wären die Zahlen identisch.

❯ **Das Vorzeichen der NNT$_B$ muss unbedingt beachtet werden:**
   − **Ist die NNT$_B$ positiv, da EER < CER, so spricht das für die Intervention.**
   − **Ist die NNT$_B$ negativ, da EER > CER, so spricht das gegen die Intervention.**

Manchmal geben die Artikel nicht die einzelnen Anzahlen Patienten (a, b, c und d) an, aber dafür die RO und die CER. Zur Formel zur Berechnung der NNT$_B$, ▶ Anhang, A3.

Größe	Wert	Unterer Wert des 95%-Konfidenzintervalls	Oberer Wert des 95%-Konfidenzintervalls
CER	0,33	0,22	0,44
EER	0,24	0,15	0,34
RR	0,73	0,43	1,22
RRR	0,27	−0,22	0,57
ARR	0,09	−0,06	0,24
NNT_B	11	4	+Unendlich

◘ Tab. 18.10   Werte und Konfidenzintervalle der verschiedenen Größen des Beispiels Mobilisationstechniken

Konfidenzintervalle der Größen

Zur Notwendigkeit der Berechnung von Konfidenzintervallen, ▶ Abschn. 7.5.1. Auch beim Thema Wirksamkeit einer Therapie sind Konfidenzintervalle wichtig.

Praxistipp

Ihnen steht für die Berechnungen der verschiedenen Größen und deren Konfidenzintervalle eine Excel-Datei zur Verfügung (Internet-Link für Download: ▶ http://extras.springer.com). Verwenden Sie in der Excel-Datei für diese Fragestellung das Arbeitsblatt »Verhind_neg«.

Interessierte Leser und Leserinnen finden die Formeln für die Berechnungen von Konfidenzintervallen im Anhang.

Für das oben beschriebene Beispiel Mobilisationstechniken mit a = 18, b = 56, c = 24, d = 48 ergeben sich die Werte und 95%-Konfidenzintervalle (CI, ◘ Tab. 18.10).

Der Vergleich des Falls »Herbeiführung eines positiven Ereignisses« mit dem Fall »Verhinderung eines negativen Ereignisses« verdeutlicht, dass sich die Werte und Konfidenzintervalle von CER, EER, RB bzw. RR und die RBI bzw. RRR aufgrund der umgekehrten Betrachtungsweise unterscheiden, nicht aber diejenigen des ABI bzw. ARR und der NNT_B. Die Interpretationen der Werte unterscheiden sich daher nicht vom Fall »Herbeiführung eines positiven Ereignisses« (◘ Tab. 18.8, Erklärungen).

18.3.3 Klinisch-therapeutische Relevanz von Zielgröße(n) mit mehr als 2 Merkmalsausprägungen

Oft lassen sich die für die EBP charakteristischen Größen wie die RRR, ARR und NNT_B nicht ausrechnen, da in den Publikationen die Angaben über die Häufigkeiten der positiven und negativen Ereignisse fehlen. Bei Daten mit mehr als zwei Merkmalsausprägungen beschränken sich die Autoren wissenschaftlicher Studien häufig darauf, Mittelwerte oder Mediane, Streuungen und statistische Signifikanzen anzugeben. Oft definieren sie auch keine praxisrelevanten Schwellen.

Wenn diese Studien wissenschaftlich wertvoll sind, muss man auch sie berücksichtigen. In solchen Studien müssen Therapeuten sich die statistischen Kenngrößen wie Mittelwerte und Streuungen anschauen. Vereinfacht gesagt drückt sich hier die Relevanz der Ergebnisse darin aus, wie hoch der **Unterschied** zwischen den Verbesserungen beider Gruppen ist. Ferner sind die Angaben über die statistische Signifikanz wichtig. Die Ausführungen zu den 2 folgenden Leitfragen erklären die statistischen Auswertungen näher.

● **Waren die Ergebnisse praxisrelevant?**

Ob die Ergebnisse praxisrelevant, also bedeutsam sind, beantworten im günstigsten Fall die Autoren selbst. Dazu gibt es mehrere Möglichkeiten:

— Erstens können sie die Relevanz bei der statistischen Berechnung mit einbeziehen, in Form statistischer Tests mit **verschobenen Nullhypothesen** (Windeler u. Conradt 1999). Dabei wird nicht die Annahme überprüft, ob sich die Zielgrößen zweier Gruppen statistisch nicht unterscheiden (Nullhypothese), sondern ob sie sich um einen bestimmten Mindestwert unterscheiden, d. h. um einen klinisch relevanten Wert.

8

— Zweitens können sie anhand der Größe **minimaler klinisch wichtiger Unterschied** (engl.: Minimal Clinically Important Difference, MCID) die Relevanz aufzeigen (▶ Abschn. 7.5.1). Die MCID ist die Anzahl Punkte, die 2,7-mal dem Messfehler des Messinstrumentes entspricht. Der Patient muss also mindestens die Punktzahl des 2,7-fachen Messfehlers des Messinstrumentes erreichen, um von einem minimalen klinischen Effekt zu sprechen. Alternativ gilt die Faustregel, dass der Unterschied mindestens 10% der maximal erreichbaren Punktzahl beträgt (Schädler et al. 2006, S. 20).

— Drittens eignet sich die **Effektgröße**, um die Bedeutsamkeit der Gruppenunterschiede zu beurteilen. Betrachtet man nur die Unterschiede der Mittelwerte, so kann man die Bedeutsamkeit des Unterschieds zwischen den Mittelwerten leicht überschätzen, nämlich dann, wenn die Streuungen sehr groß sind. Die Effektgröße ist ein statistisches Maß, welche sowohl die Mittelwerte als auch die Streuungen berücksichtigt (▶ Abschn. 7.5.1). Zur Beurteilung existieren folgende Faustregeln (Cohen 1988): Eine Effektgröße von
- 0,2 bedeutet einen kleinen,
- 0,5 einen mittleren und
- mindestens 0,8 einen großen Effekt.

Dazu ergänzten Bortz u. Lienert (2008, S. 52), »…,dass ein statistisch signifikantes Ergebnis, das man bei kleinen Stichproben mit einem exakten verteilungsfreien Test (▶ Kap. 7) nachgewiesen hat, in der Regel auf einem großen Effekt basiert und damit auch klinisch bedeutsam ist«. Außerdem hielten sie fest, dass für die klinische Grundlagenforschung häufig kleine Effektgrößen ausreichen würden, dass aber große Effekte in Untersuchungen angestrebt werden sollten, »deren Ergebnisse sich unmittelbar auf die Individualtherapie von Patienten auswirken«.

— Viertens haben die Autoren der Studie vielleicht das **Konfidenzintervall** für die Veränderungen angegeben, sodass sich ablesen lässt, wie deutlich sich die Grenze von Null unterscheidet.

Falls die Autoren die Frage nach der Relevanz nicht selbst beantwortet haben, sollten sich in der Studie zumindest einige Angaben finden, wie z. B. die Mittelwerte der Gruppen und maximale Punktzahl der Zielgröße, sodass der Leser und die Leserin die Relevanz daraus selbst abschätzen können.

■ **Waren die Ergebnisse für die Zielgrößen statistisch signifikant?**

Die statistische Signifikanz bedeutet, dass sich die Zielgröße der beiden Gruppen mit großer Wahrscheinlichkeit nicht per Zufall unterscheidet. Es ist jedoch auch bei einem **signifikanten** Ergebnis nicht sicher, dass ein Unterschied besteht. Diese Unsicherheit heißt **Irrtumswahrscheinlichkeit**. In der Wissenschaft ist es üblich, eine Wahrscheinlichkeit von 5% oder 1% in Kauf zu nehmen, dass ein im Experiment »nachgewiesener« Unterschied eben doch keiner ist. Sie wird durch $p \leq 0,05$ oder $p \leq 0,01$ gekennzeichnet. Allerdings besagt, wie kurz zuvor erwähnt, signifikant nicht, dass der Unterschied auch praxisrelevant ist (Bortz u. Döring 2006, S. 501; Windeler u. Conradt 1999). Deshalb braucht es zusätzlich die vorhergehende Leitfrage. Umgekehrt kann auch ein praxisrelevanter Unterschied zwischen den Gruppen im statistischen Test ein nicht signifikantes Resultat ergeben.

Nach der Überprüfung, ob die Evidenz aus den Studien bedeutsam ist, muss der Therapeut als Nächstes abschätzen, ob er die Evidenz in die Praxis umsetzen sollte bzw. kann. Das hängt zum einen von den Eigenschaften des aktuellen Patienten ab, zum anderen von der Verfügbarkeit und Finanzierbarkeit der Methode. Solche Fragen bearbeiten die nächsten Abschnitte.

18.4 Ist die Evidenz zur Wirksamkeit einer Therapie anwendbar?

In diesem Schritt beurteilt der Therapeut, ob es möglich ist und sich lohnt, die bisherigen Erkenntnisse aus der Literatur beim aktuellen Patienten in der Praxis anzuwenden. Hierbei kommt das therapeutische **Expertentum** zum Tragen. Vor allem muss der Therapeut den Patienten in seinen Eigenschaften einschätzen, um den wirklichen Nutzen der Studienergebnisse für ihn herauszufinden. Bei vielen Aspekten ist auch die **Ansicht des Patienten** einzuholen. Außerdem ist zu überlegen, ob es überhaupt möglich ist, die Kenntnisse praktisch anzuwenden. Vielleicht muss der Therapeut ja auch zuerst wichtige Voraussetzungen schaffen, um die Methoden in die Praxis umsetzen zu können.

Zur **kritischen Bewertung** der therapeutischen Anwendbarkeit orientiert man sich wiederum an spezifischen Leitfragen (s. nachfolgende Übersicht). Im Text werden die Leitfragen nochmals einzeln aufgeführt und erklärt.

Leitfragen zur Beurteilung der Anwendbarkeit der Evidenz von Wirksamkeitsstudien
- Lassen sich die Ergebnisse der Studie auf meinen Patienten übertragen?
  (Referenzen: a, b)
- Wie groß wäre der mögliche Nutzen der Therapie für den Patienten?
  (Referenzen: b)
- Werden das Therapieschema und seine Folgen den Wertvorstellungen und Präferenzen des Patienten gerecht?
  (Referenzen: b)
- Wurde die Behandlung so genau beschrieben, dass sie nachgeahmt werden kann, und ist sie praxisnah?
  (Referenzen: c)
(Referenzen: a) Guyatt et al. 1994; b) Sackett et al. 1999, S. 129-134; c) Fransen u. de Bruin 2000)

Lassen sich die Ergebnisse der Studie auf meinen Patienten übertragen?

Zunächst stellt sich die Frage, ob die Ergebnisse überhaupt für den aktuellen Patienten gelten. Dazu beurteilt der Therapeut, ob sein Patient mit den Patienten der Studie genügend übereinstimmt. In einem 1. Schritt formuliert er mithilfe seiner klinischen bzw. therapeutischen Erfahrung die Kriterien, auf welche es ankommt, beispielsweise Alter, Krankheitsstadium oder Schweregrad der Erkrankung. Im 2. Schritt vergleicht er die entsprechenden Informationen aus der Studie mit den Eigenschaften des Patienten. Dabei ist darauf zu achten, ob in der Studie vielleicht **Untergruppen** unterschieden wurden, von denen eine bestimmte dem eigenen Patienten ähnlicher als die anderen Untergruppen ist. In diesem Fall sollte diese Untergruppe bei der nächsten Leitfrage besonders berücksichtigt werden.

Wie groß wäre der mögliche Nutzen der Therapie für den Patienten?

Studien informieren über die Wirkung der Therapie auf Patientengruppen. Diese Informationen muss der Therapeut auf den eigenen Patienten übertragen, indem er dessen individuelle Anfälligkeit bzw. Genesungsfähigkeit mit berücksichtigt. Wenn z. B. bei der Verhinderung eines zusätzlichen negativen Ereignisses durch eine neue Intervention der Patient weniger anfällig als die Patienten in der Studie erscheint, so ist seine **persönliche** NNT_B größer, denn mit dieser

geringeren Anfälligkeit müssten noch mehr Patienten behandelt werden, damit zusätzlich einer von ihnen profitiert. Ist im umgekehrten Fall der aktuelle Patient anfälliger als die Patienten der Studie, so wäre seine persönliche NNT_B kleiner.

Zur Bestimmung der persönlichen bzw. **individuellen NNT_B** – im Weiteren als **NNT_{B-ind}** bezeichnet – gibt es eine komplexere und genauere sowie eine einfachere, dafür ungenauere Vorgehensweise, wie die nächsten Abschnitte erläutern.

Praxistipp

Fehlt Ihnen die Zeit, Literatur für die komplexere Vorgehensweise zu suchen bzw. finden Sie keine Informationen innert nützlicher Zeit (zumal in der Physio- und Ergotherapie häufig keine ausreichenden Angaben in der Literatur vorliegen), so wählen Sie die einfachere Vorgehensweise.

Komplexere Vorgehensweise Eine wichtige Schlüsselgröße bei der komplexeren Vorgehensweise ist die sog. **Patient's Expected Event Rate (PEER)**, übersetzt erwartete Ereignisrate des Patienten. Wichtig ist dabei zu beachten, dass sich die erwartete Ereignisrate auf den **unbehandelten** bzw. mit der **herkömmlichen Therapie** der Vergleichsgruppe behandelten Patienten bezieht. Die Frage lautet also:
- Mit welcher Wahrscheinlichkeit wäre beim eigenen Patienten die Entwicklung bzw. Beibehaltung der Symptome zu erwarten, wenn er die neue Intervention **nicht** erhielte?

Mithilfe der PEER lässt sich die NNT_{B-ind} ermitteln. Bei den Berechnungen ist darauf zu achten, ob die Herbeiführung eines positiven Ereignisses oder die Verhinderung eines zusätzlichen negativen Ereignisses Gegenstand der Untersuchung ist, denn die Formeln für die beiden Fälle sind nicht dieselben.

Verhinderung eines zusätzlichen negativen Ereignisses Soll ein zusätzliches negatives Ereignis verhindert werden, gelten zur Berechnung folgende Formeln (Sackett et al. 1999, S. 131-132; Health Information Research Unit 2004):

$$ARR_{ind} = PEER * RRR \tag{18.17}$$

und

$$NNT_{B-ind} = \frac{1}{ARR_{ind}} = \frac{1}{PEER * RRR} \tag{18.18}$$

RRR stammt dabei aus der Studie (mithilfe der Zahlen a, b, c und d bzw. CER und EER aus der Studie errechnet).

Die PEER lässt sich einer Studie entnehmen, bei denen die Patienten der **Kontroll- bzw. Vergleichsgruppe** hinsichtlich wichtiger Eigenschaften mit dem eigenen Patienten übereinstimmen. Zur Beurteilung, welches die wichtigsten Eigenschaften für die Übertragbarkeit der Resultate darstellen (z. B. Alter, Bildungsstand, bestimmte physische oder psychische Merkmale), bedarf es der klinisch-therapeutischen **Erfahrung** des Therapeuten.

Im einfachsten Fall kann der Therapeut dieselbe Studie zur Rate ziehen, bei der die ARR, NNT_B etc. bereits bekannt sind, welche sich also um die Intervention, für die er sich interessiert, dreht. Diese Studie wird bei den weiteren Erklärungen **Interventionsstudie** genannt. Wenn der Patient der Vergleichs- oder Kontrollgruppe dieser Interventionsstudie sehr ähnlich ist, so braucht der Therapeut nicht weiter zu überlegen, da dann die $NNT_{B\text{-}ind}$ mit der NNT_B der Interventionsstudie übereinstimmt.

Wenn sich der aktuelle Patient von den Patienten der Kontroll- bzw. Vergleichsgruppe der Interventionsstudie zu sehr unterscheidet, so kann eine andere Studie Aufschluss über die Anfälligkeit geben. Diese 2. Studie sollte dann Patienten in der Kontroll- oder Vergleichsgruppe aufweisen, welche dem eigenen Patienten ähnlich sind. Wendete diese 2. Studie eine konventionelle Therapie in der Vergleichsgruppe an, muss es dieselbe wie in der Interventionsstudie sein. Außerdem sollte die Studiendauer übereinstimmen. Für die Bestimmung der PEER lässt sich alternativ eine **Prognosestudie** verwenden.

Die PEER entspricht der Control Event Rate der 2. Studie. Sie wird im Folgenden als $CER_{PEERStudie}$ bezeichnet und berechnet sich wie üblich mit der Formel $CER = c / (c + d)$. Die RRR stammt dagegen, wie oben erwähnt, aus der Interventionsstudie. Aus diesen Größen berechnet sich die ARR_{ind} zu:

$$ARR_{ind} = CER_{PEERStudie} * RRR \qquad (18.19)$$

Setzt man für RRR = (CER − EER) / CER ein (Kenngrößen aus der Interventionsstudie), so wird die Beziehung klarer:

$$ARR_{ind} = CER_{PEERStudie} * \frac{CER - EER}{CER} \qquad (18.20)$$

Daraus berechnet sich die $NNT_{B\text{-}ind}$ zu:

$$NNT_{B-ind} = \frac{CER}{CER_{PEERStudie} * (CER - EER)} \qquad (18.21)$$

Dadurch lassen sich folgende Fälle erkennen:

1. Ist die $CER_{PEERStudie}$ gleich groß wie die CER der Interventionsstudie, so folgt:

$$NNT_{B-ind} = \frac{CER}{CER_{PEERStudie} * (CER - EER)}$$
$$= \frac{1}{CER - EER} = NNT_B$$

2. Ist die individuelle Anfälligkeit des Patienten ($CER_{PEERStudie}$) z. B. doppelt so groß wie die Anfälligkeit der Patienten der Interventionsstudie (CER), so ist $CER_{PEERStudie} = 2\ CER$. Somit ergibt sich:

$$NNT_{B-ind} = \frac{1}{2 * (CER - EER)} = 0,5 * NNT_B$$

Die individuelle NNT_B ist in diesem Fall also halb so groß wie die NNT_B der Interventionsstudie.

3. Ist im umgekehrten Fall die individuelle Anfälligkeit des Patienten kleiner, z. B. ein Viertel so groß wie die Anfälligkeit der Patienten der Interventionsstudie, so ist $CER_{PEERStudie} = ¼\ CER$. Somit ergibt sich:

$$NNT_{B-ind} = \frac{4}{CER - EER} = 4 * NNT_B$$

Die individuelle NNT_B ($NNT_{B\text{-}ind}$) ist also 4-mal so groß wie die NNT_B der Interventionsstudie. Prinzipiell kann folgende Formel die oben genannten ersetzen:

$$NNT_{B-ind} = \frac{CER}{CER_{PEERStudie}} * NNT_B \qquad (18.22)$$

Diese Formel gilt nur für den Fall, dass ein zusätzliches negatives Ereignis verhindert werden soll.

Herbeiführung eines zusätzlichen positiven Ereignisses Soll ein zusätzliches positives Ereignis herbeigeführt werden, gelten zur Berechnung analoge, trotzdem etwas andere Formeln im Vergleich zum Fall »Verhinderung eines zusätzlichen negativen Ereignisses«. Der Grund hierfür ist, dass sich die CER nicht mit den negativen Ereignissen, sondern anhand der positiven Ereignisse berechnet. Auch die oben verwendete Bezeichnung **Anfälligkeit** für PEER ist unpassend, da es nicht um eine Krankheitsentwicklung, sondern um die Milderung oder Heilung einer bestehenden Krankheit geht. Hier wäre unter PEER daher die **Genesungsfähigkeit** zu verstehen. Die $NNT_{B\text{-}ind}$ berechnet sich hier folgendermaßen:

$$NNT_{B-ind} = \frac{1 - CER}{1 - PEER} * NNT_B \qquad (18.23)$$

Dabei ist:
- **CER** die Control Event Rate aus der Interventionsstudie, die sich anhand der positiven Ereignisse berechnet, d. h. CER = d / (c + d).
- **PEER** die Control Event Rate derjenigen Studie, bei welcher die Patienten der Kontroll- bzw. Vergleichsgruppe dem eigenen Patienten hinsichtlich wichtiger Eigenschaften ausreichend ähneln.

Ist die Ähnlichkeit bereits bei der Interventionsstudie gewährleistet, so kann der Therapeut sich, wie oben bei der Verhinderung eines negativen Ereignisses ausgeführt, weitere Berechnungen ersparen, da die $NNT_{B\text{-}ind}$ der NNT_B der Interventionsstudie entspricht. Lässt sich die Interventionsstudie nicht verwenden, so bestimmt er die Control Event Rate einer anderen, 2. Studie $CER_{PEERStudie}$ (s.o.). PEER entspricht dann der $CER_{PEERStudie}$. Die $CER_{PEERStudie}$ wird in diesem Fall anhand der positiven Ereignisse, d. h. mit der Formel $CER_{PEERStudie}$ = d / (c + d) berechnet.
   Für die $NNT_{B\text{-}ind}$ gilt:

$$NNT_{B-ind} = \frac{1 - CER}{1 - CER_{PEERStudie}} * NNT_B \quad (18.24)$$

Wenn die individuelle Genesungsfähigkeit des Patienten ($CER_{PEERStudie}$) beispielsweise doppelt so groß wie die Genesungsfähigkeit der Patienten der Interventionsstudie (CER) ist, so beträgt $CER_{PEERStudie}$ =2 CER. Somit ergibt sich:

$$NNT_{B-ind} = \frac{1 - CER}{1 - 2 * CER} * NNT_B$$

Es ist ersichtlich, dass der Nenner eine kleinere Zahl als der Zähler ergibt, d. h. der Bruch wird größer als 1 und damit die individuelle Number Needed to Treat to Benefit $NNT_{B\text{-}ind}$ größer als die NNT_B der Studie. Das ergibt Sinn, denn wenn der eigene Patient eine bessere Chance zur Genesung hat als die Patienten der Interventionsstudie, verkleinert sich der relative Nutzen der Intervention, d. h. es müssen mehr Patienten damit behandelt werden, damit einer zusätzlich beschwerdefrei wird bzw. die Beschwerden reduziert.

Einfachere Vorgehensweise Es kommt vor, dass sich der Patient von der Kontrollgruppe der Interventionsstudie in einem oder mehreren wichtigen Punkten unterscheidet und sich auch keine andere Studie mit einer vergleichbaren Kontrollgruppe und Studiendauer finden lässt. Für diese Situation oder auch für den Fall, dass man es sich einfacher machen möchte, als die obigen Berechnungen durchzuführen, lässt sich eine einfachere Methode anwenden, die dafür ungenauer ist. Bei Anwendung dieser alternativen Methode ist nur von den Begriffsdefinitionen her zu unterscheiden, ob es sich um die Verhinderung eines zusätzlichen negativen Ereignisses oder um die Herbeiführung eines zusätzlichen positiven Ereignisses handelt. Die Berechnungen sind dieselben.

Verhinderung eines zusätzlichen negativen Ereignisses Statt der Bestimmung der PEER schätzt der Therapeut die individuelle Anfälligkeit des Patienten im Vergleich zu den Patienten der Interventionsstudie, genannt **Faktor F** (Sackett et al. 1999, S. 132). Nimmt er z. B. an, dass der Patient doppelt so anfällig wie die Patienten der Kontrollgruppe in der Interventionsstudie ist, so beträgt F = 2. Schätzt er ihn als halb so anfällig, so ist F = ½ bzw. 0,5. Dabei ist Folgendes zu beachten:
- Die Einschätzung der Anfälligkeit muss sich auf die **Dauer der Studie** beziehen, da dieselben Voraussetzungen gelten müssen.
- Die Abschätzung bezieht sich auf die Grundanfälligkeit des Patienten im Vergleich zur **Kontroll- bzw. Vergleichsgruppe**. Das heißt:
  - Wenn in der Interventionsstudie die Patienten der Kontrollgruppe keine Behandlung erhielten, so bezieht sich die Abschätzung auf den eigenen Patienten, wenn auch er nicht behandelt würde.
  - Wenn in der Interventionsstudie die Patienten der Vergleichsgruppe eine konventionelle Behandlungsmethode erhielten, so schätzt man im Vergleich die Anfälligkeit des eigenen

Patienten so, als ob auch er mit derselben konventionellen Methode behandelt würde.

Die individuelle NNT_{B-ind} lässt sich nun bestimmen, indem der Therapeut die NNT_B der Studie durch den Faktor F teilt (Sackett et al. 1999, S. 132):

$$NNT_{B-ind} = \frac{NNT_B}{F} \qquad (18.25)$$

Schätzt der Therapeut den Patienten beispielsweise als halb so anfällig wie die Patienten der Studie ein, und ist die NNT_B der Studie 5, so berechnet sich die NNT_{B-ind} zu:

$$NNT_{B-ind} = \frac{5}{0,5} = 10$$

Diese Berechnungen setzen voraus, dass die Behandlung über das gesamte Spektrum der Anfälligkeiten hinweg eine konstante RRR aufweist. Darüber sind bisher jedoch nur in wenigen Bereichen Kenntnisse vorhanden (Sackett et al. 1999, S. 132).

❯ Für die NNT_{B-ind} gilt wie bei NNT_B: Je kleiner die Zahl, desto eher lohnt sich die Anwendung der neuen Intervention.

Herbeiführung eines zusätzlichen positiven Ereignisses Dieser Fall ist im Prinzip derselbe wie der vorhergehende. Der Unterschied besteht darin, dass der Therapeut nicht die Anfälligkeit des aktuellen Patienten im Vergleich zu den Patienten der Kontroll- oder Vergleichsgruppe der Interventionsstudie schätzt, sondern das **mangelnde Potential zur Genesung** (= Faktor F). Anders als sonst bei dem Thema »Herbeiführung eines positiven Ereignisses« geht man also hier von dem negativen Fall aus, d. h. von der Erwartung, dass der eigene Patient keine relevante Verbesserung erführe, wenn er entweder nicht bzw. konventionell behandelt würde. Die Bedingungen und Berechnungen sind genau gleich wie im vorhergehenden Fall.

Zusätzliche Faktoren Außer der Anfälligkeit bzw. dem mangelnden Potential zur Genesung könnten sich noch andere Faktoren auf die NNT_{B-ind} niederschlagen: Vielleicht gibt es z. B. Indizien dafür, dass die neue Intervention eine größere Erfolgschance bei dem eigenen Patienten im Vergleich zu den Patienten

der Studie haben könnte, da sie zu ihm besser passt? Wenn beispielsweise ein gutes soziales Umfeld Voraussetzung für das Gelingen der Therapie ist und dies bei dem eigenen Patienten besser als bei den Patienten der Studie gewährleistet ist, so sollte der Therapeut die NNT_{B-ind} ebenfalls im Vergleich zur NNT_B der Interventionsstudie kleiner einstufen.

- **Werden das Therapieschema und seine Folgen den Wertvorstellungen und Präferenzen des Patienten gerecht?**

Die Art der Therapie, der zeitliche Aufwand pro Woche oder Tag, die Dauer der Behandlung, der Nutzen (und die Risiken) sowie eventuelle Kosten müssen dem Patienten passen und seinen persönlichen Zielen entsprechen.

> **Praxistipp**
>
> Stellen Sie dem Patienten Ihre Erkenntnisse, die Sie anhand der EBP gewonnen haben, vor und erklären Sie ihm das Therapieschema. So kann er alle Faktoren abschätzen und gegeneinander aufwiegen.

- **Wurde die Behandlung so genau beschrieben, dass sie nachgeahmt werden kann, und ist sie praxisnah?**

Die Erkenntnis, dass eine gute Intervention zur Verfügung steht, welche sich aber nicht anwenden lässt, bringt nichts für die Praxis. Zudem kann der Therapeut die Ergebnisse nur auf die eigene Situation übertragen, wenn er die Behandlung wie in der Studie durchführen kann.

Wenn die Anwendung nicht in der Publikation direkt beschrieben steht, gibt es vielleicht darin einen Verweis auf entsprechende Literatur. Ansonsten sind meistens Kontaktadressen der Autoren und Autorinnen angegeben, sodass man direkt nachfragen kann. Vielleicht gibt es ja auch Fortbildungskurse.

Außerdem muss der Therapeut darauf achten, ob die Therapie spezieller Geräte und Materialien bedarf, ob sie finanzierbar sind und ob sie sich in dem Land, in welchem er arbeitet, überhaupt besorgen lassen.

> **Praxistipp**
>
> Wenn Sie keine geeignete Wirksamkeitsstudie finden, da es vielleicht noch keine Studie über das Thema gibt oder zumindest keine, in welcher die Patienten Ihrem Patienten genug ähneln, führen Sie systematische Beobachtungen (▶ Kap. 3) oder

sogar ein Single-subject research design (Internet-Link für Download: ▶ http://extras.springer.com). bei Ihrem Patienten durch.

18.5   Fallbeispiel 1: Box Fallbeispiel 1
▶ Kap. 18

18.5.1 Fragestellung

Die Physiotherapeutin formuliert folgende **PICO-Frage**:
- Verbessern sich für eine Erwachsene mit einem Tennisellbogen die Schmerzen und der allgemeine Zustand im Armbereich besser mit der Physiotherapie oder mit einem kortisonhaltigen Medikament?

18.5.2 Literaturrecherche

Suche der Artikel

Um herauszufinden, ob es für die Patientin tatsächlich besser wäre, sich lieber der medikamentösen Therapie zu unterziehen, recherchiert die Physiotherapeutin in PubMed mit den Stichwörtern:
- »tennis elbow« physiotherapy (cortison OR corticoid)

und in PEDro:
- tennis elbow.

PubMed zeigt 46 Artikel und PEDro 64 Artikel an (Stand 08.10.2010).

Sie findet einen inhaltlich geeigneten systematischen Übersichtsartikel und 3 klinische Primärstudien. Eine Primärstudie erhielt in PEDro 8 von 10 Punkten, eine 4 und eine 2 Punkte. Sie wählt daher für die weitere Bearbeitung die Primärstudie mit der höchsten Evidenz, die randomisiert kontrollierte Studie von Bisset et al. (2006), welche in PEDro 8 Punkte erhielt.[12] Da die Studie im Internet frei zugänglich ist, druckt sie sie gleich aus.

---

12 Eigentlich empfiehlt sich, den Übersichtsartikel zuerst zu lesen, weil er neuer als die Primärstudien ist und, da es sich um einen systematischen Übersichtsartikel handelt, in der Evidenzstufe auf höherem Niveau als einzelne RCTs steht. Weil es in diesem Kapite aber um die Analyse von Primärstudien geht, wird hier eine RCT für die weitere Bearbeitung des Fallbeispiels gewählt.

Beschreibung der Studie

Die Studie von Bisset et al. (2006) verglich den Nutzen der Physiotherapie mit demjenigen von Kortikosteroid-Injektionen. Zudem lieferte sie noch einen Vergleich mit einer Kontrollgruppe, welche weder Physiotherapie noch Injektionen erhielt. Die Patientinnen und Patienten aller drei Gruppen (Physiotherapie-, Medikamenten- und Kontrollgruppe) bekamen dieselben schriftlichen Informationen über den Krankheitsverlauf und das Selbstmanagement sowie ergonomische Ratschläge. Das genaue Programm der Physiotherapie umriss diese Studie nur kurz, aber sie verwies auf eine vorhergehende Publikation (Vicenzino 2003).

Als Zielgrößen dienten u. a. die schmerzfreie Greifkraft und die Selbsteinschätzung der globalen Verbesserung (▶ Abschn. 18.5.4). Die Erfassungen der Zielgrößen erfolgten zu Beginn (Baseline) und u. a. nach 6 und 52 Wochen.

18.5.3 Beurteilung der Validität der Studie

Zur Beurteilung der Validität beantwortet sie die Leitfragen und nimmt dabei die Bewertung der Studie in PEDro zu Hilfe.

Erfüllt sind gemäß PEDro:
- Randomisierte Zuordnung der Patienten zu den Gruppen (random allocation),
- Geheimhaltung der Randomisierungsliste (concealed allocation),
- klar definierte Vergleichsgruppen, welche zu Beginn der Studie bezüglich wichtiger Parameter, welche die Zielgröße(n) mitbestimmen, ausreichend ähnlich waren (baseline comparability),
- verblindete Personen, welche die Erfassung durchführten (blind assessors),
- ausreichend niedrige Abbruchrate (adequate follow-up),
- Durchführung einer Intention-to-Treat-Analyse (Intention-to-treat analysis),
- statistische Gruppenvergleiche (between-group comparisons),
- Angabe der punktuellen Werte und deren Streuungen (Point estimates and variability.)

Nicht erfüllt ist gemäß PEDro die Verblindung der Patienten (blind subjects) und Therapeuten (blind therapists).

Zusätzlich beantwortet die Therapeutin die Leitfragen, welche nicht in PEDro enthalten sind:

Fallbeispiel 1 (Tennisellbogen)

Frau B. kommt zum 1. Mal in eine physiotherapeutische Praxis. Ihre Ärztin hat einen Tennisellbogen (Epicondylitis humeri lateralis) am rechten Arm diagnostiziert.

Frau B. ist 45 Jahre alt und Rechtshänderin. Sie arbeitet halbtags als Verkäuferin und versorgt einen Haushalt mit 3 schulpflichtigen Kindern. Ihr Hobby ist die Gartenarbeit. Sport treibt sie keinen. Sie klagt über Schmerzen im ganzen Armbereich, der vor 4–5 Monaten begann. Besonders treten die Schmerzen beim Greifen auf, und sie bekommt das Gefühl, dass sie die Kraft plötzlich verlässt, wenn sie – z. B. bei der Gartenarbeit – fester zugreifen muss. Die Patientin ist sich jedoch nicht sicher, ob sie überhaupt Physiotherapie haben möchte, denn Bekannte erzählten ihr, dass Kortisonspritzen sehr gut helfen würden.

In dieser 1. Behandlung gibt ihr die Physiotherapeutin eine ergonomische Beratung, damit sie ihren Arm gelenkschonender in ihren Alltagsaktivitäten einsetzen kann, und verspricht der Patientin, Studien über den Vergleich der beiden Therapiemöglichkeiten zu suchen und mit ihr die Ergebnisse zu besprechen, falls sie entsprechende Literatur findet. So erhofft sich die Therapeutin auf der einen Seite eine höhere Compliance der Patientin, falls diese sich aufgrund der Evidenz für die Physiotherapie entscheidet, und auf der anderen Seite möchte sie auch selbst Sicherheit darüber gewinnen, ob die Physiotherapie mindestens genauso wirksam wie die medikamentöse Behandlung ist.

- Das Follow-up ist ausreichend lang, es beträgt 1 Jahr.
- Bei allen Patienten wurden dieselben Erfassungsinstrumente zur Messung der Zielgrößen angewendet. Ob wichtige Messbedingungen konstant gehalten wurden (z. B. Messung der schmerzfreien Kraft immer vor den Bewegungsübungen), ist unklar.
- Es wurden wissenschaftlich anerkannte Erfassungsinstrumente für die Untersuchungen der Zielgrößen gewählt. Entsprechende Referenzen über die Reliabilität und Validität der Tests sind angegeben.
- Die Patienten beider Gruppen wurden, abgesehen von der experimentellen Intervention, gleich behandelt.
- Die Gruppengröße betrug 65–67 Patienten und genügt der Faustregel, mindestens 50 Patienten pro Gruppe einzuschließen.
- Ob adäquate statistische Tests zur Auswertung genommen wurden, kann die Therapeutin nicht beantworten, denn sie kennt sich mit statistischen Tests zu wenig aus. Da niemand zur Verfügung steht, der ihr darüber Auskunft geben könnte, lässt sie diese Frage offen.

Die Therapeutin schließt aus den Bewertungen der Gütemerkmale, dass die Evidenz des Artikels auf hoher Stufe steht. Sie kommt deshalb zum nächsten Schritt, der Beurteilung der therapeutischen Relevanz.

18.5.4 Beurteilung der therapeutischen Relevanz

Anmerkung.: Die folgenden Berechnungen beziehen sich zur Vereinfachung dieses Fallbeispiels nur auf den Vergleich der Physiotherapie- und Medikamentengruppe und hierbei nur auf die Zielgröße »globale Verbesserung«. Diese Größe wurde durch eine 6-Punkte-Likert-Skala (6-stufige Skala) erfasst. Die unterste Stufe bedeutete: »viel schlimmer« und die oberste Stufe: »vollständig geheilt«. Als positives Ergebnis werteten die Autoren und Autorinnen die Ergebnisse derjenigen Patienten, welche »starke Verbesserung« oder »vollständig geheilt« auf der Likert-Skala angaben. Alle tieferen Stufen als diese beiden galten als negatives Ergebnis.

Berechnungen der Kenngrößen

Die Physiotherapeutin stellt aus dem Artikel die Häufigkeiten der positiven und negativen Ergebnisse zusammen. Dabei unterscheidet sie den kurzfristigen Effekt nach 6 Wochen (◘ Tab. 18.11) und die Langzeitwirkung nach 1 Jahr (◘ Tab. 18.12). In die 4 Felder der Tabellen trägt sie jeweils die Anzahl Patienten ein, welche zur Physiotherapie- (Interventionsgruppe) bzw. Medikamentengruppe (Vergleichsgruppe) gehörten und ein negatives bzw. positives Ergebnis aufwiesen.

Die Therapeutin berechnet die verschiedenen Kenngrößen des Artikels mithilfe der Excel-Datei[13], indem sie die Zahlen a = 22; b = 41; c = 14; d = 51

---

13 Internet-Link für Download: ▶ http://extras.springer.com

◘ Tab. 18.11 Vierfeldertafel nach 6 Wochen	Zielgröße negativ	Zielgröße positiv
Interventionsgruppe	22	41
Vergleichsgruppe	14	51

◘ Tab. 18.12 Vierfeldertafel nach 1 Jahr	Zielgröße negativ	Zielgröße positiv
Interventionsgruppe	4	59
Vergleichsgruppe	21	44

für die Ergebnisse nach 6 Wochen und a = 4; b = 59; c = 21; d = 44 für die Ergebnisse nach 1 Jahr in die entsprechenden Felder des Arbeitsblatts »Herbei_pos« einträgt.

Zur Auflistung der Ergebnisse, ◘ Tab. 18.13. Die CER (Control Event Rate) drückt dabei die Rate der positiven Zielgröße bei der **medikamentösen** Therapie aus. Die EER (Experimental Event Rate) ist die entsprechende Rate in der Gruppe, welche **Physiotherapie** erhält. Die Therapeutin weiß, dass ein **negatives Vorzeichen** bei der RBI, ABI und NNT$_B$ ein Ergebnis zugunsten der Medikamentengruppe und ein positives Vorzeichen ein Ergebnis zugunsten der Physiotherapiegruppe bedeutet.

Interpretation der Ergebnisse

Die Therapeutin stellt fest, dass das Ergebnis **nach 6 Wochen** zugunsten der medikamentösen Behandlung spricht. Sowohl die RBI als auch die ABI zeigen durch das negative Vorzeichen an, dass die Ergebnisse der Medikamentengruppe besser sind, wenn auch betragsmäßig moderat und die Null beim Konfidenzintervall einschließend. Die NNT$_B$ ist relativ niedrig: Sieben Patienten müssen medikamentös statt physiotherapeutisch behandelt werden, damit eine oder einer zusätzlich eine starke Besserung oder vollständige Heilung erfährt. Allerdings ist das Konfidenzintervall für die NNT$_B$ sehr breit, nämlich -4 bis -Unendlich viele Patienten. Trotzdem könnte man Patienten anhand dieser Ergebnisse durchaus empfehlen – unter Abwägung des Aufwandes für beide Therapieformen und eventueller Nebenwirkungen – sich der medikamentösen Behandlung zu unterziehen.

Allerdings hat sich diese Bilanz **nach 1 Jahr** umgedreht. Die RBI und ABI tragen ein positives Vorzeichen und sprechen nun deutlich zugunsten der physiotherapeutischen Behandlung. Die NNT$_B$ ist niedrig, d. h. 4 physiotherapeutisch statt medikamentös behandelte Patienten reichen aus, damit einer zusätzlich eine starke Besserung bzw. vollständige Heilung aufweist. Das Konfidenzintervall für die NNT$_B$

ist schmal, d. h. 3–8 Patienten, was auf ein deutliches Ergebnis hinweist.

Kurzfristig ergeben sich also zwar bessere Resultate mit der medikamentösen Therapie, später jedoch schlechtere.

18.5.5 Einschätzung der therapeutischen Anwendbarkeit

Zum Schluss beantwortet die Therapeutin die Leitfragen zur Anwendbarkeit.

- **Lassen sich die Ergebnisse der Studie auf meinen Patienten übertragen?**
Die Ergebnisse der Studie lassen sich auf Frau B. übertragen, denn z. B. das Alter und der Krankheitsbeginn entsprechen den Daten der Studienteilnehmer.

- **Wie groß wäre der mögliche Nutzen der Therapie für den Patienten?**
Frau B. wirkt sehr vorsichtig mit ihrem Arm. Die Studie deutete die Ergebnisse so, dass die Patienten der Medikamentengruppe aufgrund der schnellen Schmerzreduktion zu Anfang unvorsichtig wurden und das Gelenk zu wenig schonten, sodass langfristig eine schlechtere Erfolgsquote als in der Physiotherapiegruppe zu finden war. Daraus folgert die behandelnde Therapeutin, dass Frau B. vielleicht nur halb so viel wie andere von einem Vorzug der physiotherapeutischen Behandlung profitieren würde, zumal die Patientin auch meint, dass sie darauf achten würde, ihren Arm nicht zu überlasten, auch wenn er dann nicht mehr so stark schmerzen würde.

Unter Berücksichtigung dieser Einschätzung berechnet sich die NNT$_{B\text{-ind}}$ bei dieser Patienten zu:

$$NNT_{B-ind} = \frac{NNT_B}{0{,}5} = \frac{4}{0{,}5} = 8$$

◼ Tab. 18.13   Ergebnisse nach 6 Wochen und 1 Jahr

Größe	Ergebnis (6 Wochen)	95% CI (6 Wochen)	Ergebnis (1 Jahr)	95% CI (1 Jahr)
CER	78%	67–87%	68%	56–78%
EER	65%	53–76%	94%	85–98%
RB	83%	66–103%	138%	116–166%
RBI	–17%	–3–34%	38%	16–66%
ABI	–13%	–28–2%	26%	13–39%
NNT$_B$	–7	-Unendlich bis –4	4	3–8

CI = Konfidenzintervall; CER = Control Event Rate; EER = Experimental Event Rate; RBI = Relative Benefit Increase; ABI = Absolute Benefit Increase; NNT$_B$ = Number Needed to Treat to Benefit

- **Werden das Therapieschema und seine Folgen den Wertvorstellungen und Präferenzen des Patienten gerecht?**

Die Therapeutin erklärt Frau B. die Ergebnisse und das physiotherapeutische Therapieschema, welches aus 8 halbstündigen Behandlungen besteht.

Angesichts der Ergebnisse, dass die Physiotherapie in der Studie langfristig besser abschnitt und dass Kortisonspritzen unangenehm sind sowie Nebenwirkungen mit sich bringen können, entscheidet sich die Patientin für die Physiotherapie.

- **Wurde die Behandlung so genau beschrieben, dass sie nachgeahmt werden kann, und ist sie praxisnah?**

Die in der Studie von Bisset et al. (2006) angegebene Referenz (Vicenzino 2003), beschreibt die Behandlung sehr genau, zusätzlich veranschaulicht durch viele Fotos. Obwohl die Therapeutin mit der Behandlung dieses Krankheitsbildes gut vertraut ist, erhält sie in diesem Artikel weitere wertvolle Anregungen für ihren Berufsalltag, welche sie bei der aktuellen Patientin umsetzen wird.

Literatur

Altman DG, Schulz KF, Moher D, Egger M, Davidoff F, Elbourne D, Gotzsche PC, Lang T for the CONSORT group (2001) The revised CONSORT statement for reporting randomized trials: Explanation and elaboration. Ann Intern Med 134(8):663–694

Bender R, Lange St (2001) Die Vierfeldertafel. Dtsch Med Wschr 126(15):T 36–T 38

Bisset L, Beller E, Jull G, Brooks P, Darnell R, Vicenzino B (2006) Mobilisation with movement and exercise, corticosteroid injection, or wait and see for tennis elbow: randomised trial. BMJ 333(7575):939–944 (BMJ, doi:10.1136/bmj.38961.584653.AE)

Bortz J, Döring N (2006) Forschungsmethoden und Evaluation für Human- und Sozialwissenschaftler, 4. Aufl. Springer, Heidelberg

Bortz J, Lienert GA (2008) Kurzgefasste Statistik für die klinische Forschung. Leitfaden für die verteilungsfreie Analyse kleiner Stichproben, 3. Aufl. Springer, Heidelberg

Cohen J (1988) Statistical power analysis for the behavioral sciences, 2nd edn. Lawrence Earlbaum Associates, Hillsdale, NJ

de Vet HCW, de Bie RA, van der Heijden GJMG, Verhagen AP, Sijpkes P, Knipschild PG (1997) Systematic reviews on the basis of methodological criteria. Physiotherapy 83(6):284–289

Fransen J, de Bruin ED (2000) Evidence Based Medicine in der RManuellen Therapie. Manuelle Therapie 4:95–102

Guyatt GH, Sackett DL, Cook DJ for the Evidence-Based Medicine Working Group (1993) Users' guides to the medical literature. II. How to use an article about therapy or prevention. A. Are the results of the study valid? JAMA 270(21):2598–2601

Guyatt GH, Sackett DL, Cook DJ, for the Evidence-Based Medicine Working Group (1994) Users' guides to the medical literature. II. How to use an article about therapy or prevention. B. What were the results and will they help me in caring for my patients? JAMA 271(1):59–63

Health Information Research Unit (2004) C. Therapy. http://www.cebm.utoronto.ca/syllabi/nur/print/therapy.htm. Zugegriffen 16 April 2009

Hollis S, Campbell F (1999) What is meant by intention to treat analysis? Survey of published randomised controlled trials. BMJ 319:670–674

Laupacis A, Wells G, Richardson WS, Tugwell P, for the Evidence-Based Medicine Working Group (1994) Users' guides to the medical literature. V. How to use an article about prognosis. JAMA 272(3):234–237

Liedtke D, Seichert N (2000). Profitieren Physiotherapie und
  PhysiotherapeutInnen von den Methoden der »Eviden-
  ce Based Medicine«? Physiotherapie SPV 36(12):14–19
Lipsey MW (1990) Design sensitivity: Statistical power for
  experimental research. Sage, Newbury Park, CA
Maher CG, Sherrington C, Herbert RD, Moseley AM, Elkins M
  (2003) Reliability of the PEDro Scale for Rating Quality of
  Randomized Controlled Trials. Phys Ther 83(8):713–721
Mangold S (2005) Evidenz-basierte Praxis am Beispiel
  »Gelenkschutzprogramm bei rheumatoider Arthritis«.
  Ergotherapie – Zeitschrift für angewandte Wissenschaft
  6(1):3–12
Ottenbacher KJ, Maas F (1998) How to detect effects: statisti-
  cal power and evidence-based practice in occupational
  therapy research. Am J Occup Ther 53(2):181–188
Oxford Centre for Evidence-based Medicine (2009) Oxford
  Centre for Evidence-based Medicine Levels of Evidence
  (März 2009) http://www2.cch.org.tw/ebm/file/CEBM-Le-
  vels-of-Evidence.pdf. Zugegriffen 17. Dezember 2010
Physiotherapy Evidence Database (1999) PEDro Scale. http://
  www.pedro.org.au/scale_item.html. Zugegriffen 16
  März 2009
Sackett DL, Richardson WS, Rosenberg W, Haynes RB (1999)
  Evidenzbasierte Medizin – EBM-Umsetzung und –
  vermittlung. Deutsche Ausgabe: Kunz R, Fritsche L.
  Zuckschwerdt, München
Schädler S, Kool J, Lüthi H, Marks D, Oesch P, Pfeffer A, Wirz
  M (2006) Assessments in der Neurorehabilitation. Hans
  Huber, Bern
Turner-Stokes L (1999) Introduction: Effectiveness of rehabili-
  tation. Clin Rehabil 13(suppl 1):3–6
Uyanik M, Bumin G, Kayihan H (2003) Comparison of
  different therapy approaches in children with Down
  syndrome. Pediatr Int 45(1):68–73
Verhagen AP, de Vet HC, de Bie RA, Kessels AG, Boers M,
  Bouter LM, Knipschild PG (1998) The Delphi list: a criteria
  list for quality assessment of randomized clinical trials
  for conducting systematic reviews developed by Delphi
  consensus. J Clin Epidemiol 51(12):1235–1241
Vicenzino B (2003) Lateral epicondylalgia: a musculoskeletal
  physiotherapy perspective. Man Ther 8:66–79
Windeler J, Conradt C (1999) Wie können »Signifikanz« und
  »Relevanz« verbunden werden? Med Klin 94(11):652–655

Prävention und Hilfsmittel

Eine Patientin mit einem Tennisellbogen wäre froh, wenn die Krankheit später nicht nochmals auftreten würde. Dazu dient die Prävention. Diese beschäftigt sich aber nicht nur mit der Vorbeugung einer Krankheit bzw. mit der Verhinderung eines Krankheitsrückfalls, sondern z. B. auch mit der Früherkennung von Krankheiten. Die Prävention ist also eine facettenreiche Angelegenheit. Kein Problem für die EBP – sie bietet für alle Fragestellungen Lösungen zur Gewinnung und Bewertung der Evidenz.

Einen weiteren Themenbereich in der EBP bilden Hilfsmittel. Komplexere und teurere Hilfsmittel stehen manchmal nicht einfach zum Ausprobieren zur Verfügung und sollten auch nicht auf »gut Glück« angeschafft werden. Vielleicht gibt es ja Evidenz aus der wissenschaftlichen Literatur.

19.1   Prävention

19.1.1   Ziele und Arten der Prävention

Die Prävention dient dazu, Krankheiten und gesundheitliche Schäden zu verhindern, sie frühzeitig zu identifizieren und bei bereits erfolgter Krankheit deren Rückfall oder Verschlimmerung vorzubeugen. Diese verschiedenen Ziele lassen sich 3 Formen der Prävention zuordnen (Borgetto u. Höppner 2007):

- Die **Primärprävention** dient der Verhinderung von Krankheiten und gesundheitlichen Schäden, indem sie Gesundheitsrisiken minimiert. Sie umfasst also die Verminderung oder Beseitigung von Faktoren, welche für die Entwicklung der Krankheit bzw. eines Unfalls von Bedeutung sind. Dazu gehören Maßnahmen wie die Aufklärung der Klienten und Klientinnen, damit sie gesundheitsgefährdende Faktoren vermeiden können, die Förderung von Bewegung zur Vorbeugung von Krankheiten durch Bewegungsmangel, ergonomische Arbeitsplatzgestaltung oder eine Erhöhung der Belastungstoleranz der Individuen.
- Die **Sekundärprävention** dient der Früherkennung von Krankheiten und der Einleitung einer Frühtherapie. Vorsorgeuntersuchungen sind ein Beispiel für die Sekundärprävention.
- Die **Tertiärprävention** bezweckt, Verschlimmerungen oder Rückfällen von Krankheiten vorzubeugen bzw. Folgekrankheiten zu vermeiden. Die Tertiärprävention richtet sich also an Patienten mit einer manifesten Gesundheitsschädigung.

Welche Strategie erforderlich ist, um eine Präventionsstudie gemäß EBP kritisch zu lesen, hängt von der Präventionsart ab. Die folgenden Abschnitte erläutern, welche Form der Prävention sich welcher Vorgehensweise der EBP zuordnen lässt und geben die zugehörigen Kapitel an, welche die Schritte beschreiben.

19.1.2   Primärprävention

Zweck der Primärprävention ist es, **Krankheiten bzw. Unfällen vorzubeugen**. Das geschieht zum einen in Form medizinischer und therapeutischer Maßnahmen, beispielsweise durch eine Impfung, ein Sicherheitstraining oder eine Arbeitsplatzgestaltung. Zum anderen lassen sich Krankheiten und Unfälle vermeiden, indem ein Therapeut oder Arzt den Patienten dazu bringt, gesundheitsgefährdende Verhaltensweisen aufzugeben.

> Studien zur Primärprävention lassen sich durch diejenige Vorgehensweise der EBP analysieren, welche die **Wirksamkeit von Therapien** untersuchen (▶ Kap. 18).

Bei der kritischen Analyse der Wirksamkeitsstudien wurden 2 verschiedene Ansätze bezüglich der Kenngrößen unterschieden: Erstens handelte sich um die Herbeiführung positiver Ereignisse und zweitens um die Verhinderung negativer Ereignisse. Auch die Primärprävention soll **negative Ereignisse vermeiden**. Daher ist es sinnvoll, den 2. Ansatz zu übernehmen. Bei der Primärprävention lassen sich dabei unter der Anzahl negativer Ereignisse diejenigen Patienten verstehen, welche die Krankheit entwickeln bzw. einen Unfall erleiden. Zu den positiven Ereignissen zählen entsprechend diejenigen Patienten, welche die Krankheit nicht entwickeln bzw. keinen Unfall haben.

19.1.3   Sekundärprävention

Die Sekundärprävention dient dazu, bereits vorhandene, aber **noch symptomlose Krankheiten** zu diagnostizieren, um sie dadurch frühzeitig therapieren zu können. Beispiele sind Vorsorgeuntersuchungen, welche bei positiven Diagnosen zu therapeutischen Maßnahmen führen. In der Therapie könnten z. B. Beobachtungen des Bewegungs- und Sozialverhaltens in Kindergärten zum Tragen kommen, um Auffälligkeiten frühzeitig aufzudecken und zu behandeln.

Möchten Therapeutinnen und Therapeuten Studien zur Sekundärprävention mithilfe der EBP beurteilen, kommt es also darauf an, ob es um die **frühzeitige Diagnose** oder um die **frühzeitige Behandlung** geht.

> — Studien zur **Früherkennung** von Krankheiten lassen sich in der EBP wie **diagnostische Tests** (▶ Kap. 12) **analysieren**.
> — Für Studien zur frühzeitigen **Behandlung** eignet sich dagegen die Vorgehensweise wie bei den **Wirksamkeitsstudien** (▶ Kap. 18).

Bei Studien zur frühzeitigen Behandlung sollte man von Fall zu Fall überlegen, ob es inhaltlich besser ist, Berechnungen zur Herbeiführung positiver Ereignisse oder zur Verhinderung negativer Ereignisse durchzuführen, denn es kann sich ja sowohl darum handeln, die Krankheit zu heilen, als auch die Entwicklung von Symptomen zu verhindern.

19.1.4 Tertiärprävention

Die Tertiärprävention kommt bei Patienten mit **manifesten Krankheiten** bzw. **Unfallfolgen** zur Anwendung. Ziel der Tertiärprävention ist es, Folgeschäden und Rückfälle zu minimieren.

> Studien zur Tertiärprävention lassen sich mit derjenigen Vorgehensweise der EBP analysieren, welche bei **Wirksamkeitsstudien** zum Tragen kommt (▶ Kap. 18).

Es ist inhaltlich sinnvoll, dabei die Vorgehensweise für das Thema »Verhinderung negativer Ereignisse« zu wählen.

19.2 Hilfsmittel

19.2.1 Zweck der Hilfsmittel

Hilfsmittel dienen dazu, **Alltagsaktivitäten** und die **Arbeit** zu ermöglichen bzw. effizienter und gesundheitsschonender zu bewältigen. Im klinisch-therapeutischen Bereich gibt es z. B. spezielle elektrische oder mechanische Hilfsmittel für den Haushalt, für die Körperhygiene, Kommunikation und Fortbewegung. Auch beispielsweise Orthesen und Prothesen lassen sich zu den Hilfsmitteln zählen.

19.2.2 Kritisches Lesen von Studien über Hilfsmittel gemäß EBP

Wissenschaftliche Literatur gibt es nur über manche Hilfsmittel, z. B. über Neuroorthesen. Besonders bei **komplexeren** und **teureren** Hilfsmitteln empfiehlt es sich, zunächst wissenschaftliche Studien zu suchen und gemäß der EBP zu beurteilen, um so wissenschaftliche Evidenz für das Hilfsmittel im Zusammenhang mit dem Krankheitsbild zu erhalten. Danach sollte der Patient, wenn möglich, das Hilfsmittel vor der allfälligen Anschaffung gemäß der unten beschriebenen Vorgehensweise ausprobieren (▶ Abschn. 19.2.3).

Findet ein Therapeut zur Wirksamkeit von Hilfsmitteln wissenschaftliche Studien, so muss er deren Evidenz überprüfen.

> Die Vorgehensweise, um eine Studie gemäß EBP kritisch zu analysieren, entspricht derjenigen, die beim Thema **Wirksamkeit einer Therapie** (▶ Kap. 18) zur Anwendung kommt.

Bei den Wirksamkeitsstudien ließen sich 2 Fälle unterscheiden: erstens die Herbeiführung positiver Ereignisse und zweitens die Verhinderung negativer Ereignisse. Je nach Fall muss der Anwender der EBP überlegen, welcher Ansatz sinnvoller ist:
— Wenn beispielsweise ein Hilfsmittel dazu dienen soll, eine Tätigkeit zu erleichtern oder gar erst zu ermöglichen, so wäre es sinnvoll, die Berechnungen zur **Herbeiführung positiver Ereignisse** durchzuführen.
— Wenn das Hilfsmittel Komplikationen verhindern soll – z. B. ein Sitzkissen im Rollstuhl zur Verhinderung eines Dekubitus oder eine Schiene zur Kontrakturprophylaxe – so ist es naheliegend, die Kenngrößen zur **Verhinderung negativer Ereignisse** zu berechnen.

Analog zu den übergeordneten Fragen zur Wirksamkeit einer Therapie lauten die Hauptfragen bei den Hilfsmitteln:
— Ist die Evidenz zu einem Hilfsmittel valide?
— Ist die Evidenz zu einem Hilfsmittel bedeutsam?
— Ist die Evidenz zu einem Hilfsmittel anwendbar?

19.2.3 Ausprobieren der Hilfsmittel in der Therapie

Bei **einfacheren** und **gängigen** Hilfsmitteln wie beispielsweise speziellem Zubehör im Haushaltsbereich für Patienten mit Rheuma lohnt es sich nicht, wissenschaftliche Studien zur Rate zu ziehen – falls man überhaupt ausreichend detaillierte Studien darüber finden würde. Es ist einfacher und effizienter, den Patienten solche Hilfsmittel ausprobieren zu lassen, um direkte Evidenz am Patienten zu sammeln.

Praxistipp

Steht nur 1 mögliches Hilfsmittel zur Verfügung und sehen Sie und/oder Ihr Patient **sofort** eine gute Wirksamkeit, sollten Sie keinen weiteren Aufwand betreiben, um herauszufinden, ob sich das Hilfsmittel für Ihren Patienten eignet. Ähnlich liegt es bei einer deutlich schlechten Wirksamkeit. Allerdings sollten Sie überlegen, welche Anpassungsmöglichkeiten es gäbe, damit das Hilfsmittel den Zweck doch noch erreichen könnte.

Sofern Unsicherheiten bestehen, mehrere Hilfsmittel zur Auswahl stehen oder das Problem vielschichtig ist, eignen sich die **systematischen Beobachtungen** oder das **Single-subject research design**.

Ein Ausprobieren gemäß der **systematischen Beobachtungen** (▶ Kap. 3) oder dem **Single-subject research design** (Internet-Link für Download: ▶ http://extras.springer.com) heißt vereinfacht, dass der Patient die Aufgabe (z. B. Brot schneiden) ohne bzw. mit herkömmlichen Mitteln und mit dem speziellen Hilfsmittel einmal oder mehrmals durchführt. Bei mehrmaligem Ausprobieren empfiehlt es sich, die Reihenfolge der Tätigkeit ohne (oder mit dem herkömmlichen Mittel) und mit dem speziellen Hilfsmittel nach dem **Zufallsprinzip** zu variieren. Bei allen Durchgängen sollte der Therapeut spezifische Kriterien erfassen, je nach Fragestellung beispielsweise Schmerzen, Geschwindigkeit der Ausführung, gelenkschonende Arbeitshaltung und Zufriedenheit des Patienten. Anhand der Ergebnisse lässt sich dann beurteilen, welches Hilfsmittel am geeignetsten ist. Besonderes Augenmerk sollte der Therapeut auf die **Einschätzung des Patienten** legen. Wenn der Patient das Hilfsmittel nicht ausreichend akzeptiert, ist die Gefahr groß, dass er es nicht einsetzt.

Literatur

Borgetto B, Höppner H (2007) Den Wandel mitgestalten. Zukunftsorientierung: Prävention und Gesundheitsförderung. Bedarf, Ansätze und Chancen für eine qualifizierte Physiotherapie. pt_Zeitschrift für Physiotherapeuten 59(7):666–677

Nebenwirkungen

Keine Wirkung ohne Nebenwirkung, so lautet die alte medizinische Weisheit. Ob das wirklich in jedem Fall gilt und ob es in gleichem Maße auch für die Physio- und Ergotherapie zutrifft, sei dahingestellt. Jedenfalls gibt es auch in der Therapie unerwünschte Nebenwirkungen. Daher ist es notwendig, Evidenz für das Auftreten unerwünschter Nebenwirkungen zu sammeln, denn letztendlich gilt es, Wirkungen und Nebenwirkungen gegeneinander abzuwägen, um eine Intervention empfehlen zu können oder sie abzulehnen.

20.1   Nebenwirkungen in der Medizin und in der Therapie

Medizinische Behandlungen können unerwünschte Nebenwirkungen mit sich bringen. Viele sind harmlos wie beispielsweise vorübergehende Muskelschmerzen nach einer intramuskulären Impfung. Jedoch gibt es auch verheerende Nebenwirkungen wie beispielsweise anfangs der 1960er-Jahre beim Arzneimittel Contergan, welches eine Phokomelie (bestimmte Fehlbildung der Extremitäten) bei Kindern verursachte, deren Mütter das Medikament gegen Schwangerschaftsbeschwerden eingenommen hatten. Nebenwirkungen gehen sogar bis hin zum Tod wie beispielsweise beim Medikament Lipobay®, welches in Kombination mit bestimmten anderen Medikamenten (wovor der Beipackzettel ausdrücklich warnte) ein Nierenversagen verursachen konnte. Der Hersteller nahm das Medikament deshalb im Jahr 2001 vom Markt.

Nicht nur in der Medizin, sondern auch in der Ergo- oder Physiotherapie können Nebenwirkungen auftreten. Beispiele sind Muskelkater, Gewebsverletzungen z. B. beim Aufdehnen von Kontrakturen, vegetative Reaktionen und Allergien gegen verwendete Salben.

20.2   Ist die Evidenz zu den Nebenwirkungen einer Intervention valide?

20.2.1   Studiendesigns

Verschiedene Arten wissenschaftlicher Studien untersuchen Nebenwirkungen, z. B. systematische Übersichtsartikel, randomisiert kontrollierte Studien und Einzelfallstudien.

> **Die Studienart, welche die beste Evidenz für eine Frage nach den Nebenwirkungen einer Therapie erbringt, ist bei Primärstudien die randomisierte kontrollierte Doppel- bzw. Dreifachblindstudie.**

Der Ablauf in randomisiert kontrollierten Studien (RCT) zur Untersuchung von Nebenwirkungen ist folgender (◘ Abb. 20.1):

— Die Wissenschaftler nehmen geeignete Patienten, um deren Krankheitsbild es sich in der Studie handelt, gemäß vordefinierter Einschluss- und Ausschlusskriterien in die Studie auf bzw. lehnen ungeeignete Patienten ab (nicht in der Abbildung dargestellt). Insbesondere dürfen die Patienten **keine Symptome**, wie sie die möglichen Nebenwirkungen hervorrufen, aufweisen.

— Über ein **Zufallsverfahren** teilen die Wissenschaftler die Patienten entweder der Behandlungs- oder Kontrollgruppe zu (Randomisierung).

— Nun erfolgt die **Behandlung**: Patienten der Behandlungsgruppe (Interventionsgruppe) erhalten die Intervention, diejenigen der Kontrollgruppe eine Placebotherapie oder gar keine Therapie.

— Die **Zielgröße** ist die Art der Nebenwirkung, beispielsweise das Auftreten einer allergischen Reaktion. Die Wissenschaftler erfassen das Symptom in beiden Gruppen und vergleichen deren Ergebnisse statistisch miteinander. Das setzt voraus, dass sie die Größe, z. B. die Hautfärbung oder den Juckreiz, zumindest vor Beginn und am Schluss der Behandlung erfassen (die verschiedenen Messzeitpunkte sind in der Abbildung nicht dargestellt). Je nach Problemstellung kann es auch wichtig sein, während des Behandlungsverlaufs und einige Zeit nach Abschluss der Behandlung weitere Messungen durchzuführen.

Solche randomisiert kontrollierten Studien sind gerade bei der Frage nach Nebenwirkungen nicht immer realistisch, vor allem, wenn Nebenwirkungen bei einer Behandlung **selten** auftreten. Es müssten dann sehr viele Patienten an der Studie teilnehmen, um eine genügende Teststärke, d. h. um eine genügende Aussagekraft über den Unterschied zwischen der Interventions- und Kontrollgruppe zu erhalten. Sind die Studien zu klein, wären Meta-Analysen bzw. systematische Übersichtsartikel notwendig, um die notwendige Gruppengröße zu erreichen. Häufig sind aber diese zusammenfassenden Studien nicht vorhanden.

Alternativen bilden weitere Studiendesigns, welche aber eine geringere wissenschaftliche Beweiskraft

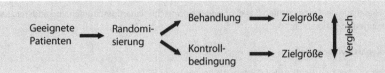

◻ **Abb. 20.1**   Zeitlicher Ablauf randomisiert kontrollierter Studien zur Untersuchung von Nebenwirkungen

haben. Zur Hierarchie der Evidenzstufen von Studien, welche die Nebenwirkungen von Therapien beurteilen (Oxford Centre for Evidence-based Medicine 2009, ◻ Tab. 20.1).

Die Studien bilden die externe Evidenz der evidenzbasierten Arbeit. Wie in den anderen Kapiteln ist es notwendig, die wissenschaftliche Glaubwürdigkeit, Bedeutsamkeit und Anwendbarkeit der Evidenz mithilfe der Analysemethoden der EBP differenziert zu beurteilen. Der folgende Abschnitt geht auf den 1. Schritt der Analyse ein, auf die Beurteilung der wissenschaftlichen Glaubwürdigkeit (Validität). Die Analyse bezieht sich auf **Primärstudien**. Die zusammenfassenden Studien, die Meta-Analysen und systematischen Reviews, sind in einem eigenen Kapitel (► Kap. 21) beschrieben.

Wie schon zuvor (► Kap. 9) muss ein häufig verwendeter Begriff, die Exposition, vorab erläutert werden. Unter **Exposition** wird im Folgenden die Art und Intensität der medizinischen bzw. therapeutischen Intervention verstanden, welcher der Patient unterzogen wird. Das kann eine Behandlung, aber auch z. B. ein Test sein.

20.2.2 Leitfragen

Die Studienart gibt Aufschluss über die Stellung in der Hierarchie der Evidenzstufen (◻ Tab. 20.1). Die Evidenz hängt aber auch davon ab, wie valide die Studien sind. Das ist auch in der Tabelle erkennbar, denn z. B. gute RCTs stehen auf einer höheren Stufe als RCTs von geringer Qualität.

Zur Beurteilung der Validität der Studien dienen verschiedene Leitfragen. Die Übersicht listet die Leitfragen zur Beurteilung von Studien zu Nebenwirkungen einer Intervention auf. Im Text werden die Leitfragen nochmals einzeln aufgeführt und erklärt.

Leitfragen zur Beurteilung der Validität von Studien zu Nebenwirkungen

— Gab es klar definierte Vergleichsgruppen, welche bezüglich wichtiger Parameter, welche die Zielgröße(n) mitbestimmen, ausreichend ähnlich waren?
(Referenzen: a, b)

— Wurden bei allen Patienten dieselben Erfassungsinstrumente zur Messung der Exposition und der Zielgröße(n) angewendet?
(Referenzen: a, b)

— Entsprachen die Durchführung und Intensität der Behandlung derjenigen, wie sie in der Praxis üblich sind bzw. üblich sein werden?
(Referenzen: keine)

— Waren die Patienten verblindet?
(Referenzen: a)

— Waren die Fachpersonen, welche die Zielgröße(n) erfassten, verblindet?
(Referenzen: a)

— War das Follow-up ausreichend lang?
(Referenzen: a, b)

— War die Abbruchrate niedrig genug?
(Referenzen: a, b)

— War die zeitliche Reihenfolge zwischen Exposition und dem allfälligen Auftreten der gesundheitlichen Beeinträchtigung korrekt?
(Referenzen: a, b)

— Gab es eine Dosis-Wirkungs-Kurve?
(Referenzen: a, b)

— Macht der Zusammenhang zwischen Ursache (Exposition) und Wirkung (Symptome) biologisch Sinn?
(Referenzen: b)

(Referenzen: a) Levine et al. 1994: b) Sackett et al. 1999, S. 84–88)

● **Gab es klar definierte Vergleichsgruppen, welche bezüglich wichtiger Parameter, welche die Zielgröße(n) mitbestimmen, ausreichend ähnlich waren?**
Verschiedene Faktoren, beispielsweise das Alter oder Komorbiditäten (z. B. Bindegewebsschwäche) können die Entwicklung der untersuchten Nebenwirkungen

◻ Tab. 20.1 Hierarchie der Evidenzstufen (Level of Evidence) verschiedenartiger Studien und anderer Quellen über die Nebenwirkungen von Therapien

Level	Studienart/Evidenzquelle
1a	Systematischer Übersichtsartikel (Systematic Review) über RCTs
1b	Einzelne RCT (mit engem Konfidenzintervall)
1c	Alle-oder-Keiner-Studie (All or None Study)
2a	Systematischer Übersichtsartikel (Systematic Review) über Kohortenstudien
2b	Einzelne Kohortenstudie, RCT von geringer Qualität (z. B. Daten von weniger als 80% der Patienten beim Follow-up)
2c	Versorgungsforschung (Outcomes Research), Ökologische Studie (Ecological Study)
3a	Systematischer Übersichtsartikel (Systematic Review) über Fall-Kontroll-Studien (Case-Control Studies)
3b	Einzelne Fall-Kontroll-Studie
4	Fallserie (Case Series); Kohortenstudie und Fall-Kontroll-Studie von geringerer Qualität (z. B. keine klare Beschreibung der Vergleichsgruppen)
5	Expertenmeinung ohne explizite kritische Analyse oder basierend auf der Physiologie, Bench Research oder Grundprinzipien

RCT = randomisierte kontrollierte Studie.
Erklärungen zu den Studienarten, ► Internet-Link für Download: http://extras.springer.com

beeinflussen. Damit die Studie nicht verzerrt wird, müssen die Ausprägungen dieser Faktoren gleichmäßig auf beide Gruppen verteilt sein. Nähere Angaben zu dieser Leitfrage, ► Abschn. 7.4.1.

■ **Wurden bei allen Patienten dieselben Erfassungsinstrumente zur Messung der Exposition und der Zielgröße(n) angewendet?**

Die Exposition, d. h. die Art und Intensität der Intervention, und die Zielgröße, also die Nebenwirkung(en), müssen die Wissenschaftler bei allen Patienten und Patientinnen stets mit denselben Messinstrumenten und auf dieselbe Weise erfassen, damit die Studie nicht verzerrt wird. Nähere Erläuterungen in der gleich lautenden (Teil-)Leitfrage, ► Abschn. 7.4.1.

■ **Entsprachen die Durchführung und Intensität der Behandlung derjenigen, wie sie in der Praxis üblich sind bzw. üblich sein werden?**

Wenn eine Studie Nebenwirkungen erforscht und die Ergebnisse für die Praxis gelten sollen, so müssen die Art und die Ausführung der Intervention dem Pra-

xisalltag entsprechen. Wählt die Studie beispielsweise eine **niedrigere Intensität**, als zur Erreichung eines Erfolges mit der Intervention notwendig ist, so treten in der Studie eventuell **weniger Nebenwirkungen** als in der Praxis auf. Der Therapeut darf sich dann nicht in Sicherheit wiegen, dass die Nebenwirkung vernachlässigbar ist, wenn dies die Studie so »bewiesen« hat, denn er wird eine höhere Intensität wählen. Ist im umgekehrten Fall die Intensität höher als in der Praxis, werden in der Studie häufiger Nebenwirkungen auftreten, als eigentlich bei den eigenen Patienten zu erwarten ist.

■ **Waren die Patienten verblindet?**

Die Patienten sollten der Exposition gegenüber verblindet sein, d. h. sie sollten nicht wissen, welche Intervention sie erhalten, denn diese Kenntnis könnte sie z. B. bei Befragungen ihrer Symptome beeinflussen oder auch psychosomatische Effekte bewirken (► Abschn. 7.4.1, entsprechende Leitfrage). Allerdings ist diese Verblindung in der Physio- und Ergotherapie häufig nicht realisierbar.

- **Waren die Fachpersonen, welche die Zielgröße(n) erfassten, verblindet?**

Die Person, welche die Zielgröße(n) misst, sollte nicht wissen, welcher Patient der Exposition ausgesetzt ist, denn diese Kenntnis könnte sie beeinflussen und die Ergebnisse verzerren. Weitere Ausführungen, ▶ Abschn. 7.4.1, gleich lautende Leitfrage.

- **War das Follow-up ausreichend lang?**

Es ist wichtig, die Erfassung der Symptome über eine genügend lange Zeitspanne zu erstrecken, damit sich allfällige Nebenwirkungen entwickeln können. Wenn Nebenwirkungen erst 6 Monate nach der Behandlung auftreten, die Patienten aber nur 4 Monate beobachtet werden, so kommt man irrtümlich zur Schlussfolgerung, es gäbe keine Nebenwirkungen. Genauere Ausführungen dieser Leitfrage, ▶ Abschn. 7.4.1.

- **War die Abbruchrate niedrig genug?**

Diese Leitfrage wurde bereits erläutert, ▶ Abschn. 7.4.1, entsprechende Leitfrage. Hier sei nochmals auf die Faustregel von Sackett et al. (1999, S. 68) verwiesen: Beträgt die Abbruchrate bis zu **5%**, so führt sie wahrscheinlich zu keiner besonderen Verzerrung der Daten. Liegt die Rate **höher als 20%**, so bedeutet dies eine ernsthafte Gefährdung der Validität.

- **War die zeitliche Reihenfolge zwischen Exposition und dem allfälligen Auftreten der gesundheitlichen Beeinträchtigung korrekt?**

Die Exposition muss dem Auftreten der Symptome **vorausgehen**. Bestehen die Symptome schon vor der therapeutischen Intervention, so handelt es sich nicht um eine Nebenwirkung dieser Intervention, sondern es muss schon vorher ein anderer Faktor diese Symptome verursacht haben.

- **Gab es eine Dosis-Wirkungs-Kurve?**

Die Resultate der Studie sind glaubwürdiger, wenn sie zeigen, dass die Nebenwirkungen umso stärker oder häufiger auftreten, je intensiver die Intervention durchgeführt wird.

Wenn in der Studie ein Wechsel zwischen der Intensität (Dosis) der therapeutischen Intervention bzw. ein Wechsel zwischen Intervention und Unterbrechung der Therapie stattfindet, so sollte erkennbar sein, dass die Nebenwirkung entsprechend zu- und abnimmt, sofern es physiologisch möglich ist.

- **Macht der Zusammenhang zwischen Ursache (Exposition) und Wirkung (Symptome) biologisch Sinn?**

Da das Thema Nebenwirkungen nicht nur nach einem Zusammenhang, sondern nach der Ursache (Exposition) und Wirkung (Nebenwirkung) fragt, müssen biologische bzw. auch medizinische oder psychologische Gründe für die **Kausalität** erkennbar sein. Wenn nicht, könnte es auch sein, dass zwar die (vermeintliche) Ursache und die Wirkung gemeinsam auftreten, aber die tatsächliche Ursache für die Nebenwirkung woanders liegt.

Beispiel TENS-Behandlung

Ein Patient führt erfolgreich eine TENS-Behandlung (Transkutane Elektrische Nervenstimulation) gegen seine Schmerzen durch. Die Schmerzen nehmen ab, aber der Patient beobachtet, dass das bereits abgeklungene Ödem im benachbarten Gelenk erneut auftritt. Dadurch lässt sich annehmen, die TENS hätte das Ödem, also eine unerwünschte Nebenwirkung, verursacht. Allerdings bleibt unbeachtet, dass er durch die Schmerzreduktion das Gelenk wieder mehr belastet. Somit kann auch die höhere Gelenkbelastung die Ursache des Ödems sein.

Ist der Therapeut zum Urteil gelangt, dass die Studie zu den Nebenwirkungen der Intervention valide ist, so muss er als Nächstes herausfinden, ob die Ergebnisse dieser Studie für die Praxis bedeutsam sind. Wie er dabei vorgehen soll, erklären die folgenden Abschnitte.

20.3 Ist die Evidenz zu den Nebenwirkungen einer Intervention bedeutsam?

Es stellt sich nun die Frage, wie praxisrelevant der Zusammenhang zwischen der Exposition und der Nebenwirkung ist. Darüber geben verschiedene spezifische **Kenngrößen** wie das Relative Risiko (RR), die Relative Odds (RO) und die Number Needed to Treat to Harm (NNT_H) Auskunft.

Die Beschreibung der Berechnungen ist komplex, und bei den Nebenwirkungen gelten dieselben analytischen Vorgehensweisen wie bei der Ätiologie. Deshalb wird hier auf eine Wiederholung der Erläuterungen verzichtet und auf das Kapitel »Ist die Evidenz zur Ätiologie bedeutsam?« (▶ Abschn. 9.3) verwiesen. Da die Fachbegriffe auf die Themenbereiche zugeschnitten sind, stellt die Tabelle analoge Begriffe der beiden

◘ Tab. 20.2 Erläuterung der analogen Begriffe in den Kapiteln Ätiologie und Nebenwirkungen

Ätiologie	Nebenwirkungen
Exposition Potentiell krankheitsverursachender Faktor, welchem der Patient ausgesetzt ist bzw. welchem er sich selbst aussetzt Beispiele: – angeborene Anomalie, welche im Laufe der Zeit Krankheitssymptome verursacht – ungünstige Verhaltensweise des Patienten – Schadstoff am Arbeitsplatz	**Exposition, Intervention** Art und Intensität einer Intervention durch den Therapeuten, Arzt etc. Beispiele: – therapeutische Behandlung, z. B. Gelenkmobilisation, physikalische Therapie – medikamentöse Behandlung – (diagnostischer) Test
Zielgröße Negative Auswirkungen der Exposition (Symptome und Krankheiten) Beispiele: – Schmerzen – degenerative Erscheinungen – Krebs	**Zielgröße** Negative Auswirkungen der Intervention (Symptome und Krankheiten) Beispiele: – Schmerzen – allergische Reaktionen – Krebs
Expositionsgruppe Gruppe, in welcher sich diejenigen Studienteilnehmer befinden, welche der Exposition ausgesetzt sind	**Behandlungsgruppe, Interventionsgruppe** Gruppe, in welcher sich diejenigen Studienteilnehmer befinden, welche die Intervention erhalten
Kontrollgruppe In der Kontrollgruppe befinden sich diejenigen Studienteilnehmer, welche nicht der Exposition ausgesetzt sind	**Kontrollgruppe** In der Kontrollgruppe befinden sich die Studienteilnehmer, welche nicht der therapeutischen Intervention unterzogen werden

Kapitel (Ätiologie und Nebenwirkungen) gegenüber (◘ Tab. 20.2).

Für das Thema Nebenwirkungen geben Sackett et al. (1999, S. 116–117) **Interpretationshilfen** dazu an, wie viel das RR bzw. die RO den Wert 1 überschreiten sollten, damit der Zusammenhang als beeindruckend gilt und man also an eine schädliche Wirkung der Exposition glauben darf. Dabei gilt grundsätzlich, dass die Höhe des Wertes von der **Verzerrungsgefahr** der Studie abhängt, also von der jeweiligen Evidenzstufe der Studienart, denn der Wert für RR bzw. RO muss höher liegen, als er durch Verzerrungseffekte zustande kommen könnte. Als Faustregeln gelten:

- Bei Kohortenstudien könnte der klinisch relevante Mindestwert bei **RR = 3** angesetzt werden.
- Bei RCT, also Studien mit wenig Verzerrungsgefahr, müsste das Konfidenzintervall den **Wert 1 ausschließen**.
- Für die Relative Odds ließe sich ein Mindestwert von **RO = 4** ansetzen.

Diese Richtwerte lassen sich noch an den **Schweregrad** der Nebenwirkungen anpassen: Bei schwerwie-

genden Nebenwirkungen könnte man sie vorsichtshalber nach unten korrigieren und bei weniger gravierenden Symptomen dagegen heraufsetzen.

Nach der Überprüfung, ob die Evidenz aus den Studien zur Untersuchung von Nebenwirkungen bedeutsam ist, muss der Therapeut als Nächstes überlegen, ob er die Evidenz in die Praxis umsetzen kann und sollte. Das hängt u. a. von den Eigenschaften des aktuellen Patienten im Vergleich zu denjenigen der Studie, von seinen Prioritäten und von der Verfügbarkeit und Finanzierbarkeit der Methode ab. Solche Fragen stellen die nächsten Abschnitte vor.

20.4 Ist die Evidenz zu den Nebenwirkungen einer Intervention auf die medizinische Versorgung des Patienten anwendbar?

Wissenschaftlich wertvolle Studien mit allgemein praxisrelevanten Resultaten garantieren nicht, dass die

Evidenz auch beim aktuellen Patienten anwendbar ist. Ob dies der Fall ist, lässt sich mit den in der Übersicht aufgelisteten und im Text erläuterten Leitfragen untersuchen.

> **Leitfragen zur Beurteilung der Anwendbarkeit der Evidenz von Studien über Nebenwirkungen**
> — Lassen sich die Ergebnisse der Studie auf den eigenen Patienten übertragen? (Referenzen: a, b)
> — Wie hoch lässt sich das Risiko für den eigenen Patienten einschätzen? (Referenzen: a, b)
> — Was wären die negativen Konsequenzen, wenn die Behandlung verhindert, reduziert oder gestoppt würde? (Referenzen: a)
> — Welche Präferenzen, Bedenken und Erwartungen äußert der Patient in Bezug auf diese Behandlung? (Referenzen: b)
> — Welche Behandlungsalternativen stehen zur Verfügung? (Referenzen: b)
> (Referenzen : a) Levine et al. 1994; b) Sackett et al. 1999, S. 139-140)

■ **Lassen sich die Ergebnisse der Studie auf den eigenen Patienten übertragen?**

Die Patienten in der Studie weisen bestimmte Merkmale auf, welche die Ergebnisse mitbestimmen, z. B. das Alter und die physische und psychische Konstitution. Wichtige Eigenschaften sind in den **Ein- und Ausschlusskriterien** der Studie formuliert. Damit die Ergebnisse auf den Patienten, welcher behandelt werden soll, übertragbar sind, muss er in den wichtigsten Merkmalen mit den Studienteilnehmern übereinstimmen. Welches diese Eigenschaften sind und wie hoch der Grad der Übereinstimmung ist, schätzt der Therapeut anhand seines klinischen bzw. therapeutischen **Fachwissens** und seiner **Erfahrung** ab. Hier kommt die Symbiose zwischen Theorie und Praxis zum Tragen, welche die EBP charakterisiert.

Drei Fälle sind zu unterscheiden:

1. Der zu behandelnde Patient stimmt mit den Patienten der Studie **ausreichend überein**. Die Ergebnisse der Studie lassen sich daher auf den eigenen Patienten übertragen.

2. Es gibt **sehr große Unterschiede** zwischen dem zu behandelnden Patienten und den Patienten der Studie. Die Ergebnisse gelten folglich nicht für den eigenen Patienten. Der Therapeut sollte versuchen, andere Literatur zu finden.

3. Es sind zwar Unterschiede vorhanden, aber **nicht so gravierende**, dass die Übertragbarkeit gänzlich gefährdet ist. Der Therapeut muss überlegen, in welchem Ausmaß es notwendig ist, die Ergebnisse für den Patienten zu modifizieren. Insbesondere kann sich das berechnete Risiko der Studie vom individuellen Risiko für den Patienten unterscheiden. Wie man diese Anpassungen durchführt, geht aus den Erläuterungen der folgenden Frage hervor.

> **Praxistipp**
> Achten Sie bereits bei der Literatursuche auf eine ausreichende Übereinstimmung zwischen den Studienpatienten und Ihrem Patienten. Bei zu großen Abweichungen können Sie sich die Mühe sparen, die Studie auszuwerten.

■ **Wie hoch lässt sich das Risiko für den eigenen Patienten einschätzen?**

Wissenschaftliche Studien zu Nebenwirkungen informieren über das Auftreten unerwünschter Effekte in den untersuchten Gruppen. Bei der Übertragung dieser Ergebnisse auf den eigenen Patienten muss man dessen **individuelle Anfälligkeit** gegenüber den betreffenden Nebenwirkungen mitberücksichtigen.

— Ist der Patient **weniger anfällig** als die Patienten in der Studie, so ist seine persönliche NNT_H größer, denn mit dieser geringeren Anfälligkeit müssten mehr Patienten mit der Intervention behandelt werden, damit bei einem zusätzlichen Patienten die Nebenwirkungen aufträten.

— Ist im umgekehrten Fall der eigene Patient **anfälliger** als die Patienten der Studie, so wäre die persönliche NNT_H des Patienten kleiner.

Diese persönliche (individuelle) NNT_H wird im Folgenden **NNT_{H-ind}** genannt. Sie berechnet sich mithilfe der individuellen Anfälligkeit, wie der nachfolgende Abschnitt erklärt.

Die individuelle Anfälligkeit des Patienten heißt in der evidenzbasierten Praxis **PEER** (Patient's Expected Event Rate, übersetzt: erwartete Ereignisrate des Patienten) .

❯❯ Die PEER bezieht sich auf den unbehandelten Patienten.

Es stellt sich also die Frage, mit welcher Wahrscheinlichkeit bei dem eigenen Patienten die Entwicklung der Symptome zu erwarten wäre, wenn er der betreffenden Intervention **nicht** unterzogen würde.

Mithilfe der PEER lässt sich die individuelle $NNT_{H\text{-ind}}$ rechnerisch ermitteln, analog zu der Berechnung der bereits beschriebenen individuellen $NNT_{B\text{-ind}}$ (Sackett et al. 1999, S. 131–132; Health Information Research Unit 2004, ▶ Abschn. 18.4).

Zur Berechnung gelten folgende Formeln:

$$ARI_{ind} = PEER * RRI \tag{20.1}$$

und

$$NNT_{H-ind} = \frac{1}{ARI_{ind}} = \frac{1}{PEER * RRI} \tag{20.2}$$

RRI stammt dabei aus der Studie zu den Nebenwirkungen. Wie kommt man aber an die Zahl für PEER?

Fall 1 Der Patient ähnelt den Patienten der Studie hinreichend. Dazu muss der Patient nicht sämtliche Ein- und Ausschlusskriterien der Studie erfüllen, aber in den wichtigsten Eigenschaften **ausreichend übereinstimmen**. Es liegt in der **Erfahrung** des Therapeuten bzw. Arztes zu beurteilen, welche die wichtigsten Eigenschaften darstellen (z. B. Alter, bestimmte physische oder psychische Merkmale etc.), damit die Resultate auf den Patienten übertragbar sind.

Bei hinreichender Übereinstimmung lässt sich die Grundanfälligkeit des Patienten mit der Anfälligkeit der Patienten der Kontrollgruppe gleichsetzen. Kontrollgruppe deshalb, weil sich die PEER auf den **nichtexponierten** Patienten bezieht. In diesem Fall wäre also **PEER = CER** und

$$NNT_{H-ind} = \frac{1}{CER * RRI} \tag{20.3}$$

Eigentlich ist diese Rechnung gar nicht nötig, denn die NNT_H der Studie entspricht der individuellen $NNT_{H\text{-ind}}$ des Patienten, d. h. $NNT_H = NNT_{H\text{-ind}}$.

Setzt man nämlich für RRI dessen Berechnungsterm (CER – EER)/CER ein, so erhält man:

$$NNT_{H-ind} = \frac{1}{CER - EER} = NNT_H$$

Fall 2 Der zu behandelnde Patient **unterscheidet** sich von den Patienten der Kontrollgruppe der Studie so sehr, dass PEER nicht mit CER gleichgesetzt werden kann. In diesem Fall sollte der Therapeut eine andere

Studie mit einer dem Patienten ähnlichen Kontrollgruppe und gleicher Studiendauer, z. B. eine Prognosestudie, suchen. Die PEER ist dann gleich der Anfälligkeit der Prognosestudie, d. h.

$$PEER = CER_{Prognosestudie} \text{ und}$$

$$NNT_{H-ind} = \frac{1}{RRI * CER_{Prognosestudie}} \tag{20.4}$$

RRI stammt wiederum aus der Studie zu den Nebenwirkungen (s.o.).

Neben dieser aufwändigen Methode, die $NNT_{H\text{-ind}}$ zu bestimmen, gibt es noch eine einfachere, die jedoch ungenauer ist.

Praxistipp

Fehlt Ihnen die Zeit, Literatur für die komplexere Vorgehensweise zu suchen bzw. finden Sie keine Informationen innerhalb eines angemessenen Zeitrahmens (zumal in der Physio- und Ergotherapie häufig keine ausreichenden Angaben in der Literatur vorliegen), so wählen Sie die einfachere Vorgehensweise.

Bei der einfacheren Methode ist folgendermaßen vorzugehen: Statt die PEER zu bestimmen, schätzt der Therapeut die individuelle Anfälligkeit des Patienten im Vergleich zu den Patienten der Studie zu den Nebenwirkungen, und zwar als **Faktor F**.

Vermutet der Therapeut beispielsweise, dass sein Patient doppelt so anfällig für Nebenwirkungen wie die Patienten der Studie (Kontrollgruppe) ist, so beträgt F = 2. Nimmt er an, er sei halb so anfällig, so ist F = ½ bzw. 0,5. Zwei Aspekte sind allerdings dabei zu berücksichtigen:

a. Die Einschätzung der Anfälligkeit muss sich auf die **Dauer der Studie** beziehen, da dieselben Voraussetzungen gelten müssen.
b. Es wird die Grundanfälligkeit des Patienten im Vergleich zur **Kontrollgruppe** eingeschätzt, d. h. sie bezieht sich auf den Patienten, wenn er der Intervention nicht unterzogen würde.

Vorausgesetzt, dass RRI über das gesamte Spektrum der Anfälligkeiten konstant ist, lässt sich dann die $NNT_{H\text{-ind}}$ bestimmen, indem man die NNT_H der Studie durch den Faktor F teilt (Sackett et al. 1999, S. 132):

$$NNT_{H-ind} = \frac{NNT_H}{F} \tag{20.5}$$

Schätzt der Therapeut den Patienten z. B. als ein Drittel so anfällig wie die Patienten der Studie ein und ist $NNT_H = 9$, so ist:

$$NNT_{H-ind} = \frac{NNT_H}{F} = \frac{9}{0,33} = 27$$

> Je höher die NNT_H bzw. NNT_{H-ind} ist, desto weniger häufig treten die Nebenwirkungen im Vergleich zu keiner Exposition auf.

- **Was wären die negativen Konsequenzen, wenn die Behandlung verhindert, reduziert oder gestoppt würde?**

Für den Patienten ist es wichtig zu wissen, welche Nebenwirkungen auftreten können und wie hoch das Risiko ist. Genauso wichtig ist zu überlegen, was passiert, wenn die Intervention nicht durchgeführt bzw. eine bereits begonnene Intervention reduziert oder gestoppt wird. Handelt es sich z. B. um eine lebensrettende Maßnahme mit zwar unangenehmen, aber nicht lebensbedrohlichen Nebenwirkungen, so ist offensichtlich, dass der Patient die Nebenwirkungen in Kauf nehmen sollte. Meistens ist der Fall aber weniger klar. Es gilt, die **Art** des Nutzens und der Nebenwirkungen sowie die **Wahrscheinlichkeiten** des Eintreffens der positiven Wirkung und der Nebenwirkungen abzuwägen.

- **Welche Präferenzen, Bedenken und Erwartungen äußert der Patient in Bezug auf diese Behandlung?**

Patienten haben verschiedene Präferenzen und sind unterschiedlich **risikofreudig**. Zudem nimmt ein Patient, bei welchem der **Leidensdruck** sehr hoch und dem der mögliche Nutzen einer Behandlung sehr wichtig ist, das Risiko einer Nebenwirkung aufgrund der hohen Priorität eher in Kauf als ein anderer, der unter derselben Krankheit weniger leidet.

Um zu einer Entscheidung für oder gegen eine therapeutische Intervention zu gelangen, ist es wichtig, mögliche Nutzen und Risiken in Form der Nebenwirkungen abzuwägen (► vorhergehende Leitfrage). Aus den Studien liegen die NNT_B (► Abschn. 18.3.2) und NNT_H vor. Zudem lassen sich die NNT_{B-ind} und NNT_{H-ind} bestimmen. Die Präferenzen und Risikobereitschaft werden jedoch dabei nicht berücksichtigt. Sackett et al. (1999, S. 139–140) schlagen vor, diese durch eine Korrektur der NNT_{H-ind} mit einzubeziehen, und zwar folgendermaßen:

Wiegen die Nebenwirkungen für den Patienten beispielsweise 4-fach so schwer wie der mögliche Nut-

zen oder ist der Patient entsprechend risikoscheu, so wird die NNT_{H-ind} durch diesen Faktor 4 geteilt. Bei einer $NNT_{H-ind} = 27$ wäre der korrigierte Wert also 7. Diese korrigierte NNT_{H-ind} vergleicht man nun mit der NNT_B bzw. NNT_{B-ind}. Ist die NNT_{H-ind} kleiner als NNT_{B-ind}, sollte man überlegen, ob nicht alternative Interventionen in Frage kämen.

- **Welche Behandlungsalternativen stehen zur Verfügung?**

Vielleicht gibt es noch andere Behandlungen, welche eine ähnliche Wirksamkeit aufweisen und weniger Nebenwirkungen haben oder Nebenwirkungen, welche der Patient eher tolerieren würde. Dann wären diese vorzuziehen.

Literatur

Health Information Research Unit (2004) C. Therapy. http://www.cebm.utoronto.ca/syllabi/nur/print/therapy.htm. Zugegriffen 16 April 2009

Levine M, Walter S, Lee H, Haines T, Holbrook A, Moyer V, for the Evidence-Based Medicine Working Group (1994) Users' guides to the medical literature. IV. How to use an article about harm. JAMA 271(20):1615–1619

Oxford Centre for Evidence-based Medicine (2009) Oxford Centre for Evidence-based Medicine Levels of Evidence (March 2009). http://www2.cch.org.tw/ebm/file/CEBM-Levels-of-Evidence.pdf. Zugegriffen 17. Dezember 2010

Sackett DL, Richardson WS, Rosenberg W, Haynes RB (1999) Evidenzbasierte Medizin – EBM-Umsetzung und – vermittlung. Deutsche Ausgabe: Kunz R, Fritsche L. Zuckschwerdt, München

Übersichtsartikel

21

Einen Überblick zu erhalten, ist immer erstrebenswert – auch über gute wissenschaftliche Literatur. Glücklicherweise gibt es zu manchen therapeutischen Fragestellungen wertvolle Übersichtsartikel. Sie zu lesen spart Zeit, weil man die Ergebnisse der darin zitierten Studien erhält, ohne diese lesen zu müssen. Aber aufgepasst: Nicht alle Übersichtsartikel sind wissenschaftlich wertvoll. Die EBP hilft, ihre Güte zu beurteilen und deren Ergebnisse für die Praxis zu nutzen.

In einem der vorangehenden Fallbeispiele (▶ Abschn. 18.5) wurde folgende therapeutische PICO-Frage aufgeworfen: »**Verbessern sich für eine Erwachsene mit einem Tennisellbogen die Schmerzen und der allgemeine Zustand im Armbereich besser mit der Physiotherapie oder mit einem kortisonhaltigen Medikament?**« Die zugehörige Literaturrecherche brachte neben den Primärstudien auch einen passenden systematischen Übersichtsartikel von Barr et al. (2009) hervor. Hätte es sich nicht um ein Fallbeispiel gehandelt, bei dem es um die Analyse von Primärstudien ging, sondern um die Realität, so hätte die Therapeutin mit dem systematischen Übersichtsartikel angefangen, weil er auf wissenschaftlich hoher Evidenzstufe steht und mehr Information als eine einzelne Primärstudie enthält.

> **Praxistipp**
>
> Stehen Primärstudien und Übersichtsartikel zur Verfügung, so sollten Sie
> - mit den Übersichtsartikeln beginnen, falls es sich um wissenschaftlich wertvolle Übersichtsartikel handelt,
> - zusätzlich wertvolle Primärstudien, welche der Übersichtsartikel nicht berücksichtigt hat (z. B. weil die Primärstudien neueren Datums als die Übersichtsartikel sind), gemäß der EBP auswerten.
>
> Die Primärstudien, welche in wissenschaftlich guten Übersichtsartikeln aufgeführt sind, müssen Sie häufig nicht mehr lesen, es sei denn, Sie möchten sich die Ergebnisse detaillierter ansehen, als sie der Übersichtsartikel aufführt.

21.1   Arten der Übersichtsartikel

In den wissenschaftlichen Datenbanken finden sich 3 Arten an Übersichtsartikeln:
- systematische Übersichtsartikel,
- Meta-Analysen,
- narrative Übersichtsartikel.

Sie unterscheiden sich darin, wie sie Studien, welche sie zitieren, gesucht und verarbeitet haben, wie sie strukturiert sind und welche wissenschaftliche Aussagekraft (Evidenzstufe) sie besitzen.

21.1.1   Systematische Übersichtsartikel

Systematische Übersichtsartikel (engl.: Systematic Reviews) sind Artikel zu einer wissenschaftlichen Fragestellung, welche die Ergebnisse **möglichst aller** relevanten Primärstudien und anderer systematischer Übersichtsartikel zusammentragen, präsentieren und interpretieren. Sie weisen zudem auf die Stärken und Schwächen der zugrunde liegenden Studien hin, um die Stärke der Evidenz richtig einzuordnen. Im Gegensatz zu den unten beschriebenen Meta-Analysen führen sie **keine eigenen Datenanalysen** durch. Deshalb spricht man auch von qualitativen systematischen Übersichtsartikeln, obwohl sie quantitative Ergebnisse der Primärstudien präsentieren.

Systematische Übersichtsartikel zeichnen sich dadurch aus, dass sie:
- die wissenschaftliche Fragestellung nennen, welche sie mithilfe der Primärstudien beantworten möchten,
- eine **systematische Literatursuche** zu der Fragestellung beinhalten,
- die wissenschaftliche Qualität der gefundenen Studien **kritisch beurteilen** und Studien mit zu niedriger wissenschaftlicher Güte ausschließen,
- die Resultate der eingeschlossenen Primärstudien aufführen,
- Gemeinsamkeiten und Widersprüche der Studien aufdecken und diese interpretieren,
- Hinweise auf Stärken und Schwächen der Studien geben,
- Grenzen der wissenschaftlichen Aussagen bzw. Aussagekraft sowohl der Primärstudien als auch des systematischen Übersichtsartikels selbst aufzeigen.

> ❯ Systematische Übersichtsartikel sind – falls sie gut durchgeführt wurden und somit die Gütekriterien erfüllen – Artikel mit **hoher wissenschaftlicher Aussagekraft**, weil sie
> - mehr Daten zusammentragen als eine einzelne Primärstudie,
> - Studien mit möglichst guter Evidenz einschließen,

— einen möglichst neutralen Überblick über das behandelte Gebiet bzw. die Fragestellung vermitteln, indem sie Studien mit positiven und negativen Ergebnissen (sofern vorhanden) aufführen.

21.1.2 Meta-Analysen

Meta-Analysen sind eine spezielle Form der systematischen Übersichtsartikel. Die oben beschriebenen Eigenschaften (▶ Abschn. 21.1.1) treffen daher auch auf sie zu. Darüber hinaus werten Meta-Analysen die experimentellen Daten, welche aus den klinischen Primärstudien stammen, mithilfe **spezieller Statistiken** (Lipsey u. Wilson 2001; Deeks 2002) zusammenfassend aus. Dadurch umfassen die statistischen Analysen größere Patientenpopulationen als die einzelnen Primärstudien.

> Meta-Analysen weisen eine **hohe wissenschaftliche Aussagekraft** auf.

Systematische Übersichtsartikel und Meta-Analysen sind also beide sehr wertvoll für die EBP. Es ist nicht notwendig, eine der beiden Arten zu bevorzugen oder nach einer spezifischen Art zu suchen, obwohl man z. B. in PubMed mit einem Filter (zusätzliches aufrufbares Fenster zur Eingrenzung der Suche) spezifisch »Review« oder »Meta-Analysis« anwählen kann. Gekennzeichnet sind sie bei den Suchergebnissen beide als »Review«. Doch Vorsicht: Diese Kennzeichnung gilt auch für die nächste Form der Übersichtsartikel, die narrativen Übersichtartikel, und diese stehen in der EBP auf sehr niedriger Evidenzstufe.

21.1.3 Narrative Übersichtsartikel

Die oben aufgezeigte **systematische** Vorgehensweise, keine relevanten Studien zu der Fragestellung zu übersehen, unterscheidet die systematischen Übersichtsartikel von den narrativen Übersichtsartikeln (engl.: reviews, overviews), häufig auch nur Übersichtsartikel genannt.

Narrative Übersichtsartikel schreiben in der Regel Autorinnen und Autoren, welche schon länger in einem speziellen Fachgebiet arbeiten und daher einen guten Überblick über das Gebiet haben. Sie geben mehr oder weniger umfassende Informationen zu einer engeren Fragestellung oder zu einem breiteren Thema.

Obwohl es häufig auch bei dieser Form der Übersichtsartikel vorkommt, dass ausgewählte Fachleute, sog. Peer-reviewer, sie begutachten, ist die Qualität sehr unterschiedlich. Das hat mehrere Gründe:

— Die Autorinnen und Autoren berichten häufig nicht nur über hochwertige Primärstudien, sondern auch über Studien auf niedriger Evidenzstufe.

— Da sie **keine systematische Literatursuche** durchführen, können sie leicht wichtige Studien übersehen oder Studien missachten, weil sie die Studien nicht nach strengen Ein- und Ausschlusskriterien selektieren.

— Manchmal gibt es Übersichtsartikel, die nur oder fast nur über die Studien aus dem eigenen Forschungslabor berichten.

Narrative Übersichtsartikel gelten in der EBP nicht als wissenschaftlich wertvolle Studien und werden hinsichtlich ihrer Güte nicht bewertet. Es sind jedoch unter ihnen sehr informative, gute Übersichten über ein Gebiet zu finden.

> Narrative Übersichtsartikel stehen auf niedriger Evidenzstufe, können aber zur Literaturrecherche von Hand wertvoll sein, denn vielleicht zitieren sie hochwertige Primärstudien oder systematische Übersichtsartikel.

21.1.4 Unterscheidung der Arten von Übersichtsartikeln

Datenbanken wie PubMed oder PEDro kennzeichnen die verschiedenen Arten von Übersichtsartikeln bisher alle gleich, sie heißen dort alle »Review«. Somit müssen Leser und Leserinnen selbst herausfinden, um welche Art es sich handelt. Systematische Übersichtsartikel und Meta-Analysen lassen sich an ihrer **wissenschaftlichen Struktur** erkennen, denn sie bestehen aus einem Einleitungs-, Methoden-, Ergebnis- und Diskussionsteil. Der Methodenteil führt dabei u. a. die verwendete Such- und Selektionsstrategie der Literatur auf. Narrative Übersichtsartikel sind dagegen frei in ihrem Aufbau.

Meta-Analysen unterscheiden sich zudem von den beiden anderen Arten durch eine **eigene statistische Auswertung**.

Systematische Übersichtsartikel und Meta-Analysen werden mit anderen Kriterien als Primärstudien beurteilt. Die folgenden Abschnitte beschreiben, wie sich Übersichtsartikel hinsichtlich ihrer Validität,

Bedeutsamkeit ihrer Ergebnisse und Anwendbarkeit in der Praxis gemäß EBP analysieren und beurteilen lassen. Aus den bereits genannten Gründen hinsichtlich der Aussagekraft berücksichtigen sie dabei nur die (qualitativen) **systematischen Übersichtsartikel** und **Meta-Analysen**, nicht aber die narrativen Übersichtsartikel. Wichtig ist noch zu wissen, dass es nicht nur systematische Übersichtsartikel bzw. Meta-Analysen über Wirksamkeitsstudien von Behandlungsmethoden gibt, sondern auch solche, die sich z. B. mit Testverfahren, Prognosen etc. beschäftigen. Die grundlegenden Leitfragen zur Beurteilung der Validität etc. sind jedoch gleich.

21.2   Sind die Ergebnisse eines Übersichtsartikels valide?

Systematische Übersichtsartikel und Meta-Analysen gelten als wissenschaftlich wertvoll. Es lassen sich aber auch unter ihnen bessere und schlechtere Studien finden. Hilfe zur Beurteilung bieten verschiedene Leitfragen. Die meisten davon beziehen sich sowohl auf systematische Übersichtsartikel als auch auf Meta-Analysen. Wenn die folgenden Abschnitte den Begriff »Übersichtsartikel« verwenden, sind sowohl die systematischen Übersichtsartikel als auch die Meta-Analysen gemeint. Falls es Unterschiede gibt – meist handelt es sich dabei um zusätzliche Anforderungen bei Meta-Analysen – steht die genaue Bezeichnung.

Die folgende Übersicht listet die Leitfragen zur Beurteilung von Übersichtsartikeln auf. Im Text werden sie nochmals einzeln aufgeführt und erklärt.

Leitfragen zur Validität der Ergebnisse von Übersichtsartikeln
- Wurde in der Studie eine klare Forschungsfrage gestellt?
  (Referenzen: a)
- Waren die Kriterien, nach denen Artikel ein- bzw. ausgeschlossen wurden, klar beschrieben und geeignet?
  (Referenzen: a, b)
- Ist es unwahrscheinlich, dass wichtige Studien übersehen bzw. nicht eingeschlossen wurden?
  (Referenzen: a)
- Wurde die Validität der eingeschlossenen Studien bewertet?
  (Referenzen: a, b)
- Waren die Entscheidungen der verschiedenen Autoren und Autorinnen des Übersichts-

---

artikels hinsichtlich des Einschlusses der Studien und derer Bewertungen und Auswertungen ähnlich?
  (Referenzen: a)
- Falls es sich um eine Meta-Analyse handelt: Wurde ein Test auf Homogenität durchgeführt?
  (Referenzen: a)
(Referenzen: a) Oxman et al. 1994; b) Sackett et al. 1999, S. 77-78)

- **Wurde in der Studie eine klare Forschungsfrage gestellt?**

Der Übersichtsartikel sollte eine Forschungsfrage deklarieren. Sie ist ein 1. Zeichen dafür, dass die Autoren und Autorinnen der Studie **systematisch** vorgegangen sind. Zudem bietet sie dem Leser eine Hilfestellung dazu herauszufinden, ob der Artikel wirklich zu seiner eigenen Fragestellung aus der Praxis passt. Fehlt eine Forschungsfrage, so sollte der Anwender der EBP analysieren, welcher Frage die Studie nachgegangen sein könnte und – falls sich eine solche identifizieren lässt – ob dieser systematisch nachgegangen wurde.

Finden sich auf der anderen Seite sehr viele Fragestellungen, so ist auch Vorsicht geboten, denn dann behandelt der Artikel die einzelnen Fragen vermutlich zu oberflächlich.

- **Waren die Kriterien, nach denen Artikel ein- bzw. ausgeschlossen wurden, klar beschrieben und geeignet?**

Meistens finden die Autoren und Autorinnen eines Übersichtsartikels bei ihrer umfassenden Literaturrecherche zunächst viel zu viele Artikel, deren Anzahl sie anschließend in einem Selektionsverfahren drastisch reduzieren müssen. Ein Grund hierfür liegt darin, dass die wissenschaftlichen Datenbanken viele Artikel anzeigen, welche nicht gut genug zur Fragestellung passen, auch wenn die Autoren geeignete Suchbegriffe eingegeben haben. Manche Studien werden auch eine zu geringe wissenschaftliche Qualität aufweisen, sodass die Autoren sie ausschließen.

Für den Leser eines Übersichtsartikels ist wichtig zu erfahren, nach welchen Kriterien die Autoren diesen **Selektionsprozess** durchgeführt haben. Dadurch kann er die Qualität des Übersichtsartikels überprüfen und abschätzen, wie sehr der Schwerpunkt der Studie mit der eigenen Fragestellung aus der Praxis übereinstimmt.

Damit sich der Leser ein Urteil über die **Qualität** des Übersichtsartikels bilden kann, ist es notwendig, dass der Übersichtsartikel die Kriterien über die methodischen Anforderungen der Studien deklariert, beispielsweise die Forderung nach randomisierter Zuordnung zur Behandlungs- und Kontrollgruppe (▶ Abschn. 18.2.1). Die Kriterien müssen geeignet sein, um Studien zu selektieren, welche auf einem ausreichend hohen wissenschaftlichen Niveau stehen.

Die Selektionskriterien hinsichtlich des **Schwerpunktes der Studie** sollten folgende Punkte festlegen:

- Patientengruppen,
- Interventionen (z. B. die Behandlungsmethoden bei Wirksamkeitsstudien oder Erfassungsinstrumente beim Vergleich von Testverfahren),
- Zielgrößen.

Inhaltlich müssen die Kriterien selbstverständlich in Kongruenz zur Forschungsfrage der Studie stehen.

■ **Ist es unwahrscheinlich, dass wichtige Studien übersehen bzw. nicht eingeschlossen wurden?**

Um eine Verzerrung der Ergebnisse zu vermeiden, ist es wichtig, dass die Autoren des Übersichtsartikels alle wichtigen Studien zu der Forschungsfrage a) gefunden und b) eingeschlossen haben.

a. Das Auftreiben der relevanten Studien erfordert eine sorgfältige Literaturrecherche, die der Übersichtsartikel beschreiben muss. Zur sorgfältigen Literaturrecherche gehört die Suche in **mehreren wichtigen Datenbanken** (z. B. Medline, PubMed, EMBASE, CINAHL, ▶ Abschn. 6.1) unter Verwendung passender Suchbegriffe. Des Weiteren sollte eine Suche **von Hand** erfolgt sein, d. h. die Durchsicht wichtiger Fachzeitschriften und Kongressbände sowie die Referenzlisten der gefundenen Artikel, um auf weitere Artikel zu stoßen. Zudem sollten die Autoren mit Forschern und Forscherinnen Kontakt aufgenommen haben, die auf dem Gebiet federführend sind. Persönliche Kontakte haben den Vorteil, dass die Autoren so evtl. noch weitere Artikel finden, vielleicht sogar bisher **unpublizierte** Studien. Vielleicht handelt es sich sogar um Primärstudien, welche unveröffentlicht bleiben sollen. Dies kann v. a. bei solchen geschehen, welche negative Resultate aufweisen. Bleiben sie unberücksichtigt, so bewirkt das eine Verfälschung des Gesamtbildes, und zwar eine Verzerrung der Resultate aus den verschiedenen Studien in Richtung signifikanter Effekte. Dadurch entsteht die Gefahr, dass

Übersichtsartikel oder Meta-Analysen z. B. die Wirksamkeit oder Nebenwirkungen **überschätzen** (Oxman et al. 1994).

b. Auch wenn die Autoren alle relevanten Studien gefunden haben, heißt das nicht, dass sie diese auch in den Übersichtsartikel eingeschlossen haben. Das kann zum einen z. B. an unglücklich gewählten Ein- bzw. Ausschlusskriterien liegen (▶ vorhergehende Leitfrage) oder zum anderen daran, dass gut gewählte Kriterien nicht adäquat umgesetzt wurden.

■ **Wurde die Validität der eingeschlossenen Studien bewertet?**

Wie weiter oben beschrieben ist, müssen die Ein- und Ausschlusskriterien bezüglich wissenschaftlicher Gütemerkmale der Primärstudien ersichtlich sein. Die Liste dieser Kriterien, wie sie beispielsweise in der EBM bzw. EBP in Form der Leitfragen zu finden sind (▶ Leitfragen der vorhergehenden Kapitel zu den verschiedenen Themenbereichen) wird in der Regel nicht zu lang sein und z. B. **2 oder 3 sehr wichtige Kriterien** enthalten. **Beispiele** wichtiger Kriterien sind

- die Randomisierung bei Wirksamkeitsstudien,
- ein verblindeter Vergleich mit einem wissenschaftlich abgesicherten Vergleichsstandard bei der Überprüfung eines neuen Testverfahrens,
- ein genügend langes Follow-up bei Prognosestudien.

Eine zu lange Liste würde dazu führen, dass sich kaum Primärstudien finden ließen, welche alle Kriterien erfüllen, was kontraproduktiv für das Schreiben eines Übersichtsartikels wäre.

Aufgrund der reduzierten Kriterienliste für den Ein- oder Ausschluss der Artikel ist es notwendig, dass die Autoren des Übersichtsartikels anhand einer längeren Kriterienliste beschreiben, welche Validität die letztendlich aufgenommenen Primärstudien besitzen. So erhält der Leser einen Eindruck, wie gut die Primärstudien sind, welche ja die Grundlage des Übersichtsartikels bilden.

Hinsichtlich der Menge und Art der Kriterien gibt es bisher keine Vorgaben, um die Validität der Primärstudien zu beschreiben. Den Autoren des Übersichtsartikels bietet sich die Möglichkeit, als Beurteilungskriterien **Leitfragen** der EBM bzw. EBP zu verwenden. Eine Alternative dazu bieten anerkannte Kriterien- oder Fragelisten wie z. B. für Wirksamkeitsstudien die **PEDro-Skala** (▶ Abschn. 18.2.3) oder für Tests das **QUADAS** (▶ Abschn. 12.1.3).

- **Waren die Entscheidungen der verschiedenen Autoren und Autorinnen des Übersichtsartikels hinsichtlich des Einschlusses von Studien und derer Bewertungen und Auswertungen ähnlich?**

Mindestens 2 Autoren sind notwendig, um einen systematischen Übersichtsartikel oder eine Meta-Analyse zu schreiben. Sie müssen dabei **unabhängig voneinander** die Primärstudien selektieren, hinsichtlich ihrer Validität beurteilen und deren Resultate zusammenfassen bzw. auswerten. Bei jedem dieser genannten Schritte können zufällige oder systematische Fehler auftreten. Stimmen die Auswahl der Studien, die Bewertung und Auswertungen der verschiedenen Autoren und Autorinnen des Übersichtsartikels gut überein, so deutet das auf eine geringe Fehlerquote hin, und die Leitfrage gilt als erfüllt. Entsprechende Angaben über die Übereinstimmung sollten im Artikel zu finden sein. Fehlen sie, so gilt die Leitfrage als nicht erfüllt. Besonders klar sind die Angaben, wenn sie in Form von **Korrelationen** (▶ Abschn. 14.4.2, ▶ Abschn. 15.3.1) ausgedrückt sind.

- **Falls es sich um eine Meta-Analyse handelt: Wurde ein Test auf Homogenität durchgeführt?**

Verschiedene Primärstudien zur selben Fragestellung ergeben **nie identische Resultate** bzw. Effekte der Intervention. Das liegt beispielsweise daran, dass sie Patientengruppen mit etwas unterschiedlichen Eigenschaften untersuchen, andere Erfassungsinstrumente anwenden und das Behandlungsschema nicht identisch ist, z. B. in Form einer etwas unterschiedlichen Intensität der Therapie. Zudem reagieren Menschen nicht immer gleich, deshalb würden die Ergebnisse sogar bei einer Wiederholung derselben Untersuchung mit dem gleichen Vorgehen und denselben Patienten etwas unterschiedlich ausfallen.

Es bleibt also selbst bei gut übereinstimmenden Primärstudien nicht aus, dass die darin gefundenen Ergebnisse voneinander abweichen. Meta-Analysen fassen die Ergebnisse der verschiedenen Primärstudien z. B. in Form der Mittelwerte und Effektgrößen zusammen und geben **Streuungen** oder **Konfidenzintervalle** an (▶ Abschn. 7.5.1).

Für die Interpretation der zusammengefassten Ergebnisse ist wichtig zu wissen, wie einheitlich die Ergebnisse der Primärstudien sind, denn je mehr sie übereinstimmen, desto zuverlässiger ist die daraus abgeleitete Aussage. Über die Einheitlichkeit der Ergebnisse gibt ein Test auf Homogenität Auskunft, den die Autoren der Meta-Analyse durchgeführt haben sollten. Dieser Test findet heraus, ob die gefundenen

Effekte der Primärstudien **statistisch homogen** sind, z. B. gekennzeichnet durch **p > 0,05**, oder ob sie signifikant voneinander abweichen (p < 0,05).

> **Praxistipp**
>
> Suchen Sie systematische Reviews auch in der Cochrane Database of Systematic Reviews (▶ http://www.cochrane.org/reviews/index.htm). Dort können Sie sich auf eine hohe Güte der Übersichtsartikel verlassen, da diese Datenbank nur solche Artikel aufführt.

Ist der Therapeut zum Urteil gelangt, dass der Übersichtsartikel valide ist, so muss er als nächsten Schritt herausfinden, ob die Ergebnisse dieser Studie für die Praxis bedeutsam sind. Wie er dabei vorgehen soll, zeigt der folgende Abschnitt.

21.3 Sind die Ergebnisse eines Übersichtsartikels bedeutsam?

In diesem Abschnitt stellt sich die übergeordnete Frage, ob die Ergebnisse des Übersichtsartikels eine deutliche Überlegenheit einer Intervention gegenüber anderen (oder keiner Intervention) zeigen, sodass sie sich für die Praxis empfiehlt. Die Beurteilung erfolgt anhand dreier Leitfragen, die nachfolgend erklärt werden.

> **Leitfragen zur Beurteilung der Bedeutsamkeit der Ergebnisse von Übersichtsartikeln**
> — Waren die Ergebnisse von Studie zu Studie ähnlich?
>   (Referenzen: a, b)
> — Wie groß war der Effekt der Intervention?
>   (Referenzen: a)
> — Wie präzise war die Abschätzung der Ergebnisse?
>   (Referenzen: a)
> (Referenzen: a) Oxman et al. 1994; b) Sackett et al. 1999, S. 77-78).

- **Waren die Ergebnisse von Studie zu Studie ähnlich?**

Studien, deren Ergebnisse in dieselbe Richtung zeigen Wie bei der Leitfrage zum Test auf Homogenität (▶ Abschn. 21.2) beschrieben wurde, sind auch bei gut übereinstimmenden Primärstudien Resultate, die voneinander abweichen, in gewissem Rahmen normal. Die Abweichungen von Studie zu Studie sollten sich in einem Rahmen bewegen, dass sie sich anhand der Unterschiede bezüglich der Patientengruppen, des Studiendesigns, des Behandlungsschemas etc. **erklären lassen.**

Studien mit gegenteiligen Ergebnissen Manchmal ergeben sich nicht nur größere Abweichungen der Ergebnisse von Studie zu Studie, sondern sogar widersprüchliche Resultate. Das heißt, der Übersichtsartikel enthält sowohl Primärstudien mit positiven als auch negativen Effekten derselben Intervention.

Beispiel MobiMe (fiktiv)
Wissenschaftlerinnen überprüfen die Wirksamkeit eines neuen (fiktiven) Gerätes MobiMe zur Verbesserung der Kontraktur im Ellenbogen im Vergleich zu einer konventionellen Mobilisationsmethode. In 3 Studien erweist sich die neue Methode als wirksamer, in einer Studie fallen die Ergebnisse jedoch zugunsten der konventionellen Behandlung aus.

In diesem Fall sollte man die Überlegenheit der Intervention in Zweifel setzen, auch wenn manche Studien zugunsten der Intervention sprechen. Besonders sorgfältig sollte der Therapeut darauf achten, ob ein **triftiger Grund** für die widersprüchlichen Effekte vorliegen könnte. Wäre es beispielsweise möglich, dass sich eine Überlegenheit der Intervention erst ab einer bestimmten Behandlungsintensität zeigt und die Intervention mit einer geringeren Intensität sogar unterlegen ist?

Studien mit und ohne Effekte Nicht selten führt die Übersichtsstudie sowohl Primärstudien mit positiven oder negativen Effekten als auch solche auf, die weder einen positiven noch negativen Effekt nachweisen. Wie geht man mit dieser Heterogenität um? Wichtig ist zunächst zu bedenken, dass sich in ergo- und physiotherapeutischen Studien häufig kein Effekt nachweisen lässt, obwohl eventuell einer vorhanden wäre (Ottenbacher u. Maas 1998). Ursachen sind v. a. die üblicherweise geringen Stichprobengrößen, Heterogenität der Patienten und Patientinnen, unkontrollierbare Störgrößen, Messfehler und uneinheitliche Vorgehensweisen bei Multicenter-Studien (Lipsey 1990; Turner-Stokes 1999). Trotz dieses Einwandes darf man keinesfalls auf eine Überlegenheit einer Intervention schließen, nur weil sich in einer Studie ein positiver Trend zugunsten der Intervention abzeichnet. Auch

hier ist **Skepsis** gegenüber der Intervention angebracht.

Tests auf Homogenität Meta-Analysen sollten die Ähnlichkeit der gefundenen Effekte mithilfe eines Tests auf Homogenität statistisch überprüft haben (▶ Abschn. 21.2).

> – **Ein signifikantes Ergebnis des Tests auf Homogenität bedeutet Heterogenität.**
> – **Sind die Effekte der verschiedenen Primärstudien homogen, so zeigt der Test ein nichtsignifikantes Ergebnis an.**
> – **Wenn klinisch wichtige Unterschiede bestehen, schließt auch ein nichtsignifikantes Testergebnis eine Heterogenität nicht aus, (Oxman et al. 1994).**
> – **Je größer die Homogenität ist, desto zuverlässiger ist die zusammenfassende Aussage über den Effekt.**

- **Wie groß war der Effekt der Intervention?**
Systematische Übersichtsartikel führen keine eigenen Berechnungen durch, aber sie berichten über die Ergebnisse der zugrunde liegenden Studien. Daher erfolgt die Beurteilung dieser Leitfrage anhand derjenigen Größen, welche die vorhergehenden Kapitel jeweils unter der Hauptfrage »Ist die Evidenz zu … bedeutsam?« beschrieben. Sie hier nochmals für die verschiedenen Themenbereiche zu beschreiben, würde zu Unübersichtlichkeit führen. Folgende Beispiele verdeutlichen, welche Größen gemeint sind: Bei z. B. Wirksamkeitsstudien sind es Irrtumswahrscheinlichkeiten (z. B. $p < 0,05$), Mittelwerte und Streuungen, Effektgrößen, CER, NNTs etc. Bei Erfassungsinstrumenten sind es u. a. Korrelationskoeffizienten, Sensitivität, Spezifität etc.

In **Meta-Analysen** findet man zusammenfassende Berechnungen aus Daten, welche die Autoren und Autorinnen den Primärstudien entnommen haben. Typischerweise gewichten Meta-Analysen die Ergebnisse der Primärstudien nach der Größe (Anzahl Probanden) oder – seltener – nach der Qualität. Die Studien auf höherer Validitätsstufe, also die umfangreicheren bzw. die qualitativ besseren Studien, erhalten auf diese Weise ein höheres Gewicht als die weniger validen. Die zusammenfassenden Ergebnisse bestehen dann aus **gewichteten** Werten. Hinzu kommen Konfidenzintervalle, welche die nachfolgende Leitfrage aufgreift.

Welche zusammenfassenden Größen beschreiben nun Meta-Analysen? Die Arten unterscheiden sich nicht von denjenigen der Primärstudien, d. h. bei

Wirksamkeitsstudien werden z. B. Mittelwerte und Streuungen, CER und NNT dargestellt, bei Tests z. B. Likelihood Ratios. Häufig ist es den Autoren jedoch nicht möglich, Mittelwerte aus verschiedenen Primärstudien zu berechnen, weil die verschiedenen Studien unterschiedliche Erfassungsinstrumente verwendet haben. Dann finden sich in Meta-Analysen häufig **gewichtete mittlere Effektgrößen**, welche sich aus den Mittelwerten und Streuungen der Primärstudien unabhängig vom Erfassungsinstrument berechnen und weiterverarbeiten lassen.

Die **Interpretation** der Größen erfolgt bei systematischen Übersichtsartikeln und Meta-Analysen gleich wie in den vorhergehend beschriebenen Kapiteln.

- **Wie präzise war die Abschätzung der Ergebnisse?**

Weder Primärstudien noch systematische Übersichtsartikel bzw. Meta-Analysen untersuchen alle Patienten dieser Welt mit einem bestimmten Krankheitsbild. Vielmehr sind es, mit ganz, ganz wenigen Ausnahmen, stets **Stichproben** davon. Die »wahren« Werte der Gesamtpopulation weichen höchstwahrscheinlich von den gefundenen Werten der Stichprobe ab. Die Wissenschaftler ermitteln aus den Daten der Studie einen Bereich, welcher den wahren Wert der Gesamtpopulation überdecken könnte. Dieser Bereich ist das **Konfidenzintervall** (▶ Abschn. 7.5.1). Bei einem 95%-Konfidenzintervall stehen die Chancen 95:5, dass das berechnete Konfidenzintervall ein »richtiges« Intervall ist, welches den »wahren« Wert umschließt.

Ein Augenmerk ist nun darauf zu richten, über welchen Bereich sich dieses Intervall erstreckt.

❯ **Je größer das Konfidenzintervall ist, desto weniger präzise ist die Abschätzung der Ergebnisse.**

Liegt der gefundene Wert beispielsweise bei 5,2 und erstreckt sich das Konfidenzintervall CI (95%) von −10,2–50,6, so ist das Ergebnis sehr viel unpräziser, als wenn das Konfidenzintervall CI (95%) zwischen 2,2–9,4 liegen würde.

In systematischen Übersichtsartikeln lassen sich also nicht nur die Mittelwerte, NNTs etc. der Primärstudien finden, sondern auch deren Konfidenzintervalle, sofern die Autoren Zugang zu den Informationen hatten. Allerdings ist einzuräumen, dass sie bei Mittelwerten statt den Konfidenzintervallen häufig die Standardabweichungen oder Standardfehler angeben, welche die Streuungen der Daten darstellen. Analog

zum Konfidenzintervall bieten auch sie eine Hilfe zur Abschätzung der Präzision der Ergebnisse.

Meta-Analysen, welche ja eigene Berechnungen durchführen, sollten auch die Konfidenzintervalle ihrer berechneten Werte angeben.

Wenn klar ist, dass die Evidenz aus dem Übersichtsartikel bedeutsam ist, muss der Therapeut als nächsten Schritt systematisch der Frage nachgehen, ob er die Evidenz in der Praxis anwenden kann und sollte.

21.4 Sind die Ergebnisse eines Übersichtsartikels anwendbar?

Wissenschaftlich wertvolle Studien mit praxisrelevanten Resultaten garantieren nicht, dass sie auch auf den zu behandelnden Patienten übertragbar sind. Die Anwendbarkeit lässt sich mithilfe systematischer Leitfragen analysieren, welche die Übersicht auflistet. Im Text werden sie nochmals einzeln aufgeführt und erklärt.

Leitfragen zur Beurteilung der Anwendbarkeit der Ergebnisse von Übersichtsartikeln

- Lassen sich die Ergebnisse der Studie auf meinen Patienten übertragen?
  (Referenzen: a, b)
- Wurden alle klinisch wichtigen Zielgrößen betrachtet?
  (Referenzen: a)
- Ist der Nutzen die Nebenwirkungen und Kosten wert?
  (Referenzen: a)
(Referenzen: a) Oxman et al. 1994; b) Sackett et al. 1999, S. 139-140).

- **Lassen sich die Ergebnisse der Studie auf meinen Patienten übertragen?**

Wenn der eigene Patient mit seinen Eigenschaften, beispielsweise seinem Alter oder Schweregrad seiner Erkrankung, mit denjenigen der untersuchten Patientengruppen zu wenig übereinstimmt, so ist die Übertragbarkeit der Ergebnisse nicht gewährleistet. Welche Eigenschaften aus Sicht der Autoren und Autorinnen des Übersichtsartikels wichtig waren, steht in den Einschluss- und Ausschlusskriterien.

In der Regel lassen sich Ergebnisse von Übersichtsartikeln besser als von Primärstudien übertragen, denn Übersichtsartikel enthalten Ergebnisse von **mehreren Patientengruppen**, welche eine größere Vielfalt an Eigenschaften als nur die Gruppe einer einzelnen Primärstudie aufweisen.

> ❯ Schließt ein Übersichtsartikel Primärstudien mit Patientengruppen mit verschiedenartigen Eigenschaften ein und sind die Ergebnisse der Primärstudien konsistent, so lassen sich die zusammenfassenden Resultate des Übersichtsartikels auf eine breite Gruppe von Patienten übertragen.

Trotzdem kann es vorkommen, dass der Praktizierende berechtigte Zweifel hat, beispielsweise bei einem Patienten, der älter als alle Studienpatienten ist. Welches die genauen Eigenschaften sind und wie hoch der Grad der Übereinstimmung sein muss, schätzt der Praktizierende zusätzlich zu den Einschluss- und Ausschlusskriterien der Studien mithilfe seiner eigenen klinischen bzw. therapeutischen Fachkompetenz ab.

Manchmal gibt es noch **Untergruppen-Analysen**, z. B. wenn die Studie mehrere ähnliche Interventionen oder etwas verschiedene Patientengruppen umfasst. Sie können zwar wertvoll sein, jedoch ist eine gewisse Skepsis angebracht. Schon rein statistisch besteht die Gefahr, dass die Wissenschaftler bei vielen Untergruppen-Analysen aufgrund der statistischen Unsicherheit **per Zufall** signifikante Unterschiede finden, obwohl keine bestehen, in der Statistik als Fehler 1. Art oder α-Fehler bezeichnet. Wenn folgende Kriterien erfüllt sind, erhöht sich die Glaubwürdigkeit, dass die gefundenen Unterschiede zwischen Untergruppen tatsächlich existieren (Oxman et al. 1994):

— Es bestehen **große Unterschiede** hinsichtlich des Behandlungseffekts bei den Untergruppen.
— Die Wissenschaftler haben eine Hypothese über den Untergruppen-Unterschied vor Beginn der Studie aufgestellt, und sie ist eine von **wenigen** Hypothesen, welche die Studie getestet hat. Oder etwas bildlicher als bei Oxman et al. (1994) ausgedrückt: Die Autoren und Autorinnen der Studie haben die Daten nicht einfach am Schluss »ausgeschlachtet« und alles mit allem verglichen, um möglichst viele signifikante Ergebnisse zu erhalten, sondern sie sind gezielt vorgegangen und haben sich auf wenige wichtige Aspekte beschränkt.
— Es existiert eine »**biologische Plausibilität**« für die Unterschiede. Dieser von Oxman et al. (1994) verwendete Begriff lässt sich folgendermaßen erklären und erweitern: Die Unterschiede zwischen den Untergruppen-Resultaten können z. B. durch anatomische, physiologische, genetische, psychologische oder soziologische Erkenntnisse erklärt werden.

Wenn die Untergruppen-Unterschiede glaubwürdig sind, sollte der Therapeut die Ergebnisse derjenigen Untergruppe auf den eigenen Patienten übertragen, deren Eigenschaften am besten zum Patienten passen. Oder er sollte, wenn es sich um verschiedene Behandlungsformen gehandelt hat, die wirksamste Methode auswählen, selbstverständlich unter Berücksichtigung der Nebenwirkungen und ökonomischen Aspekte (▶ übernächste Leitfrage).

■ **Wurden alle klinisch wichtigen Zielgrößen betrachtet?**

Interventionen bringen häufig mehrere positive und negative Wirkungen mit sich, die der Artikel berücksichtigen sollte, sofern sie für die Patientengruppe relevant sind.

Bei der eigenen Betrachtung und Interpretation der Ergebnisse ist zu beachten, dass man die Resultate der Zielgrößen **nicht auf andere Größen übertragen** darf. Wirkt sich eine Intervention beispielsweise auf die Beweglichkeit, Kraft und Ausdauer positiv aus, so kann dies eine leichtere Bewältigung von Alltagsaufgaben, verbessertes Herz-Kreislauf-System und eine vermehrte Partizipation nach sich ziehen. Kann, muss aber nicht. Diese Folgen dürfen Therapeutinnen und Therapeuten nicht einfach als gegeben annehmen, selbst dann nicht, wenn sie plausibel erscheinen. Vielmehr ist notwendig, dafür Evidenz zu suchen, und zwar für jene Effekte, welche für den Patienten bei der Entscheidung wichtig sind, ob er die Intervention möchte oder nicht. Stehen die Angaben nicht direkt in dem Übersichtsartikel, so muss man weitere wissenschaftliche Studien suchen. Dies gilt auch für negative Begleiterscheinungen der Interventionen, also für unerwünschte Nebenwirkungen.

■ **Ist der Nutzen die Nebenwirkungen und Kosten wert?**

Der letzte Schritt in der Beurteilung, ob der Therapeut die Intervention beim eigenen Patienten anwenden soll, ist die Abwägung des erwarteten **Nutzens** mit den möglichen **unerwünschten Nebenwirkungen** und den **Kosten**. Mit Kosten sind nicht nur die direkten Kosten wie z. B. Medikamente oder Krankenhauskosten gemeint, sondern auch die indirekten Kosten, beispielsweise in Form vorübergehender Arbeitsunfähigkeit des Patienten während der Durchführung der

Therapie. Hinzu kommen immaterielle Werte, z. B. Schmerzen oder Ängste.

21.5   Fallbeispiel

Das Fallbeispiel knüpft an das bereits beschriebene (▶ Abschn. 18.5, genauere Fallbeschreibung) mit folgender Patientin an: Frau B. wurde einen Tennisellbogen (Epicondylitis humeri lateralis) am rechten Arm diagnostiziert. Die Patientin ist sich nicht sicher, ob sie statt der Physiotherapie lieber Kortisoninjektionen erhalten möchte.

Das Fallbeispiel konzentriert sich auf die Ergebnisse der Studie von Barr et al. (2009). Es handelt sich um einen systematischen Übersichtsartikel, der die Gütekriterien der EBP (Forschungsfrage, Beurteilung der Validität der eingeschlossenen Studien etc.) erfüllt.

In der Primärstudie von Bisset et al. (2006) fiel das Behandlungsergebnis (▶ Abschn. 18.5.4):

— nach 6 Wochen zugunsten der medikamentösen Behandlung aus ($NNT_B = -7$, 95% CI = -Unendlich bis -4),

— nach 1 Jahr zugunsten der physiotherapeutischen Behandlung aus ($NNT_B = 4$, 95% CI = 3–8).

Der systematische Übersichtsartikel von Barr et al. (2009) schließt neben der Studie von Bisset et al. (2006) 4 weitere RCTs ein, welche 4–8 Punkte auf der PEDro-Skala erreichen (▶ Abschn. 18.2.3). Barr et al. kamen zu folgenden Ergebnissen:

— Kortikosteroid-Injektionen sind kurzfristig signifikant wirksamer als physiotherapeutische Interventionen. Die Effektgröße, ermittelt mithilfe zweier Primärstudien (bei den anderen fehlten die Werte zur Berechnung), weist einen großen Effekt nach. »Kurzfristig« heißt 3–7 Wochen nach Behandlungsbeginn, denn dort lagen je nach Studie die Messzeitpunkte zur Überprüfung der kurzzeitigen Wirksamkeit.

— Mittelfristig (je nach Studie 12 bzw. 26 Wochen nach Behandlungsbeginn) und langfristig (52 Wochen nach Behandlungsbeginn) ist die physiotherapeutische Behandlung signifikant wirksamer als die Kortisonbehandlung mit mittleren bis großen Effekten.

Die Primärstudie und der systematische Übersichtsartikel kommen also zum selben Schluss.

Literatur

Barr S, Cerisola FL, Blanchard V (2009) Effectiveness of corticosteroid injections compared with physiotherapeutic interventions for lateral epicondylitis: a systematic review. Physiotherapy 95(4):251–265

Bisset L, Beller E, Jull G, Brooks P, Darnell R, Vicenzino B (2006) Mobilisation with movement and exercise, corticosteroid injection, or wait and see for tennis elbow: randomised trial. BMJ 333(7575):939–944 (BMJ, doi:10.1136/bmj.38961.584653.AE)

Deeks JJ (2002) Issues in the selection of a summary statistic for meta-analysis of clinical trials with binary outcomes. Stat Med 21(11):1575–1600

Lipsey MW (1990) Design sensitivity: Statistical power for experimental research. Sage, Newbury Park, CA

Lipsey MW, Wilson DB (2001) Practical Meta-Analysis. Applied Social Research Methods, Vol. 49. Sage Publications, Inc, Thousand Oaks, London, New Delhi

Ottenbacher KJ, Maas F (1998) How to detect effects: statistical power and evidence-based practice in occupational therapy research. Am J Occup Ther 53(2):181–188

Oxman AD, Cook DJ, Guyatt GH (1994) Users' guides to the medical literature, VI: How to use an overview. Evidence-Based Medicine Working Group. JAMA 272:1367–1371

Sackett DL, Richardson WS, Rosenberg W, Haynes RB (1999) Evidenzbasierte Medizin – EBM-Umsetzung und – vermittlung. Deutsche Ausgabe: Kunz R, Fritsche L. Zuckschwerdt, München

Turner-Stokes L (1999) Introduction: Effectiveness of rehabilitation. Clin Rehabil 13(suppl 1):3–6

Leitlinien

In der Behandlung eines Patienten ist jeder der vorhergehend beschriebenen Themenbereiche – (diagnostischer) Test, Behandlungsform, Nebenwirkungen etc. – wichtig. In der Praxis ist es allerdings unrealistisch, jeden dieser Bereiche gemäß der EBP selbst zu analysieren. Glücklich darf sich schätzen, wem eine gute Leitlinie zur Verfügung steht. Sie bringt die Fäden zusammen.

22.1   Entstehung und Eigenschaften der Leitlinien

Leitlinien (engl.: practice guidelines, clinical guidelines) sind wie Wegweiser. Sie werden auch als **Entscheidungskorridore** angesehen (Bundesärztekammer, Kassenärztliche Bundesvereinigung 1997). Sie geben den medizinisch-therapeutischen Fachpersonen Hilfestellungen für eine **sinnvolle Vorgehensweise** bei bestimmten Gesundheitsbeeinträchtigungen ihrer Patientinnen und Patienten. Solche Entscheidungshilfen beinhalten nicht nur Behandlungsmethoden, sondern auch diagnostische Tests, ökonomische Aspekte und weitere Bereiche.

Die nachfolgende Aufzählung führt auf, wie die Bundesärztekammer (BÄK) und Kassenärztliche Bundesvereinigung (KBV) Leitlinien definieren und beschreiben (Bundesärztekammer, Kassenärztliche Bundesvereinigung 1997). Ihrer Klientel, den Ärzten und Ärztinnen, zugeschnitten, lassen sie sich auch auf Therapeuten und Therapeutinnen übertragen.

» Leitlinien sind systematisch entwickelte Entscheidungshilfen über die angemessene ärztliche Vorgehensweise bei speziellen gesundheitlichen Problemen.

Leitlinien stellen den nach einem definierten, transparent gemachten Vorgehen erzielten Konsens mehrerer Experten aus unterschiedlichen Fachbereichen und Arbeitsgruppen (gegebenenfalls unter Berücksichtigung von Patienten) zu bestimmten ärztlichen Vorgehensweisen dar.

Leitlinien sind wissenschaftlich begründete und praxisorientierte Handlungsempfehlungen.

Methodische Instrumente zur Erstellung von Leitlinien sind unter anderem Konsenskonferenzen, Delphianalysen, Therapiestudien, Metaanalysen.

Leitlinien sind Orientierungshilfen im Sinne von »Handlungs- und Entscheidungskorridoren«, von denen in begründeten Fällen abgewichen werden kann oder sogar muss.

Leitlinien werden regelmäßig auf ihre Aktualität hin überprüft und gegebenenfalls fortgeschrieben. **«**

22.2   Arten von Leitlinien

Leitlinien unterscheiden sich zum einen hinsichtlich der Zielgruppen und zum anderen durch ihre wissenschaftliche Güte.

22.2.1   Unterscheidung nach der Zielgruppe

Man unterscheidet Leitlinien für **medizinische Fachpersonen** und für **Patienten**. Patientenleitlinien sind in einer Sprache geschrieben, die für Laien verständlich ist. Betroffene und Angehörige sollen so die Krankheit und mögliche Behandlungswege besser verstehen und kompetenter an den Entscheidungsprozessen teilnehmen können. ◘ Abb. 22.1

Beispiele hierzu finden sich unter: ▶ http://www. awmf-leitlinien.de/.

22.2.2   Unterscheidung nach der wissenschaftlichen Güte

Die Güte einer Leitlinie richtet sich danach, auf welche Art sie entwickelt wurde. Eine Leitlinie, welche sich nur auf **Erfahrungswerte** einer Expertengruppe stützt, befindet sich auf einer bedeutend geringeren Evidenzstufe als eine, die zusätzlich auf systematisch gesuchter und verarbeiteter **wissenschaftlicher Literatur** beruht.

Die Arbeitsgemeinschaft der Wissenschaftlichen Medizinischen Fachgesellschaften (AWMF), eine wichtige Quelle für Leitlinien für den deutschsprachigen Raum, entwickelt Leitlinien in einem 3-stufigen Prozess (Müller et al. 2004). Die Leitlinie der Entwicklungsstufe 1 (S1) weist von den 3 Arten die niedrigste, die Leitlinie der Entwicklungsstufe 3 (S3) die höchste Evidenz auf.

Die Stufen lassen sich folgendermaßen charakterisieren (Müller et al. 2004):

– **1. Stufe** = Entwicklungsstufe 1: Expertengruppe = S1

Im informellen Konsens erarbeitet eine repräsentativ zusammengesetzte Expertengruppe der Wissenschaftlichen Medizinischen Fachgesell-

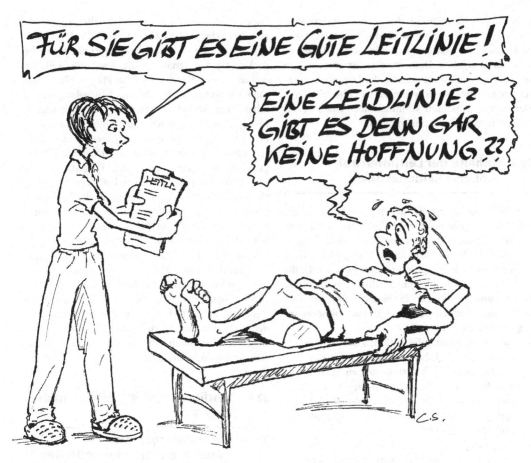

Abb. 22.1 Leitlinie

schaft eine Empfehlung, welche der Vorstand der Fachgesellschaft verabschiedet.

Bei dieser Entwicklungsstufe handelt es sich um eine **kurzfristige** Leitlinienerstellung, nicht um eine mittelfristige oder um eine Dauerlösung.

— **2. Stufe** = Entwicklungsstufe 2: Formale Evidenz-Recherche = S2e oder formale Konsensfindung = S2k

Bei dieser Stufe werden Leitlinien aus formal bewerteten (evidence level) Aussagen der wissenschaftlichen Literatur entwickelt oder in einem bewährten formalen Konsensusverfahren, d. h. in einem nominalen Gruppenprozess, einer Konsensuskonferenz oder Delphikonferenz, beraten und verabschiedet.

— **3. Stufe** = Entwicklungsstufe 3: Leitlinie mit allen Elementen systematischer Entwicklung = S3

Die Leitlinie auf Entwicklungsstufe 3 basiert auf einer systematischen Literaturrecherche, Be-

wertung und Klassifizierung der Literatur. Sie beurteilt die in der Leitlinie abgegebenen Empfehlungen.

Die einzelnen Schritte zur Entwicklung der Leitlinie erfolgen gemäß der **Kriterien der EBM**. Die Leitlinie wird in einer formalen Konsensusfindung der Experten verabschiedet. Leitlinien können in Textform, als Tabellen, klinische Algorithmen (Vorgehensschemata) und als Kombination dieser Elemente dargestellt werden.

Da sich die weiteren Ausführungen insbesondere auf S3 Leitlinien beziehen, geht aus den folgenden Abschnitten klarer hervor, was darunter zu verstehen ist, was sie beinhalten und wie man ihre Güte beurteilt.

Die Entwicklungsstufen sind den Leitlinien, welche bei der AWMF online frei zugänglich sind (▶ http://www.awmf-leitlinien.de/), konkret zugeordnet. Somit ist ersichtlich, auf welcher Stufe eine Leitlinie steht. Aber auch zwischen Leitlinien derselben Entwicklungsstufe gibt es **Qualitätsunterschiede**, und bei anderen Quellen für Leitlinien sind diese Stufen nicht angegeben. Deshalb sollte der Therapeut in der Lage sein, selbst die Qualität der Leitlinien einzuschätzen. Dafür gibt es weiter unten Hilfestellungen. Der nächste Abschnitt vermittelt aber einen ersten Eindruck, was gute Leitlinien bieten.

22.3 Inhalte der Leitlinien auf höherer Evidenzstufe

Die vorhergehenden Kapitel beschrieben wissenschaftliche Primärstudien und Übersichtsartikel, welche sich vorwiegend mit **einem** Thema beschäftigen, z. B. mit der Wirksamkeit einer Therapieform oder der Güte eines Erfassungsinstrumentes. Gute Leitlinien zeichnen sich dagegen durch eine umfassende Betrachtungsweise einer Problemstellung aus und sind wissenschaftliche Arbeiten auf einer **höheren Integrationsstufe**:

— Sie vereinigen die Informationen aus verschiedenartigen, möglichst hochwertigen wissenschaftlichen Artikeln: Primärstudien, HTA Berichte (HTA = Health Technology Assessment, ▶ Internet-Link für Download: http://extras.springer.com), systematische Übersichtsartikel und Meta-Analysen.

— Sie gehen nicht nur auf erwünschte Wirkungen und unerwünschte Nebenwirkungen ein. Leitlinien identifizieren und bewerten vielmehr die beste Evidenz zu Prävention, Befundung (Diagnostik), Prognose, Therapie, Nebenwirkungen und Kostenwirksamkeit und fassen sie in einer Weise zusammen, die für die Entscheidungsträger wichtig ist, z. B. in Form von NNTs (Sackett et al. 1999, S. 90).

— Leitlinien bewerten das Wissen sowohl aus **wissenschaftlichen Publikationen** als auch aus der **Praxis**, wägen aus all den Faktoren den Nutzen und Schaden ab, geben eine Empfehlung für die Anwendung der untersuchten Interventionen unter Einbezug der Ressourcen ab und berücksichtigen zudem den **Kontext**, in welchem sie empfohlen werden. Dazu gehören neben den Wertvorstellungen und Präferenzen der betroffenen Patienten die Möglichkeiten, welche das lokale Gesundheitssystem bietet. Das kann beispielsweise dazu führen, dass dieselbe Problemstellung in einem ärmeren Land zu einer anderen Leitlinie führt als in einem reicheren Land. (Kunz et al. 2008)

Gute Leitlinien basieren also auf möglichst guter wissenschaftlicher Evidenz, beurteilen die Wichtigkeit der verschiedenen Behandlungsergebnisse und berücksichtigen differenziert die Anwendbarkeit. Genau diese sind die wichtigen Punkte der EBP, welche die vorhergehenden Kapitel zur Beurteilung wissenschaftlicher Artikel forderten. Es stellt sich nun die Frage, wozu Therapeuten und Therapeutinnen überhaupt noch Primärstudien und Übersichtsartikel lesen sollen. Die Antwort ist einfach: Liegt eine aktuelle, gute Leitlinie zu einer spezifischen Fragestellung bzw. zur Behandlung des aktuellen Patienten vor, so ist tatsächlich empfehlenswert, sich auf die Leitlinie zu stützen, um Entscheidungen für die Praxis zu treffen. Jedoch stellt sich bisher das Problem, dass zu vielen Fragestellungen noch keine (gute) Leitlinie existiert oder sie nicht unbedingt für das eigene Umfeld gilt.

Glücklich darf sich also schätzen, wem eine geeignete Leitlinie für seine Problemstellung in der Praxis zur Verfügung steht. Nur – empfinden das die Praktizierenden auch so? Akzeptieren sie Leitlinien oder finden sie sie vielleicht sogar bedrohlich? Was ist, wenn man sich nicht daran hält? Mit diesen Fragen befasst sich der folgende Abschnitt.

22.4 Leitlinien und Richtlinien in der Praxis

22.4.1 Befürchtungen im Zusammenhang der Leitlinien

Leitlinien sollen eine Hilfe, einen Entscheidungskorridor bieten. Trotz dieser positiv assoziierten Begriffe gibt es durchaus Befürchtungen vonseiten der praktizierenden Fachleute. Dazu nennt Brunner (2000) für die Ärzteschaft folgende wichtige Punkte:

— Praktizierende Ärzte empfinden das, was in der Leitlinie steht, häufig als **theoretisch** und kommen oft zum Schluss, dass sie bei der täglichen Arbeit nicht hilft. Die Evidenz, die in die Leitlinien einfließt, entspringt einer statistischen, epidemiologisch fundierten Medizin. Sie steht fast konträr zur Praxis, der individuellen Situation des Patienten.

— Es besteht der Vorwurf, es handle sich bei den Leitlinien um eine Kochbuchmedizin. Damit verbunden drohe der **Verlust der professionellen Autonomie**.

— Es sind konkrete Ängste mit den Leitlinien verbunden, z. B. die Angst vor Kontrolle und Überwachung. Insbesondere gibt es **Angst vor juristischen Konsequenzen**.

Zumindest abschwächen lassen sich diese Befürchtungen, indem man sich die Definitionen und Beschreibungen der Leitlinien gemäß BÄK/KBV und AWMF genauer anschaut.

Nach BÄK und KBV sind Leitlinien »wissenschaftlich begründete und praxisorientierte Handlungsempfehlungen« (Bundesärztekammer, Kassenärztliche Bundesvereinigung 1997). Diese Beschreibung enthält das Schlüsselwort **praxisorientiert**. Es wird ausdrücklich gefordert, dass Leitlinien nicht nur auf der Evidenz wissenschaftlicher Studien basieren. Ollenschläger et al. (2000) betonen, dass die wissenschaftliche Fundierung zwar eine notwendige, aber keine hinreichende Voraussetzung für eine valide Leitlinie sei. Sie müsse auch die Werte, Präferenzen und Interessen sowohl der Patienten als auch der involvierten Berufsgruppen enthalten. Interessenskonflikte und abweichende Wertvorstellungen der verschiedenen Gruppen sollten daher von einer multidisziplinären Leitlinienkommission unter Berücksichtigung der wissenschaftlichen Evidenz durch die Anwendung kontrollierter Gruppenentscheidungsprozesse (formales Konsensusverfahren) gelöst werden (Helou u. Ollenschläger 1998).

Die BÄK und KBV beschreibt Leitlinien ferner als »Orientierungshilfen im Sinne von »Handlungs- und Entscheidungskorridoren«, von denen in begründeten Fällen abgewichen werden kann oder sogar muß« (Bundesärztekammer, Kassenärztliche Bundesvereinigung 1997). Die praktizierende Fachperson verliert also keineswegs ihre professionelle Autonomie, denn sie muss analysieren und entscheiden, ob die Leitlinie für den individuellen Patienten passt oder **ob davon abzuweichen ist.**

22.4.2 Juristische Situation der Leitlinien

Zur juristischen Situation besagt die AWMF: »Die »Leitlinien« sind für Ärzte rechtlich nicht bindend und haben daher weder haftungsbegründende noch haftungsbefreiende Wirkung.« (► http://www.awmf.org/leitlinien.html (Zugriff am 27.05.13). Somit müssen die Fachleute gemäß AWMF **keine Angst vor juristischen Konsequenzen** haben, wenn sie sich nicht an die Leitlinien halten.

22.4.3 Richtlinien

Richtlinien (engl.: directives) dürfen nicht mit Leitlinien verwechselt werden.

> **Im Gegensatz zu Leitlinien sind Richtlinien rechtlich bindend.**

»Der Begriff Richtlinien sollte hingegen Regelungen des Handelns oder Unterlassens vorbehalten bleiben, die von einer rechtlich legitimierten Institution konsentiert, schriftlich fixiert und veröffentlicht wurden, für den Rechtsraum dieser Institution verbindlich sind und deren Nichtbeachtung definierte Sanktionen nach sich zieht« (Bundesärztekammer, Kassenärztliche Bundesvereinigung 1997).

Die AWMF formulierte dazu (Müller et al. 2004):

- »Richtlinien sind Handlungsregeln einer gesetzlich, berufsrechtlich, standesrechtlich oder satzungsrechtlich legitimierten Institution, die für den Rechtsraum dieser Institution verbindlich sind und deren Nichtbeachtung definierte Sanktionen nach sich ziehen kann.
- Richtlinien unterscheiden sich im Hinblick auf diese Verbindlichkeit deutlich von Leitlinien. Diese Unterscheidung ist spezifisch für den deutschen und europäischen Sprachraum. Im Sprachgebrauch der USA werden in der Regel sowohl Richtlinien als auch Leitlinien als guidelines bezeichnet und nicht hinsichtlich der Verbindlichkeit differenziert, im europäischen Sprachraum (insbesondere in der Amtssprache der EU) gilt: guideline = Leitlinie, directive = Richtlinie.«

Doch zurück zu den Leitlinien. Wo lassen sich diese überhaupt finden? Sucht man sie ebenfalls wie andere wissenschaftliche Literatur mithilfe von PubMed, EMBASE etc. oder gibt es andere bzw. weitere Quellen?

22.5 Suche von Leitlinien

Leitlinien lassen sich wie andere wissenschaftliche Literatur am besten per Internet recherchieren. Es empfiehlt sich, Datenbanken **im eigenen Land** zu benutzen, um Leitlinien für den eigenen Kontext zu finden. In Deutschland sucht der Therapeut Leitlinien also am besten in deutschen Datenbanken, in denen sich für Deutschland entwickelte Leitlinien befinden. Ausländische oder internationale Leitlinien bergen das Risiko, sie nicht ausreichend **auf die eigene Situation** übertragen zu können. Solche Leitlinien sollten Expertengremien zunächst überprüfen, um daraus eine Leitlinie für den Gebrauch im eigenen Land zu formulieren. Diese sollten dann wiederum Aufnahme in die einheimischen Datenbanken finden.

Trotz dieses Einwands sind im Folgenden auch ausländische Datenbanken aufgeführt, v. a. aus dem Grund, weil es nicht immer Leitlinien des eigenen

Landes gibt. Wenn auch der Kontext ein anderer ist und daher die Empfehlungen abweichen können, so sind sie aufgrund des Überblicks über die wissenschaftliche Evidenz trotzdem wertvoll. Die folgenden Aufzählungen listen wichtige Datenbanken auf, erheben jedoch keinen Anspruch auf Vollständigkeit.

22.5.1 Datenbanken in Deutschland

- Leitlinien in **AWMF** online: ▶ http://www.awmf-leitlinien.de/. Hier gibt es Leitlinien zu verschiedenen Fachgebieten.
- Der **Deutsche Verband für Physiotherapie** listet für die Physiotherapie relevante Leitlinien unter folgender Adresse auf: ▶ https://www.physio-deutschland.de/fachkreise/beruf-und-bildung/leitlinien.html
- Leitlinien der **Universität Witten/Herdecke**: ▶ http://www.evidence.de/Leitlinien/leitlinien.html
- Das **ÄZQ** ermöglicht die Suche und den Zugang zu nationalen Leitlinien und Leitlinien anderer Länder. ▶ http://www.aezq.de/

22.5.2 Datenbanken weiterer Länder

- Das **Guidelines International Network** stellt eine Online-Bibliothek für Leitlinien zur Verfügung unter: ▶ http://www.g-i-n.net/
- Bei **National Guideline Clearinghouse™** (NGC) lassen sich weitere Leitlinien aus verschiedenen Ländern finden: ▶ http://www.guideline.gov/
- In **PubMed** lassen sich gezielt deutsche Leitlinien suchen, indem man die Kombination »Practice Guideline« und »German« mit Hilfe der entsprechenden Filter anwählt.
- Auch in anderen medizinischen Datenbanken als PubMed kann man Leitlinien mit entsprechenden Suchbegriffen finden.

Nachdem der Therapeut erfolgreich eine Leitlinie zu der eigenen Problemstellung aus der Praxis gefunden hat, muss er in Erfahrung bringen, wie gut sie ist. Hierzu gibt es einige Qualitätsinstrumente im Zusammenhang mit Leitlinien, deren Menge und Ziele zu Anfang verwirrend sind. Der nächste Abschnitt soll daher einen Überblick über die Arten der Instrumente und deren Ziele vermitteln und exemplarisch näheren

Einblick in ein wichtiges Instrument, das Deutsche Leitlinien-Bewertungs-Instrument (DELBI), gewähren.

22.6 Beurteilung von Leitlinien

Für Leitlinien wurden verschiedene **Qualitätsinstrumente** entwickelt, welche 2 mögliche Ziele verfolgen:
- bei der **Entwicklung** guter Leitlinien zu helfen,
- die **Beurteilung der Qualität** von Leitlinien zu erleichtern.

Es gibt Instrumente, bei welchen der Schwerpunkt auf dem ersten Ziel liegt und solche, welche beiden Anforderungen gerecht werden sollen. Die Gütekriterien der Instrumente überlappen sich jedoch, denn schließlich haben beide Arten denselben Fokus: die Qualität der Leitlinien. Zur Übersicht über Instrumente für die Entwicklung bzw. für die Beurteilung und Entwicklung von Leitlinien, ❏ Tab. 22.1, ❏ Tab. 22.2. Die Trennung ist künstlich, repräsentiert aber jeweils den Hauptfokus. In den Tabellen handelt es sich jeweils um wichtige Beispiele von Instrumenten, nicht um vollständige Auflistungen.

Mit dem DELBI steht ein im Internet verfügbares, umfassendes Instrument mit sehr guten Erklärungen der Beurteilungskriterien zur Verfügung, welches für die eigene Verwendung freigegeben ist. Der nächste Abschnitt beschreibt das DELBI noch etwas genauer als in der Tabelle (❏ Tab. 22.2). Im Folgenden sind nicht wie in den vorhergehenden Kapiteln Leitfragen zur Validität, Bedeutsamkeit und Anwendbarkeit der Ergebnisse aufgeführt. Stattdessen wird für das Thema Leitlinien empfohlen, sich das DELBI aus dem Internet herunterzuladen und zu verwenden. Die Originalquelle ist in der Literaturliste unter AWMF und ÄZQ (2008) aufgeführt.

Trotzdem verzichtet dieses Kapitel nicht ganz auf weitere Leitfragen, denn für die Praxis gibt es noch wenige wichtige Aspekte, welche das DELBI ergänzen. Wie die Entwickler des Instrumentes in der zitierten Quelle selbst beschreiben, überprüft man mit dem DELBI die **interne Validität** einer Leitlinie, und das Instrument ermöglicht zudem »eine prospektive Einschätzung der Wahrscheinlichkeit, mit der die Leitlinie ihr Ziel erreichen kann. Der tatsächliche Einfluss einer Leitlinie auf die Versorgung (externe Validität) kann mit der Checkliste nicht abgebildet werden« (AWMF und ÄZQ 2008). Daher bedarf es für die

Name	Bedeutung des Akronyms	Kurze Beschreibung des Instruments und der Quellen
GRADE system	Grading of Recommendations Assessment, Development and Evaluation	Zunächst bewerten die Entwickler der Leitlinien die Qualität der Evidenz hinsichtlich der **Zielgrößen** der zugrunde liegenden Studien. Dazu finden sie im GRADE system Beurteilungskriterien und eine vierstufige Bewertungsskala. Aus der Evidenz entwickeln sie dann Empfehlungen und stufen deren **Empfehlungsgrad** auf einer 2-stufigen Skala (starke oder abgeschwächte Empfehlung) ein. Dazu nennt das System als Hilfestellung wichtige Schlüsselfaktoren, welche sich auf den Empfehlungsgrad auswirken (Kunz et al. 2008)
SIGN grading system	Scottish Intercollegiate Guidelines Network	Analog zum GRADE system beurteilen die Entwickler von Leitlinien mit Hilfe des SIGN grading systems zunächst die Qualitätsstufen der Evidenz (Evidenzklassen) der zugrunde liegenden wissenschaftlichen Artikel. Sie treffen zudem Aussagen über die **Generalisierbarkeit, Anwendbarkeit, Einheitlichkeit und klinische Auswirkung der Evidenz**, um einen Bogen von der wissenschaftlichen Aussagekraft zur Empfehlung zu spannen. Die Empfehlungsgrade schätzen sie mithilfe einer 4-stufigen Skala des SIGN grading systems ein (Harbour u. Miller 2001; Scottish Intercollegiate Guidelines Network 2004). Ausführliche Beschreibungen finden sich im Handbuch (SIGN 50 2008)

⦿ Tab. 22.1 Instrumente zur Entwicklung von Leitlinien

praktische Arbeit weiterer Überlegungen hinsichtlich der **Übertragbarkeit der Evidenz** auf den eigenen Patienten. Die zugehörigen Leitfragen finden sich im Anschluss an die genauere Beschreibung des DELBI.

22.6.1 DELBI

Aufgrund der Wichtigkeit für die Leitlinienentwicklung und -beurteilung im deutschsprachigen Raum stellt dieses Kapitel das DELBI näher vor. Damit wird transparent, welche Kernbereiche dieses Instrument abdeckt und wie umfassend es ist. Die Angaben stammen aus AWMF und ÄZQ (2008).

Das DELBI ist ein Instrument, welches **34 Beurteilungskriterien** zur methodischen Qualität und Praktikabilität von Leitlinien enthält. Es soll

— Leitlinien-Entwicklern helfen, eine strukturierte und strikte Entwicklungsmethodik zu beachten und das Instrument zur Selbsteinschätzung zu gebrauchen, um sicherzustellen, dass ihre Leitlinien den internationalen Standards entsprechen,

— Ärzten und anderen Leistungserbringern im Gesundheitswesen dazu dienen, Leitlinien selbst zu bewerten, bevor sie sie übernehmen,

— Dozenten oder Lehrer darin unterstützen, die kritischen Beurteilungsfertigkeiten bei Ärzten und anderem medizinischem Personal zu fördern,

— Entscheidungsträgern im Gesundheitswesen als Hilfe bei der Entscheidung dienen, welche Leitlinien zur Anwendung in der Praxis empfohlen werden sollten.

Die Beurteilungskriterien sind in **8 verschiedene Domänen** eingeteilt.

Domäne 1: Geltungsbereich und Zweck

Domäne 1 hinterfragt zunächst die **Transparenz des Gesamtziels**, d. h. ob die Leitlinie den »Zielhorizont (absolute/relative Wirksamkeit, Effizienz, Praktikabilität von Versorgungsmaßnahmen) und den Problembereich / Rahmen (Prävalenz des behandelten Versorgungsaspekts, Optimierungspotentiale der Versor-

◪ Tab. 22.2   Instrumente zur Beurteilung und Entwicklung von Leitlinien

Name	Bedeutung des Akronyms	Kurze Beschreibung des Instruments und der Quellen
AGREE Instrument	Appraisal of Guidelines for Research & Evaluation	Das AGREE Instrument beinhaltet **23 Beurteilungskriterien**, die auf einer Skala von 1 (= trifft überhaupt nicht zu) bis 4 (= trifft uneingeschränkt zu) bewertet werden. Sie sind **6 verschiedenen Domänen** zugeordnet: –Geltungsbereich und Zweck –Beteiligung von Interessengruppen –methodologische Exaktheit der Leitlinienentwicklung –Klarheit der Präsentation –Anwendbarkeit –redaktionelle Unabhängigkeit Die deutsche Version des Instrumentes findet sich unter AGREE Collaboration (2002)
GLIA	GuideLine Implementability Appraisal	GLIA ist ein Instrument für die Identifikation der **Schwächen** von Leitlinien, besonders bezüglich der **Implementierbarkeit** (Realisierbarkeit, Umsetzbarkeit) klinischer Leitlinien. Es besteht aus 31 Items, welche z. B. die Klarheit der Empfehlungen (was zu tun ist und wann) hinterfragen. GLIA soll Leitlinien-Entwicklern helfen, ihre Leitlinien hinsichtlich der Umsetzbarkeit zu verbessern. Leitlinien-Anwendern bietet es Unterstützung, umsetzbare Empfehlungen zu selektieren und sich Umsetzungsstrategien zu überlegen, wo Hindernisse hinsichtlich der Umsetzbarkeit identifiziert wurden (Shiffman et al. 2005)
DELBI	DEutsches Leitlinien-Bewertungs-Instrument	Das DELBI dient der Beurteilung der methodischen **Qualität und Praktikabilität** von Leitlinien. Das Instrument berücksichtigt die Erfahrungen von AWMF und ÄZQ und ihrer Partner, der AGREE Collaboration und des Internationalen Leitlinien-Netzwerks G-I-N im Umgang mit medizinischen Leitlinien. Es enthält **34 Beurteilungskriterien**, zugeordnet zu **8 Domänen**. Die ersten 6 Domänen entsprechen denjenigen des AGREE-Instruments. Die 2 weiteren beschreiben spezielle Anforderungen für deutsche Leitlinien und spezielle Anforderungen an Leitlinien, bei deren Erstellung bereits existierende Leitlinien verwendet wurden. DELBI lässt sich auf Leitlinien für alle klinischen Bereiche und für alle Versorgungsbereiche (Diagnostik, Prävention und Gesundheitsförderung, Behandlung oder Interventionen) anwenden (AWMF und ÄZQ 2008)

gungsqualität und erwarteter Effekt der Leitlinie)« differenziert beschreibt. Ferner untersucht Domäne 1, ob die Leitlinie die medizinischen **Fragen und Probleme** sowie die **Patientengruppe**, für welche die Leitlinie entwickelt wurde, klar und differenziert beschreibt.

Domäne 2: Beteiligung von Interessengruppen

Domäne 2 untersucht, inwiefern **alle relevanten Berufsgruppen** bei der Entwicklung der Leitlinie beteiligt waren, ob und mit welchem Verfahren die **Ansichten und Präferenzen der Patienten** ermittelt wurden und in welcher Differenziertheit wesentliche und potentielle Anwenderzielgruppen der Leitlinie definiert sind. Zudem prüft sie, ob und wie Mitglieder der Anwendergruppe die Leitlinie bereits in einer Pilotstudie getestet haben und ob bereits Ergebnisse öffentlich vorliegen.

Domäne 3: Methodologische Exaktheit der Leitlinien-Entwicklung

Diese Domäne fragt nach der Transparenz der verwendeten **Suchstrategien** für die Identifizierung der Evidenz. Zudem überprüft sie die Transparenz und Güte der Methoden, wie die **Empfehlungen** zustande gekommen sind, d. h. durch informelle Abstimmungsverfahren oder formale Konsensustechniken (z. B. Konsensuskonferenz, Nominaler Gruppenprozess oder Delphi-Verfahren).

Ein weiteres Kriterium dieser Domäne hinterfragt, ob die Leitlinie den **gesundheitlichen Nutzen, Nebenwirkungen und Risiken** zur Formulierung der Empfehlungen berücksichtigt hat, ob sie diese Evidenz durch geeignete Maßzahlen (z. B. NNT) belegt, und ob sie Vergleiche mit alternativen Vorgehensweisen oder dem natürlichen Krankheitsverlauf zieht. Weiter beinhaltet diese Domäne die Frage, ob die Leitlinie die Verbindung zwischen Empfehlungen und der zugrunde liegenden Evidenz jeweils explizit darstellt, d. h. ob sie die Evidenzklassen (Levels of Evidence) und die **Empfehlungsgrade** (Grades of Recommendation) aufführt.

Domäne 3 prüft zudem, ob und mit welchem Verfahren **externe Experten**, die nicht an der Entwicklung der Leitlinie beteiligt waren, die Leitlinie vor ihrer Veröffentlichung begutachtet haben und ob bereits Ergebnisse öffentlich vorliegen.

Den Schluss dieser Domäne bildet ein Kriterium zur Frage, ob die Leitlinie ein **Verfahren zur Aktualisierung** angibt, d. h. ob sie die Gültigkeitsdauer nennt und präzisiert, wer und mit welchen Methoden die Aktualisierung in welchem Zeitraum vornimmt.

Domäne 4: Klarheit und Gestaltung

Diese Domäne beschäftigt sich mit der **Verständlichkeit** und dem **Format** der Leitlinie. Dazu überprüft sie:

- In welchem Maß die Leitlinie ihre Empfehlungen spezifisch, verständlich und eindeutig darstellt und/oder formuliert.
- In welchem Maß die Leitlinie verschiedene Handlungsoptionen für das thematisierte Versorgungsproblem aufführt und ob sie für die verschiedenen Optionen begründete Entscheidungskriterien liefert.
- Ob der Leser die Schlüsselempfehlungen in der Vielzahl von Empfehlungen, welche die Leitlinie aufführt, leicht und eindeutig identifizieren kann.
- Ob Instrumente bzw. Materialien, die die Anwendung der Leitlinie unterstützen, existieren, beispielsweise Kurzfassungen, zusammenfassende

Praxisversionen, computergestützte Versionen, Informationsmaterial zur Leitlinie oder Patientenversionen.

Domäne 5: Anwendbarkeit

Domäne 5 betrifft die **wahrscheinlichen Auswirkungen** der Anwendung einer Leitlinie auf die Organisation, das Verhalten und die Kosten. Sie wirft die Frage auf, ob **Hindernisse**, welche bei der Umsetzung der Leitlinie auftreten könnten, und **fördernde Faktoren** analysiert und klar dargelegt sind und ob Vorschläge zur Lösung möglicher Probleme vorliegen. In diesem Zusammenhang differenziert die Domäne:

- Organisatorische Barrieren, d. h. Auswirkungen auf
  - die Organisation der Gesundheitsversorgung in einer Einrichtung,
  - die strukturelle Ebene (z. B. im Gesamtverbund aller Gesundheitseinrichtungen),
  - das Verhalten der medizinischen Leistungserbringer.
- Finanzielle Auswirkungen.

Zusätzlich enthält die Domäne 5 ein Kriterium, welches hinterfragt, ob die Leitlinie methodisch begründete Messgrößen aufführt, welche eine **Evaluation** der Leitlinienanwendung und der Ergebnisqualität der Versorgung ermöglichen und ob sie Referenzwerte enthält, um Risikopatienten, -gruppen oder -zustände zuverlässig zu identifizieren.

Domäne 6: Redaktionelle Unabhängigkeit

Domäne 6 enthält Kriterien über die **Unabhängigkeit der Empfehlungen**, also Art und Umfang der Finanzierung und deren Auswirkung auf die Inhalte der Leitlinie, sowie die Offenlegung möglicher Interessenkonflikte seitens der Leitlinien-Entwicklungsgruppe.

Domäne 7: Anwendbarkeit im deutschen Gesundheitssystem

Diese Domäne beschreibt zusätzliche Qualitätskriterien für Leitlinien, welche im **deutschen** Gesundheitswesen zur Anwendung gelangen sollen.

Zunächst wirft diese Domäne die Frage auf, ob die Leitlinie Empfehlungen zu präventiven, diagnostischen, therapeutischen und rehabilitativen Maßnahmen in den verschiedenen **Versorgungsbereichen** abgibt, d. h. ob klar wird, in welchem Krankheitsstadium oder mit welcher Problemkonstellation ein Patient in welchem Versorgungsbereich (z. B. Hausarzt,

Facharzt, Durchführung einer ambulanten oder stationären Rehabilitationsmaßnahme) verbleiben soll.

Eine 2. Fragestellung ist, ob die Leitlinie neben Empfehlungen, die umgesetzt werden sollten, auch auf diejenigen hinweist, die **nicht mehr umzusetzen** sind und ob sie dafür die entsprechende Evidenz unter Nennung der Empfehlungsgrade aufzeigt.

Drittens überprüft diese Domäne, ob und wie klar die Leitlinie Entscheidungssituationen und Handlungsempfehlungen in einer **Wenn-dann-Logik** darlegt und ob sie dabei wichtige Entscheidungssituationen, in denen vom regulären Ablauf abgewichen werden muss, sowie alternative Versorgungsabläufe darstellt.

Viertens untersucht sie, ob die Leitlinie eine Strategie enthält, wie breit sie auf ihre Existenz aufmerksam macht, wie einfach ihr **Zugang** ist und ob sie auf die verfügbaren Versionen und ergänzendes Material hinweist sowie dafür einfachen Zugang schafft.

Fünftens fragt sie nach der Beschreibung eines Konzepts zur **Implementierung** (Umsetzung) der Leitlinie, z. B. durch Einbringung der Leitlinien in die Aus-, Weiter- und Fortbildung der Leistungserbringer sowie in Qualitätszirkel und Selbsthilfegruppen.

Als Letztes untersucht sie, ob ein Leitlinien-Report existiert und wie transparent dieser die methodische und inhaltliche Arbeit darstellt, insbesondere auch der Aspekt, wie die Leitlinien-Entwickler zu den Entscheidungen gelangt sind, Empfehlungen aufzunehmen oder abzulehnen.

Domäne 8: Methodologische Exaktheit der Leitlinien-Entwicklung bei Verwendung existierender Leitlinien

Die Domäne untersucht die Güte des Verfahrens, mit dem die Leitlinie **bereits existierende Leitlinien** gesammelt, bewertet, ausgewählt und bei den Empfehlungen berücksichtigt hat. Sie kommt nur zur Anwendung, wenn die Leitlinien-Entwickler angegeben haben, bereits existierende Leitlinien systematisch gesucht und evtl. berücksichtigt zu haben oder wenn offensichtlich ist, dass sie bei der Erstellung ihrer Empfehlungen andere Leitlinien als Evidenzquelle genutzt haben.

Zunächst überprüft die Domäne die Güte und Transparenz der **systematischen Leitlinien-Recherche**, d. h. sie untersucht, ob die Leitlinien-Entwickler eine systematische Strategie bei der Suche verwendet haben und wie detailliert sie beschrieben ist.

Des Weiteren untersucht diese Domäne die Güte und Transparenz, mit der die gefundenen Leitlinien **selektiert** wurden, d. h. in welchem Ausmaß die Ein-

bzw. Ausschlussgründe für die gefundenen Leitlinien beschrieben sind und ob ein formales Bewertungsverfahren mit einem anerkannten Instrument (z. B. AGREE, DELBI) stattgefunden hat.

Die **Qualität** der als Evidenzquelle verwendeten Leitlinien, sog. **Quellleitlinien**, wird als Nächstes überprüft: Inwiefern sind die Empfehlungen der Quellleitlinien, zugehörige Evidenzklassen (Levels of Evidence) und Empfehlungsgrade (Grades of Recommendation) sowie die in der Quellleitlinie zugrunde gelegte Literatur dargestellt? Und haben die Leitlinien-Entwickler eine Überprüfung der in der Quellleitlinie angegebenen Literatur vorgenommen?

Als weiteres Gütemerkmal gelten **Aktualisierungsrecherchen**. Wenn es Hinweise darauf gibt, dass die Evidenz in den Quellleitlinien nicht mehr der aktuellen Evidenzlage entspricht, müssen die Autoren der Leitlinie sich um eine Aktualisierungsrecherche bemüht und die Suchstrategie detailliert beschrieben haben.

Schließlich untersucht die Domäne, ob Beibehaltungen und Modifikationen der verwendeten Empfehlungen aus den Quellleitlinien begründet sind.

Die vorhergehenden Ausführungen beschrieben die grundsätzlichen Fragestellungen der einzelnen Domänen des DELBI. Detaillierte Informationen finden sich in der Quelle AWMF und ÄZQ (2008).

Das DELBI und andere Instrumente setzen sich aus wertvollen und facettenreichen Kriterien zur Beurteilung von Leitlinien zusammen. Für die Anwendung der Leitlinien in der Praxis empfiehlt sich, weitere Überlegungen im Hinblick auf die Übertragbarkeit auf den eigenen Patienten anzustellen. Als Hilfestellung bieten sich die 3 in der Übersicht aufgelisteten und nachfolgend beschriebenen Leitfragen an.

Leitfragen zur Beurteilung der Anwendbarkeit der Evidenz von Leitlinien

- Stimmt das primäre Ziel der Leitlinie mit dem eigenen Ziel überein?
  (Referenzen: a, b)
- Lassen sich die Empfehlungen beim eigenen Patienten anwenden?
  (Referenzen: a, b)
- Welche Hürden stehen der Umsetzung im Wege?
  (Referenzen: c)

(Referenzen: a) Wilson et al. 1995; b) Hayward et al. 1995; c) Sackett et al. 1999, S. 141-142)

- **Stimmt das primäre Ziel der Leitlinie mit dem eigenen Ziel überein?**

Leitlinien können für dasselbe Krankheitsbild verschiedene Schwerpunkte setzen. Daher muss der Therapeut überprüfen, ob die zentralen Fragestellungen, die er für seinen Patienten hat, in der Leitlinie enthalten sind.

- **Lassen sich die Empfehlungen beim eigenen Patienten anwenden?**

Zu dieser Leitfrage gehört zum einen, ob die Leitlinie die Interventionen so klar dargestellt, dass der Therapeut sie nachahmen kann. Dieser Aspekt wurde bereits in der Domäne 4 des DELBI angesprochen. Der Therapeut muss ihn aber noch für die **eigene Situation** abschätzen.

Außerdem muss er überprüfen, ob der eigene Patient denjenigen der Leitlinie ausreichend ähnelt. Falls sein Patient z. B. eine andere Krankheitsanfälligkeit oder bestimmte Risikofaktoren aufweist, könnte die Leitlinie nicht zutreffen. Der Therapeut müsste die Empfehlungen der Leitlinie individuell anschauen und evtl. davon abweichen.

Wichtig sind auch die **Präferenzen des aktuellen Patienten**. Sie müssen nicht zwangsläufig mit denjenigen übereinstimmen, welche der Leitlinie zugrunde liegen, sodass diese Differenz eine Abweichung von den Empfehlungen der Leitlinie rechtfertigen kann.

- **Welche Hürden stehen der Umsetzung im Wege?**

In Kap. 22.5 steht die Empfehlung, möglichst Leitlinien zu wählen, die für das Land gelten, in welchem man praktiziert. Damit ist am ehesten gewährleistet, dass die **Rahmenbedingungen** der Leitlinie mit den eigenen übereinstimmen. Garantiert ist es aber auch dann nicht. Aus diesem Grund muss der Therapeut stets analysieren, welche eigenen Rahmenbedingungen von denen der Leitlinie abweichen, um sodann Lösungen zu suchen, wie er die Hürden, die aus den Abweichungen entstehen, überwindet. Wichtige Faktoren sind dabei (Sackett et al. 1999, S. 141–142):

– die Bereitschaft von Verhaltensänderungen auch bei Fachkollegen,
– die Umsetzbarkeit in einer kleinen Fachgruppe ohne Notwendigkeit einer umfangreichen Kooperation mit Außenstehenden,
– Klarheit und Glaubwürdigkeit der Evidenz,
– anerkannte, einflussreiche Vorbilder vor Ort, welche die Strategie bereits umsetzen,

– Konfliktfreiheit im Hinblick auf ökonomische und administrative Faktoren, Patientenerwartungen und Erwartungen der Gesellschaft.

Diese Faktoren gelten nicht nur für die Umsetzung der Leitlinien, sondern generell für die Umsetzung der EBP. Weitere Ausführungen über günstige und ungünstige Bedingungen, welche die Umsetzung der EBP erleichtern bzw. erschweren, ▶ Kap. 23.

22.7 Beispiel einer therapeutisch relevanten Leitlinie

Die Bundesärztekammer gab unter Beteiligung des Deutschen Verbandes der Ergotherapeuten (DVE) und dem Deutschen Verband für Physiotherapie – Zentralverband der Physiotherapeuten/Krankengymnasten (ZVK) die Nationale Versorgungsleitlinie Kreuzschmerz (Bundesärztekammer et al. 2010) heraus.

Zur Erstellung der Leitlinie führten die Wissenschaftler eine systematische Leitlinien-Recherche durch und selektierten evidenzbasierte Leitlinien mit Hilfe des DELBI. Dabei berücksichtigten sie nationale und internationale Leitlinien, letztere mit dem Anspruch, dass die Empfehlungen zusätzlich auf die Versorgungssituation im deutschen Gesundheitssystem übertragbar sein mussten.

In der Leitlinie stehen unter Punkt »H 5. Nichtmedikamentöse Therapie des nichtspezifischen Kreuzschmerzes« Empfehlungen, bestimmte therapeutische Interventionen bei bestimmten Indikationen anzuwenden bzw. nicht anzuwenden. Ein Auszug daraus, ◧ Tab. 22.3.

> **Praxistipp**
>
> Laden Sie sich die Nationale Versorgungsleitlinie Kreuzschmerz zur Veranschaulichung dieses Kapitels aus dem Internet herunter (Link, ▶ Referenzliste).

◘ Tab. 22.3   Auszug der Empfehlungen aus der Nationalen Versorgungsleitlinie Kreuzschmerz (Bundesärztekammer et al. 2010)

Intervention, Indikation	Empfehlung	Empfehlungsgrad
Transkutane elektrische Nervenstimulation (TENS) bei akutem nichtspezifischem Kreuzschmerz	Soll nicht angewendet werden	A
TENS bei chronischem nichtspezifischem Kreuzschmerz	Sollte nicht angewendet werden	B
Entspannungsverfahren (Progressive Muskelrelaxation) bei akutem/subakutem nichtspezifischem Kreuzschmerz	Bei erhöhtem Chronifizierungsrisiko kann es angeboten werden	O
Entspannungsverfahren (Progressive Muskelrelaxation) bei chronischem nichtspezifischem Kreuzschmerz	Sollte angewendet werden	B
Ergotherapie bei akutem nichtspezifischem Kreuzschmerz (Programme für physische Konditionierung in Bezug auf Verbesserungen der Arbeits- oder Funktionsfähigkeit bei Personen mit Arbeitsunfähigkeit)	Soll nicht angewendet werden	A
Ergotherapie bei chronischem nichtspezifischem Kreuzschmerz (z. B. Übungen zur funktionellen Wiederherstellung, Arbeitsanpassung und -ausdauer)	Sollte im Rahmen multimodaler Behandlungsprogramme durchgeführt werden	B
Massage bei akutem nichtspezifischem Kreuzschmerz	Soll nicht angewendet werden.	A
Massage bei subakutem/chronischem nichtspezifischem Kreuzschmerz	Kann in Kombination mit Bewegungstherapie angewendet werden	O
Rückenschule bei subakutem nichtspezifischem Kreuzschmerz	Rückenschule, die auf einem biopsychosozialen Ansatz basiert, kann bei länger anhaltendem nichtspezifischem Kreuzschmerz (> 6 Wochen) oder rezidivierendem, nichtspezifischem Kreuzschmerz empfohlen werden	O
Rückenschule bei chronischem nichtspezifischem Kreuzschmerz	Rückenschule, die auf einem ausschließlich biopsychosozialen Ansatz beruht, sollte bei chronischem nichtspezifischem Kreuzschmerz angewendet werden	B

Empfehlungsgrad A = starke Empfehlung (»soll« bzw. »soll nicht«),
Empfehlungsgrad B = Empfehlung (»sollte« bzw. »sollte nicht«),
Empfehlungsgrad O (offen) = »kann«.
Begründungen und Differenzierungen der Empfehlungen, genauere Definitionen der Therapieansätze und weitere Interventionen (Interferenztherapie, Kurzwellendiathermie, Manipulation/Mobilisation, Kälte/Wärmetherapie etc.), s. Nationale Versorgungsleitlinie Kreuzschmerz (Bundesärztekammer et al. 2010).

Literatur

AGREE Collaboration (2002) Checkliste zur Qualitätsbeurteilung von Leitlinien (AGREE-Instrument) – Deutschsprachige Version. Ärztliche Zentralstelle Qualitätssicherung; Köln -Verbindung der Schweizer Ärztinnen und Ärzte FMH, Bern. http://www.agreecollaboration.org/pdf/de.pdf. Zugegriffen 28 Januar 2009

AWMF und ÄZQ (2008) Deutsches Instrument zur methodischen Leitlinien-Bewertung (DELBI), Fassung 2005/2006 + Domäne 8 (2008). Arbeitsgemeinschaft der Wissenschaftlichen Medizinischen Fachgesellschaften e.V. (AWMF); Ärztliches Zentrum für Qualität in der Medizin (ÄZQ) – Gemeinsame Einrichtung von Bundesärztekammer und Kassenärztlicher Bundesvereinigung (Hrsg). http://www.versorgungsleitlinien.de/methodik/delbi/pdf/delbi05_08.pdf. Zugegriffen 27 Januar 2009

Brunner HH (2000) Guideline für Guidelines. Schweizerische Ärztezeitung 82(9):464–466

Bundesärztekammer, Kassenärztliche Bundesvereinigung (1997) Beurteilungskriterien für Leitlinien in der medizinischen Versorgung. Dtsch Ärztebl 94(33):A2154–2155

Bundesärztekammer (BÄK), Kassenärztliche Bundesvereinigung (KBV), Arbeitsgemeinschaft der Wissenschaftlichen Medizinischen Fachgesellschaften (AWMF) (2010) Nationale VersorgungsLeitlinie Kreuzschmerz – Langfassung. Version 1.X. (zugegriffen: 08.12.2010). Available from: http://www.versorgungsleitlinien.de/themen/kreuzschmerz

Harbour R, Miller J (2001) A new system for grading recommendations in evidence based guidelines. BMJ 323(7308):334–336

Hayward RSA, Wilson MC, Tunis SR, Bass EB, Guyatt GH (1995) Users' guides to the medical literature. VIII. How to use clinical practice guidelines. A. Are the recommendations valid? JAMA 274(7):570–574

Helou A, Ollenschläger G (1998) Ziele, Möglichkeiten und Grenzen der Qualitätsbewertung von Leitlinien. Ein Hintergrundbericht zum Nutzermanual der Checkliste »Methodische Qualität von Leitlinien«. Z ärztl Fortbild Qual.sich (ZaeFQ) 92:361–365

Kunz R, Djulbegovic B, Schunemann HJ, Stanulla M, Muti P, Guyatt G (2008) Misconceptions, challenges, uncertainty, and progress in guideline recommendations. Semin Hematol 45(3):167–175

Müller W, Lorenz W, Kopp I, Selbmann H-K (2004) Erarbeitung von Leitlinien für Diagnostik und Therapie. Methodische Empfehlungen. http://www.awmf-leitlinien.de/ oder http://www.uni-duesseldorf.de/awmf/ll/ll_metho.htm. Zugegriffen 20 Januar 2009

Ollenschläger G, Thomeczek C, Kirchner H, Oesingmann U, Kolkmann FW (2000) Leitlinien und Evidenz-basierte Medizin in Deutschland. Z Gerontol Geriat 33:82–89

Sackett DL, Richardson WS, Rosenberg W, Haynes RB (1999) Evidenzbasierte Medizin – EBM-Umsetzung und -vermittlung. Deutsche Ausgabe: Kunz R, Fritsche L. Zuckschwerdt, München

Scottish Intercollegiate Guidelines Network (2004). Forming guideline recommendations. Section 6, März 2004. http://cys.bvsalud.org/lildbi/docsonline/4/6/164-sign50section6.pdf. Zugegriffen 23 November 2008

Shiffman RN, Dixon J, Brandt C, Essaihi A, Hsiao A, Michel G, O'Connell R (2005) The GuideLine Implementability Appraisal (GLIA): development of an instrument to identify obstacles to guideline implementation. BMC Med Inform Decis Mak 5:23

SIGN 50 (2008) A guideline developer's handbook Guideline No. 50, ISBN 19781905813254, http://www.sign.ac.uk/pdf/sign50.pdf. Zugegriffen 27 Januar 2009

Wilson MC, Hayward RS, Tunis SR, Bass EB, Guyatt G (1995) Users' guides to the medical literature. VIII. How to use clinical practice guidelines. B. What are the recommendations, and will they help you in caring for your patients? JAMA 274(20):1630–1632

Evidenzbasierte Praxis im Arbeitsalltag

Zugegeben – die EBP kostet Zeit und Geld und es ist manchmal mühsam, sich durch wissenschaftliche Literatur zu kämpfen. Aber zum Wohle der Patienten und der eigenen Professionalität sowie zur Argumentation gegenüber Kostenträgern lohnt es sich, die EBP in der Praxis anzuwenden. Ein paar Hilfestellungen können die Integration in den Arbeitsalltag erleichtern.

23.1 Institutionalisierung der EBP am Arbeitsplatz

Der 1. Schritt für die Institutionalisierung der EBP ist, sich die Belohnung für die Mühe und Investition vor Augen zu führen: den **Erkenntnisgewinn** im eigenen Beruf und eine **größere Sicherheit**, für und mit dem Patienten zusammen das Richtige gemäß momentanem wissenschaftlichem und praktischem Erkenntnisstand zu tun.

> **EBP bedeutet Qualitätssicherung und Qualitätssteigerung.**

Es lohnt sich also, die Investitionen für die EBP auf sich zu nehmen. Je weniger Hürden existieren, je bequemer Therapeutinnen und Therapeuten sich die EBP einrichten können, desto eher werden sie sie auch praktizieren. Dazu folgen einige Tipps.

23.1.1 Überzeugungsarbeit in der Institution

Gerade, wenn es um Medizinalfachberufe und nicht um die Medizin geht, kann es sein, dass Vorgesetzten, Ärzten und Ärztinnen, der Klinikleitung und anderen die Notwendigkeit und der Nutzen der EBP manchmal nicht klar sind. Damit sie die Infrastruktur, Kosten und personellen Freiräume gewähren, ist manchmal zuerst Überzeugungsarbeit zu leisten.

Praxistipp

Zeigen Sie den entsprechenden Entscheidungsträgern die Vorteile der EBP auf, indem Sie die Bedeutung, den Nutzen und die Kosten für Ihren Bereich darlegen.

23.1.2 Infrastruktur für die Literaturarbeit

Die erste Voraussetzung für die EBP ist der Zugang zu einem **Computer mit Internetanschluss** für die Literaturrecherche. Dies sollte heutzutage keine Hürde mehr sein. Optimale Bedingungen herrschen, wenn der Arbeitgeber **Lizenzen** kostenpflichtiger Datenbanken erwirbt, welche für das Arbeitsfeld relevant sind, sodass nicht nur Zugang zu kostenlosen Datenbanken besteht. Zusätzliche Lizenzen von Zeitschriften ermöglichen, die Artikel im Volltext schnell und bequem direkt aus dem Internet herunterzuladen.

Auch ein Zugang zu einer nahen oder sogar hauseigenen Bibliothek, in welcher die Möglichkeit besteht, Artikel über die Bibliothekarin oder den Bibliothekar zu bestellen, erleichtert die Umsetzung der EBP.

Praxistipp

Holen Sie folgende Informationen ein:
- Wo können Sie eine Literaturrecherche durchführen? An Ihrem Arbeitsplatz, in einer Bibliothek? Vielleicht können Sie auch während der Arbeitszeit zu Hause recherchieren, sofern Sie dort einen Internet-Zugang haben?
- Welche Lizenzen stehen Ihnen zur Verfügung?
- Dürfen Sie Artikel bestellen oder wie sollen Sie sonst an sie gelangen?

23.1.3 Personelle Voraussetzungen

Zunächst stellt sich die Frage, welche Personen für die EBP zuständig sind oder werden sollen: alle oder einzelne Teammitglieder, Gruppen- oder Teamleiter? Diese Personen sollten entsprechende Kenntnisse der EBP besitzen oder Freiraum haben, sich diese anzueignen. Deshalb ist zu überlegen, wie diese Kollegen oder Kolleginnen an diese Fertigkeiten kommen, z. B. durch einen Kurs oder ein Aufbaustudium. Vielleicht gibt es auch z. B. Ärzte oder Ärztinnen im Haus mit EBM-Kenntnissen, welche unterstützen könnten.

Praxistipp

Bilden Sie eine **Arbeitsgruppe** in Ihrer Institution und/oder in Kooperation mit anderen Zentren, welche ähnlichen Fragestellungen nachgehen. Literaturrecherche, Bewertung der Literatur und Überlegungen für die Umsetzung in die Praxis lassen sich so aufteilen und austauschen.

23.1.4 Budgetierung der Kosten für die EBP

Die Budgetierung der Kosten ist einer der wichtigsten Punkte, um etwas Neues zu etablieren. Den höchsten Kostenfaktor bildet der **personelle Aufwand** aufgrund der Zeit, welche die Person oder die Personen in die Schritte der EBP investieren. Eventuell ist vorab noch eine **Schulung** notwendig, die personelle Kosten und Kursgebühren mit sich bringt. Führen noch unerfahrene Personen die EBP durch, kann es zudem sinnvoll sein, eine interne oder externe **Beratung** hinzuzuziehen, welche ebenfalls mit Kosten verbunden ist.

Geringere Kosten verursachen der Computer und der Internet-Zugang, zumal dies auch für andere Zwecke bereits Standard ist.

Erwirbt der Arbeitgeber **Lizenzen** für Datenbanken und/oder wissenschaftliche Zeitschriften, so fallen dafür wiederkehrende Gebühren an, schätzungsweise ein paar 100 € im Jahr, je nach Anzahl und Art der Lizenzen. Sind diese nicht explizit fachspezifisch, so profitieren davon nicht nur Therapeuten, sondern auch Mitarbeiter anderer Medizinalfachberufe sowie Ärzte.

> **Praxistipp**
>
> Arbeiten Sie selbstständig oder in einer (kleineren) Einrichtung, welche keine Lizenzen besitzt, so melden Sie sich in einer Hochschul- oder Zentralbibliothek bzw. in der Bibliothek einer Uniklinik mit passenden Lizenzen an, sofern sich diese in erreichbarer Nähe befindet.

Manche Volltexte, die nicht per Internet zugänglich sind, kann der Therapeut evtl. selbst aus den entsprechenden Fachzeitschriften kopieren, in der hauseigenen Bibliothek, sofern vorhanden, oder z. B. in Hochschul- oder Zentralbibliotheken. Dadurch entstehen v. a. Kosten in Form von Arbeitszeit.

Gelangt der Therapeut weder per Internet noch auf andere Art an die Volltexte der Artikel, so muss er sie **bestellen**. Dies ist häufig beim Verlag direkt übers Internet möglich, jedoch meist die teurere Variante. Günstiger ist es, die Artikel von anderen Bibliotheken zu bestellen (▶ Abschn. 6.1.4).

Weitere Kosten fallen durch allfällige **Treffen mit Fachgruppen** für den Austausch der Erkenntnisse aus der EBP und Erfahrungen damit in Form von Personalkosten und Spesen an. Auch der Besuch wissenschaftlicher Kongresse oder Symposien empfiehlt sich, wobei zu den Spesen zusätzlich Teilnehmergebühren zu veranschlagen sind.

23.1.5 Schaffen zeitlichen Freiraums für die EBP

Es ist ratsam, sich für die EBP regelmäßig Zeit zu reservieren, damit man sie wirklich durchführt, z. B. nach folgendem Schema:
- wöchentliche Zeitinvestition für Literaturrecherche und -verarbeitung: 2 h,
- monatlicher Austausch mit Fachleuten: 2 h,
- Kongressbesuche: 2 Tage pro Jahr.

23.1.6 Einsatz/Entwicklung diplomatischer Fähigkeiten bei der Umsetzung der EBP

Manchen ist nicht klar, ob die EBP Freund oder Feind der Therapie ist. Möchte ein Therapeut die EBP allgemein oder zu einem bestimmten Thema einführen, können einige Gedanken im Voraus auf mögliche Reaktionen der anderen vorbereiten:
- Es ist Kraft raubend, die Praxis zu ändern. Wie viele Änderungen musste das Team in letzter Zeit bereits verkraften? Wie **konservativ** sind die Mitarbeiter, die Leitungspersonen? Wie lässt sich der Prozess für sie erleichtern?
- Die Praxis zu ändern bedeutet zu akzeptieren, dass es bisher gewisse Mängel gab. Wie bedrohlich ist die Präsentation der neuen Ansätze für das Selbstwertgefühl der betroffenen Gruppe? Wie stark sind sie zur **Verteidigung** der herkömmlichen Arbeitsweise bereit?
- Setzt ein Therapeut die Erkenntnisse aus der Literatur in einem Gebiet der Praxis um, kann das für andere Gebiete, auch interdisziplinäre, **Folgen** haben.
- Der Einbezug dieser Erkenntnisse könnte die Beziehungen nicht nur zu Fachkollegen, sondern auch zu **Patienten** gefährden, denn wenn diese an alten Schemen haften, können sie Änderungen als Gefährdung wahrnehmen.

Aufgrund der Qualitätssicherung und -steigerung lohnt es sich, die Hürden, welche der Institutionalisierung der EBP im Wege stehen, zu überwinden. Allerdings darf nicht verschwiegen werden, dass die EBP auch auf Grenzen stößt. Diese gingen aus den einzelnen Kapiteln vereinzelt hervor. Der nächste Abschnitt fasst sie gebündelt zusammen und erklärt sie.

23.2   Grenzen der EBP

Die Grenzen der EBP ergeben sich v. a. aus möglichen ungünstigen Faktoren der Forschung und Wissenschaft, denn die Güte der EBP hängt direkt von deren Qualität ab. Welche die wichtigsten Faktoren sind, geht aus den folgenden Abschnitten hervor.

> ❯ Schwächen in der Forschung und Wissenschaft wirken sich automatisch negativ auf die EBP aus.

23.2.1   Qualität der Studien

Weisen die zur Verfügung stehenden Studien viele wissenschaftliche Mängel auf, so ist die Evidenz, welche für die EBP zur Verfügung steht, entsprechend niedrig. Allerdings kommt es auch vor, dass man Studien hinsichtlich ihrer Qualität **unterschätzt**. Wenn eine Studie z. B. die Geheimhaltung der Randomisierungsliste nicht direkt angibt, so ist gemäß EBP anzunehmen, dass sie das nicht getan hat. Diese Publikation würde daher zu Unrecht weniger berücksichtigt als andere. Hier können die Autoren und Autorinnen der Studien durch sorgfältigere Dokumentation ihren Beitrag leisten, dass Anwender der EBP die Qualität der Studien richtig einschätzen können.

23.2.2   Unveröffentlichte Studien

Es gibt Studien, welche die Forscher und Forscherinnen erst gar nicht veröffentlichen, da sie ein für sie unerwünschtes Resultat aufweisen: So manche methodisch gut durchgeführte Arbeiten, welche jedoch keine statistisch signifikanten Resultate zugunsten der zu überprüfenden Intervention aufzeigen, verschwinden in der Schublade, statt in einer Fachzeitschrift zu erscheinen. Das verzerrt das Gesamtbild. Angenommen, von 5 Forschungsarbeiten dokumentierte eine einzige einen positiven Effekt, 4 fänden jedoch keinen. Würde nur diejenige Studie mit dem positiven Ergebnis publiziert, so entstünde ein falsches Bild. Früher waren eigentlich nicht die Forscher schuld daran, sondern die Tradition vieler wissenschaftlicher Zeitschriften, welche es ablehnten, solche negativen

Ergebnisse zu veröffentlichen. Seit einigen Jahren ist ein erfreulicher Wandel zu erkennen, welcher die Verantwortlichen der Zeitschriften nicht nach den »passenden« oder »unpassenden« Ergebnissen, sondern nach der **Qualität der wissenschaftlichen Methodik** schauen lässt.

23.2.3   Patientenkollektiv vs. Individuum

Ein Kritikpunkt der EBP ergibt sich daraus, dass die Statistiken, auf denen die EBP beruht, nur Aussagen über ein Kollektiv, aber nicht über ein Individuum erlauben (Lansel 2001). Die EBP weist anhand von Interventions- und Vergleichsgruppen nach, welche Behandlungsform im Vergleich zu einer anderen **statistisch erfolgreicher** ist. Dabei besteht die Gefahr, dass dies zu der Entscheidung führt, nur noch die wissenschaftlich anerkanntere Behandlungsform anzuwenden und die andere abzuschaffen. Dagegen sprechen jedoch folgende Punkte:

- Es ist nie ganz auszuschließen, dass aufgrund statistischer Ursachen die eine Therapie bei der wissenschaftlichen Untersuchung irrtümlich signifikant besser abschneidet (statistischer Fehler 1. Art, α-Fehler). Dies gilt nicht nur für die statistische Irrtumswahrscheinlichkeit, sondern auch für andere Größen wie die NNT, RR etc., welche alle mit einem Unsicherheitsfaktor behaftet sind.
- Die Abschaffung einer Therapie könnte sich für den einzelnen Patienten – und die EBP soll ja eine Entscheidungsgrundlage für den **einzelnen Patienten** bieten – aus folgendem Grund ungünstig auswirken: In beiden Gruppen gibt es **Responder** und **Non-Responder**, also Patienten, welche auf eine Therapie positiv ansprechen und solche, bei denen sie wirkungslos ist. Es kann nun sein, dass ein Non-Responder aus der Interventionsgruppe auf die statistisch bzw. durchschnittlich weniger wirksame Behandlungsform der Vergleichsgruppe besser reagieren würde. Diesen Patienten müsste man folglich mit der statistisch weniger wirksamen Methode behandeln, der EBP zum Trotz.

Aus diesen Gründen darf man die Methode, die in der Studie schlechter abgeschnitten hat, nicht einfach abschaffen, sofern auch sie grundsätzlich zu Behandlungserfolgen führen kann.

> Bei der EBP ist zu bedenken, dass ein zu behandelnder Patient von der statistisch weniger wirksamen Therapie mehr profitieren könnte als von der statistisch besseren. In diesem Fall führt die EBP zunächst zu einer falschen Entscheidungsgrundlage, die einer Korrektur bedarf.

Mit dem Aufzeigen dieser Grenzen sei keineswegs die Nützlichkeit der EBP in Frage gestellt. Vielmehr erhöht sie die Chance, **auf Anhieb** das gegenwärtig Optimale für den Patienten zu tun, indem der Therapeut zunächst die gemäß EBP beste Vorgehensweise anwendet. Stellt sich heraus, dass der behandelte Patient nicht darauf anspricht, muss der Therapeut eine Alternative finden, möglichst wiederum mithilfe der EBP.

23.3 Vernetzung der Ebenen des evidenzbasierten Arbeitens

Dieses Buch stellte verschiedene Ebenen des evidenzbasierten Arbeitens vor:

1. Die reflektierte Praxis in Anlehnung an D. Schon (1987), um die Gesamtsituation des Patienten in der Einrichtung zu erfassen, sein Verhalten zu verstehen und zwischenmenschliche Schwierigkeiten zwischen Patient und Therapeut oder anderen Personen zu reflektieren, um daraus Konsequenzen für die Behandlung, den Umgang mit dem Patienten, Strategien für die Anleitung etc. zu ziehen.
2. Die systematischen Beobachtungen am Patienten, um durch eine systematische Vorgehensweise gezielt Daten am Patienten für dessen optimale Behandlung zu sammeln.
3. Die evidenzbasierte Praxis, also die systematische Literaturrecherche und -arbeit unter Berücksichtigung der Eigenschaften und Präferenzen des Patienten sowie der Möglichkeiten des Therapeuten, um daraus die bestmögliche Behandlungsstrategie herauszufinden.

Diese 3 Ebenen ergänzen sich optimal, da die ersten 2 Ebenen sich intensiv mit dem **individuellen Patienten in der Praxis** auseinandersetzen und die 3 Ebene die **wissenschaftliche Evidenz** identifiziert. Wie hängen die Ebenen nun genauer zusammen und was lässt sich daraus empfehlen?

Die 3. Ebene setzt den Schwerpunkt auf die Wissenschaft. Sie sollte im Rahmen der Qualitätssicherung und -steigerung **Standard** werden, um den Patienten gemäß aktuellem wissenschaftlichem Stand die **bestmögliche Behandlungsstrategie** zukommen zu lassen. Wendet der Therapeut nun diese Behandlung am aktuellen Patienten an, sollte er deren Erfolg prüfen. Dazu dient die 2. Ebene. Der Aufwand, den er dabei betreiben sollte, richtet sich danach, ob der Erfolg deutlich sichtbar ist oder ob Zweifel am individuellen Erfolg der Methode bestehen. Die 1. Ebene kommt v. a. dann zum Tragen, wenn es Probleme z. B. hinsichtlich des Verhaltens, der Kooperation oder der Compliance des Patienten gibt. Diese können, müssen aber nicht im Zusammenhang mit der gewählten Behandlungsstrategie stehen.

Diese 3 Ebenen stellen den praktizierenden Therapeutinnen und Therapeuten ein Repertoire zur Verfügung, welches die Praxis auf ein hohes professionelles, wissenschaftliches Niveau stellt und allfälligen Schwierigkeiten bei der Behandlung entgegenwirkt – zum Wohle des Patientinnen und Patienten, aber auch für das eigene Sicherheitsgefühl und Wohlbefinden im therapeutischen Beruf.

Literatur

Lansel M (2001) Evidence-based Medicine: Segen ohne – oder mit – Grenzen? Schweiz Arzteztg 82(31):1677–1681
Schon D (1987) Educating the reflective practitioner: towards a new design for teaching and learning. Jossey-Bass, San Francisco

Anhang: Berechnungen

Für mathematisch Interessierte finden sich nachfolgend detaillierte Angaben zu teilweise komplizierten Berechnungen. Um die EBP zu praktizieren, ist es nicht notwendig, die Formeln zu kennen oder die Berechnungen nachzuvollziehen.

1   Berechnung der Effektgröße (engl.: effect size, Cohen's *d*)

Cohen's d zweier Stichproben mit den Mittelwerten m_1, m_2 und den Standardabweichungen s_1 und s_2:

$$Cohen's\ d = \frac{m_1 - m_2}{s_{ges}}$$

wobei

$$s_{ges} = \sqrt{\frac{s_1{}^2 + s_2{}^2}{2}}$$

2   Berechnung des Wertes der Wiederholbarkeit (Repeatability)

Betrifft: Vergleich der Übereinstimmung zwischen 2 Messreihen mit demselben Messinstrument an denselben Personen (Ergänzung zur Intra-rater-Reliabilität und zur Inter-rater-Reliabilität).

Formeln (Bland u. Altman 1996):

1. Varianz V_i der Messdifferenzen jeder Einzelperson:

$$V_i = \frac{1}{2}(Messung\,2_i - Messung\,1_i)^2 = \frac{1}{2}d_i{}^2$$

2. Varianz V der Messdifferenzen der gesamten Gruppe:

$$V = \frac{1}{2n}\sum_{i=1}^{n} d_i{}^2$$

3. Standardabweichung s der Gruppe:

$$s = \sqrt{\frac{1}{2n}\sum_{i=1}^{n} d_i{}^2}$$

4. Wert der Wiederholbarkeit r (repeatability coefficient, 95%):

$$r = 1{,}96\sqrt{2} * s = 2{,}77s$$

3   Berechnung der Größen CER, EER, NNT etc.

Die Größen CER, EER, NNT etc. berechnen sich aus den Daten der Vierfeldertafel. Die Tabelle (❏ Tab. A.1) zeigt die Vierfeldertafel für Wirksamkeitsstudien mit den Bedeutungen für die Variablen a, b, c und d.

Je nach medizinischem Fokus lassen sich 3 Fälle unterscheiden: Die Herbeiführung eines negativen Ereignisses, die Verhinderung eines negativen Ereignisses und die Herbeiführung eines positiven Ereignisses. Zu den Formeln zur Berechnung der verschiedenen Größen für diese unterschiedlichen Fälle, ❏ Tab. A.2. Die Berechnungen der Konfidenzintervalle sind weiter unten aufgeführt.

3.1   Berechnung der NNT aus RO und CER

Für die Herbeiführung negativer Ereignisse gilt (McAlister et al. 2000):

$$NNT_H = \frac{1 + [CER\,(RO - 1)]}{(1 - CER)\,CER\,(RO - 1)}$$

Die Formel für die Herbeiführung positiver Ereignisse lautet:

$$NNT_B = \frac{1 + [CER\,(RO - 1)]}{(1 - CER)\,CER\,(RO - 1)}$$

Für die Verhinderung negativer Ereignisse gilt (McAlister et al. 2000):

$$NNT_B = \frac{1 - [CER\,(1 - RO)]}{(1 - CER)\,CER\,(1 - RO)}$$

4   Berechnung der Konfidenzintervalle (CI) dichotomer Daten

Es gibt verschiedene Methoden, Konfidenzintervalle zu ermitteln. Zur Berechnung der CI für einfache Proportionen (z. B. Sensitivität oder die CER) sowie die CI für die Differenz zweier unabhängiger Proportionen (z. B. ARR) ist die Methode nach Wald sehr gebräuchlich, z. B. aufgeführt in Altman et al. (1999). Die Methode bietet den Vorteil, dass die Formeln einfacher als andere zur Berechnung der CI sind. Jedoch gelten sie nicht für alle Fälle, denn wenn z. B. die Stichprobe klein ist oder die Proportionen nahe 0 oder 1 liegen, so lässt ihre Genauigkeit zu wünschen übrig. Da es sich gerade in der Therapie häufig um Forschungsarbeiten handelt, in denen die Bedingungen, unter denen die Wald-Methode problemlos angewendet werden darf, nicht erfüllt sind, werden die Formeln hier erst gar nicht vorgestellt.

Bender (2001) empfahl, die Methode nach Wald durch diejenige nach Wilson (für einfache Proportionen) bzw. nach Newcombe-Wilson (für Differenzen unabhängiger Proportionen) zu ersetzen. Sie lassen sich auch bei Untersuchungen anwenden, wo die Wald-Methode zu ungenau wird. Die Algorithmen sind zwar komplizierter, aber, im Unterschied zu noch genaueren Methoden, trotzdem noch praktikabel. Die Excel-Datei, welche dem Leser zur Verfügung steht[1], benützt die Methoden nach Wilson und Newcombe-Wilson. Interessierte Leser finden nachfolgend die Berechnungen und Referenzen.

4.1 Berechnung der CI für einfache Proportionen

Berechnungsmethode: nach Wilson, asymptotisch und ohne Kontinuitätskorrektur (Wilson 1927, Newcombe 1998a, Bender 2001).

Die betreffenden Algorithmen werden für die Berechnungen der Konfidenzintervalle folgender Größen benötigt:

- Wirksamkeitsstudien: Control Event Rate (CER), Experimental Event Rate (EER).
- Dichotome Tests: z. B. Sensitivität und Spezifität.

Zunächst werden hier die allgemeinen Formeln angegeben. Da verschiedene Fälle zu unterscheiden sind, d. h. die Herbeiführung eines positiven bzw. negativen Ereignisses, Verhinderung eines negativen Ereignisses, Sensitivität und Spezifität, wird anschließend erläutert, welche Größen für welchen Fall in die Formeln einzusetzen sind.

Erläuterungen zu den Algorithmen

- φ und ψ sind Zwischenformeln, damit die Berechnungen übersichtlich bleiben.
- l_i und u_i sind jeweils die untere (l für lower) bzw. obere (u für upper) Grenze des Konfidenzintervalls für CER bzw. EER oder bei den Messinstrumenten für z. B. die Sensitivität und Spezifität.
- i ist die Kennzeichnung der Gruppe, also Interventionsgruppe bzw. Kontrollgruppe. Wichtig wird i nur bei Wirksamkeitsstudien, wenn auch die ARR bzw. ARI, ABI und NNT berechnet werden, was normalerweise der Fall ist. Für die

Tab. A.1 Vierfeldertafel bei Wirksamkeitsstudien

	Zielgröße negativ	Zielgröße positiv
Experimentelle Gruppe, Interventionsgruppe	a	b
Kontrollgruppe bzw. Vergleichsgruppe	c	d

Die Buchstaben a–d bezeichnen jeweils die Anzahl der Versuchsteilnehmer, deren Zielgröße negativ oder positiv war und welche davon entweder zur Interventionsgruppe oder zur Kontrollgruppe (keine Behandlung oder »Placebobehandlung«) bzw. zur Vergleichsgruppe (z. B. konventionelle Therapie) gehörten. Als negative Zielgröße wird verstanden, dass – je nach Fragestellung – der Patient keine praktisch relevante Verbesserung erfahren hat, dass die angestrebte vollständige Heilung nicht eingetreten ist oder dass ein negatives Ereignis (z. B. eine Kontraktur), welches verhindert werden sollte, doch aufgetreten ist. Als positive Zielgröße wird verstanden, dass der Patient eine praktisch relevante Verbesserung erreicht hat, geheilt wurde oder dass das negative Ereignis, welches die Therapie verhindern sollte, nicht eingetreten ist.

Berechnung des CI_{CER} und CI_{EER} bzw. die CI der Sensitivität und Spezifität selbst spielt das i keine Rolle.

Wenn ARR etc. zusätzlich berechnet werden sollen, ist es nicht frei wählbar, ob die Interventionsgruppe als 1. Gruppe (i = 1) oder 2. Gruppe (i = 2) angesehen werden. Unten wird aufgeführt, unter welchen Bedingungen welche Gruppe die erste und welche die zweite ist.

- e (Ereignisse) bedeutet die Anzahl Ereignisse (je nachdem, ob mit positiven Ereignissen oder negativen gerechnet wird).
- n ist die Anzahl negativer plus Anzahl positiver Ereignisse in einer Gruppe.
- z ist das 1-α/2 Quantil der Standardnormalverteilung (die genauere Schreibweise wäre $z_{1-\alpha/2}$). Beispielsweise für das 95%-Konfidenzintervall (d. h. α = 0,05 = 5%) beträgt z = 1,96. Für das 99% CI (d. h. α = 0,01 = 1%) ist z = 2,58.

$$\varphi_i = \frac{2e_i + z^2}{2(n_i + z^2)} \quad \text{mit } i = 1 \text{ bzw. } 2$$

$$\psi_i = \frac{e_i^2}{n_i^2 + n_i z^2} \quad \text{mit } i = 1 \text{ bzw. } 2$$

◘ **Tab. A.2**   Berechnungen der Größen der Wirksamkeitsstudien

Herbeiführung eines negativen Ereignisses	Verhinderung eines negativen Ereignisses	Herbeiführung eines positiven Ereignisses
$CER = \dfrac{c}{c+d}$	$CER = \dfrac{c}{c+d}$	$CER = \dfrac{d}{c+d}$
$EER = \dfrac{a}{a+b}$	$EER = \dfrac{a}{a+b}$	$EER = \dfrac{b}{a+b}$
$RR = \dfrac{EER}{CER}$	$RR = \dfrac{EER}{CER}$	$RB = \dfrac{EER}{CER}$
$RRI = \dfrac{EER - CER}{CER}$	$RRR = \dfrac{CER - EER}{CER}$	$RBI = \dfrac{EER - CER}{CER}$
$ARI = EER - CER$	$ARR = CER - EER$	$ABI = EER - CER$
$NNT_H = \dfrac{1}{ARI}$	$NNT_B = \dfrac{1}{ARR}$	$NNT_B = \dfrac{1}{ABI}$
$RO = \dfrac{ad}{bc}$	$RO = \dfrac{ad}{bc}$	$RO = \dfrac{bc}{ad}$

ABI = Absolute Benefit Increase, ARI = Absolute Risk Increase, ARR = Absolute Risk Reduction, CER = Control Event Rate, EER = Experimental Event Rate, NNT_B = Number needed to Treat to Benefit, NNT_H = Number needed to Treat to Harm, RB = Relative Benefit, RBI = Relative Benefit Increase, RO = Relative Odds, RR = Relative Risk, RRI = Relative Risk Increase, RRR = Relative Risk Reduction, zu a, b, c, d, ◘ A.1

$$l_i = \varphi_i - \sqrt{\varphi_i^2 - \psi_i} \text{ mit } i = 1 \text{ bzw. } 2$$

$$u_i = \varphi_i + \sqrt{\varphi_i^2 - \psi_i} \text{ mit } i = 1 \text{ bzw. } 2$$

Wie oben erwähnt, kann unterschieden werden, ob ein negatives oder positives Ereignis herbeigeführt wird oder ob ein negatives verhindert werden soll. Bei Messinstrumenten unterscheidet man z. B. die Sensitivität und Spezifität. Die Konfidenzintervalle berechnen sich für die verschiedenen Fälle zwar mit denselben Formeln, aber was genau z. B. für e_1 eingesetzt werden muss, ist unterschiedlich. Im Folgenden wird angegeben, welche Größen für welchen Fall in die Formeln einzusetzen sind.

Wirksamkeitsstudien: Herbeiführung eines negativen Ereignisses

Zur Berechnung der Konfidenzintervalle, ▶ Abschn. 4.1. In die dort aufgeführten Formeln müssen Zahlen für e und n eingegeben werden. Nachfolgend finden sich die Erklärungen dazu.

Die 1. Gruppe ist die Interventionsgruppe (i = 1); die 2. Gruppe ist die Kontrollgruppe (i = 2). e sind negative Ereignisse. Für e und n werden demnach folgende Zahlen eingesetzt, wobei a, b, c und d die üblichen Variablen der Vierfeldertafel darstellen:
- Berechnung des CI_{EER}
  - $e_1 = a$ (= Anzahl negativer Ereignisse in der Interventionsgruppe)
  - $n_1 = a + b$
- Berechnung des CI_{CER}
  - $e_2 = c$ (= Anzahl negativer Ereignisse in der Kontrollgruppe)
  - $n_2 = c + d$

Wirksamkeitsstudien: Verhinderung eines negativen Ereignisses

Zur Berechnung der Konfidenzintervalle, ▶ Abschn. 4.1. In die dort aufgeführten Formeln müssen Zahlen für e und n eingegeben werden. Nachfolgend finden sich die Erklärungen dazu.

Die 1. Gruppe ist die Kontrollgruppe (i = 1); die 2. Gruppe ist die Interventionsgruppe (i = 2). e sind negative Ereignisse. Für e und n werden demnach folgende Zahlen eingesetzt, wobei a, b, c und d die üblichen Variablen der Vierfeldertafel darstellen:

- Berechnung des CI_{CER}
  - $e_1 = c$ (= Anzahl negativer Ereignisse in der Kontrollgruppe)
  - $n_1 = c + d$
- Berechnung des CI_{EER}
  - $e_2 = a$ (= Anzahl negativer Ereignisse in der Interventionsgruppe)
  - $n_2 = a + b$

Wirksamkeitsstudien: »Herbeiführung eines positiven Ereignisses«

Zur Berechnung der Konfidenzintervalle, ▶ Abschn. 4.1. In die dort aufgeführten Formeln müssen Zahlen für e und n eingegeben werden. Nachfolgend finden sich die Erklärungen dazu.

Die 1. Gruppe ist die Interventionsgruppe (i = 1); die 2. Gruppe ist die Kontrollgruppe (i = 2). e sind positive Ereignisse. Für e und n werden demnach folgende Zahlen eingesetzt, wobei a, b, c und d die üblichen Variablen der Vierfeldertafel darstellen:

- Berechnung des CI_{EER}
  - $e_1 = b$ (= Anzahl positiver Ereignisse in der Interventionsgruppe)
  - $n_1 = a + b$
- Berechnung des CI_{CER}
  - $e_2 = d$ (= Anzahl positiver Ereignisse in der Kontrollgruppe)
  - $n_2 = c + d$

Dichotome Tests: Sensitivität

Zur Berechnung der Konfidenzintervalle, ▶ Abschn. 4.1. In die dort aufgeführten Formeln müssen Zahlen für e und n eingegeben werden. e und n bedeuten beim Thema Sensitivität:

- $e_i = a$ (= Anzahl richtig positiver Ergebnisse)
- $n_i = a + c$

Dabei sind a und c die üblichen Variablen der Vierfeldertafel. Das i kann man bei den Berechnungen zur Sensitivität in den Formeln ignorieren.

Dichotome Tests: Spezifität

Zur Berechnung der Konfidenzintervalle, ▶ Abschn. 4.1. In die dort aufgeführten Formeln müssen Zahlen für e und n eingegeben werden. e und n bedeuten beim Thema Spezifität:

- $e_i = d$ (= Anzahl richtig negativer Ergebnisse)
- $n_i = b + d$

Dabei sind b und d die üblichen Variablen der Vierfeldertafel. Das i kann man bei den Berechnungen zur Spezifität in den Formeln ignorieren.

4.2 Berechnung der CI für Differenzen zweier Proportionen

Berechnungsmethode: nach Newcombe-Wilson, ohne Kontinuitätskorrektur (Wilson 1927, Newcombe 1998b, Bender 2001).

Die betreffenden Algorithmen werden für die Berechnungen der Konfidenzintervalle folgender Größen benötigt:

- Wirksamkeitsstudien: Absolute Risk Increase (ARI), Absolute Risk Reduction (ARR) und Absolute Benefit Increase (ABI).

Zunächst werden hier die allgemeinen Formeln angegeben. Da verschiedene Fälle zu unterscheiden sind (Herbeiführung eines positiven bzw. negativen Ereignisses, Verhinderung eines negativen Ereignisses) wird anschließend erläutert, welche Größen für welchen Fall in die Formeln einzusetzen sind.

Erläuterungen zu den Algorithmen

- δ und ε sind Zwischenformeln, damit die Berechnungen übersichtlich bleiben.
- Die Berechnungen setzen voraus, dass die unteren und oberen Grenzen der Konfidenzintervalle für CER und EER, d. h. l_i und u_i für beide Gruppen, bereits ausgerechnet wurden (Formeln ▶ »Berechnung der CI für einfache Proportionen«), denn hier wird mit l_i und u_i weitergerechnet. Wiederum muss beachtet werden, welcher Fall (z. B. Herbeiführung eines negativen Ereignisses) betrachtet wird.
- i ist die Kennzeichnung der Gruppe, also Interventionsgruppe bzw. Kontrollgruppe. Ob die Interventionsgruppe als 1. Gruppe (i = 1) oder 2. Gruppe (i = 2) angesehen wird, ist nicht frei wählbar. Unten wird aufgeführt, unter welchen Bedingungen welche Gruppe die erste und welche die zweite ist.
- p_i ist die Ereignisrate, also entweder CER oder EER. Zunächst wird hier die allgemeine Formel mit p_i angegeben. Weiter unten wird dann konkretisiert, welche Ereignisrate in welchem Fall einzusetzen ist.

LL = Untere Grenze (lower limit) und UL = obere Grenze (upper limit) des Konfidenzintervalls für ARI, ARR bzw. ABI (CI_{ARI}, CI_{ARR} bzw. CI_{ABI}).

$$\delta = \sqrt{(p_1 - l_1)^2 + (u_2 - p_2)^2}$$

$$\varepsilon = \sqrt{(u_1 - p_1)^2 + (p_2 - l_2)^2}$$

$$LL = p_1 - p_2 - \delta$$

$$UL = p_1 - p_2 + \varepsilon$$

Nachfolgend ist aufgeführt, was für p_1, l_1 etc. für welchen Fall (z. B. Herbeiführung eines negativen Ereignisses) konkret eingesetzt werden muss.

Herbeiführung eines negativen Ereignisses

Zur Berechnung des Konfidenzintervalls (LL und UL) für die ARI, ▶ Abschn. 4.2. In die dort aufgeführten Formeln müssen Zahlen für p eingegeben werden, die sich folgendermaßen berechnen:

$$p_1 = EER = \frac{a}{a+b}$$

$$p_2 = CER = \frac{c}{c+d}$$

Dabei sind a, b, c und d die üblichen Variablen der Vierfeldertafel.

Außerdem setzen die Berechnungen (▶ Abschn. 4.2) voraus, dass die unteren und oberen Grenzen der Konfidenzintervalle für CER und EER, d. h. l_i und u_i für beide Gruppen, bereits ausgerechnet wurden. Zu deren Berechnung, ▶ Abschn. 4.1.2.

Verhinderung eines negativen Ereignisses

Zur Berechnung des Konfidenzintervalls (LL und UL) für die ARR, ▶ Abschn. 4.2. In die dort aufgeführten Formeln müssen Zahlen für p eingegeben werden, die sich folgendermaßen berechnen:

$$p_1 = CER = \frac{c}{c+d}$$

$$p_2 = EER = \frac{a}{a+b}$$

Dabei sind a, b, c und d die üblichen Variablen der Vierfeldertafel.

Außerdem setzen die Berechnungen (▶ Abschn. 4.2) voraus, dass die unteren und oberen Grenzen der Konfidenzintervalle für CER und EER, d. h. l_i und u_i für beide Gruppen, bereits ausgerechnet wurden. Zu deren Berechnung, ▶ Abschn. 4.1.

Herbeiführung eines positiven Ereignisses

Zur Berechnung des Konfidenzintervalls (LL und UL) für die ABI, ▶ Abschn. 4.2. In die dort aufgeführten Formeln müssen Zahlen für p eingegeben werden, die sich folgendermaßen berechnen:

$$p_1 = EER = \frac{b}{a+b}$$

$$p_2 = CER = \frac{d}{c+d}$$

Dabei sind a, b, c und d die üblichen Variablen der Vierfeldertafel.

Außerdem setzen die Berechnungen (▶ Abschn. 4.2) voraus, dass die unteren und oberen Grenzen der Konfidenzintervalle für CER und EER, d. h. l_i und u_i für beide Gruppen, bereits ausgerechnet wurden. Zu deren Berechnung, ▶ Abschn. 4.1.

4.3   Berechnung der Konfidenzintervalle für die NNT

Die Berechnung der CI für die NNT erfolgt aus dem Kehrwert der unteren bzw. oberen Grenzen für die ARI, ARR und ABI (Armitage et al. 2002, S. 623–624, Altman et al. 1999).

Beispiel
ARI = 0,2 mit dem Konfidenzintervall (CI_{ARI}) von 0,1 bis 0,5. Daraus ergibt sich:
- Die untere Grenze des CI_{NNT} = 1 / 0,5 = 2
- NNT = 1 / 0,2 = 5
- Die obere Grenze des CI_{NNT} = 1 / 0,1 = 10

Die NNT ist also gleich 5 und das zugehörige Konfidenzintervall (CI_{NNT}) geht von 2 bis 10.

> **Die obere Grenze des CI_{ARI} wird über die Beziehung NNT = 1 / ARI zur unteren Grenze des CI_{NNT} und umgekehrt.**

Tab. A.3 Beispiele von Konfidenzintervallen der NNT

NNT	Untere berechnete Grenze CI_NNT	Obere berechnete Grenze CI_NNT	Interpretation: Das CI geht von
5	2	10	2–10
26	10	–50	10 bis +Unendlich
–5	–10	–2	–10 bis –2
–26	50	–10	-Unendlich bis -10

Umschließt das Konfidenzintervall für NNT nicht die NNT selbst, so geht der Wert gegen Unendlich (Beispiele, ◘ Tab. A.3).

4.4 Berechnung der Konfidenzintervalle für RR, RB, RRI, RRR, RBI und RO

Auch für die Berechnung des CI_{RR} und CI_{RB} gibt es unterschiedlich genaue Verfahren. Sind die Zellgrößen (Anzahl Fälle pro Feld in der Vierfeldertafel) klein, so müssten sehr komplizierte Verfahren angewendet werden, welche vom Anwender z. T. ein stufenweises Annähern (Iteration) an die Lösung durch Versuch und Irrtum erfordern (Armitage et al. 2002, S. 127–128). Das ist nicht sehr praktikabel. Deshalb wird hier für die Berechnung der Konfidenzintervalle für RR, RB und RO dasjenige Verfahren für Daten gewählt, deren Binomialverteilung hinreichend gut durch eine Normalverteilung approximiert wird – zuungunsten der Genauigkeit bei kleinen Zellgrößen.

Die Konfidenzintervalle der RRI, RRR und RBI ergeben sich aus den Berechnungen der Konfidenzintervalle der RR und RB (Formeln, ◘ Tab. A.4).

- **Ergänzende Erklärungen zu Tab. A.4:**
- Hier sind die Berechnungen der 95%-Konfidenzintervalle dargestellt, erkennbar am Faktor 1,96. Für andere Konfidenzintervalle ändert sich der Faktor. Beispielsweise beim 90%-Konfidenzintervall beträgt er 1,64 und beim 99%-Konfidenzintervall 2,58. Der Faktor berechnet sich über eine statistische Verteilungsfunktion, deshalb wird hier keine Formel dafür angegeben.
- Zur Berechnung des CI_{RR} und CI_{RO} wird mit dem natürlichen Logarithmus (ln) und mit der

◘ Tab. A.4 Berechnungen der Konfidenzintervalle für RR, RB, RRI, RRR, RBI und RO

	Herbeiführung eines negativen Ereignisses	Verhinderung eines negativen Ereignisses	Herbeiführung eines positiven Ereignisses
CI_{RR}, CI_{RB} (95%)	$e^{\ln RR \pm 1,96 \sqrt{\frac{1}{a}+\frac{1}{c}-\frac{1}{a+b}-\frac{1}{c+d}}}$	$e^{\ln RR \pm 1,96 \sqrt{\frac{1}{a}+\frac{1}{c}-\frac{1}{a+b}-\frac{1}{c+d}}}$	$e^{\ln RB \pm 1,96 \sqrt{\frac{1}{b}+\frac{1}{d}-\frac{1}{a+b}-\frac{1}{c+d}}}$
CI_{RRI}, CI_{RRR}, CI_{RBI} (95%)	Das Konfidenzintervall erstreckt sich von (RR_{Max} – 1) bis (RR_{Min} – 1)	Das Konfidenzintervall erstreckt sich von (1 – RR_{Max}) bis (1 – RR_{Min})	Das Konfidenzintervall erstreckt sich von (RB_{Min} – 1) bis (RB_{Max} – 1)
CI_{RO} (95%)	$e^{\ln RO \pm 1,96 \sqrt{\frac{1}{a}+\frac{1}{b}+\frac{1}{c}+\frac{1}{d}}}$	$e^{\ln RO \pm 1,96 \sqrt{\frac{1}{a}+\frac{1}{b}+\frac{1}{c}+\frac{1}{d}}}$	$e^{\ln RO \pm 1,96 \sqrt{\frac{1}{a}+\frac{1}{b}+\frac{1}{c}+\frac{1}{d}}}$

Referenzen für die Grundformeln (die z. T. an die spezifischen Fälle, z. B. Herbeiführung eines positiven Ereignisses, angepasst werden mussten):
Konfidenzintervalle für RR, RB, RO nach Armitage et al. (2002, S. 126-127).
Konfidenzintervalle für RRR, RRI und RBI nach Altman et al. (1999).

Basis e des natürlichen Logarithmensystems gerechnet.

— Bei Fall-Kontroll-Studien berechnet man nicht das Relative Risiko, sondern die Relative Odds.

Beispiel: Berechnung der CI_{RRR} für den Fall »Verhinderung eines negativen Ereignisses«
Angenommen, das Konfidenzintervall von CI_{RR} erstreckte sich von 0,25–0,70, d. h. RR_{Min} = 0,25 und RR_{Max} = 0,70 für das Konfidenzintervall.

Das Konfidenzintervall CI_{RRR} ginge dann von (1 – 0,70) bis (1 – 0,25), d. h. von 0,30 bis 0,75.

5 Berechnungen bei Tests mit dichotomen Merkmalsausprägungen

5.2 Berechnung der Größen

Zu den Formeln zur Berechnung der verschiedenen Größen dichotomer Tests, ▶ Tab. 12.5, ▶ Kap. 12.

5.2 Berechnung der Konfidenzintervalle

Sensitivität, Spezifität, Validität, PPV, NPV und Prävalenz
Bei diesen Größen handelt es sich um einfache Proportionen. Zur Berechnung ihrer Konfidenzintervalle, ▶ Abschn. 4.1, wo sie für die Sensitivität und Spezifität exemplarisch konkretisiert wurden (▶ Abschn. 4.1, ▶ Abschn. 4.1).

Positive und negative Likelihood Ratio
Formeln (Simel et al. 1991):
Konfidenzintervall für die positive Likelihood Ratio (LR+):

$$e^{\ln LR+ \pm 1,96 \sqrt{\dfrac{1 - Sensitivität}{a} + \dfrac{Spezifität}{b}}}$$

Konfidenzintervall für die negative Likelihood Ratio (LR-):

$$e^{\ln LR- \pm 1,96 \sqrt{\dfrac{Sensitivität}{c} + \dfrac{1 - Spezifität}{d}}}$$

Diese Berechnungen entsprechen derjenigen der CI_{RR} mit denselben Einschränkungen bei kleinen Zellgrößen (▶ Abschn. 4.4).

Literatur

Altman DG, ICRF Medical Statistics Group, Centre for Statistics in Medicine (Oxford, GB) (1999) C. 1, Konfidenzintervalle. In: Sackett DL, Richardson WS, Rosenberg W, Haynes RB (Deutsche Ausgabe: Kunz R, Fritsche L.) (eds) Evidenzbasierte Medizin – EBM-Umsetzung und –vermittlung, Zuckschwerdt, München

Armitage P, Berry G, Matthews JNS (2002) Statistical Methods in Medical Research, 4th edn. Blackwell Science Ltd, Oxford, London, Edinburgh (UK)

Bender R (2001) Calculating confidence intervals for the number needed to treat. Controlled Clinical Trials 22:102-110

Bland JM, Altman DG (1996) Statistics notes: measurement error. Br Med J 313:744

McAlister FA, Straus SE, Guyatt GH, Haynes RB (2000) Users' guides to the medical literature: XX. Integrating research evidence with the care of the individual patient. Evidence-Based Medicine Working Group. JAMA 283(21):2829-2836

Newcombe RG (1998a) Two-sided confidence intervals for the single proportion: Comparison of seven methods. Stat Med 17:857-872

Newcombe RG (1998b) Interval estimation for the difference between independent proportions: Comparison of eleven methods. Stat Med 17:873-890

Simel DL, Samsa GP, Matchar DB (1991) Likelihood ratios with confidence: Sample size estimation for diagnostic test studies. J Clin Epidemiol 44(8):763-770

Wilson EB (1927) Probable inference, the law of succession, and statistical inference. Journal of the American Statistical Association 22:209-212

Glossar

Abhängige Variable

Variable (z. B. Selbstständigkeit), die sich aufgrund der Änderungen der unabhängigen Variablen (z. B. Alter oder Durchführung einer wirksamen Therapie) verändert, ▶ Zielgröße

ABI

Absolute Benefit Increase, ▶ Absolute Erhöhung des Nutzens

Abk.

Abkürzung

Absolute Erhöhung des Nutzens

engl.: Absolute Benefit Increase, ABI: Absolute Steigerung der positiven Ereignisrate in der Interventionsgruppe im Vergleich zur Vergleichs- oder Kontrollgruppe

Absolute Risikoerhöhung

engl.: Absolute Risk Increase, ARI: Differenz der Ereignisrate in der experimentellen Gruppe (bzw. Expositionsgruppe) und der Ereignisrate in der Kontrollgruppe

Absolute Risikoreduktion

engl.: Absolute Risk Reduction, ARR: absolute Verringerung der negativen Ereignisrate in der Interventionsgruppe im Vergleich zur Vergleichs- oder Kontrollgruppe

Abstract

Zusammenfassung

ADL

Activities of Daily Living, Aktivitäten des täglichen Lebens

α-Fehler

(Synonym: Fehler 1. Art): Falsche Aussage, dass sich 2 Therapien hinsichtlich ihrer Wirksamkeit signifikant voneinander unterscheiden, obwohl sie dies nicht tun. Die Wahrscheinlichkeit, mit der dieser Fehler bei den statistischen Berechnungen auftritt, ist die Irrtumswahrscheinlichkeit, ▶ p

AGREE Instrument

Appraisal of Guidelines for Research & Evaluation. Instrument zur Beurteilung und Entwicklung von Leitlinien

Algorithmus

Berechnungsmodell. Häufig eine mathematische Formel, aber z. B. bei der klinischen Entscheidungsfindung eine graphische Darstellung (Entscheidungsbaum)

Anm.

Anmerkung

AOTA

American Occupational Therapy Association

AOTF

American Occupational Therapy Foundation

ARI

Absolute Risk Increase, ▶ Absolute Risikoerhöhung

ARR

Absolute Risikoreduktion, ▶ Absolute Risikoreduktion

Assessment

Erfassung

Ätiologie

1. Lehre von den Krankheitsursachen. 2. Ursache, die einer Krankheit zugrunde liegt

Augenschein-Validität

engl.: face validity: Ausmaß, mit dem es jemandem erscheint, dass ein Test sinnvoll und passend ist und dass er den Inhalt erschöpfend erfasst.

AWMF

Arbeitsgemeinschaft der Wissenschaftlichen Medizinischen Fachgesellschaften

ÄZQ

Ärztliches Zentrum für Qualität in der Medizin

BÄK

Bundesärztekammer

Baseline

Messung(en) unmittelbar vor Beginn der Intervention bzw. Kontroll- oder Placebobehandlung, um die Ausgangslage zu erfassen

β-Fehler

(Synonym: Fehler 2. Art): Falsche Aussage, dass sich 2 Therapien hinsichtlich ihrer Wirksamkeit nicht signifikant voneinander unterscheiden, obwohl sie dies tun. Die Wahrscheinlichkeit, mit der dieser Fehler bei den statistischen Berechnungen auftritt, beträgt 1–Teststärke (s.u.), also z. B. β =0.2 bzw. 20%, wenn die Teststärke 0.8 ist.

Binomialverteilung
Die Binomialverteilung ist eine Wahrscheinlichkeitsverteilung. Sie beschreibt den wahrscheinlichen Ausgang einer Ergebnisfolge eines gleichartigen Versuchs, bei dem nur 2 Ergebnisse (z. B. Kopf und Zahl beim Münzwurf oder krank bzw. nicht krank bei Patienten) möglich sind. Aus der Verteilung kann man die Wahrscheinlichkeit ermitteln, mit der eine bestimmte Ereignisfolge eintritt. Beispielweise lässt sich aus der Binomialverteilung für Münzwurf die Wahrscheinlichkeit berechnen, mit der 4-mal hintereinander »Kopf« erscheint.

CBA
Cost-Benefit Analysis, ▶ Kosten-Nutzen-Analyse

CBR
Cost-Benefit Ratio, ▶ Kosten-Nutzen-Quotient

CDSR
Cochrane Database of Systematic Reviews. Medizinische Datenbank, welche nur systematische Übersichtsartikel enthält

CEA
Cost-Effectiveness Analysis, ▶ Kosten-Effektivitäts-Analyse

CEBP
Centre for Evidence-Based Physiotherapy

Ceiling effect
Deckeneffekt, Dacheffekt: Unfähigkeit eines Testinstrumentes, oberhalb eines bestimmten Punktes Unterschiede zu messen, normalerweise, weil die Aufgaben zu einfach für die Testpersonen sind.
(Anm.: Es gibt noch weitere Bedeutungen dieses Begriffes, welche in diesem Buch aber nicht zum Tragen kommen).

CER
Bei Wirksamkeitsstudien, Nebenwirkungen etc.: Control-Event Rate, ▶ Kontroll-Ereignisrate
Bei ökonomischen Studien: Cost-Effectiveness Ratio, ▶ Kosten-Wirksamkeits-Quotient

CI
Confidence Interval, ▶ Konfidenzintervall

CINAHL
Cumulative Index of Nursing and Allied Health. Suchmaschine für wissenschaftliche Literatu

Confounder
▶ Störvariable

Compliance
Mitarbeit, Selbsteinsatz des Patienten während der Therapie und z. B. bei therapeutischen Übungen zu Hause

CTS
Karpaltunnelsyndrom

CUA
Cost-Utility Analysis, ▶ Kosten-Nutzwert-Analyse

CUR
Cost-Utility Ratio, ▶ Kosten-Nutzwert-Quotient

DAHTA
Deutsche Agentur für Health Technology Assessments, ▶ HTA

Def.
Definition

DELBI
Deutsches Leitlinien-Bewertungs-Instrument. Instrument zur Beurteilung und Entwicklung von Leitlinien

Dichotom
Zweigeteilt. Im Kontext der klinischen oder therapeutischen Tests bezieht sich der Begriff auf eine Einteilung mit 2 Merkmalsausprägungen, z. B. krank/nicht krank oder selbstständig/unselbstständig

DIMDI
Deutsches Institut für Medizinische Dokumentation und Information

Drop-outs
Patienten, welche zwar den Versuch begonnen haben, aber im Verlauf der Studie ihre Teilnahme abbrechen

dt.
deutsch

EA

Ergotherapeutisches Assessment. Erfassungsinstrument in der Ergotherapie zur Erfassung u. a. der Selbstständigkeit bei Aktivitäten zur Selbstversorgung

EBM

Evidenzbasierte Medizin, Evidence-based Medicine. Die EBM gemäß der Evidence-Based Medicine Working Group der McMaster University in Hamilton, Kanada dient dazu, systematisch wissenschaftliche Artikel zu einer bestimmten Fragestellung aus der Praxis zu suchen, zu bewerten und zusammen mit der eigenen klinischen Erfahrung in das medizinisch-therapeutische Vorgehen zu integrieren

EBP

Evidenzbasierte Praxis, Evidence-based Practice. Einbezug der bestmöglichen Evidenz in die therapeutische praktische Arbeit mit dem Patienten

EER

Experimental Event Rate, ▶ Experimentelle Ereignisrate

EMBASE

Excerpta Medica Database. Suchmaschine für wissenschaftliche Literatur

Empirie

Erfahrung. Damit sind häufig experimentell ermittelte Erfahrungen gemeint

Endpunkt

▶ Zielgröße

engl.

englisch

EQ-5D

EuroQol-Klassifikationssystem. Häufig gebrauchtes generisches (umfassendes, ganzheitliches) Erfassungsinstrument zur Beschreibung des Gesundheitszustandes für ökonomische Analysen

Evaluation

Bewertung, Schätzung

Evidenz

Im weiteren Sinne »Beweis«, der allerdings immer mit einer Unsicherheit behaftet ist

evtl.

eventuell

Experimentelle Ereignisrate

engl.: Experimental Event Rate, EER: Verhältnismäßige Häufigkeit, mit der ein positives oder negatives Ereignis in der experimentellen Gruppe (Interventionsgruppe) beobachtet wurde

Externe Evidenz

Evidenz aus externer Quelle, z. B. valide Übersichtsartikel, ▶ Interne Evidenz

Fehler 1. Art

▶ α-Fehler

Fehler 2. Art

▶ β-Fehler

Feldstudie

Wissenschaftliche Studie, die in der natürlichen Umgebung der untersuchten Personen stattfindet, d. h. außerhalb des wissenschaftlichen Labors

FIM

Functional Independence Measure. Selbstständigkeitsstatus, der häufig in der Neurorehabilitation Verwendung findet

Floor effect

Bodeneffekt: Unfähigkeit eines Testinstrumentes, unterhalb eines bestimmten Punktes Unterschiede zu messen, normalerweise, weil die Aufgaben zu schwer für die Testpersonen sind.

(Anm.: Es gibt noch weitere Bedeutungen dieses Begriffes, welche in diesem Buch aber nicht zum Tragen kommen)

Follow-up

Verlaufsuntersuchung, Nachbeobachtungszeit. Bei einer Interventionsstudie werden als Follow-up beispielsweise 1 Jahr nach der 1. Untersuchung die Tests nochmals durchgeführt, um zu untersuchen, ob sich die gemessenen Zielgrößen inzwischen gebessert oder verschlechtert haben oder ob sie gleichgeblieben sind. Der Begriff Follow-up wird nicht nur bei Interventionsstudien verwendet. Beispielsweise verfolgt eine Prävalenz-Studie das Neuauftreten von Erkrankungen oder Merkmalen bei einer vorher gesunden Bevölkerung über einen bestimmten Zeitraum

Gesundheit

Gesundheit wird in diesem Buch im Sinne der Weltgesundheitsorganisation (World Health Organisation, WHO) verstanden: »Die Gesundheit ist ein Zustand des vollständigen körperlichen, geistigen und sozialen

Wohlergehens und nicht nur das Fehlen von Krankheit oder Gebrechen.« (Weltgesundheitsorganisation 2009)

Gesundheitsbeeinträchtigung

Einschränkung der Gesundheit, ▶ Gesundheit

G-I-N

Guidelines International Network. Internationales Netzwerk für Leitlinien

GLIA

GuideLine Implementability Appraisal. Instrument zur Beurteilung und Entwicklung von Leitlinien

Goldstandard

▶ Referenzstandard

GRADE system

Grading of Recommendations Assessment, Development and Evaluation. Instrument zur Entwicklung von Leitlinien

HTA

Health Technology Assessment. Systematische, evidenzbasierte Bewertung medizinischer Technologien, Prozeduren und Hilfsmittel sowie von Organisationsstrukturen, welche medizinische Leistungen erbringen

ICBR

Incremental Cost-Benefit Ratio, ▶ Inkrementelles Kosten-Nutzen-Verhältnis

ICER

Incremental Cost-Effectiveness Ratio, ▶ Inkrementelles Kosten-Effektivitätsverhältnis

ICF

International Classification of Function, Disability and Health. Internationale Klassifikation der Funktionsfähigkeit, Behinderung und Gesundheit

ICIDH

International Classification of Impairments, Disabilities and Handicaps. Internationale Klassifikation der Schädigungen, Fähigkeitsstörungen und Beeinträchtigungen

ICUR

Incremental Cost-Utility Ratio, ▶ Inkrementelles Kosten-Nutzwert-Verhältnis

Inhaltsvalidität

engl.: content validity: Ausmaß, mit dem ein Test den Inhalt von dem, was er messen soll, erschöpfend erfasst

Inkrementelles Kosten-Effektivitätsverhältnis

engl.: Incremental Cost-Effectiveness Ratio, ICER (dt. Synonyme: inkrementelle Kosten pro Nutzen, inkrementelle Kosten-Effektivitätsrelation, IKER): Verhältnis der Zusatzkosten zum zusätzlichen Nutzen einer Intervention im Vergleich zu einer anderen. Der Nutzen bewegt sich dabei auf nichtgeldlicher Ebene, beispielsweise in Form der Anzahl gewonnener Lebensjahre oder symptomfreier Tage

Inkrementelles Kosten-Nutzen-Verhältnis

engl.: Incremental Cost-Benefit Ratio, ICBR: Verhältnis der Zusatzkosten zum zusätzlichen Nutzen einer Intervention im Vergleich zu einer anderen Intervention. Sowohl Kosten als auch der gesundheitliche Nutzen (z. B. Einsparung einer späteren Operation durch eine der beiden Interventionen) drücken sich in Form von Geld aus

Inkrementelles Kosten-Nutzwert-Verhältnis

engl.: Incremental Cost-Utility Ratio, ICUR (dt. Synonym: inkrementelle Kosten-Nutzwert-Relation): Verhältnis der Zusatzkosten, die Intervention$_1$ im Vergleich zu Intervention$_2$ verursacht, zu den zusätzlich gewonnenen QALYs der Intervention$_1$ im Vergleich zur Intervention$_2$

Integrative Publikation

Übergeordnete Studie, welche die Ergebnisse mehrerer Primärstudien und evtl. anderer integrativer Publikationen zusammenfasst

Interne Evidenz

Evidenz aus der eigenen praktischen Berufserfahrung, ▶ Externe Evidenz

Interne Konsistenz

Maß für die Reliabilität eines Tests

Intervention

Behandlung, aber auch z. B. Anwendung eines Tests

Interventionsgruppe

Behandlungsgruppe, d. h. Studiengruppe, welche die zu validierende Intervention erhält, z. B. eine neue Behandlungsmethode, ▶ Kontroll- und Vergleichsgruppe

Intra-rater-Reliabilität

(Synonym: Test-Retest-Reliabilität): Zuverlässigkeit, mit der ein Therapeut bei einer Testwiederholung am gleichen Patienten zu demselben Ergebnis kommt

IQWiG

Institut für Qualität und Wirtschaftlichkeit im Gesundheitswesen

Irrtumswahrscheinlichkeit

▸ p

Item

Element, Aufgabe, Frage eines Erfassungsinstruments

Kausal-therapeutische Behandlung

Behandlung, welche die Krankheitsursache bekämpft, ▸ symptomatische Behandlung

KBV

Kassenärztliche Bundesvereinigung

Konfidenzintervall

Bereich, in welchem der wahre Wert der Gesamtpopulation liegen könnte. Bei einem 95%-Konfidenzintervall stehen die Chancen 95:5, dass das ermittelte Konfidenzintervall den richtigen Parameter umschließt

Konstruktvalidität

Ausmaß, mit welchem die Messergebnisse eines zu validierenden Tests mit den Hypothesen eines möglichst abgesicherten und in sich logischen Konstrukts korrelieren

Kontroll-Ereignisrate

engl.: Control Event Rate, CER: Verhältnismäßige Häufigkeit, mit der ein positives oder negatives Ereignis in der Kontroll- bzw. Vergleichsgruppe beobachtet wurde

Konventionelle Therapie

Eine in der Praxis akzeptierte/gängige und evtl. wissenschaftlich überprüfte Therapie

Kontrollgruppe

Studiengruppe, welche eine Placebotherapie oder gar keine Therapie erhält (oftmals aber als Synonym für Vergleichsgruppe verwendet). Sie dient als Referenz für die Interventionsgruppe, ▸ Interventionsgruppe

Korrelation

Zusammenhang zwischen 2 Messreihen oder Messgrößen

Kosten-Effektivitäts-Analyse

engl.: Cost-Effectiveness Analysis, CEA, auch Kosten-Wirksamkeits-Analyse genannt: Vergleicht die Kosten-Nutzen-Bilanz zweier Alternativen (z. B. Intervention vs. konventionelle Behandlung) und drückt dabei den gesundheitlichen Nutzen auf nicht geldlicher Ebene aus, beispielsweise in Form der Anzahl gewonnener Lebensjahre oder symptomfreier Tage

Kosten-Effektivitäts-Quotient

Größe der Kosten-Effektivitäts-Analyse, die angibt, wie viel eine Intervention pro Einheit klinisch-therapeutischer Nutzen (Wirksamkeit) im Schnitt pro Patient kostet

Kosten-Nutzen-Analyse

engl.: Cost-Benefit Analysis, CBA: Vergleicht die Kosten-Nutzen-Bilanz zweier Alternativen (z. B. Intervention vs. konventionelle Behandlung) und drückt sowohl die Kosten als auch den gesundheitlichen Nutzen in Form von Geld aus

Kosten-Nutzen-Quotient

Größe der Kosten-Nutzen Analyse, die das Verhältnis der durch eine Intervention entstehenden Kosten zu denjenigen Kosten, die man aufgrund der Intervention einspart, pro Patient angibt

Kosten-Nutzwert-Analyse

engl.: Cost-Utility Analysis, CUA: Spezielle Variante der ▸ Kosten-Effektivitäts-Analyse. Das Spezielle ist der gesundheitliche Nutzen in Form einer Kombination aus einer quantitativen Komponente, meist die Anzahl gewonnener Lebensjahre, und einer qualitativen Komponente, meist eine Bewertung der Lebensqualität. Üblich ist der Nutzwert ▸ qualitätsangepasste Lebensjahre

Kosten-Nutzwert-Quotient

engl.: Cost-Utility Ratio: Größe der ▸ Kosten-Nutzwert-Analyse, die angibt, wie viel Geld eine Intervention im Schnitt pro Patient für ein ▸ qualitätsangepasstes Lebensjahr kostet

Kriteriumsvalidität

(Synonym: kriterienbezogene Validität): Ausmaß, mit welchem die Messergebnisse eines zu validierenden Tests mit den Resultaten eines Referenzstandards korrelieren

Leitlinie

Systematisch entwickelte, wissenschaftlich begründete und praxisorientierte Entscheidungshilfe bzw.

Handlungsempfehlung für Ärzte und andere Fachleute aus dem Gesundheitsbereich bei der Behandlung ihres Patienten mit seinen spezifischen gesundheitlichen Problemen

Likelihood Ratio
Wahrscheinlichkeitsverhältnis, LR. Faktor, der angibt, wie viel häufiger ein positives Testresultat bei Personen mit Erkrankung im Vergleich zu Personen ohne Erkrankung vorkommt

Literaturrecherche
Literatursuche

LR
▶ Likelihood Ratio

MCP
Metacarpo-Phalangealgelenk

Median
Wert, welcher die Anzahl der Messwerte in eine untere und eine obere Hälfte teilt. Sind z. B. 61 Messwerte vorhanden und sind sie der Größe nach geordnet und durchnummeriert, so ist der Median gleich dem 31. Messwert

MedLine
Medizinische Datenbank

MeSH
Medical Subject Headings; kontrollierte biomedizinische Fachtermini der National Library of Medicine, die zur Suche wissenschaftlicher Artikel in elektronischen Datenbanken dienen

Meta-Analyse
Spezielle Form der ▶ systematischen Übersichtsartikel. Die Meta-Analyse führt zusätzlich eine statistische Analyse der Daten aus den eingeschlossenen wissenschaftlichen Artikeln durch

Modalwert
(Synonym: Dichtemittel): Häufigster Messwert einer Datenreihe bzw. die am stärksten besetzte Klasse von Messwerten

Nachtest-Odds
Höhe der Chance, dass ein Patient einer bestimmten Population die Krankheit hat, und zwar unter Berücksichtigung der Sensitivität und Spezifität bzw. der Likelihood Ratio des angewendeten spezifischen Tests

Nachtestwahrscheinlichkeit
engl. Post-test probability: Wahrscheinlichkeit, mit der ein konkreter Patient in der Praxis die betreffende Krankheit unter Berücksichtigung seiner Vortestwahrscheinlichkeit, seines Testergebnisses und der Testeigenschaften hat

Narrativer Übersichtsartikel
engl.: reviews, overviews; dt. Synonym: Übersichtsartikel: Übersicht über ein bestimmtes Thema. Im Gegensatz zum ▶ systematischen Übersichtsartikel gibt es beim narrativen Übersichtsartikel keine wissenschaftlichen Auflagen wie eine systematische Literaturrecherche oder einen wissenschaftlichen Aufbau des Artikels

Negativer Prädiktivwert
Negativer Vorhersagewert (NPV). Er gibt an, bei wie viel Prozent der Personen mit negativem Testresultat die gesuchte Erkrankung nicht vorliegt. Diese Prozentzahl bezieht sich nur auf die Gruppe der Studienteilnehmer mit deren Eigenschaften

NLM
National Library of Medicine

NNT_B
▶ Number Needed to Treat to Benefit

NNT_H
▶ Number Needed to Treat to Harm

Non-Responder
engl., Patient, bei welchem eine Therapieform (z. B. Medikament, ergo- oder physiotherapeutische Behandlung) nicht die gewünschte positive Wirkung erzielt (Gegensatz: Responder)

NPV
Negative predictive value, ▶ negativer Prädiktivwert

Number Needed to Treat to Benefit
Anzahl Patienten, die behandelt werden müssen, damit einer zusätzlich beschwerdefrei wird bzw. eine klinisch relevante Verbesserung erfährt oder damit einer zusätzlich das negative Symptom nicht entwickelt

Number Needed to Treat to Harm
Anzahl Patienten, welche einer Exposition bzw. Intervention ausgesetzt werden müssen, damit einer zusätzlich die Symptome (das negative Ereignis) entwickelt

Objektivitä

Ausmaß, mit dem die Ergebnisse eines Tests unabhängig vom Untersucher sind, inwiefern also mehrere Testanwender zu denselben Messresultaten (inklusive Dateninterpretation) gelangen, wenn sie die gleichen Patienten untersuchen

Odds

Chance: Wahrscheinlichkeitsverhältnis, mit dem ein Ereignis eintritt, z. B. 75%:25%=3:1=3

OR

Odds Ratio, ▶ Relative Odds

OT seeker

Ergotherapeutische Datenbank für die Suche wissenschaftlicher Artikel, welche für die Ergotherapie relevant sind

Outcome

engl.: Zielgröße, Ergebnis, ▶ Zielgröße

p

lat. probabilitas; Wahrscheinlichkeit: Irrtumswahrscheinlichkeit. Sie ist eine statistische Größe, ein inverses Maß für die Zuverlässigkeit einer Aussage über Unterschiede in Grundgesamtheiten.

Fiktives Beispiel: Es wird die Behauptung »Männer sind größer als Frauen« aufgestellt. Als Ergebnis der statistischen Auswertung kommt $p < 0.01$ heraus. 0.01 bzw. 1% ist die maximale Wahrscheinlichkeit, sich zu irren, d. h. die Wahrscheinlichkeit, dass die Aussage doch nicht stimmt.

Üblich ist eine »Hürde« von 5% ($p=0.05$), oberhalb derer man meistens nicht mehr von statistischer Signifikanz spricht

Patient's Expected Event Rate

dt. erwartete Ereignisrate des Patienten: Individuelle Anfälligkeit oder Genesungsfähigkeit des Patienten, wenn er nicht die Intervention erhält (d. h. wenn er unbehandelt bleibt oder mit einer herkömmlichen Therapie behandelt wird)

Physiatrie

In der Schweiz gebräuchlicher Überbegriff für die Bereiche Neurologie, Orthopädie, Rheumatologie

PEDro

Physiotherapeutische Datenbank für die Suche wissenschaftlicher Artikel, welche für die Physiotherapie relevant sind

PEER

▶ Patient's Expected Event Rate

Peer-review

Begutachtung eines Manuskripts durch ausgewählte Fachleute zur Entscheidung, ob eine Zeitschrift das Manuskript veröffentlichen soll

PICO

Patient/Problem, Intervention, Comparison (Vergleichsintervention), Outcome. Das Acronym PICO dient als Hilfestellung zur Formulierung 4-teiliger Fragestellungen

PIP

Proximales Interphalangealgelenk

Placebobehandlung

Scheinbehandlung, d. h. Behandlung ohne Wirkstoff bzw. ohne therapeutische Handlungen, welchen man Wirksamkeit zuschreibt

Population

Grundgesamtheit. Menge aller potenziellen Untersuchungsobjekte, über die eine Aussage getroffen werden soll. Beispiel: Frauen mit chronischer Poliarthritis

Positiver Prädiktivwert

Abk.: PPV: Positiver Vorhersagewert. Er gibt an, bei wie viel Prozent der Personen mit positivem Testresultat die gesuchte Erkrankung vorliegt. Diese Prozentzahl bezieht sich nur auf die Gruppe der Studienteilnehmer mit deren Eigenschaften

PPV

Positive predictive value, ▶ positiver Prädiktivwert

Praktikabilität

engl.: practicability: Anwendbarkeit eines Tests

Prävalenz

Anteil von Personen in einer definierten Population zu einem bestimmten Zeitpunkt, die ein bestimmtes Merkmal (z. B eine Krankheit) aufweisen

Primärstudie

Erstmals veröffentlichte Patientenstudie mit den Originaldaten

Primärversorgung

Grundversorgung, Versorgung auf der ersten Kontaktebene z. B. durch den Allgemeinmediziner bzw. Hausarzt, ▶ Sekundär- und Tertiärversorgung

Proband, Probandin

Teilnehmer, Teilnehmerin einer Studie (Versuchsperson)

Prognostischer Marker, prognostischer Faktor

Systematisch erfasstes Merkmal, durch welches der Krankheitsverlauf besser abgeschätzt werden kann (z. B. Alter bei Auftritt der Erkrankung, Schweregrad der Erkrankung)

Prospektive Studie

Zu Beginn der Studie ist nur die Exposition (Diagnose und Intervention) bekannt, nicht aber der Effekt, d. h. die weitere Entwicklung der Krankheit ohne bzw. mit Intervention, ► retrospektive Studie

Protokoll

In der Studie festgelegte Vorgehensweise. Es schließt unter anderem die Art und Zeitpunkte der Tests und die Art, Häufigkeit und Intensität der Behandlungen ein

PubMed

Suchmaschine für medizinische und therapeutische wissenschaftliche Artikel

QALY

Quality-adjusted-life-year, ► qualitätsangepasstes Lebensjahr

QUADAS

Quality Assessment of Diagnostic Accuracy Studies. Evidenzbasiertes Werkzeug zur Beurteilung der wissenschaftlichen Güte von Validitätsstudien über klinische (diagnostische) Tests

Qualitätsangepasstes Lebensjahr

engl.: Quality-adjusted-life-years, QALY: Größe der ► Kosten-Nutzwert-Analyse, die sich aus den verbleibenden Lebensjahren und dem zugehörigen, subjektiv eingeschätzten Gesundheitszustand zusammensetzt. Ein Jahr in voller Gesundheit entspricht 1 QALY

Randomisierung

Zufällige Zuordnung (z. B. mithilfe eines Zufallsgenerators oder Losverfahrens)

Randomisiert kontrollierte Studie

Die randomisiert kontrollierte Studie (RCT) untersucht die Wirksamkeit einer zu prüfenden therapeutischen Intervention. Dabei werden 2 Gruppen gebildet, denen die Patienten per Zufallsverfahren

(= randomisiert) zugeordnet werden. Die eine Gruppe (sog. Interventionsgruppe) wird mit der zu prüfenden Intervention behandelt, die andere Gruppe (sog. Kontrollgruppe) erhält keine Behandlung, ein Placebo oder eine bisher üblicherweise angewendete Methode. Die RCT stellt den Goldstandard dar, wenn es um die Überprüfung der Wirksamkeit therapeutischer Interventionen geht

RB

Relative Benefit, ► Relativer Nutzen

RBI

Relative Benefit Increase, ► Relative Erhöhung des Nutzens

RCT

Randomized Controlled Trial, Randomized Clinical trial, ► Randomisiert kontrollierte Studie

Referenzstandard

Bewährter Test, der als Referenz bei der Überprüfung eines neuen Tests dient. Der Referenzstandard muss seinerseits alle Gütekriterien nachgewiesenermaßen erfüllen, damit er als zuverlässige Referenz gelten kann

Relative Erhöung des Nutzens

engl.: Relative Benefit Increase, RBI: Verhältnismäßige Steigerung der positiven Ereignisrate in der Interventionsgruppe im Vergleich zur Vergleichs- oder Kontrollgruppe

Relative Odds

engl.: Odds Ratio, OR: Chancenverhältnis: Chance, dass die Ereignisse in der Interventionsgruppe auftreten im Verhältnis zur Chance, dass die Ereignisse in der Vergleichs- oder Kontrollgruppe auftreten

Relative Risikoreduktion

engl.: Relative Risk Reduction, RRR: Maß für den Vergleich zweier Therapien (Intervention und z. B. Standardmethode als Vergleich) relativ zueinander

Relative Risikoerhöhung

engl.: Relative Risk Increase, RRI: Verhältnismäßige Steigerung der negativen Ereignisrate in der exponierten Gruppe im Vergleich zur Kontrollgruppe

Relativer Nutzen

engl.: Relative Benefit, RB: Erfolgsrate der experimentellen Behandlung (Intervention) im Verhältnis zur Erfolgsrate der Kontroll- bzw. Vergleichsbehandlung

Relatives Risiko

engl.: Relative Risk, RR:

Def. für Wirksamkeitsstudien: Negative Ereignisrate der experimentellen Behandlung (Intervention) im Verhältnis zur negativen Ereignisrate der Kontroll- bzw. Vergleichsbehandlung

Def. für Ätiologie: Risiko für ein negatives Ergebnis in der Expositionsgruppe im Verhältnis zum Risiko in der Kontrollgruppe

Reliabilität

Zuverlässigkeit. Ein Instrument zeigt bei gleich bleibendem Zustand des Patienten dasselbe Ergebnis an

Responder

engl. Patient, bei welchem eine Therapieform (z. B. Medikament, ergo- oder physiotherapeutische Behandlung) die gewünschte positive Wirkung erzielt (Gegensatz: Non-Responder)

Retrospektive Studie

Zum Zeitpunkt der Studie sind sowohl die Exposition (Diagnose und Intervention) als auch der Effekt, d. h. die weitere Entwicklung der Krankheit ohne bzw. mit Intervention bekannt. Die Studie erfolgt anhand von Patientenkarteien, veröffentlichten historischen Daten etc., ▶ prospektive Studie

RO

Relative Odds, ▶ Relative Odds

RR

Relative Risk, ▶ Relatives Risiko

RRI

Relative Risk Increase, ▶ Relative Risikoerhöhung

RRR

Relative Risk Reduction, ▶ Relative Risikoreduktion

s.

siehe

Score

Punktzahl

Sekundärversorgung

Medizinische Versorgung in Einrichtungen und bei Spezialisten, zu welchen die Patienten überwiesen wurden, z. B. Klinik oder fachärztliche Praxen, ▶ Primär- und Tertiärversorgung

Sensitivität

engl.: sensitivity: Bei Tests mit dichotomen Merkmalsausprägungen bedeutet Sensitivität das Ausmaß bzw. die Rate, mit dem der Test »richtig positive Resultate« liefert, d. h. die Krankheit tatsächlich anzeigt, wenn sie vorliegt.

Bei Tests mit kontinuierlichen Daten bedeutet Sensitivität bzw. Änderungssensitivität (engl.: sensitivity to change) das Ausmaß, mit dem der Test Veränderungen beim Patienten anzeigt, die sich im Lauf der Zeit ereignen.

Setting

Therapieumfeld, -rahmen, -bedingungen, z. B. Art der Einrichtung, Einzel- oder Gruppentherapie etc

SG

Standard gamble. Wissenschaftliche Methode, die z. B. zur Einschätzung von Gesundheitsprofilen für ökonomische Analysen dient

SIGN grading system

Scottish Intercollegiate Guidelines Network. Instrument zur Entwicklung von Leitlinien

s. o.

siehe oben

sog.

sogenannt

Spezifität

engl.: specificity: Rate, mit dem ein Test mit dichotomen Merkmalsausprägungen »richtig negative Resultate« liefert, d. h. die Krankheit nicht anzeigt, wenn sie nicht vorliegt

Standardisierung

Genaue Festlegung des Behandlungs- oder Testverfahrens

Störvariable

engl.: confounder: Faktor, welcher die abhängige Variable beeinflusst, aber nicht – im Gegensatz zu der unabhängigen Variablen – Gegenstand der Untersuchung ist

Studienprotokoll

▶ Protokoll

s. u.

siehe unten

Symptomatische Behandlung

Behandlung, welche die Krankheitssymptome bekämpft, ▶ kausal-therapeutische Behandlung

Systematischer Übersichtsartikel

engl.: Systematic Reviews: Übersichtsartikel zu einer wissenschaftlichen Fragestellung mit einer wissenschaftlichen Struktur. Er setzt eine systematische Literaturrecherche voraus, um alle relevanten wissenschaftlichen Artikel zu der Fragestellung aufzutreiben, und schließt die gefundenen Artikel gemäß deklarierter Gütekriterien ein oder aus. Er fasst die Ergebnisse der eingeschlossenen Studien zusammen, präsentiert und diskutiert sie. Nicht zu verwechseln ist der systematische Übersichtsartikel mit dem ▶ narrativen Übersichtsartikel.

Tertiärversorgung

Medizinische Versorgung in einem hoch spezialisierten Behandlungszentrum, ▶ Primär- und Sekundärversorgung

Test-Retest Reliabilität

▶ Intra-rater-Reliabilität

Teststärke

Wahrscheinlichkeit, einen statistisch signifikanten Unterschied zwischen 2 Gruppenergebnissen anzuzeigen, wenn er tatsächlich existiert. Häufig wird in der Praxis eine Teststärke $\varepsilon = 0.8$ (=80%) gewählt und die dafür notwendige Stichprobengröße entsprechend angepasst

TTO

Time trade-off. Wissenschaftliche Methode, die z. B. zur Einschätzung von Gesundheitsprofilen für ökonomische Analysen dient

u. a.

unter anderem

Unabhängige Variable

Variable, die sich von selbst ändert (z. B. Alter) oder die man im Experiment bewusst manipuliert, z. B. Verabreichung verschiedener Interventionen. Im Experiment interessiert man sich dafür, in welchem Ausmass die unabhängige Variable die abhängige Variable beeinflusst

v. a.

vor allem

Validierung

Überprüfung der Güte (z. B. eines therapeutischen Tests). Im Rahmen der EBP handelt es sich um eine wissenschaftliche Überprüfung

Validität

engl.: accuracy: Glaubwürdigkeit, Gültigkeit. Dieser Begriff wird in verschiedener Hinsicht verwendet: Zum einen ist damit die Glaubwürdigkeit wissenschaftlicher Artikel gemeint. Zum anderen werden Messinstrumente hinsichtlich ihrer Glaubwürdigkeit (Gültigkeit) überprüft und beurteilt. Ein valides Messinstrument misst genau diejenige Eigenschaft, welche es untersuchen soll

Variablen

Veränderliche Größen, z. B. Zeit, Art der Behandlung, Behandlungsintensität, Selbständigkeit des Patienten im Alltag, Bewegungsausmaß eines Gelenkes, Art der Hilfsmittel

VAS

Visual analog scale. Skala zur Quantifizierung subjektiver Einschätzungen (z. B. Schmerzen). Im Bereich der Gesundheitsökonomie als wissenschaftliche Methode verwendet, um Gesundheitsprofile einzuschätzen

Verblindung

Unwissenheit der betreffenden Person (Patient, behandelnder Therapeut/Arzt oder Fachperson, welche die Erfassung durchführt) hinsichtlich der Art der Intervention

Vergleichsgruppe

Studiengruppe, welche z. B. eine konventionelle Therapie erhält. Sie dient als Referenz für die ▶ Interventionsgruppe

vgl.

vergleiche

Vortest-Odds

Chance bzw. Risiko für eine Krankheit, bevor ein spezifischer Test zur Bestätigung der Krankheit zur Anwendung kommt. Vortest-Odds und ▶ Vortestwahrscheinlichkeit sind nicht dasselbe, sie unterscheiden sich mathematisch

Vortestwahrscheinlichkeit

Eingeschätzte Krankheitswahrscheinlichkeit des individuellen Patienten vor der Anwendung eines Tests.

Vortestwahrscheinlichkeit und ▶ Vortest-Odds sind nicht dasselbe, sie unterscheiden sich mathematisch

Wertepaar

Ein Wertepaar besteht aus 2 Messergebnissen, welche miteinander assoziiert sind. Beispiel: Wiederholt ein Patient einen Test, so liegen 2 Messwerte vor, die sich als Wertepaar für statistische Berechnungen (z. B. zur Untersuchung der Reliabilität eines Tests) verwenden lassen

z. B.

zum Beispiel

Zielgröße

Ein Wertepaar besteht aus 2 Messergebnissen, welche miteinander assoziiert sind. Beispiel: Wiederholt ein Patient einen Test, so liegen 2 Messwerte vor, die sich als Wertepaar für statistische Berechnungen (z. B. zur Untersuchung der Reliabilität eines Tests) verwenden lassen

z. T.

zum Teil

Literatur

Weltgesundheitsorganisation (2009) Verfassung der Weltgesundheitsorganisation http://www.admin.ch/ch/d/sr/i8/0.810.1.de.pdf. Zugegriffen 12 September 2009

Stichwortverzeichnis

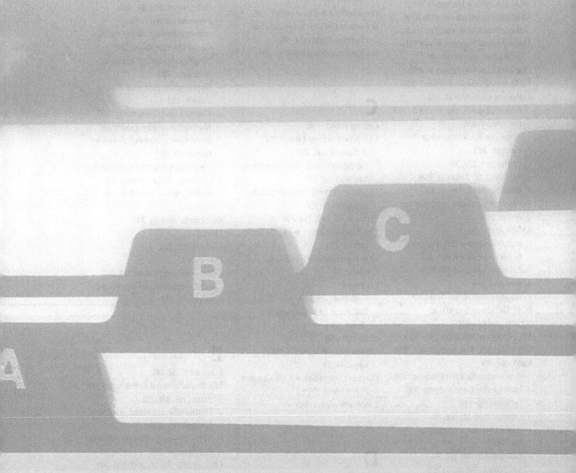

Printed in the United States
By Bookmasters